In der Zahnarztpraxis

Leistungs- abrechnung
BEMA + GOZ + GOÄ

von Albert Mergelsberg

begründet von
Dr. Anke Handrock und Ernst-Heinrich Möller

In Zusammenarbeit
mit der Verlagsredaktion

Dieses Buch gibt es auch auf
www.scook.de

Es kann dort nach Bestätigung der Allgemeinen Geschäftsbedingungen genutzt werden.

Buchcode: **bx4xh-65jq4**

Cornelsen

In der Zahnarztpraxis

Zu diesem Buch finden Sie die Lösungen zu den Aufgaben auf den Internetseiten des Cornelsen Verlages unter folgender URL: www.cornelsen.de/cbb/zfa-abrechnung

Verlagsredaktion:	Dr. Franz Schaller
Außenredaktion:	Silke Telschow-Malz, Berlin
Redaktionelle Mitarbeit:	Stefan Schiefer, Berlin
Bildredaktion:	Gertha Maly
Layout und technische Umsetzung:	vitaledesign, Berlin
Umschlaggestaltung:	vitaledesign, Berlin

Zur Erstellung dieses Werkes wurden Inhalte übernommen und überarbeitet aus:
Leistungsabrechnung in der Zahnarztpraxis, ISBN 978-3-464-45131-1, 978-3-06-450727-2, 978-3-06-450855-2

www.cornelsen.de

Die Webseiten Dritter, deren Internetadressen in diesem Lehrwerk angegeben sind, wurden vor Drucklegung sorgfältig geprüft. Der Verlag übernimmt keine Gewähr für die Aktualität und den Inhalt dieser Seiten oder solcher, die mit ihnen verlinkt sind.

1. Auflage, 1. Druck 2016

Alle Drucke dieser Auflage können im Unterricht nebeneinander verwendet werden.

© 2016 Cornelsen Schulverlag GmbH, Berlin

Das Werk und seine Teile sind urheberrechtlich geschützt.
Jede Nutzung in anderen als den gesetzlich zugelassenen Fällen bedarf der vorherigen schriftlichen Einwilligung des Verlages.
Hinweis zu den §§ 46, 52a UrhG: Weder das Werk noch seine Teile dürfen ohne eine solche Einwilligung eingescannt und in ein Netzwerk eingestellt oder sonst öffentlich zugänglich gemacht werden.
Dies gilt auch für Intranets von Schulen und sonstigen Bildungseinrichtungen.

Druck: Mohn Media Mohndruck, Gütersloh

ISBN 978-3-06-451973-2

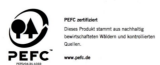

Vorwort

Liebe auszubildende Zahnmedizinische Fachangestellte, liebe Kolleginnen und Kollegen,

die gesamte Buchreihe für Zahnmedizinische Fachangestellte wurde neu bearbeitet. Autoren haben ihre Mitarbeit beendet, neue sind hinzugekommen.

Die Reihe zur zahnärztlichen Abrechnung wurde von Frau Dr. A. Handrock, Berlin, begründet. Sie war eine Pionierin auf diesem schwierigen Fachgebiet, wofür ihr Dank gebührt.

Nach der Verfestigung des Lernfeldkonzepts bei Zahnmedizinischen Fachangestellten fährt der „pädagogische Zug" in Richtung individuelle Förderung. Zahlreiche Änderungen in der zahnärztlichen Abrechnung machten eine Neuauflage ebenfalls erforderlich. Es zeigt sich beispielsweise, dass über 97 % der Zahnarztpraxen ihre Abrechnung mittlerweile mit einem zahnärztlichen Managementprogramm durchführen. Neben den Abrechnungsbestimmungen, die nach wie vor einen Schwerpunkt bilden, rücken damit auch immer mehr der Umgang mit einem Abrechnungsprogramm sowie die mit der Abrechnung zusammenhängende Dokumentation in den Vordergrund. Dies wird im Buch durch zahlreiche Hinweise auf den Gebrauch eines Programms und das Dokumentieren berücksichtigt.

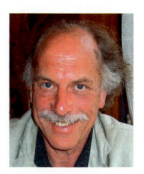

Albert Mergelsberg
Dipl.-Volkswirt, Studiendirektor, Fachberater Wirtschaft und Gesundheit beim Regierungspräsidium Freiburg

Das Fachbuch *Leistungsabrechnung in der Zahnarztpraxis* ist neu konzipiert. Es richtet sich mehr als bisher an die Anfänger auf diesem Gebiet. Nach dem didaktischen Prinzip „vom Einfachen zum Komplexen" setzt die Darstellung mit einfachen Abrechnungssachverhalten und Behandlungsfällen ein. Dann steigert sie sich zu komplexeren Zusammenhängen und soll dazu beitragen, möglichst bald kleine Abrechnungsfälle bearbeiten zu können. Das Buch ist also als eine Einführung in die zahnärztliche Abrechnung für auszubildende Zahnmedizinische Fachangestellte konzipiert und verzichtet dabei auf die Thematisierung von Spezialfällen. Zu Spezialfragen sind stets die Rundschreiben der zuständigen KZV und ZÄK zu beachten, da insbesondere die aktuelle GOZ mit neuen Gerichtsurteilen weiter interpretiert wird.

Das Buch kann im Rahmen der individuellen Förderung, im konventionellen Unterricht oder als Nachschlagewerk eingesetzt werden. Im Arbeitsbuch für Auszubildende finden Sie viele weitere, an der Realität der Zahnarztpraxis orientierte Beispiele.

Mein besonderer Dank gilt Frau Sigrid Poiger von der Bezirkszahnärztekammer Freiburg, Frau Birgit Hanser, Frau Anita Riethmüller und Frau Annette Maraun-Hipp von der Kassenzahnärztlichen Vereinigung Baden-Württemberg, Bezirksdirektion Freiburg, für wertvolle Tipps und Hinweise.

Dem Vorsitzenden der BZK Freiburg, Herrn Dr. P. Riedel, sowie dem stellv. Vorsitzenden der KZV Baden-Württemberg, Herrn Dipl.-Volkswirt Christoph Besters, die mich seit Jahrzehnten unterstützen, gebührt mein Dank ebenso.

Ohne meinen „zahnärztlichen Lehrer", Prof. Dr. Dr. Jürgen Düker, wäre ich wohl gar nicht in die komplexe Materie eingedrungen. Von PD Dr. Dirk Schulze habe ich gelernt, dass Röntgenbilder „sprechen" können.

Liebe Auszubildende, zum Schluss wünsche ich Ihnen viel Spaß beim Erlernen und Entdecken einer „neuen Welt".

Albert Mergelsberg

Freiburg, Mai 2016

Für Anregungen bin ich jederzeit dankbar: service@cornelsen-schulverlage.de

Hinweis: Die in diesem Buch vorhandenen Namen und Daten sind frei erfunden. Eventuelle Namensgleichheiten sind daher zufällig und nicht beabsichtigt.
Im Buch werden überwiegend geschlechtsneutrale Pluralformen verwendet. Finden Sie im Text eine geschlechtsspezifische Form (z. B. der Zahnarzt), so ist auch das andere Geschlecht gemeint.

Arbeiten mit diesem Fachbuch

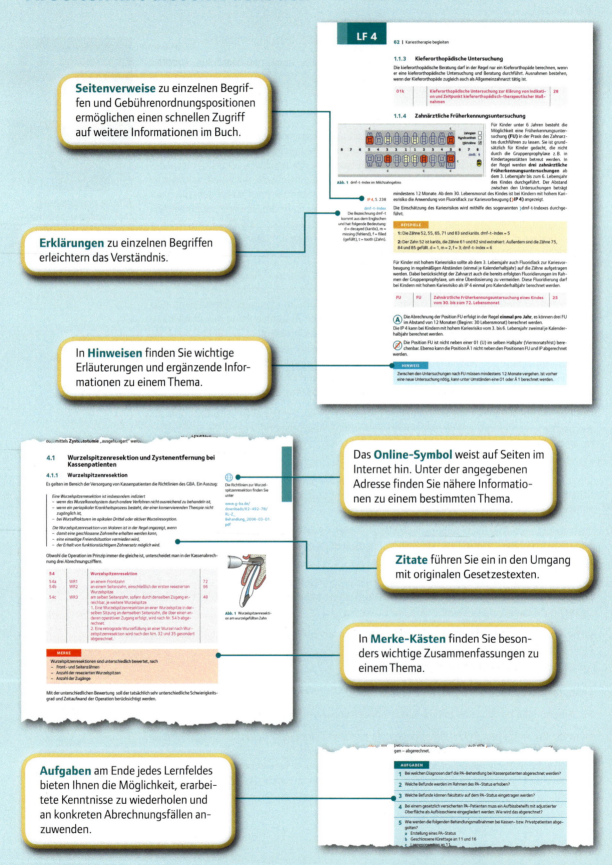

Seitenverweise zu einzelnen Begriffen und Gebührenordnungspositionen ermöglichen einen schnellen Zugriff auf weitere Informationen im Buch.

Erklärungen zu einzelnen Begriffen erleichtern das Verständnis.

In **Hinweisen** finden Sie wichtige Erläuterungen und ergänzende Informationen zu einem Thema.

Das **Online-Symbol** weist auf Seiten im Internet hin. Unter der angegebenen Adresse finden Sie nähere Informationen zu einem bestimmten Thema.

Zitate führen Sie ein in den Umgang mit originalen Gesetzestexten.

In **Merke-Kästen** finden Sie besonders wichtige Zusammenfassungen zu einem Thema.

Aufgaben am Ende jedes Lernfeldes bieten Ihnen die Möglichkeit, erarbeitete Kenntnisse zu wiederholen und an konkreten Abrechnungsfällen anzuwenden.

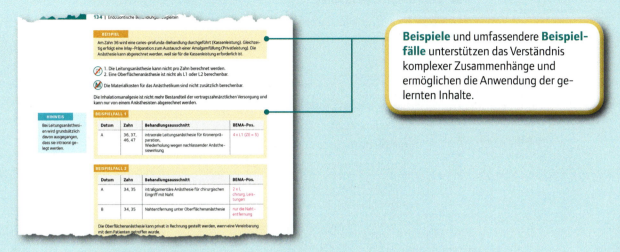

Beispiele und umfassendere **Beispielfälle** unterstützen das Verständnis komplexer Zusammenhänge und ermöglichen die Anwendung der gelernten Inhalte.

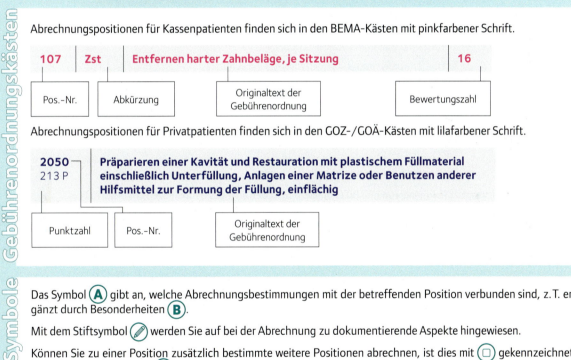

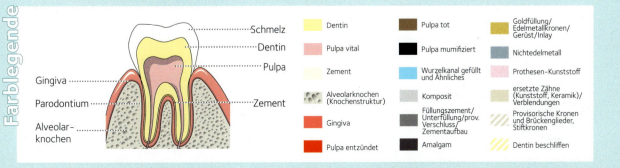

Zum Inhalt des Buches

Lernfelder für den Ausbildungsberuf Zahnmedizinische Fachangestellte und Inhaltsverzeichnis des Buchs

Lernfeld		Seite
1	Im Beruf und Gesundheitswesen orientieren	
2	Patienten empfangen und begleiten	15
3	Praxishygiene organisieren	
4	Kariestherapie begleiten	55
5	Endodontische Behandlungen begleiten	131
6	Praxisabläufe organisieren	
7	Zwischenfällen vorbeugen und in Notfallsituationen Hilfe leisten	
8	Chirurgische Behandlungen begleiten	159
9	Waren beschaffen und verwalten	
10a	Behandlungen von Erkrankungen der Mundhöhle und des Zahnhalteapparates begleiten	209
10b	Röntgen- und Strahlenschutzmaßnahmen vorbereiten	
11	Prophylaxemaßnahmen planen und durchführen	235
12	Prothetische Behandlungen begleiten	245
13	Praxisprozesse mitgestalten	
	Anhang	347

Die markierten Lernfelder enthalten die für die Leistungsabrechnung relevanten Inhalte und geben die Gliederung dieses Buchs wieder.

Die Inhalte von LF 10b (Röntgen) befinden sich aus didaktischen Gründen in LF 4.

Inhaltsverzeichnis

LF2 Patienten empfangen und betreuen

1	**Grundlagen der zahnärztlichen Abrechnung**	16
1.1	Geschichte der zahnärztlichen Abrechnung	16
1.1.1	Zahnärztliche Behandlung in der Vergangenheit	16
1.1.2	Entwicklung der Gebührenordnungen	17
1.2	Heutige Situation zahnärztlicher Abrechnung	18
1.2.1	Versicherte	18
1.2.2	Grundlagen der Honorierung	20
2	**Abrechnungsgrundlagen: Gebührenordnungen und Verträge**	21
2.1	Gebührenordnungen für Kassenpatienten	21
2.1.1	„Grundgesetz" der Abrechnung: Wichtige Bestimmungen des SGB V	21
	Solidargemeinschaft	21
	Leistungsarten	21
	Krankenkassen	21
	Wirtschaftlichkeitsgebot („Generalklausel")	21
	Zahnärztliche Behandlung	22
	Sachleistung und Kostenerstattung	22
	Freie Arztwahl	22
	Vergütung der Zahnärzte (Budgetierung)	22
	Wirtschaftlichkeit und Abrechnungsprüfung	23
2.1.2	Überblick über die Verträge	23
2.1.3	Allgemeine Bestimmungen im BMV-Z und EKV-Z	24
2.1.4	Bewertungsmaßstab für zahnärztliche Leistungen (BEMA)	24
	Allgemeine Regelungen zur Abrechnung nach BEMA	25
	Aufbau des BEMA-Gebührentarifs	27
	Normale Ziffern	27
	0-Ziffern	27
	Ä-Ziffern	28
	Alphanummerische Ziffern	28
2.2	Zahlungswege in der gesetzlichen Krankenversicherung	28
2.3	Gebührenordnung bei Privatpatienten: Gebührenordnung für Zahnärzte (GOZ 2012)	29
2.3.1	Überblick über die Anwendung der GOZ	29
2.3.2	Bestimmungen der GOZ	30
2.3.3	Ärztliche Leistungen bei Privatpatienten	36
	Offene Bereiche der GOÄ	36
	Abschnitt A: Gebühren in besonderen Fällen	36
	Abschnitt B: Allgemeine Bestimmungen	36
2.3.4	Regelungen für Basisversicherte	37
2.3.5	Abweichende Vereinbarungen	37
2.3.6	Abrechnung von Leistungen, die teilweise nicht in der GOZ oder GOÄ genannt sind	38
2.3.7	Begründungen bei erhöhtem Steigerungssatz	38
2.3.8	Berechnung von Auslagen nach GOZ	39
2.3.9	Ersatz von Auslagen nach GOÄ	40
3	**Abrechnung außervertraglicher Leistungen bei Kassenpatienten**	41
4	**Durchführung der Abrechnung bei Kassenpatienten**	45
4.1	Die elektronische Gesundheitskarte	45
4.2	Formulare für Kassenpatienten	46
4.2.1	Arzneimittelverordnungsblatt	46
4.2.2	Arbeitsunfähigkeitsbescheinigung (AU)	47

4.2.3	Erfassungsschein	49
4.3	Quartalsabrechnung mittels Upload	51
4.3.1	Vorbereitung des Uploads	51
4.3.2	Durchführung des Uploads	52

LF4 Kariestherapie begleiten

1	**Beginn der Behandlung mit Untersuchungen und Beratungen**	**56**
1.1	Beginn der Behandlung bei Kassenpatienten	56
1.1.1	Untersuchungen und Beratungen	56
1.1.2	Kurze Untersuchung (Beratung) und symptombezogene Untersuchung	57
	Sonderfall: 18-Tage-Regel bei Ä1	59
1.1.3	Kieferorthopädische Untersuchung	62
1.1.4	Zahnärztliche Früherkennungsuntersuchung	62
1.1.5	Weitere Leistungen zu den Beratungen und Untersuchungen	64
	Zuschlag	64
	Parodontaler Screening-Index	65
	Gewinnung von Zellmaterial	66
	Besuche, Besuchszuschläge und Wegegeld	66
	Besuche	66
	Zuschläge zu Leistungen nach Bs1 bis Bs3	68
	Weitere Zuschläge bei Pflegebedürftigen	69
	Konsilium	70
	Wegegeld und Reiseentschädigung	71
	Informationsaustausch	73
	Arbeitsunfähigkeitsbescheinigung	73
	Überweisungen und Verordnungen	74
1.2	Beginn der Behandlung bei Privatpatienten	75
1.2.1	Untersuchungen	75
1.2.2	Symptombezogene Untersuchung	76
1.2.3	Beratungen	76
1.2.4	Weitere Leistungen zu den Beratungen und Untersuchungen	78
	Zuschläge	78
	Parodontaler Screening-Index	80
	Gewinnung von Zellmaterial	80
	Besuche, Zuschläge, Wegegeld und Entschädigungen	81
	Besuche	81
	Zuschläge	81
	Wegegeld und Reiseentschädigung	82
	Informationsaustausch	83
2	**Hauptleistungen in einer Zahnarztpraxis: Füllungen**	**84**
2.1	Füllungstherapie bei Kassenpatienten	84
2.1.1	Definitive Füllungen	84
	Kunststofffüllungen im Seitenzahnbereich	88
2.1.2	Aufbaufüllungen	88
2.1.3	Provisorische, temporäre und unvollendete Füllungen	89
2.1.4	Füllungsalternative bei Kindern	90
2.1.5	Stiftverankerung bei Füllungen	90
	Abrechnung von Stiftkosten	91
2.1.6	Besondere Maßnahmen bei Füllungen	93
	Umfang der Leistung bMF (12)	93
	Abrechnung der Leistung bMF (12)	93
2.2	Füllungstherapie bei Privatpatienten	97
2.2.1	Definitive Füllungen	97
	Plastische Füllungen	97
	Kompositfüllungen	98

		Einlagefüllungen	99
		Aufbaufüllungen	101
2.2.2		Provisorische Füllungen	102
2.2.3		Füllungsalternative bei Kindern (konfektionierte Kronen)	102
2.2.4		Stiftverankerungen bei Füllungen	102
2.2.5		Besondere Maßnahmen bei Füllungen	103
2.3		Privatleistungen bei Kassenpatienten: Füllungstherapie	105
2.3.1		Mehrkostenregelung („§-28-Füllung")	105
2.3.2		Reine Privatleistungen	108
3		**Häufige Begleitleistungen in der zahnärztlichen Behandlung**	**112**
3.1		Häufige Begleitleistungen bei Kassenpatienten	112
3.1.1		Sensibilitätsprüfung	112
3.1.2		Behandlung überempfindlicher Zahnflächen	113
3.1.3		Zahnsteinentfernung	113
3.1.4		Beseitigen scharfer Zahnkanten	114
3.1.5		Behandlung von Mundkrankheiten	115
3.1.6		Hilfeleistung bei Ohnmacht	115
3.2		Häufige Begleitleistungen bei Privatpatienten	117
3.2.1		Vitalitätsprüfung	117
3.2.2		Behandlung überempfindlicher Zahnflächen	117
3.2.3		Zahnsteinentfernung	117
3.2.4		Beseitigen scharfer Zahnkanten	119
3.2.5		Behandlung von Mundkrankheiten	119
3.2.6		Hilfeleistung bei Ohnmacht	120
3.2.7		Bestrahlung und Behandlung mit Strömen	120
4		**Röntgenleistungen**	**122**
4.1		Röntgenleistungen bei Kassenpatienten	122
4.1.1		Abrechnung bei Zahnfilmen – Einzelbilder	122
4.1.2		Abrechnung bei Schichtaufnahmen	124
4.2		Röntgenleistungen bei Privatpatienten	126
4.2.1		Abrechnung bei Zahnfilmen – Einzelbilder	126
4.2.2		Abrechnung von Schichtaufnahmen	126

LF5 Endodontische Behandlungen begleiten

1		**Anästhesien in der Zahnarztpraxis**	**132**
1.1		Anästhesien bei Kassenpatienten	132
1.1.1		Oberflächenanästhesie	132
1.1.2		Infiltrationsanästhesie	132
1.1.3		Leitungsanästhesie	133
1.2		Anästhesien bei Privatpatienten	136
1.2.1		Oberflächenanästhesie	136
1.2.2		Infiltrationsanästhesie	136
1.2.3		Leitungsanästhesie	136
1.2.4		Inhalationsanalgesie	137
2		**Überkappungen und Amputationen**	**139**
2.1		Überkappungen und Amputationen bei Kassenpatienten	139
2.1.1		Überkappungen	139
2.1.2		Amputationen	140
		Pulpotomie	140
		Mortalamputation	140
		Überkappungen und Amputationen – Beispiele	141

2.2	Überkappungen und Amputationen bei Privatpatienten	142
2.2.1	Überkappungen	142
2.2.2	Amputationen	142
	Überkappungen und Amputationen – Beispiele	143

3 Wurzelkanalbehandlungen (Endodontie) 144

3.1	Wurzelkanalbehandlungen bei Kassenpatienten	144
3.1.1	Vitalexstirpationsmethode	145
3.1.2	Mortalexstirpationsmethode	147
3.1.3	Gangränbehandlung	148
	Wurzelkanalbehandlungen – Beispiele	150
3.2	Wurzelkanalbehandlungen bei Privatpatienten	151
3.2.1	Vitalexstirpationsmethode	151
	Zuschläge	152
3.2.2	Mortalexstirpationsmethode	153
3.3.3	Gangränbehandlung	154
	Wurzelkanalbehandlungen – Beispiele	155
3.3	Privatleistungen bei Kassenpatienten: Endodontie	156

LF8 Chirurgische Leistungen begleiten

1 Entfernen von Zähnen 160

1.1	Zahnentfernungen bei Kassenpatienten	160
1.1.1	Extraktionen	160
	Extraktion von Zähnen	161
	Wurzelrestentfernung	161
1.1.2	Osteotomien	163
1.1.3	Hemisektion und Teilextraktion	164
1.1.4	Plastischer Verschluss einer eröffneten Kieferhöhle	165
1.2	Zahnentfernungen bei Privatpatienten	166
1.2.1	Zuschläge für ambulantes Operieren	166
1.2.2	Extraktionen	167
1.2.3	Osteotomie und Germektomie	169
1.2.4	Hemisektion und Teilextraktion	170
1.2.5	Plastische Deckungen	171

2 Entfernen von Kronen, Brücken und Wurzelstiften, Trennen von Brücken und Stegen 172

2.1	Entfernen von Kronen, Brücken und Wurzelstiften, Trennen von Brücken und Stegen bei Kassenpatienten	172
2.2	Entfernen von Kronen, Brücken und Wurzelstiften, Trennen von Brücken und Stegen bei Privatpatienten	173

3 Wundversorgung 174

3.1	Wundversorgung bei Kassenpatienten	174
3.1.1	Nachbehandlung	174
3.1.2	Chirurgische Wundrevision	175
3.1.3	Nachblutungen	176
3.2	Wundversorgung bei Privatpatienten	178
3.2.1	Wundkontrolle, Nachbehandlung, chirurgische Wundrevision	178
3.2.2	Nachblutungen	179

4 Wurzelspitzenresektionen und Zystenoperationen 181

4.1	Wurzelspitzenresektion und Zystenentfernung bei Kassenpatienten	181
4.1.1	Wurzelspitzenresektion	181
4.1.2	Zystenentfernung	184

4.2	Wurzelspitzenresektion und Zystenentfernung bei Privatpatienten	186
4.2.1	Zuschläge für ambulantes Operieren bei GOÄ-Leistungen	186
4.2.2	Wurzelspitzenresektion	186
4.2.3	Zystenentfernung	187
5	**Eröffnung von Abszessen, Entfernung von Fremdkörpern und Sequestern**	**189**
5.1	Eröffnung von Abszessen, Entfernung von Fremdkörpern und Sequestern bei Kassenpatienten	189
5.1.1	Inzisionen	189
5.1.2	Entfernung von Fremdkörpern und Sequestern	189
5.2	Eröffnung von Abszessen, Entfernung von Fremdkörpern und Sequestern bei Privatpatienten	191
5.2.1	Inzisionen	191
5.2.2	Entfernung von Fremdkörpern und Sequestern	191
6	**Präprothetische Maßnahmen**	**192**
6.1	Präprothetische Maßnahmen bei Kassenpatienten	192
6.1.1	Exzisionen	192
6.1.2	Knochenresektionen	194
6.1.3	Plastiken	196
6.1.4	Aufbauende Maßnahmen (Implantate)	197
	Ausnahmeindikation nach § 92 Abs. 1 SGB V	197
	Ausnahmeindikation nach § 55 Abs. 1 SGB V und Richtlinie 36 zum Zahnersatz	197
6.2	Präprothetische Maßnahmen bei Privatpatienten	198
6.2.1	Exzisionen	198
6.2.2	Knochenresektionen	198
6.2.3	Plastiken	199
6.2.4	Aufbauende Maßnahmen (Implantate)	200
	Diagnostik für implantologische Behandlungen	200
	Implantatversorgung	201
	Kieferknochenaufbau	202
7	**Leistungen im Zusammenhang mit kieferorthopädischen Behandlungen**	**204**
7.1.	Leistungen im Zusammenhang mit kieferorthopädischen Behandlungen bei Kassenpatienten	204
7.2	Leistungen im Zusammenhang mit kieferorthopädischen Behandlungen bei Privatpatienten	205
8	**Chirurgische Privatleistungen bei Kassenpatienten**	**206**

LF10a Behandlungen von Erkrankungen der Mundhöhle und des Zahnhalteapparats begleiten

1	**Abrechnung von Parodontalbehandlungen**	**210**
1.1	Systematische Behandlung von Parodontopathien (PA-Behandlungen) bei Kassenpatienten	210
1.1.1	Parodontalstatus	211
	Röntgenaufnahmen	211
	Gutachterverfahren	211
	Hinweise zum Ausfüllen des Parodontalplans	214
1.1.2	Abrechnung parodontologischer Leistungen	215
	Überblick über die systematische PA-Behandlung	215
	Planungsbeginn	215
	Hinweise zu Behandlung	215

	Systematische PA-Behandlung	216
	Nachbehandlung	216
	Mukogingivale Chirurgie	217
	Schienungen	217
	Nachsorge	218
	Therapieergänzung	218
1.2	Parodontalbehandlungen bei Privatpatienten	220
1.2.1	Allgemeine Leistungen im Zusammenhang mit einer systematischen PA-Behandlung	220
1.2.2	Besondere Leistungen im Rahmen einer systematischen PA-Behandlung	221
1.3	Privatleistungen bei Kassenpatienten	222
2	**Abrechnung kieferorthopädischer Behandlungen**	**223**
2.1	Kieferorthopädische Behandlungen bei Kassenpatienten	223
2.1.1	Kriterien zur Anwendung der kieferorthopädischen Indikationsgruppen (KIG)	224
2.1.2	Überblick über die kieferorthopädischen Behandlungspositionen für Kassenpatienten	224
	Vorbereitung der kieferorthopädischen Behandlung	224
	Kieferorthopädische Behandlung	226
2.2	Kieferorthopädische Behandlungen bei Privatpatienten	230
2.2.1	Kieferorthopädische Leistungen im Überblick	230
2.2.2	Materialmehrkostenvereinbarung	231
3	**Abrechnung von Behandlungen bei Kieferbruch, von Aufbisshilfen und Schienen**	**232**
3.1	Abrechnung von Behandlungen bei Kieferbruch, von Aufbisshilfen und Schienen bei Kassenpatienten	232
3.2	Abrechnung von Behandlungen bei Kieferbruch, von Aufbisshilfen und Schienen bei Privatpatienten	234

LF 11 Prophylaxemaßnahmen planen und durchführen

1	**Abrechnung von Prophylaxemaßnahmen bei Kassenpatienten**	**236**
1.1	Mundhygienestatus IP1	236
1.2	Individualprophylaxe IP2 bis IP5	237
2	**Abrechnung von Prophylaxemaßnahmen bei Privatpatienten**	**241**
2.1	Mundhygienestatus und weitere prophylaktische Leistungen	241
2.2	Umfangreiche individuelle Prophylaxe	242
2.2.1	Bestimmung der Keimbelastung	242
2.2.2	Ernährungslenkung	243
3	**Abrechnung von umfangreicher individueller Prophylaxe bei Kassenpatienten**	**244**

LF 12 Praxisprozesse mitgestalten

1	**Grundlagen der Abrechnung prothetischer Leistungen bei Kassenpatienten**	**246**
1.1	Grundlagen	246
1.1.1	Festzuschüsse	247
1.1.2	Regelversorgung	249
	Versorgungsanspruch	249
	Mehrkosten	249
1.2	Heil- und Kostenplan	249
1.2.1	Stationen des Heil- und Kostenplanes	250

1.2.2	Erläuterungen zum Heil- und Kostenplan	253
1.2.3	Auszüge aus dem Heil- und Kostenplan	254
1.2.4	Material- und Laborkostenabrechnung	255
	Zahntechnische Leistungen (BEL II)	256
1.2.5	Mehrkosten und Privatvereinbarungen	257
	Gleichartiger Zahnersatz	257
	Andersartiger Zahnersatz	258
	Mischfälle	258
	Privatvereinbarung	258
	Hinweise zum Ausfüllen von Teil 2 des Heil- und Kostenplanes	259
1.3	Vorbereitende Maßnahmen	260
1.3.1	Modelle	260
1.3.2	Einschleifmaßnahmen	260
1.3.3	Abformungen	261
2	**Grundlagen der Abrechnung prothetischer Leistungen bei Privatpatienten**	**262**
2.1	Grundlagen bei Privatpatienten	262
2.2	Vorbereitende Maßnahmen bei Privatpatienten	263
2.2.1	Modelle	263
2.2.2	Einschleifmaßnahmen	264
2.2.3	Abformungen	264
3	**Einzelkronen, Provisorien und Stiftaufbauten**	**265**
3.1	Einzelkronen, Provisorien und Stiftaufbauten bei Kassenpatienten	265
3.1.1	Einzelkronen	265
	Verblendungen im Seitenzahnbereich	266
	Festzuschüsse	266
	Zahntechnik	267
3.1.2	Provisorien	268
	Herstellung von Provisorien	268
	Provisorien abnehmen und wieder befestigen (Anprobe)	268
3.1.3	Stiftaufbauten	270
	Festzuschüsse	271
3.2	Einzelkronen, Provisorien und Stiftaufbauten bei Privatpatienten	277
3.2.1	Einzelkronen	277
3.2.2	Provisorien	278
	Einzelkronenprovisorien	278
	Brückenprovisorien	279
3.2.3	Stiftaufbauten	280
4	**Privatleistungen bei Kassenpatienten: Mehrkostenberechnung**	**286**
5	**Brückenzahnersatz**	**291**
5.1	Brücken bei Kassenpatienten	291
5.1.1	Normale Brückenabrechnung	291
	Festzuschüsse	293
	Provisorien sowie Abnehmen und Wiederbefestigen von Brückenprovisorien	295
5.1.2	Sonderfälle bei der Brückenabrechnung	297
	Inlay- oder Onlaybrücken	297
	Geteilte Brücken bei Disparallelität der Pfeilerzähne	297
	Freiendbrücken	297
	Adhäsivbrücken (Klebebrücken)	298
	Brücken bei Zahnwanderungen und Diastema	298
5.2	Brücken bei Privatpatienten	301
5.2.1	Normale Brückenabrechnung	301
	Provisorien und Abnehmen und Wiederbefestigen von Brückenprovisorien	303
5.2.2	Sonderfälle der Brückenabrechnung	303

	Inlay- oder Onlaybrücken	303
	Geteilte Brücken	303
	Freiendbrücken	303
	Klebe- oder Adhäsivbrücken	303
	Brücke bei Zahnwanderungen	304

6	**Totalprothesen, Teilprothesen und Kombinationszahnersatz**	308
6.1	Totalprothesen, Teilprothesen und Kombinationszahnersatz bei Kassenpatienten	308
6.1.1	Totale Prothesen planen und abrechnen	308
	Sonderfälle bei Prothesen	309
6.1.2	Teilprothesen planen und abrechnen	311
	Zusätzliche Positionen für die Abrechnung von Klammern bei Teilprothesen	314
6.1.3	Kombinierten Zahnersatz planen und abrechnen	317
6.2	Totalprothesen, Teilprothesen und Kombinationszahnersatz bei Privatpatienten	323
6.2.1	Totale Prothesen planen und abrechnen	323
6.2.2	Teilprothesen planen und abrechnen	325
6.2.3	Kombinierten Zahnersatz planen und abrechnen	326

7	**Teilleistungen, Wiederherstellungen und Reparaturen bei Kronen, Brücken und Prothesen**	328
7.1	Teilleistungen, Wiederherstellungen und Reparaturen bei Kassenpatienten	328
7.1.1	Teilleistungen bei Kronen und Brücken	328
	Mögliche Teilleistungen	328
	Festzuschüsse	329
7.1.2	Reparaturen an Kronen und Brücken	329
	Methoden der Reparatur	331
	Festzuschüsse	331
7.1.3	Teilleistungen bei Prothesen	332
	Festzuschüsse bei Teilleistungen	333
7.1.4	Reparaturen und Wiederherstellung von Prothesen	333
	Reparaturen	334
	Unterfütterungen	334
	Festzuschüsse bei Reparaturen	336
	Defektprothetik	337
	Festzuschüsse bei Defektprothetik	338
7.2	Teilleistungen, Wiederherstellungen und Reparaturen bei Privatpatienten	338
7.2.1	Teilleistungen bei Kronen und Brücken	338
7.2.2	Reparaturen bei Kronen und Brücken	338
7.2.3	Teilleistungen bei Prothesen	339
7.2.4	Reparaturen und Wiederherstellungen bei Prothesen	339
	Schienung, Defektprothesen und seltenere prothetische Arbeiten	340
7.2.5	Funktionsanalytische und funktionstherapeutische Leistungen (FAL)	341

8	**Privatleistungen zur Prothetik bei Kassenpatienten**	342
8.1	Aufwendigerer Zahnersatz (Mehrkostenvereinbarung)	342
8.2	Echte außervertragliche Leistungen	342

Anhang

	Abkürzungen	348
	Erläuterungen von Fachwörtern	349
	Regelversorgung: Zahnärztliche Leistungen und befundorientierte Festzuschüsse	351
	Stichwortverzeichnis	360
	Bildquellenverzeichnis	366

Patienten empfangen und betreuen

LF 2

1. Grundlagen der zahnärztlichen Abrechnung
2. Abrechnungsgrundlagen: Gebührenordnungen und Verträge
3. Abrechnung außervertraglicher Leistungen bei Kassenpatienten
4. Durchführung der Abrechnung bei Kassenpatienten

1 Grundlagen der zahnärztlichen Abrechnung

Um die Abrechnung in der zahnärztlichen Praxis zu verstehen, lohnt ein Blick in die Geschichte, die grundlegenden Gesetze, Verordnungen und Abmachungen sowie die Versicherungen der Patienten und die Einbettung des „Unternehmens" Zahnarztpraxis in das Abrechnungssystem.

1.1 Geschichte der zahnärztlichen Abrechnung

1.1.1 Zahnärztliche Behandlung in der Vergangenheit

Schon im Altertum und im Mittelalter versuchten sich die Menschen vor den Wechselfällen des Lebens wie Krankheiten und Unfälle durch Versicherungen zu schützen. So gab es im alten Rom „Krankenhilfevereine", die bei Krankheit eines Mitgliedes Geldzahlungen an das Mitglied leisteten und die medizinische Behandlung bezahlten. Ähnlich war es bei den Selbsthilfeeinrichtungen der Gilden, Zünfte und Bruderschaften im Mittelalter. Dennoch konnten sich die meisten Menschen eine Behandlung bei Krankheiten und Unfällen nicht leisten. Die guten Ärzte und Zahnärzte arbeiteten „bei Hofe" und standen lediglich dem Adel zur Verfügung.

Im Mittelalter waren die Menschen bei Krankheit und Unfällen im Wesentlichen sich selbst überlassen oder begaben sich oft in die Hand von Scharlatanen. Die Entwicklung der Zahnmedizin befand sich noch in den Kinderschuhen. Bekannt waren die Zahnreißer oder Zahnbrecher (s. Abb. 1). Mehrere „Berufe" kümmerten sich um die Zahnbehandlung. Es gab Priester, sog. Medizinmänner, Heilige, Quacksalber, Zahnklempner, Barbiere und Bader. Die Behandlung fand oft unter freiem Himmel auf dem Marktplatz statt und ihre Bezahlung erfolgte durch Sammlung bei den Schaulustigen oder auch durch freie Kost und Logis. Die ersten Assistenten hierbei waren kräftige Männer, die den Patienten festhielten und auf dem Markt die Leute zum Zuschauen zusammentrommelten. Es gab auch „Zahnarzthelferinnen", die sich um die Bezahlung kümmerten (s. Abb. 2). Aus heutiger Sicht handelte es sich bei den Behandelten zu 100 % um Privatpatienten, die das Zahnarzthonorar ohne den Umweg über eine Versicherung direkt bezahlten.

Eine stationäre zahnärztliche Behandlung kennt man erst seit dem 18. Jahrhundert. Eine Taxe für zahnärztliche Leistungen fand sich zum ersten Mal in der **„Gebühren-Ordnung für medizinische Berufe"** von 1820.

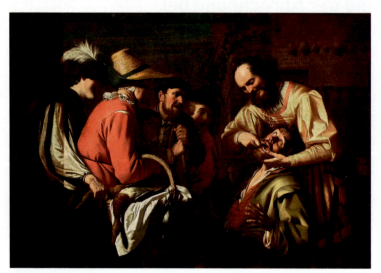

Abb. 1 Der Zähnezieher (Gemälde von Gerrit van Honthorst, 1622)

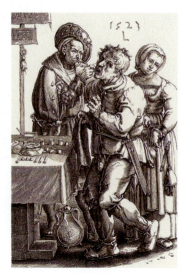

Abb. 2 Ein mittelalterlicher Zahnarzt bei der Arbeit (Kupferstich von Lucas van Leyden, 1523). Die Zahnarzthelferin „kümmert" sich um die Bezahlung.

In der Zeit der industriellen Revolution wurde die Not der Menschen durch Krankheiten, Unfälle und Invalidität unerträglich. Unter dem damaligen Reichskanzler Otto von Bismarck entstanden in Deutschland die bis heute gültigen Sozialversicherungen. 1911 wurden die ersten Sozialversicherungen in der **Reichsversicherungsordnung (RVO)** zusammengefasst. Die dort aufgeführten Krankenkassen werden bis zum heutigen Tag in zahnärztlichen Abrechnungsprogrammen oft noch als sogenannte RVO-Kassen bezeichnet. Die neuere Bezeichnung heißt **Primärversicherungen**, weil sie die ersten (primären) Versicherungen waren. Ab 1976 begann man mit der Integration der RVO in das Sozialgesetzbuch (SGB).

Das SGB wurde geschaffen, um sämtliche Sozialgesetze besser aufeinander abstimmen zu können. So lautet der § 1 des Sozialgesetzbuches:

> Das Recht des Sozialgesetzbuches soll zur Verwirklichung sozialer Gerechtigkeit und sozialer Sicherheit Sozialleistungen einschließlich sozialer und erzieherischer Hilfen gestalten. Es soll dazu beitragen, ein menschenwürdiges Dasein zu sichern, gleiche Voraussetzungen für die freie Entfaltung der Persönlichkeit, insbesondere auch für junge Menschen, zu schaffen, die Familie zu schützen und zu fördern, den Erwerb des Lebensunterhalts durch eine frei gewählte Tätigkeit zu ermöglichen und besondere Belastungen des Lebens, auch durch Hilfe zur Selbsthilfe, abzuwenden oder auszugleichen.

Die **Krankenversicherung** findet sich heute im Buch V des Sozialgesetzbuches und wird daher oft abgekürzt als **SGB V** bezeichnet.

1.1.2 Entwicklung der Gebührenordnungen

Nach Einführung der Krankenversicherungspflicht suchten sich die Krankenkassen an allen Orten Zahnärzte, die ihre Versicherten möglichst kostengünstig behandelten. Viele Versicherte klagten damals, dass sie sich lieber von einem anderen Zahnarzt behandeln lassen würden. Es gab keine freie Zahnarztwahl. Die Zahnärzte, die bei den Kassen „unter Vertrag standen", beklagten sich außerdem über die schlechte Bezahlung von Kassenleistungen. Oft wurden hier Pauschalen bezahlt. Die Abbildung im Simplicissimus von 1903, einer satirischen Wochenzeitschrift, zeigt das Problem überdeutlich (s. Abb. 1).

Die Bezahlung der Zahnärzte erfolgte nach Kopfpauschalen, Fallkostenpauschalen und sonstigen Pauschalvergütungen. Auf die heutige Zeit übertragen bedeutet dies z. B., dass für die Behandlung eines Patienten pro Quartal 50 Euro gezahlt wurden (Kopf- oder Fallkostenpauschale). Diese Art der Bezahlung ist im heutigen SGB V wieder vorgesehen und wird über den ›Gesundheitsfonds durchgeführt. Es waren zu jener Zeit aber nur ca. 10 % der Bevölkerung gegen Krankheit versichert (Kassenpatienten). Angestellte und sog. Besserverdienende mussten selbst für die Bezahlung sorgen. Ab ca. 1900 wird die Unterscheidung in Kassen- und Privatpatienten zum ersten Mal erwähnt.
Im Jahr 1924 löste die **Preußische Gebührenordnung (PREUGO)** die veralteten Medizinaltaxen ab.

Abb. 1 Illustration von W. Schulze aus dem Simplicissimus (1903) mit der Bildunterschrift: „Der Zustand Ihres Mannes ist nicht ohne Bedenken. Er muss sofort ins Bett und ich werde zweimal täglich nachschauen." – „Na, dann ist es ja ein Glück, dass wir in der Krankenkasse sind." – „Was, Krankenkasse? Warum sagen Sie das nicht gleich? Ihr Mann soll ein paarmal am Tag heißen Kamillentee nehmen und die Sache ist behoben."

Gesundheitsfonds, S. 28

In der Folgezeit wurde für immer mehr Bürger die Krankenversicherungspflicht eingeführt (heute etwa 90 %). Die PREUGO kannte bereits ca. 60 Leistungen für Privatpatienten (Teil III der PREUGO), aber nur neun Leistungen für Kassenpatienten (Teil IV der PREUGO).

VdAK
Verband der Angestellten-Krankenkassen

AEV
Arbeiter-Ersatzkassen-Verband

Der Teil IV der PREUGO wurde 1935 in die erste **Kassenzahnärztliche Gebührenordnung (KAZGO)** überführt. Daneben entstand in den 1950er Jahren der zahnärztliche Bundestarif für das Versorgungswesen, ein Tarif für Kassenpatienten (⟩VdAK- und ⟩AEV-Tarif). Außerdem existierten eine Reihe weiterer Tarife für besondere Berufsgruppen, wie z. B. Bergleute, Polizeibeamte und Bundesgrenzschutz. Wegen der großen Unzufriedenheit und Ungerechtigkeiten wurde 1962 der **Bundesmantelvertrag Zahnärzte (BMV-Z)** mit dem **Bewertungsmaßstab für zahnärztliche Leistungen (BEMA-Z)** für Kassenpatienten und 1965 für Privatpatienten die **Bundesgebührenordnung für Zahnärzte (Bugo-Z)** eingeführt.

Der BEMA ging bei seiner Festlegung von Zahnarzthonoraren von einer einflächigen Füllung aus, die mit 15 Minuten Behandlungsdauer veranschlagt war und mit 20 Punkten bewertet wurde (damals 8 Deutsche Mark). Daran richteten sich alle anderen Leistungen aus.

Die letzte große Reform des BEMA bzw. des BMV-Z erfolgte 2004. Bis 2015 wurden aber zahlreiche Ergänzungen und Änderungen vorgenommen.

Die Bugo-Z kannte einen Gebührenrahmen vom 1fachen bis 6fachen Satz und konnte sich an den Einkommensverhältnissen des Patienten orientieren. Sie wurde von der GOZ 1988 abgelöst. Die neueste Privatgebührenordnung, die GOZ 2012, wurde im Jahr 2012 verabschiedet.

> **HINWEIS**
> Wie auch schon in der GOZ 88 sind auch in der GOZ 2012 nicht alle Abrechnungsbestimmungen eindeutig und werden zunehmend von Gerichtsurteilen geklärt.

1.2 Heutige Situation zahnärztlicher Abrechnung

1.2.1 Versicherte

In der Bundesrepublik Deutschland sind laut dem Jahrbuch der Kassenzahnärztlichen Bundesvereinigung (KZBV) 2015 ca. 86 % der Menschen gesetzlich krankenversichert (ca. 70 Millionen). Sie werden als Kassenpatienten bezeichnet. Etwa 14 % der Einwohner (ca. 11 Millionen) sind damit Privatpatienten, die in der Regel privat versichert sind.

Es gibt zahlreiche **gesetzliche Krankenkassen**, die auch geöffnet sind, d. h., jeder kann im Gegensatz zu Bestimmungen früherer Jahre dieser Kasse beitreten, auch wenn er nicht einer festgelegten Berufsgruppe oder einem bestimmten Unternehmen angehört.
Bei Versicherten der gesetzlichen Krankenkassen unterscheidet man
- Mitglieder (Status M oder 1),
- Familienmitversicherte (Status F oder 3),
- Rentner (Status R oder 5).

Kassenpatienten		Privatpatienten
Pflichtversicherte: Mitglieder (Status 1 = M) Familienmitversichert (Status 3 = F) Rentner (Status 5 = R)	**Freiwillig Versicherte:** Versicherte, die über der Pflichtversicherungsgrenze verdienen, aber trotzdem in der gesetzlichen Krankenkasse bleiben	

Abb. 1 Übersicht über die Versicherungsarten

Versicherungspflichtgrenze
Sie gibt an, bis zu welchem jährlichen Einkommen ein Arbeitnehmer in der gesetzlichen Krankenversicherung pflichtversichert ist.

Pflichtversicherte sind alle Arbeitnehmer, deren Einkommen unter der ⟩Versicherungspflichtgrenze liegt. Nicht berufstätige Ehepartner und Kinder der Pflichtversicherten sind beitragsfrei mitversichert.

Privatpatienten müssen bzw. können sich selbst gegen Krankheit versichern. Man kennt hier keine Familienmitversicherung. Die Tarife der Privatversicherungen richten sich nach Alter und speziellem Risiko, früher auch nach dem Geschlecht.

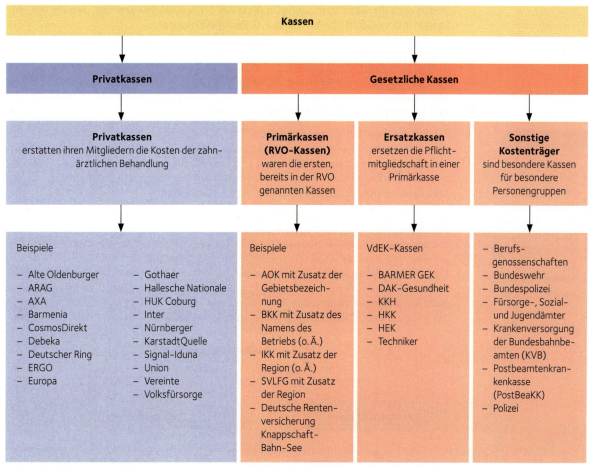

Abb. 1 Übersicht über die Kassenarten

> **HINWEIS**
>
> Viele Krankenkassen kennt man unter ihrer Abkürzung:
> AOK = Allgemeine Ortskrankenkasse
> BKK = Betriebskrankenkasse
> IKK = Innungskrankenkasse
> SVLFG = Sozialversicherung für Landwirtschaft, Forsten und Gartenbau
> BuKn = Bundesknappschaft, heute Deutsche Rentenversicherung Knappschaft-Bahn-See, manchmal als KBN oder Knappschaft abgekürzt
> BARMER-GEK = Schwäbisch Gmünder Ersatzkasse (fusioniert)
> DAK = Deutsche Angestellten-Krankenkasse
> KKH = Kaufmännische Krankenkasse Hannover
> VdEK = Verband der Ersatzkrankenkassen

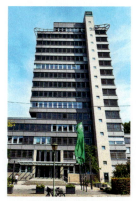

Abb. 2 Sitz der AOK Nordost in Berlin

1.2.2 Grundlagen der Honorierung

Die Bezahlung der Behandlung von Privatpatienten richtet sich nach der **Gebührenordnung für Zahnärzte (GOZ)** aus dem Jahr 2012. Gleichzeitig wird für Privatpatienten in Zahnarztpraxen auch die Gebührenordnung für Ärzte von 1996 (GOÄ 96) benötigt, da nicht alle Leistungen in der GOZ 2012 erfasst sind, z. B. Röntgenleistungen.

Wenn ein Kassenpatient es wünscht, kann seine Behandlung auch nach diesen Gebührenordnungen abgerechnet werden. Ebenso wird verfahren, wenn ein Kassenpatient sein ›Füllungswahlrecht in Anspruch nimmt und z. B. ein Goldinlay anstelle einer Amalgamfüllung erhält. Gleiches gilt für ›„außervertraglichen Leistungen" bei Kassenpatienten. Hierunter versteht man Leistungen für Kassenpatienten, die nicht in den entsprechenden Verträgen enthalten sind und deshalb privat abgerechnet werden müssen, z. B. Implantate.

Füllungswahlrecht, S. 105
außervertragliche Leistungen, S. 24

Für die „normale" Abrechnung von Kassenpatienten sind unterschiedliche Gebührenordnungen zu verwenden. Bei Primärkassenpatienten gelten die allgemeinen Bestimmungen des **Bundesmantelvertrag Zahnärzte (BMV-Z)** mit dem **BEMA**. Für die Abrechnung bei Ersatzkassen gilt der VdEK-Vertrag oder der **Ersatzkassenvertrag Zahnärzte (EKV-Z)**, ebenfalls mit dem BEMA. Beide Verträge enthalten ähnliche Bestimmungen.

Bei den Versicherten der Gruppe der **Sonstigen Kostenträger** (s. Abb. 1, S. 19) ist die Situation sehr uneinheitlich. Bei manchen Kostenträgern bestehen überhaupt keine Vereinbarungen mit den zahnärztlichen Vertretungen über die Bezahlung der Leistungen. In diesem Fall gelten die GOZ 2012 und die GOÄ 96, z. B. bei Versicherten der KVB und der PostBeaKK. Andere Kostenträger haben eigene Vereinbarungen mit den zahnärztlichen Organisationen abgeschlossen, z. B. die Polizei und die Berufsgenossenschaften. Daneben existieren oft Verweise auf die Verträge mit den Primär- oder Ersatzkassen. Zum Beispiel gilt bei Sozialamtspatienten der BMV-Z; nur beim Zahnersatz gibt es vorgegebene Einschränkungen durch die Sozialämter.

> **HINWEIS**
>
> Erscheint in der Praxis ein Patient, der bei einem Sonstigen Kostenträger versichert ist, empfiehlt sich das Nachschlagen im entsprechenden Vertragswerk, damit die richtige Abrechnung gewährleistet ist.

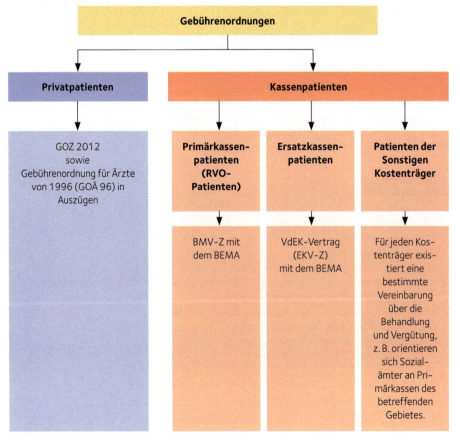

Abb. 1 Übersicht über die unterschiedlichen Gebührenordnungen in der Zahnarztpraxis

2 Abrechnungsgrundlagen: Gebührenordnungen und Verträge

2.1 Gebührenordnungen für Kassenpatienten

Die Gebührenordnungen bzw. die Bestimmungen zur Abrechnung von Behandlungen bei Kassenpatienten sind ungleich komplexer als bei Privatpatienten. Neben dem Sozialgesetzbuch Band V sind die Verträge mit den Krankenkassen (**BMV-Z** und **EKV-Z** mit dem **BEMA**) sowie Zusatzvereinbarungen (z. B. **Besondere endodontische Leistungen** mit den BKKs, **Bezahlung der professionellen Zahnreinigung** mit diversen Kassen, **Mundgesundheit bei jungen Familien** mit verschiedenen Kassen), **Beschlüsse des Bundesausschusses Krankenkassen-Zahnärzte** sowie **Sondervorschriften** und **Richtlinien** für verschiedene Behandlungen zu beachten.

2.1.1 „Grundgesetz" der Abrechnung: Wichtige Bestimmungen des SGB V

Die gültige gesetzliche Grundlage für die Abrechnung von zahnärztlichen Leistungen bei Kassenpatienten, also innerhalb der gesetzlichen Krankenversicherung, bildet das Sozialgesetzbuch Band V (SGB V), welches aus der Reichsversicherungsordnung (RVO) hervorgegangen ist. Da das SGB V laufend ergänzt wird, ist auf die gültige Version des Gesetzes zu achten.

www.sozialgesetzbuch-sgb.de/sgbv/1.html

▶ Solidargemeinschaft

Die **gesetzliche Krankenversicherung** hat die Aufgabe, die **Gesundheit der Versicherten zu erhalten, wiederherzustellen oder ihren Gesundheitszustand zu bessern**. Die Versicherten sind dabei für ihre Gesundheit mitverantwortlich. Sie sollen an Vorsorgemaßnahmen teilnehmen und aktiv an der Krankenbehandlung mitwirken, um den Eintritt von Krankheiten zu vermeiden und deren Folgen zu überwinden.

▶ Leistungsarten
Die Versicherten haben Anspruch auf (zahnärztliche) Leistungen
- zur Verhütung von Krankheiten,
- zur Früherkennung von Krankheiten und
- zur Behandlung einer Krankheit (ambulant und stationär)
- sowie auf Maßnahmen zur Rehabilitation.

Diese Ansprüche an die gesetzliche Krankenversicherung bestehen nicht, wenn sie als Folge eines Arbeitsunfalls oder einer Berufskrankheit entstanden sind. Dann übernimmt die Unfallversicherung bzw. die Berufsgenossenschaft die entstehenden Behandlungskosten.

> **HINWEIS**
>
> Haben sich Versicherte eine Krankheit durch eine medizinisch nicht indizierte ästhetische Operation, eine Tätowierung oder ein Piercing zugezogen, kann die Krankenkasse die Versicherten an den Behandlungskosten beteiligen. Die Zahnärzte und Ärzte müssen dies der Krankenkasse mitteilen.

▶ Krankenkassen
Man unterscheidet in der gesetzlichen Krankenversicherung folgende ›Krankenkassen:
- **Primärkassen** (auch Pflichtkassen genannt, s. Abb. 1, S. 19): Sie waren die ersten, bereits in der RVO genannten Kassen.
- **Ersatzkassen:** Sie ersetzen die Pflichtmitgliedschaft in einer Primärkasse.

In den **Primärkassen** werden die krankenversicherungspflichtigen Arbeitnehmer „automatisch" versichert, wenn sie ein Arbeitsverhältnis beginnen (meist die örtliche AOK). Viele Kassen sind heute für alle Arbeitnehmer geöffnet. Das bedeutet, dass jeder nach einem Antrag Mitglied in dieser Kasse werden kann. Die Kassen unterliegen dabei einem Kontrahierungszwang, d. h., sie müssen den Vertrag abschließen.

Sonstige Kostenträger bestehen für bestimmte Personengruppen, z. B. Bundeswehr, Bundespolizei, Berufsgenossenschaft. Sie sind nie für andere Personengruppen geöffnet.

Krankenkassen, S. 19

▶ Wirtschaftlichkeitsgebot („Generalklausel")
Kassenleistungen müssen **ausreichend, zweckmäßig** und **wirtschaftlich** sein. Sie dürfen das Maß des **Notwendigen** nicht überschreiten. Leistungen, die nicht notwendig oder unwirt-

schaftlich sind, können weder Versicherte beanspruchen, noch dürfen die Leistungserbringer (Ärzte und Zahnärzte) sie bewirken oder die Krankenkasse sie bewilligen.

> **HINWEIS**
>
> Auf privater Basis sind derartige Leistungen jedoch für Kassenpatienten möglich. Sie werden dann als Privatleistungen nach GOZ 2012 durchgeführt und abgerechnet.

▶ Zahnärztliche Behandlung

Die zahnärztliche Behandlung dient nach SGB V der Verhütung, Früherkennung und Behandlung von Zahn-, Mund- und Kieferkrankheiten sowie der Versorgung mit Zahnersatz einschließlich Zahnkronen und Suprakonstruktionen. Die Versorgung mit Arznei-, Verband-, Heil- und Hilfsmitteln sowie häusliche Krankenpflege und die Krankenhausbehandlung gehören ebenso dazu.

www.sozialgesetzbuch-sgb.de/sgbv/1.html

Die Verhütung von Zahnerkrankungen (Gruppen- und Individualprophylaxe) ist in den Paragrafen 21 und 22 des SGB V geregelt.
Auch die kieferorthopädische Behandlung für Kinder und Jugendliche wird unter bestimmten Bedingungen von der gesetzlichen Krankenversicherung übernommen. Ausgeschlossen ist sie jedoch bei Versicherten, die das 18. Lebensjahr vollendet haben.
In den Paragrafen 55 ff. des SGB V wird die prothetische Behandlung geregelt. Zahntechnische Leistungen werden ebenfalls von der gesetzlichen Krankenversicherung übernommen.

▶ Sachleistung und Kostenerstattung

In der Regel erstatten die Krankenkassen die **Sach- und Dienstleistungen** in Form von zahnärztlichen Behandlungen des Zahnarztes (s. Abb. 1, S. 26). Sie dürfen Kosten anstelle der Sach- und Dienstleistungen nur in dem Rahmen erstatten, in dem es vom SGB V vorgesehen ist, z. B. bei den ❯Festzuschüssen zum Zahnersatz.

Festzuschüsse zum Zahnersatz, S. 247

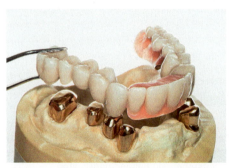

Abb. 1 Im Bereich Zahnersatz ist die Kostenerstattung teilweise eingeführt; sie kann auch für die gesamte Behandlung gewählt werden.

Alle Versicherten können im vorgegebenen Rahmen wählen, ob sie die von den Krankenkassen angebotenen Sach- oder Dienstleistung in Anspruch nehmen oder ob sie die **Kostenerstattung** wählen. Hierzu muss der Versicherte zunächst von seiner Krankenkasse beraten werden. Bei der Kostenerstattung rechnet die Zahnarztpraxis dann privat nach GOZ 2012 ab. Der Versicherte muss die Kosten vorauslegen. Die Krankenkasse gewährt auf Antrag die Erstattung, aber höchstens in Höhe der Vergütung, die die Krankenkasse bei der Erbringung als Sachleistung zu tragen hätte. Die Krankenkasse darf dabei höchstens 5 % der Rechnung als Verwaltungskosten berechnen. Wählt ein Versicherter die Kostenerstattung, ist er daran ein Quartal lang gebunden. Die Wahl kann auf ambulante, zahnärztliche und ärztliche Behandlungen beschränkt werden.

▶ Freie Arztwahl

Die Versicherten haben die freie Wahl unter den Vertragszahnärzten.

▶ Vergütung der Zahnärzte (Budgetierung)

Die Vergütung der Zahnärzte wird in den **Gesamtverträgen** geregelt. Zahnärzte erhalten hierbei für ihre Leistungen **Punkte**. Es erfolgt eine Abrechnung nach Einzelleistungen, die eine Praxis erbracht hat.

Die Bezahlung der vertragszahnärztlichen Leistungen innerhalb einer Region (KZV-Bezirk) ist begrenzt (budgetiert). Die abgerechneten Leistungen dürfen z. B. in einem Jahr nicht stärker steigen als die Beitragseinnahmen der gesetzlichen Krankenversicherung im gleichen Zeitraum. Mit einem **Honorarverteilungsmaßstab (HVM)** wird sichergestellt, dass die Gesamtvergütung gleichmäßig auf das gesamte Jahr verteilt wird, damit es zu keiner Überschreitung der Budgets für eine Region kommt. Werden mehr als 262 500 Punkte von einer Zahnarztpraxis in einem Jahr abgerechnet, wird die Bezahlung aller Leistungen, die darüber hinausgehen, um 20 % gekürzt (**degressive Punktwertregelung**, s. Tab. 1).

Anzahl der Punkte innerhalb eines Jahres	Verringerung des Anspruches auf Bezahlung um %
ab 262 500	20
ab 337 500	30
ab 412 500	40

Tab. 1 Degressive Punktwertregelung

Die Tabelle 1 gilt jeweils für einen Vertragszahnarzt. In Gemeinschaftspraxen und Praxisgemeinschaften wird die Punkteanzahl für jeden Vertragszahnarzt separat ermittelt. Die ohne Abzüge zulässigen Punktmengen erhöhen sich je ganztägig angestelltem Zahnarzt und um 25 % pro Entlastungs-, Weiterbildungs- und Vorbereitungsassistenten.

Nicht von der Budgetierung betroffen sind prothetische Leistungen und individualprophylaktische Leistungen an die Versicherten. Auch die Leistungen an die Versicherten der sonstigen Kostenträger und der Sonderabkommen fallen nicht unter die Budgetierung.

Die Krankenkassen zahlen die sogenannte **Gesamtvergütung** an die jeweilige KZV.

▶ Wirtschaftlichkeit und Abrechnungsprüfung

Die Abrechnung der Leistungen einer Zahnarztpraxis wird von einer Prüfstelle überwacht. Hier finden **Zufalls- und Auffälligkeitsprüfungen** statt. Die Zahnarztpraxis kann dazu Stellung nehmen und gegen Beschlüsse vorgehen. Gegen Beschlüsse des Beschwerdeausschusses kann beim Sozialgericht geklagt werden. Die Prüfung auf Rechtmäßigkeit und Plausibilität der Abrechnung erfolgt in der Kassenzahnärztlichen Vereinigung.

2.1.2 Überblick über die Verträge

In der Bundesrepublik Deutschland sind fast alle niedergelassenen Zahnärzte als **Vertragszahnärzte (Kassenzahnärzte)** der gesetzlichen Krankenkassen tätig. Hierzu muss er i. d. R. eine zweijährige Assistenzzeit in einer Kassenpraxis nachweisen und den entsprechenden Verträgen beitreten. Jeder Vertragszahnarzt ist Mitglied in der KZV seines Bezirks.

Für die Kassenpatienten schließen die Krankenkassen (Träger der Krankenversicherung) mit der **Kassenzahnärztlichen Bundesvereinigung (KZBV)** bzw. den Kassenzahnärztlichen Vereinigungen (KZV) auf Bezirks- oder Landesebene in Vertretung der Vertragszahnärzte Gesamtverträge über die Behandlung der Versicherten ab. Den allgemeinen Inhalt der Gesamtverträge bilden der **Bundesmantelvertrag Zahnärzte (BMV-Z)** und der **Ersatzkassenvertrag Zahnärzte (EKV-Z)** mit dem **Bewertungsmaßstab für zahnärztliche Leistungen (BEMA)** (s. Abb. 1).

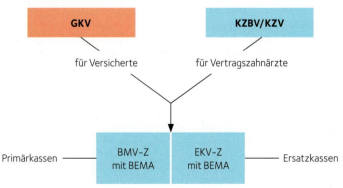

Abb. 1 Partner des BMV-Z/EKV-Z

Der BMV-Z und der EKV-Z regeln hauptsächlich die Rechte und Pflichten der Vertragszahnärzte gegenüber den Krankenkassen und den Versicherten. Sie ergänzen das Vertragszahnarztrecht und das SGB V. Neben dem BMV-Z und dem EKV-Z wird die Vergütung der zahnärztlichen Leistungen (und einige weitere Punkte) in sogenannten regionalen Gesamtverträgen mit den einzelnen KZV geregelt.

Trotz der Unterschiede im allgemeinen Teil der Gesamtverträge bei den beiden wichtigen Kassenarten sind die wesentlichen Bestimmungen der Verträge einander angeglichen.

> **HINWEIS**
>
> Für die **Sonstigen Kostenträger** gelten jeweils besondere Vereinbarungen, die nachzuschlagen sind. Die Sonstigen Kostenträger verweisen häufig auf diese Verträge.

2.1.3 Allgemeine Bestimmungen im BMV-Z und EKV-Z

Im **BMV-Z** und im **EKV-Z** sind folgende Aspekte geregelt:
- Umfang und Inhalt der vertragszahnärztlichen Versorgung
- Rechte und Pflichten des Vertragszahnarztes
- Verordnung von Arzneimitteln und des Sprechstundenbedarfs
- Abrechnungswege mit der KZV
- Gutachterverfahren bei unterschiedlichen Behandlungen, z. B. in der Prothetikabrechnung
- EDV-gemäßes Abrechnungsverfahren
- zu verwendende Formulare, z. B. ❭Heil- und Kostenplan, ❭PA-Status
- Vorlage der elektronischen Gesundheitskarte durch den Versicherten

Heil- und Kostenplan, S. 249
PA-Status, S. 211

Zu den Verträgen zählen viele Zusatzvereinbarungen (z. B. zur Individualprophylaxe), die oft später geschlossen wurden.

Im regionalen Teilen der Gesamtverträge gibt es erhebliche Unterschiede zwischen den Kassen. Man sieht das zum Beispiel in den ❭Punktwertelisten, die regional vereinbart werden.

Punktwertelisten, S. 25

2.1.4 Bewertungsmaßstab für zahnärztliche Leistungen (BEMA)

Die wichtigste Anlage zu den beiden Verträgen BMV-Z und EKV-Z ist die Anlage A, der **Bewertungsmaßstab für zahnärztliche Leistungen (BEMA)**. Hier sind die Bestimmungen für Primär- und Ersatzkassen identisch. Die Vergütung ist in folgenden Teilen des BEMA geregelt und wird oft als die eigentliche Gebührenordnung für Kassenpatienten bezeichnet.

BEMA	Vertragsleistungen
Teil 1	Konservierende, chirurgische und Röntgenleistungen (mit allgemeinen Leistungen)
Teil 2	Behandlung von Verletzungen und Erkrankungen des Gesichtsschädels
Teil 3	Kieferorthopädische Behandlung
Teil 4	Systematische Behandlung von Parodontopathien
Teil 5	Versorgung mit Zahnersatz und Zahnkronen

Tab. 1 Vergütung der zahnärztlichen Leistungen in den verschiedenen BEMA-Teilen

Die Leistungen, die hier (und in der GOÄ 1982) nicht enthalten sind, bezeichnet man als **außervertragliche Leistungen**, z. B. Inlays und Implantate.

Zahnärztliche Leistungen, die nicht Bestandteil des Bewertungsmaßstabs sind, können nach der GOÄ 1982 abgerechnet werden, wenn es ärztliche Leistungen sind, die für Zahnärzte geöffnet sind (sogenannte „Positivliste" der GOÄ 82). Manche Leistungen sind davon nur über die Kassenärztliche Vereinigung abrechenbar, z. B. Leistungen im Rahmen der Mund-Kiefer-Gesichts-Chirurgie (MKG-Leistungen).

Allgemeine Regelungen zur Abrechnung nach BEMA

Den einzelnen Teilen des BEMA sind allgemeine Bestimmungen vorangestellt.

1. Honorarberechnung: Alle zahnärztlichen Leistungen erhalten im entsprechenden BEMA-Teil **Bewertungszahlen (Punkte)**, keine Euro-Beträge. Das Honorar muss also gesondert berechnet werden.

> **BEISPIEL**
>
> Für eine einflächige Füllung (Gebührenposition F1) erhält der Zahnarzt 32 Punkte. Für ein zweiflächige Füllung (Pos. F2) erhält er 39 Punkte, für eine dreiflächige Füllung (Pos. F3) 49 Punkte.

Krankenkasse	KCH/KBR/PAR	IP	KFO	ZE
AOK	1,0171	1,0702	0,8633	0,8605
IKK	0,9862	1,0321	0,8372	0,8605
BKK	1,0166	1,0659	0,8629	0,8605
VdEK (HKK, HEK, KKH, DAK, BARMER GEK)	0,9858	1,0310	0.8368	0,8605
Knappschaft	0,9864	1,0323	0,8373	0,8605
Berufsgenossenschaften	1,17	1,17	1,17	1,17
Bundeswehr	1,0738	1,0738	0,9220	0,9220

Tab. 1 Auszug aus einer Punktwertübersicht (KZV Baden-Württemberg, Stand 24.02.2016); KCH = konservierend-chirurgische Behandlung, KBR = Kieferbruchbehandlung, PAR = parodontologische Behandlung, IP = individualprophylaktische Behandlung, KFO = kieferorthopädische Behandlung, ZE = Zahnersatzbehandlung

Zur Berechnung des Honorars wird die gültige **Punktwerteliste** für das eigene KZV-Gebiet benötigt (s. Tab. 1). In einem weiteren Schritt muss festgestellt werden, zu welchem Behandlungsbereich die entsprechende Behandlung (hier: Füllung) im BEMA gehört (hier: KCH-Behandlung). Je nachdem, zu welcher Kasse der Versicherte gehört, ergeben sich hieraus unterschiedliche Honorare.

Durch Multiplikation von **Bewertungszahl (Punkte)** mit dem jeweiligen **Punktwert der Kasse** errechnet sich das Honorar:

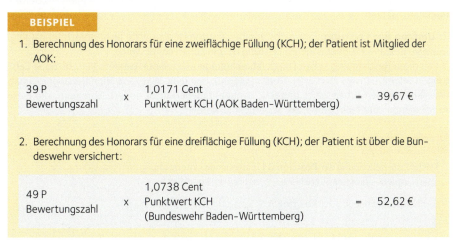

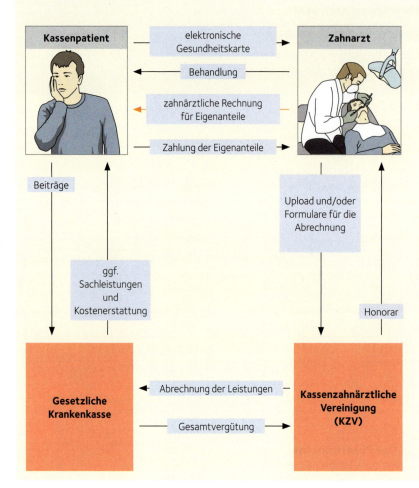

Bei der Abrechnung mit gesetzlichen Krankenkassen bestehen zwei Leistungsprinzipien:

1. **Sachleistungen** (falls der Patient keine Kostenerstattung gewählt hat)
   - konservierende Behandlung einschl. Röntgen und Individualprophylaxe
   - chirurgische Leistungen
   - Behandlung von Verletzungen des Gesichtsschädels
   - systematische Parodontalbehandlung

   Sachleistungen gehen zu Lasten der Krankenkasse. Der Patient zahlt dafür nichts an den Zahnarzt. Der Zahnarzt rechnet über die KZV ab und erhält sein Honorar über die KZV.

2. **Kostenerstattungsleistungen oder Festzuschüsse**
   - Versorgung mit Zahnkronen
   - prothetische Leistungen
   - kieferorthopädische Leistungen

   Für den festgelegten Eigenanteil an den Kosten erhält der Patient vom Zahnarzt die Rechnung und bezahlt sie ihm.
   Den Kassenanteil erhält der Zahnarzt von der KZV.

Abb. 1 Abrechnung bei Kassenpatienten

Werden Leistungen aus der GOÄ 82 von der Zahnarztpraxis abgerechnet, ist hier kein Punktwert vereinbart. Die Leistungen erhalten in dieser Verordnung Punktzahlen. Sind Punktzahlen der GOÄ in BEMA-Punkte umzuwandeln, so sind für jeweils 9 GOÄ-Punktzahlen ein BEMA-Punkt anzusetzen.

2. Umfang der Leistung: Eine selbständige Leistung ist als solche nicht abrechnungsfähig, wenn sie Bestandteil einer anderen Leistung ist, die abgerechnet wurde.
Durch diese Bestimmung sollen Doppelabrechnungen vermieden werden. Verschiedene Leistungen setzen sich aus mehreren Arbeitsgängen zusammen. Wird eine Nummer abgerechnet, die einen solchen Arbeitsgang umfasst, können daneben nicht andere Nummern, die diese Arbeitsgänge ebenfalls beinhalten, abgerechnet werden.

> **BEISPIEL**
>
> Leistungsbeschreibung der **Position 01**: Eingehende Untersuchung zur Feststellung von Zahn-, Mund- und Kieferkrankheiten, einschließlich Beratung
>
> Leistungsbeschreibung der **Position Ä 1**: Beratung, auch fernmündlich
>
> Wird nun in einem Behandlungsfall in einer ersten Sitzung die Position 01 abgerechnet, darf in der gleichen Sitzung keine Position Ä 1 abgerechnet werden, weil die 01 die Ä 1 umfasst.

3. Praxiskosten: Die allgemeinen Praxiskosten, der Sprechstundenbedarf und die Kosten, die durch die Anwendung von zahnärztlichen Instrumenten und Apparaturen entstehen, sind grundsätzlich in den abrechnungsfähigen Leistungsansätzen enthalten.

Neben dem Punktwert für die BEMA-Leistungen gibt es noch einen **Sprechstundenbedarfspunktwert**. Das bedeutet, dass es bei der Abrechnung bestimmter Leistungen eine pauschale zusätzliche Vergütung für das eingesetzte Material gibt. Aktuell liegt der Punktwert bei 0,0442 € pro Punkt der BEMA-Ziffer bei Primär- und Ersatzkassen (Stand 2016).

> **BEISPIEL**
>
> Beim Legen einer einflächigen Füllung im Winter ist die Heizung eingeschaltet, das Licht brennt und der Patient verbraucht Wasser. Der Bohrer wird benutzt. Der Zahnarzt verbraucht Amalgam und Unterfüllungsmaterial. Später wird die Füllung von einer Fachkraft auch noch poliert (unter Einsatz von Maschinen und Polierbürstchen etc.). Instrumente müssen desinfiziert und/oder sterilisiert werden. Es kann jedoch nur die Position F1 mit 32 Punkten abgerechnet werden, nicht der weitere Aufwand und Energieverbrauch.

4. Arzneimittel- und Materialkosten: Nicht in den Leistungsansätzen enthalten sind die Kosten für Arzneimittel und Materialien, die Kosten für die Instrumente, Gegenstände und Stoffe, die der Kranke zur weiteren Verwendung behält oder die mit einer einmaligen Anwendung verbraucht sind, sowie die zahntechnischen Laborkosten und die Versand- und Portokosten.

> **BEISPIEL**
>
> Benötigt ein Patient nach einer Zahnextraktion Arzneimittel, erhält er ein Rezept und muss die Mittel auf seine Kosten besorgen. Gleiches gilt für bestimmtes Nahtmaterial. Ebenso können die Kosten für Abdruckmaterial und Provisorien bei Anfertigung von Zahnersatz gesondert in Rechnung gestellt werden. Es müssen die tatsächlich entstandenen Kosten berechnet werden. Pauschalen sind unzulässig. Eine Ausnahme bilden die Versandgänge bei der prothetischen Behandlung.

Aufbau des BEMA-Gebührentarifs

Nach den allgemeinen Bestimmungen erfolgen im BEMA in den einzelnen Teilen die Beschreibungen der zahnärztlichen Leistungen nach einem bestimmten Muster (s. Abb. 1, S. 28). Jede Leistung erhält eine BEMA- und eine numerische Ziffer, außerdem die Angabe ihrer Abkürzung, die verbale Beschreibung der Leistung sowie die Bewertungszahl.
Unter der Leistungsbeschreibung finden sich häufig einzelne Abrechnungsbestimmungen. Daneben gibt es zahlreiche zusätzliche Abrechnungsbestimmungen, die später erklärt werden.

Bei den Ziffern fallen vier unterschiedliche Gruppen auf.

> **HINWEIS**
>
> Die Bewertungszahl wird manchmal auch Punktzahl genannt, ist aber nicht zu verwechseln mit dem Punktwert!

Normale Ziffern
Bei normalen Zahlen wie 8 und 10 handelt es sich im Wesentlichen um Zahlen, die aus der GOZ von 1965 übernommen wurden, mit ihren entsprechenden Leistungen. Manche Zahlen wurden dabei gestrichen, z. B. die Position 9 (Testen bei Verdacht auf Herzerkrankung), andere sollten keine Kassenleistungen sein, z. B. die Position 15 (Einlagefüllung). Daneben wurden auch einige Zahlen ergänzt, z. B. die ehemalige Position 13 um die Positionen 13d (F4, 134) und 13e (135).

0-Ziffern
0-Ziffern wie 02, 03 oder 04 sollten von Beginn des BEMA gelten, waren aber in der damals vorliegenden Form nicht in der GOZ 65 enthalten. Es handelt sich um neue Behandlungsdefinitionen im Vergleich zur GOZ 65.

▶ Ä-Ziffern

Alle sogenannten Ä-Ziffern wie Ä 164 und Ä 925a sind aus der GOÄ von 1965 in den BEMA übernommen worden. Es handelt sich um zahnärztliche Behandlungen, die in der GOZ 65 nicht aufgeführt waren. Nach wie vor findet sich in den allgemeinen Bestimmungen des BEMA der Hinweis, dass nicht enthaltene Leistungen nach der Nachfolgerin der GOÄ 65 (dies ist die GOÄ 82) abgerechnet werden können.

▶ Alphanummerische Ziffern

Alphanummerische Ziffern wie P 202 und IP 4 oder 13e entstanden, da nach Inkrafttreten des BEMA im Laufe der Zeit neue Behandlungen zu Kassenleistungen wurden. Hier hat man entsprechend der Teile des BEMA, z. B. P für Parodontose oder IP für Prophylaxe, neue Ziffern in den BEMA aufgenommen. Für diese Ziffern existieren meist keine Abkürzungen.

BEMA-Pos.	nummerisch	Abkürzung	Leistung	Bewertungszahl
8	8	ViPr	Sensibilitätsprüfung der Zähne	6
02	02	Ohn	Hilfeleistung bei Ohnmacht oder Kollaps	20
Ä 161	9164	Inz1	Eröffnung eines oberflächlichen Abszesses	15
P 202			Systematische Behandlung von Parodontopathien (chirurgische Therapie) offenes Vorgehen, je behandeltem einwurzligen Zahn	22
IP 4	1004	IP 4	Lokale Fluoridierung der Zähne	12

Abb. 1 Exemplarischer Auszug aus dem BEMA

Das Verhältnis der Bewertungszahlen zueinander wird in unregelmäßigen Abständen durch einen Bewertungsausschuss überprüft.

2.2 Zahlungswege in der gesetzlichen Krankenversicherung

Im (reinen) Sachleistungssystem erfolgen zwischen Zahnarztpraxis und Versichertem keine Zahlungen. Die Versicherten zahlen zusammen mit dem Arbeitgeber einen prozentualen Anteil des Bruttogehalts in den **Gesundheitsfonds** ein (s. Abb. 1, S. 29). Der Staat finanziert ebenfalls Leistungen des Krankenversicherungssystems, die nicht unmittelbar zu den Ausgaben der Krankenversicherung gehören. Der Gesundheitsfonds zahlt an die Krankenkassen zunächst eine Pauschale aus. Daneben erfolgen besondere Zahlungen, insbesondere nach dem **Morbiditätsorientierten Risikostrukturausgleich (MRSA)**. Kassen mit „größeren Risiken", d. h. Versicherten mit schweren Krankheiten, erhalten darüber hinaus Zuschläge.

Die Kassen können außerdem **Zusatzbeiträge** erheben, wenn sie mit den ausbezahlten Geldern ihre Kosten nicht decken können. Kassen mit Zusatzbeiträgen finden Sie im Internet.

Die Kassen zahlen die **Gesamtvergütung** für einen Bereich an die zuständige KZV. Diese bezahlt die Leistungen der Zahnarztpraxis nach Einzelleistungen. Einschränkungen durch das Budget oder die ⟩degressive Punktwerteregelung sind möglich.

degressive Punktwerteregelung, S. 23

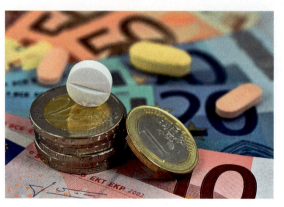

Abb. 2 Können die Krankenkassen mit den ihr zugewiesenen Geldern aus dem Gesundheitsfonds nicht wirtschaften, dürfen sie einkommensabhängige Zusatzbeiträge erheben.

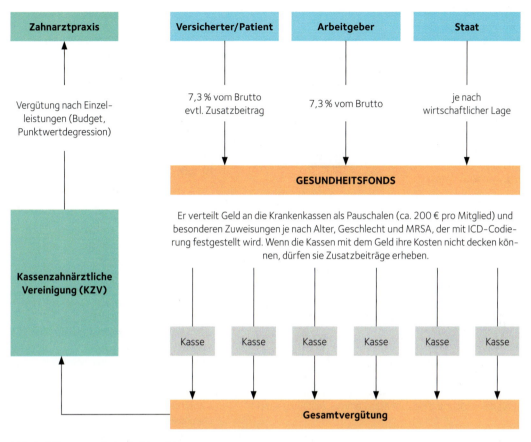

Abb. 1 Zahlungswege in der Sozialversicherung

2.3 Gebührenordnung bei Privatpatienten: Gebührenordnung für Zahnärzte (GOZ 2012)

2.3.1 Überblick über die Anwendung der GOZ

Die **Gebührenordnung für Zahnärzte (GOZ)** ist eine Verordnung, die die Bundesregierung mit Zustimmung des Bundesrates erlassen hat. Theoretisch müssten alle Leistungen, die ein Zahnarzt erbringt, nach dieser Verordnung abgerechnet werden. Nach den Bestimmungen der GOZ § 1 ist die Versorgung von Kassenpatienten jedoch der Ausnahmefall. Hat ein Zahnarzt keine Verträge mit öffentlich-rechtlichen Kostenträgern abgeschlossen, führt er also eine ausschließliche Privatpraxis, so rechnet er immer nach der GOZ ab. Kassenpatienten müssten, wenn sie von einem reinen Privatzahnarzt behandelt werden wollen, dann in der Regel die gesamten Kosten selbst tragen. Ausnahme: Sie haben die ⟩Kostenerstattung gewählt.

Kostenerstattung, S. 22

Zahnärzte, die an der kassenzahnärztlichen Versorgung teilnehmen, stellen reine Privatrechnungen nur für Privatpatienten aus. Kassenpatienten erhalten dagegen eine private Rechnung für diejenigen Leistungen, die auf ihren Wunsch zusätzlich zur Kassenversorgung erbracht wurden.

Für **Privatpatienten** gibt es drei unterschiedliche Versicherungsvarianten:
- Sie können sich bei einer privaten Krankenversicherung (PKV) versichern, die die Krankheitskosten teilweise oder vollständig abdeckt.
- Sie können ihre Krankheitskosten selbst tragen und auf eine Versicherung verzichten.
- Als Beamte erhalten sie Beihilfen vom Dienstherrn und versichern nur das Restrisiko bei einer PKV.

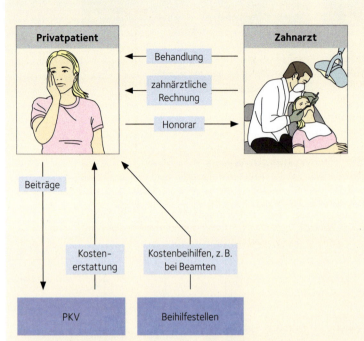

Die Bundesregierung erlässt mit Billigung des Bundesrates die Gebührenordnungen. In der zahnärztlichen Privatabrechnung finden zwei Gebührenordnungen Anwendung:
1. Die Gebührenordnung für Zahnärzte (GOZ)
2. Falls die erbrachten Leistungen anders nicht abrechenbar sind, gilt die Gebührenordnung für Ärzte in der jeweils gültigen Fassung (z. Zt. GOÄ 96).

Die GOZ umfasst folgende Abschnitte:
- A Allgemeine zahnärztliche Leistungen
- B Prophylaktische Leistungen
- C Konservierende Leistungen
- D Chirurgische Leistungen
- E Leistungen bei Erkrankungen der Mundschleimhaut und des Parodontiums
- F Prothetische Leistungen
- G Kieferorthopädische Leistungen
- H Eingliederung von Aufbissbehelfen und Schienen
- J Funktionsanalytische und funktionstherapeutische Leistungen
- K Implantologische Leistungen
- L Zuschläge zu bestimmten zahnärztlich-chirurgischen Leistungen

Ein **Privatpatient** ist direkt zahlungspflichtig gegenüber dem Zahnarzt. Ist er bei einer privaten Krankenversicherung versichert, muss er sich selbst um die Kostenerstattung kümmern. Gibt es Streitigkeiten, z. B. um die Höhe der Rechnung, so ist für die Schlichtung die Zahnärztekammer zuständig – nicht die KZV.

Abb. 1 Abrechnung bei Privatpatienten

Der Zahnarzt hat weder mit den privaten Krankenkassen noch mit den Beihilfestellen vertragliche Beziehungen. Sollten Unstimmigkeiten bei der Abrechnung auftreten, so ist die Zahnärztekammer für eventuelle Gutachten und Beratungen zuständig. Kommt es bei Streitigkeiten zu rechtlichen Auseinandersetzungen, sind die Gerichtsurteile maßgeblich. Stellungnahmen, z. B. von Beihilfestellen oder Ministerien, sind unmaßgeblich. Nur die Gerichte haben hier die Möglichkeit, Recht zu sprechen.

> **HINWEIS**
>
> Die **Beihilfe** ist quasi ein Teil der Bezahlung von Beamten. Beihilfeverordnungen regeln die Unterstützung von Beamten z. B. im Krankheitsfall.

2.3.2 Bestimmungen der GOZ

Im Folgenden werden wichtige Bestimmungen der GOZ im Einzelnen erläutert.

Den genauen Wortlaut der Verordnung finden Sie im Internet unter:

www.bzaek.de/fileadmin/PDFs/goz/nov/goz-kommentar-bzaek.pdf

Im **§ 1 Anwendungsbereich** findet sich der Hinweis, dass alle zahnärztlichen Leistungen nach dieser Verordnung abgerechnet werden müssen. Ein Teilsatz stellt fest, dass durch Bundesgesetz (hier: SGB V) Ausnahmen möglich sind. Circa 90 % der Versicherten sind Kassenpatienten und bilden diese Ausnahme. Es findet sich außerdem die Bestimmung, dass nur Vergütungen für Leistungen berechnet werden dürfen, die nach den Regeln der zahnärztlichen Kunst für eine zahnmedizinisch notwendige zahnärztliche Versorgung erforderlich sind. Leistungen, die über das Maß einer zahnmedizinisch notwendigen zahnärztlichen Versorgung hinausgehen, darf der Zahnarzt nur berechnen, wenn sie auf Verlangen des Zahlungspflichtigen erbracht worden sind.

> **HINWEIS**
>
> Der Begriff **„zahnmedizinisch notwendig"** ist in der GOZ nicht definiert. Gerichtsurteile kamen zu folgenden generellen Einschätzungen:
> Ob eine medizinische Maßnahme überhaupt notwendig ist, kann i. d. R. nach objektiven Regeln eingeschätzt werden – man spricht dabei von einer Behandlung lege artis (nach den Regeln der zahnärztlichen Kunst). Es gibt jedoch meist unterschiedliche, gleichwertige Lehrmeinungen darüber, wie eine Erkrankung am besten zu behandeln ist. Deswegen muss dem behandelnden Zahnarzt ein Ermessensspielraum eingeräumt werden, für welche Variante er sich in dem speziellen Behandlungsfall entscheiden will. Daher sehen die Gerichte Behandlungen meist dann als medizinisch notwendig an, wenn der Zahnarzt zeigen kann, dass diese Behandlung wissenschaftlich als notwendig angesehen wird. Die Gerichte sprechen dabei den Patienten heute meist das Recht zu, die Versorgungsvariante zu wählen, die dauerhaft am besten funktionsfähig bzw. die dauerhaft am wirtschaftlichsten ist.

In **§ 2** wird die **›abweichende Vereinbarung** geregelt. Hier wird entschieden, dass durch eine Vereinbarung mit dem Patienten eine abweichende Höhe der Vergütung für Leistungen festgelegt werden kann, die in der Verordnung beschrieben sind. Voraussetzungen für die Vereinbarung sind:

- Sie muss vor dem Eingriff getroffen werden.
- Sie muss schriftlich geschlossen werden.
- Sie enthält Angaben zur Leistung und zum Steigerungssatz.
- Sie enthält eine Erklärung, dass eine Erstattung (z. B. durch Privatversicherung) möglicherweise nicht gewährleistet ist.
- Sie enthält keine weiteren Erklärungen.
- Der Patient erhält die Vereinbarung.

abweichende Vereinbarung, S. 37

Es können auch **›Leistungen auf Verlangen** des Patienten erbracht werden, die weder in der zahnärztlichen Verordnung noch in der Gebührenordnung für Ärzte enthalten sind. Dies muss in einem Kostenvoranschlag (Therapie- und Kostenplan) mit ähnlichen Bedingungen wie oben geregelt werden.

Leistungen auf Verlangen, S. 38

In **§ 3** werden die **Vergütungen** geregelt. Als Vergütungen stehen dem Zahnarzt Gebühren, Entschädigungen und Ersatz von Auslagen zu.

Nach **§ 4** versteht man unter **Gebühren** die Vergütungen für die im Gebührenverzeichnis genannten zahnärztlichen Leistungen. Der Zahnarzt kann Gebühren nur für selbstständige zahnärztliche Leistungen berechnen, die er selbst erbracht hat oder die unter seiner Aufsicht nach fachlicher Weisung erbracht wurden (z. B. durch eine ZFA). Eine zahnärztliche Leistung kann aus mehreren Behandlungsschritten bestehen, für die aber unten Umständen nur eine Gebühr berechnet werden darf (Zielleistung).

> **BEISPIEL**
>
> Die Gebührennummer 2050 umfasst folgende Leistungen: Präparieren einer Kavität und Restauration mit plastischem Füllungsmaterial einschließlich Unterfüllung, Anlegen einer Matrize oder die Benutzung anderer Hilfsmittel zur Formung der Füllung, einflächig.
> Für die gesamten Leistungen darf nur diese eine Gebührennummer abgerechnet werden.

Mit den Gebühren sind die Praxiskosten einschließlich der Kosten für Füllungsmaterial, für den Sprechstundenbedarf sowie für die Anwendung von Instrumenten und Apparaten sowie die Lagerhaltungskosten abgegolten, soweit nicht im Gebührenverzeichnis etwas anderes bestimmt ist.

32 | Patienten empfangen und betreuen

Auslagen, S. 33

> **BEISPIEL**
>
> Für die obige Gebührennummer 2050 darf das Füllungsmaterial nicht berechnet werden. Hingegen darf beispielsweise atraumatisches Nahtmaterial oder das Anästhetikum gesondert in Rechnung gestellt werden, weil dies die Verordnung hinsichtlich ❯Auslagen so festlegt.

Die **Bemessung der Gebühren** für Leistungen des Gebührenverzeichnisses wird in § 5 geregelt. Die Höhe der einzelnen Gebühr kann danach zwischen dem Einfachen bis Dreieinhalbfachen des Gebührensatzes schwanken. Der **Gebührensatz** ist der Betrag, der sich ergibt, wenn die **Punktzahl** der einzelnen Leistung des Gebührenverzeichnisses mit dem **Punktwert** vervielfacht wird. Der Punktwert beträgt 5,62421 Cent. Bruchteile von Cent sind auf volle Cent-Beträge ab 0,5 aufzurunden und unter 0,5 abzurunden.

Die Schwankungsbreite der Gebühren ist unter Berücksichtigung der Schwierigkeit und des Zeitaufwandes der einzelnen Leistung sowie der Umstände bei der Ausführung zu bestimmen. Bemessungskriterien, die bereits in der Leistungsbeschreibung berücksichtigt worden sind, haben hierbei außer Acht zu bleiben. In der Regel darf der Zahnarzt bei einer durchschnittlichen Schwierigkeit und durchschnittlichem Zeitaufwand eine Gebühr mit dem 2,3fachen des Gebührensatzes berechnen. Ein Überschreiten des 2,3fachen des Gebührensatzes ist nur zulässig, wenn Besonderheiten in der Schwierigkeit vorliegen und/oder der Zeitaufwand dies rechtfertigt.

Zur **Festlegung der Gebühr** für eine Behandlungsleistung ist folgendermaßen vorzugehen:
1. Es ist anhand des Leistungsverzeichnisses der GOZ die Punktzahl (mitunter auch Bewertungszahl genannt) der erbrachten Leistung zu ermitteln. Sie ist für jede Leistung in der GOZ angegeben.
2. Diese Punktzahl (P) wird mit dem Punktwert multipliziert. Der Punktwert ist durch die Verordnung vorgegeben (5,62421 Cent). Das Ergebnis der Berechnung nennt man Gebührensatz.

Es ergibt sich z. B. folgende Rechnung für die Position 0090:

0090	Intraorale Infiltrationsanästhesie					
60 P	1fach	3,37 €	2,3fach	7,76 €	3,5fach	11,81 €

> **BEISPIEL**
>
> 60 P Punktzahl   x   5,62421 Cent Punktwert   =   3,374526 € (einfacher Satz, nicht gerundet)
>
> Der einfache Gebührensatz für die Position 0090 beträgt damit 3,37 €.

3. Nach der Schwierigkeit der Leistung und nach dem benötigten Zeitaufwand legt der Zahnarzt jetzt den sogenannten **Steigerungssatz** (mitunter auch als Steigerungsfaktor bezeichnet) für die erbrachte Leistung fest. Der Steigerungssatz ist ein Faktor, der die Schwierigkeit und den Zeitaufwand der einzelnen Leistung ausdrückt. Er liegt zwischen 1 und 3,5 und wird mit dem Gebührensatz multipliziert.

> **BEISPIEL**
>
> 3,374526 € einfacher Gebührensatz zu Pos. 0090   x   2,3 Faktor für mittelschwere Leistung   =   7,76 € Gebühr mit 2,3fachem Steigerungssatz (gerundet)

4. Handelt es sich um Leistungen, für die ein besonderer Zeitaufwand erforderlich war oder die überdurchschnittlich schwierig waren, kann der Steigerungssatz bis 3,5 erhöht werden, muss aber vom Zahnarzt begründet werden. Der 2,3fache Satz wird daher auch als **Schwellenwert** (oder Regelsatz) bezeichnet.

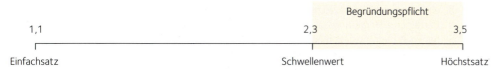

Abb. 1 Großer Gebührenrahmen

5. Bei **technischen Leistungen** in der zahnärztlichen Behandlung, z. B. Röntgen, ist ein Höchstsatz von 2,5 berechenbar, der 1,8fache Satz gilt als Schwellenwert.

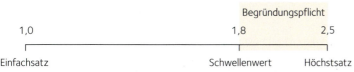

Abb. 2 Mittlerer Gebührenrahmen

Daneben gibt es noch einen kleinen Gebührenrahmen für **Laborleistungen** in der GOÄ.

In **§ 6** werden die Leistungen in einer Zahnarztpraxis geregelt, die **nicht in der (aktuellen) GOZ** erfasst sind.
Selbstständige zahnärztliche Leistungen, die nicht in dieser Gebührenordnung enthalten sind, müssen entsprechend einer nach Art, Kosten- und Zeitaufwand gleichwertigen Leistung des Gebührenverzeichnisses für zahnärztliche Leistungen berechnet werden. Man spricht dann von einer Abrechnung als **Analogleistung.**

> **HINWEIS**
> Analogleistungen werden durch ein kleines „a" nach der Leistung gekennzeichnet, z. B. 2120a.

Bestimmte Leistungen (z. B. Röntgenleistungen) sind in der GOZ nicht enthalten. Daher sind Teile der jeweils gültigen Gebührenordnung für Ärzte (zzt. die GOÄ 1996) geöffnet, d. h., der Zahnarzt darf hieraus Gebührenziffern mit dem Patienten abrechnen.

In **§ 7** werden die **Gebühren bei stationärer Behandlung** geregelt, die für eine Zahnarztpraxis kaum Bedeutung haben.

In **§ 8** ist geregelt, wie der zusätzliche Aufwand und die Kosten des Zahnarztes **bei Besuchen von Patienten** vergütet werden.
Nach der GOZ erhält der Zahnarzt Entschädigung für Besuche (**Wegegeld** oder Reiseentschädigung). Hierdurch sind Zeitversäumnisse und die durch den Besuch bedingten Mehrkosten abgegolten. Das Wegegeld umfasst Wegstreckenentschädigung und Aufwandsentschädigung jeweils in Euro. Bei einem Besuch über 25 km Entfernung erhält der Zahnarzt eine sogenannte **Reiseentschädigung**.

In **§ 9** ist der **Ersatz von Auslagen für zahntechnische Leistungen** geregelt.
Neben den Gebühren für zahnärztliche Leistungen können die dem Zahnarzt tatsächlich entstandenen angemessenen Kosten für zahntechnische Leistungen als Auslagen berechnet werden, soweit diese Kosten nicht nach den Bestimmungen des Gebührenverzeichnisses mit den Gebühren abgegolten sind. Werden Laborkosten voraussichtlich einen Betrag von 1000 € übersteigen, muss der Zahnarzt dem Patienten einen schriftlichen Kostenvoranschlag erstellen.

LF 2

34 | Patienten empfangen und betreuen

> **HINWEIS**
> Eine zahnärztliche Rechnung wurde früher als Liquidation bezeichnet.

In § 10 finden sich die wichtigen **Bestimmungen für die Rechnungsstellung** in der Zahnarztpraxis. Die zahnärztliche Rechnung muss folgende Inhalte aufweisen (s. Abb. 1):
1. die Daten der Behandlungen
2. die Gebührennummern mit der Bezeichnung der Leistung (evtl. mit Mindestdauer); die Bezeichnung kann entfallen, wenn ein Gebührenverzeichnis mitgeliefert wird
3. eine verständliche Bezeichnung des behandelten Zahnes
4. Betrag und Steigerungssatz (auch: Steigerungsfaktor) der Leistung
5. bei Ersatz von Auslagen nach § 9 den Betrag und die Art der einzelnen Auslage sowie Bezeichnung, Gewicht und Tagespreis verwendeter Legierungen
6. bei Wegegeld nach § 8 den Betrag der Berechnung
7. bei gesondert berechnungsfähigen Kosten: Art, Menge und Preis verwendeter Materialien

> **HINWEIS**
> Bei Rechnungstellung über Dritte (Rechenzentren) ist es notwendig, die Zustimmung des Patienten einzuholen.

Wenn eine Gebühr das 2,3fache (1,8fache) des Gebührensatzes überschreitet, ist dies auf die einzelne Leistung bezogen schriftlich und für den Patienten verständlich und nachvollziehbar zu begründen. Die **Begründung** muss auf Verlangen erläutert werden.
Bei Auslagen (insbesondere bei Zahntechnik) muss ein Nachweis (Dentallaborrechnung) der Rechnung beigefügt werden.
Leistungen, die auf Verlangen erbracht worden sind, sind als solche zu bezeichnen.
Wird eine Analogleistung berechnet, so ist die entsprechend bewertete Leistung für den Patienten verständlich zu beschreiben und mit dem Hinweis „entsprechend" sowie der Nummer und der als gleichwertig erachteten Leistung zu versehen (z. B. 2170a).

Die Rechnung muss in einer genau bestimmten Form erfolgen (Anlage 2 zur GOZ, s. Abb. 1, S. 35) und kann mit einem Barcode versehen werden.

Falsche Rechnungen können dazu führen, dass der Patient die Zahlung verweigert. Dazu ist er berechtigt, wenn die zahnärztliche Rechnung formal nicht korrekt erstellt wurde. Man sagt: Wenn die Rechnung formal inkorrekt erstellt wurde, begründet sie keine Fälligkeit. Ist die zahnärztliche Rechnung jedoch formal korrekt erstellt, so ist der Patient auch dann zur Zahlung verpflichtet, wenn inhaltliche Differenzen über bestimmte Positionen bestehen sollten.

Behandelte Person: Doro Scherzinger
Geburtsdatum: 23.04.1967

Zeitraum: 15.11.15 – 29.11.15

Für die zahnärztliche Behandlung erlaube ich mir, nach den zur Zeit geltenden Bestimmungen zu berechnen:

Datum	Region	Nr.	Leistungsbeschreibung/Auslagen	Bgr. Faktor	Anz.	EUR
15.11.15		Ä1	Beratung, auch fernmündlich	2,3	1	10,72
	15,46	0080	Intraorale Oberflächenanästhesie	2,3	2	7,76
	15	0090	Intraorale Infiltrationsanästhesie	2,3	1	7,76
	46	0100	Intraorale Leitungsanästhesie	2,3	1	9,05
	15	2020	Temporärer speicheldichter Verschluss einer Kavität	2,3	1	12,68
	46	2270	Provisorium im direkten Verfahren mit Abformung	2,3	1	34,93
29.11.15	15,46	2170	Einlagefüllung, mehr als zweiflächig	2,3	2	442,14
	15,46	2197	Adhäsive Befestigung	2,3	2	33,64
	46	2195a	Parapulpäre Stiftverankerung § 6 (1) entsprechend GOZ 2195	1,5	1	25,31
			Zwischensumme Honorar:			583,99
15.11.15		§ 4(3)	Ultracain DS forte, je Ampulle	A	2	0,98
29.11.15		§ 4(3)	TMS-Stift	A	1	4,50
			Kosten für Auslagen nach § 3, § 4 GOZ und § 10 GOÄ:			5,48
29.11.15		9242	Eigenlaborkosten		1	19,30
			Auslagen nach § 9 GOZ gemäß Praxislaborbeleg:			19,30
			Auslagen nach § 9 GOZ gemäß Fremdlaborrechnung:			577,40
			Rechnungsbetrag:			**1.186,17**

Abb. 1 Ausschnitt aus einer Rechnung

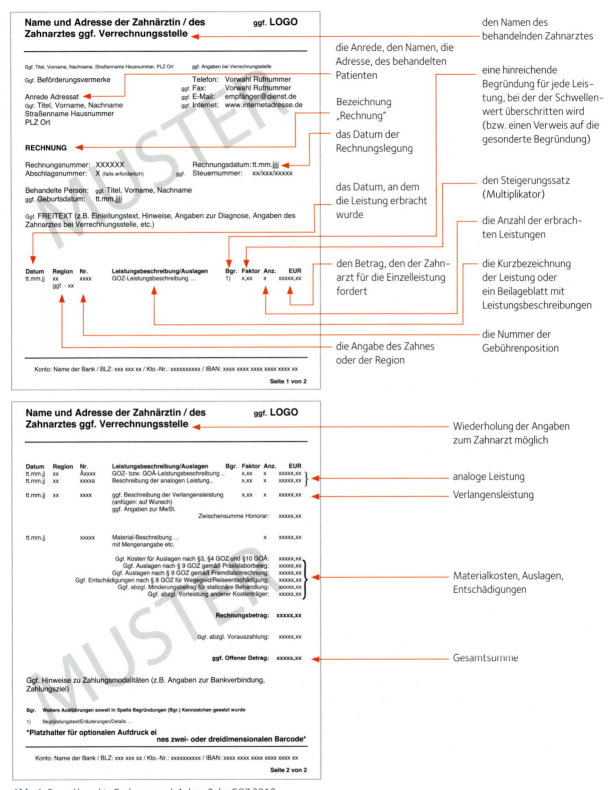

Abb. 1 Formal korrekte Rechnung nach Anlage 2 der GOZ 2012

2.3.3 Ärztliche Leistungen bei Privatpatienten

Die aktuelle GOZ gestattet in § 6 den Zugriff auf die geöffneten Teile der GOÄ. Darunter sind die Teile der GOÄ zu verstehen, die auch durch eine Zahnarztpraxis zur Abrechnung einer Behandlung verwenden darf. Aufgrund zahlreicher Unterschiede zur GOZ ist es notwendig, Auszüge aus der **GOÄ 96** wiederzugeben.

▶ Offene Bereiche der GOÄ

Hier sind in der GOZ folgende Abschnitte genannt (sogenannte offene Bereiche der GOÄ):
- Abschnitte B I, B II, B III unter den Nummern 30, 31 und 34, B IV bis B VI
- Abschnitt C I unter den Nummern 200, 204, 210 und 211, C II, C III bis C VII, C VIII nur, soweit eine zugrunde liegende ambulante operative Leistung berechnet wird
- Abschnitt E V und E VI
- Abschnitt J
- Abschnitt L I, L II unter den Nummern 2072 bis 2074, L III unter den Nummern 2253 bis 2256 im Rahmen der Behandlung von Kieferbrüchen, L VI unter den Nummern 2321, 2355 und 2356 im Rahmen der Behandlung von Kieferbrüchen, L VII, L IX
- Abschnitt M unter den Nummern 3511, 3712, 3714, 3715, 4504, 4530, 4538, 4605, 4606 und 4715
- Abschnitt N unter der Nummer 4852
- Abschnitt O

Für all diese Leistungen gilt ein Punktwert von 5,82873 Cent.
Dabei ist zu beachten, dass für die unterschiedlichen Gebührenabschnitte verschiedene Steigerungssätze zulässig sind:

Gebührenabschnitt	Steigerungsfaktor ohne weitere Begründung	Steigerungsfaktor mit entsprechender Begründung
Leistungen nach GOZ und Leistungen nach den Abschnitten B, C, D, J, L und N der GOÄ 96	Faktor zwischen 1 und 2,3	Faktor 3,5
Leistungen nach den Abschnitten A, E und O der GOÄ 96	Faktor zwischen 1 und 1,8	Faktor 2,5
Leistungen nach Abschnitt M der GOÄ 96	Faktor zwischen 1 und 1,15	Faktor 1,3

Tab. 1 Zulässige Steigerungssätze der unterschiedlichen GOÄ-Abschnitte

Außerdem ist zu beachten, dass **Zuschläge** zu Beratungen, Untersuchungen und Besuchen immer mit dem einfachen Satz zu berechnen sind.

▶ Abschnitt A: Gebühren in besonderen Fällen

Für bestimmte Leistungen dürfen Gebühren nach Maßgabe des § 5 nur bis zum Zweieinhalbfachen des Vergütungssatzes bemessen werden.

▶ Abschnitt B: Allgemeine Bestimmungen

1. Als Behandlungsfall gilt für die Behandlung derselben Erkrankung der Zeitraum eines Monats nach der jeweils ersten Inanspruchnahme des Arztes.
2. Die Leistungen nach den Nummern 1 und/oder 5 sind neben Leistungen nach den Abschnitten C bis O im Behandlungsfall nur einmal berechnungsfähig.
3. Die Leistungen nach den Nummern 1, 3, 5, 6, 7 und/oder 8 können an demselben Tag nur dann mehr als einmal berechnet werden, wenn dies durch die Beschaffenheit des Krankheitsfalls geboten war. Bei mehrmaliger Berechnung ist die jeweilige Uhrzeit der Leistungserbringung in der Rechnung anzugeben. Bei den Leistungen nach den Nummern 1, 5, 6, 7

> **HINWEIS**
>
> Ausnahme:
> **Position Ä 2** und einige andere Positionen werden als Positionen des Abschnittes A definiert. Die entsprechenden Hinweise sind bei den jeweiligen Positionen zu finden.

und/oder 8 ist eine mehrmalige Berechnung an demselben Tag auf Verlangen, bei der Leistung nach Nummer 3 generell zu begründen.

Terminvereinbarungen sind nicht berechnungsfähig.

2.3.4 Regelungen für Basisversicherte

Jeder, der nicht in der gesetzlichen Krankenversicherung versicherungspflichtig ist, muss von der privaten Krankenversicherung in diesen Basistarif übernommen werden. Der Umfang des Versicherungsschutzes entspricht dem der gesetzlichen Krankenversicherung. Das bedeutet, dass bestimmte Behandlungen nicht versichert sind (z. B. kieferorthopädische Leistungen bei Erwachsenen, implantologische Leistungen).

Folgende reduzierte Steigerungssätze gelten:
- Zahnärztliche Leistungen: 2,0facher Steigerungssatz
- Leistungen aus der GOÄ: 1,8facher Steigerungssatz
- Laborleistungen: 1,16facher Gebührensatz

Die Versicherten müssen sich vor Beginn der Behandlung als Basistarifversicherte zu erkennen geben, sonst werden sie wie normale Privatpatienten behandelt. Der Zahnarzt kann dann entscheiden, ob er den Patienten behandeln kann. Bei den Zahnärztekammern bestehen Verzeichnisse von Zahnärzten, die Basisversicherte unter diesen Bedingungen behandeln.

Manche GOZ-Leistungen unterschreiten (aktuell) bei einer 2,0fachen Berechnung den Tarif der gesetzlichen Krankenkassen (z. B. Ost2). Eine Notfallbehandlung kann ein Zahnarzt jedoch natürlich nicht ablehnen. Grundsätzlich besteht auch die Möglichkeit, mit Patienten im Basistarif eine abweichende Vereinbarung zu schließen.

> **HINWEIS**
>
> Der § 5a der alten GOZ aus dem Jahr 1988 regelte die Bemessung der Gebühren bei Versicherten des **Standardtarifes** der privaten Krankenversicherung. Seit dem 01.01.2009 gilt jedoch der so genannte Basistarif.
> Die bisherigen Standardversicherten wurden in den Basistarif übernommen.

2.3.5 Abweichende Vereinbarungen

Ebenso wie in der GOZ ist auch in der GOÄ der Abschluss einer abweichenden Vereinbarung möglich. Dadurch kann vor der Behandlung ein abweichender Steigerungsfaktor festgelegt werden. Bei Leistungen nach den Abschnitten A, E, M und O ist eine abweichende Vereinbarung nicht möglich (z. B. Röntgen). Außerdem dürfen Notfall- und Schmerzbehandlungen nicht davon abhängig gemacht werden, ob eine abweichende Vereinbarung unterschrieben wird.

Abweichende Vereinbarung nach § 2 Abs. 1 und 2 GOZ

zwischen: _____ Zahnarzt/Zahnärztin
und: _____ Zahlungspflichtiger/Zahlungspflichtigem

Abweichend von der Gebührenordnung für Zahnärzte (GOZ) wird für folgende Leistung die aufgeführte Gebührenhöhe vereinbart:

Zahn / Region	GOZ-Nr. / GOÄ-Nr.	Leistungsbeschreibung	Anzahl	Faktor	Euro
Gesamtbetrag					

Es wurde ausdrücklich darauf hingewiesen, dass eine Erstattung der Vergütung durch Erstattungsstellen möglicherweise nicht in vollem Umfang gewährleistet ist.

Dem Zahlungspflichtigen wurde eine Ausfertigung dieser Vereinbarung ausgehändigt.

_____ _____
Ort, Datum *Ort, Datum*

_____ _____
Unterschrift Zahlungspflichtiger *Unterschrift Zahnarzt / Zahnärztin*

Abb. 1 Beispiel einer abweichenden Vereinbarung nach § 2 Abs. 1 und 2 GOZ

Wenn eine abweichende Vereinbarung nach § 2 der GOZ geschlossen werden soll, müssen sogenannte Formvorschriften eingehalten werden. Die Verordnung gibt den genauen Inhalt der abweichenden Vereinbarung vor, ohne jedoch ein bestimmtes Formular vorzuschreiben (s. Abb. 1, S. 39). Wenn hierfür selbst entwickelte oder gekaufte Formulare verwendet werden sollen, müssen nach gültiger Rechtsprechung alle Patientendaten, Positionen und Steigerungssätze individuell eingetragen werden.

2.3.6 Abrechnung von Leistungen, die teilweise nicht in der GOZ oder GOÄ genannt sind

In seltenen Fällen kommt es vor, dass Leistungen abgerechnet werden müssen, die in der GOZ und in den für Zahnärzte geöffneten Teilen der gültigen GOÄ teilweise nicht aufgeführt sind. Hier können folgende Situationen eintreten:

> **HINWEIS**
>
> Beim Abschluss einer abweichenden Vereinbarung gemäß § 2 muss darauf hingewiesen werden, dass eine Erstattung (z. B. durch die private Krankenversicherung oder Beihilfestellen) evtl. nicht in vollem Umfang gewährleistet ist.

Situation	Vorgehen bei der Abrechnung
1. Es handelt sich um eine Leistung, die nicht zahnmedizinisch notwendig ist. Sie ist in der GOZ aber aufgeführt (z. B. Austausch einer intakten Füllung). Diese Leistung wird auf Verlangen des Patienten nach § 1 Abs. 2 erbracht.	Berechnung nach § 2 Abs. 2 und 3 GOZ: Vor Beginn der Behandlung wird eine **abweichende Vereinbarung** geschlossen, die der Patient unterschreibt (s. Abb. 1, S. 37). Nach Ende der Behandlung wird unter Bezugnahme auf die Vereinbarung nach § 2 Abs. 2 und 3 GOZ die Rechnung erstellt.
2. Eine Leistung ist zahnmedizinisch notwendig, ist aber nicht (mehr) in der GOZ/GOÄ aufgeführt (z. B. parapulpäre Stiftverankerung).	Die Berechnung erfolgt als **Analogleistung**, d. h., eine Leistung, die nach Art, Zeitaufwand und Kosten der erbrachten Leistung entspricht, wird nach § 6 Abs. 1 GOZ zugrunde gelegt.
3. Es wird eine nicht zahnmedizinisch notwendige Leistung erbracht, die auch nicht in der GOZ enthalten ist (Kosmetik).	Die Berechnung erfolgt nach § 2 Abs. 2 und 3 GOZ oder nach § 670 BGB. Bei der Abrechnung nach § 670 BGB ist jedoch immer auf die gültigen Mehrwertsteuerregelungen und die möglichen Auswirkungen auf die Gesamtversteuerung zu achten! Berufsrechtliche Regelungen sind ebenfalls zu beachten.

Tab. 1 Abrechnungsmöglichkeiten von Leistungen, die nicht in der GOZ/GOÄ verzeichnet sind

2.3.7 Begründungen bei erhöhtem Steigerungssatz

Die Vergütung, die ein Zahnarzt für die Behandlung gemäß der GOZ berechnen darf, liegt zwischen dem 1fachen und dem 3,5fachen Gebührensatz. Bei der Festlegung der Gebührenhöhe muss der Zahnarzt die Schwierigkeit und den Zeitaufwand sowie weitere patientenabhängige Umstände berücksichtigen. Bei Leistungen, die einen erhöhten Aufwand erfordern, wird der Zahnarzt den sogenannten Schwellenwert (2,3facher Gebührensatz) bei der Abrechnung überschreiten.

Gemäß der GOZ ist der Zahnarzt bis zum 3,5fachen Steigerungssatz nur verpflichtet, eine Gebühr, die den 2,3fachen Satz überschreitet, kurz zu begründen. Diese Begründung ist auf Anforderung des Patienten näher zu erläutern (§ 10 Abs. 3). Damit ist die Verpflichtung des Zahnarztes nach der Gebührenordnung erfüllt.

Die Bestimmungen der einzelnen Privatkrankenkassen und Beihilfestellen sind sehr unterschiedlich. Bei Streitigkeiten über eine Rechnung ist nicht die Ansicht einer Beihilfestelle oder Privatkrankenkasse ausschlaggebend. Die Zahnarztpraxis verweist den Patienten in solchen Fällen i. d. R. an die zuständige Zahnärztekammer und ggf. an die zuständigen Gerichte.

Will ein Zahnarzt eine Leistung wegen des erhöhten Zeitaufwands und/oder höherer Schwierigkeit über den 3,5fachen Satz berechnen, muss mit dem Patienten eine ›abweichende Vereinbarung nach § 2 Abs. 1 GOZ geschlossen werden. Für die Begründungen sollten folgende Regeln beachtet werden (als erhöhter Steigerungssatz wird hier nur der 2,4fache bis 3,5fache Satz für zahnärztliche Leistungen betrachtet):

abweichende Vereinbarung, S. 37

> **MERKE**
> 1. Für jede Einzelleistung, die mit einem erhöhten Steigerungssatz abgerechnet wird, muss eine gesonderte Begründung erfolgen. (Der Begründungstext kann sich natürlich bei verschiedenen Leistungen wiederholen.)
> 2. Die Begründungen müssen durch den Patienten oder die erbrachte Leistung bedingt sein. (Die Qualifikation des Zahnarztes oder die Praxisausstattung sind gleichgültig.)
> 3. Wenn die Begründung durch die erbrachte Leistung bedingt ist, muss diese Leistung umfangreicher sein als die Leistungsbeschreibung es vorsieht.

Die Begründungen lassen sich in verschiedene Gruppen einteilen. Im Folgenden sind aus jeder Gruppe einige Beispiele angeführt:

Zusammenhang der Begründung	Beispiele
Allgemeine patientenabhängige Begründungen	
körperlich	übermäßiger Speichelfluss, erhöhter Muskeltonus, Würgereiz, eingeschränkte Mundöffnung, labiler Kreislauf
psychisch	verminderte psychische Belastbarkeit, erschwerte Kommunikation, sehr ausführliches Aufklärungsgespräch
Begründungen im Zusammenhang mit	
Untersuchung und Planung	schwierige Planung wegen erforderlicher fachübergreifender Abstimmung mit anderen Behandlern, besondere Beratung bei Allergieverdacht
konservierender Behandlung	schwierige Kauflächengestaltung bei Dysgnathien, erschwerte Kanalaufbereitung wegen gekrümmter Kanäle
chirurgischen Leistungen	Operationsgebiet in der Nähe gefährdeter anatomischer Strukturen (Kieferhöhle, Nervkanal, Gefäß), extrem harter und kompakter Knochen
Abformungen	besonderer Zeitaufwand wegen mehrfacher Abformungen, starke Blutungsneigung
Kronen und Brücken	ungünstige Neigung der Pfeilerzähne, Abrasionsgebiss
Prothesen	starke Atrophie der Kieferkämme, Schlotterkamm, tief ansetzende Bänder

Tab. 1 Begründungen für die Berechnung des erhöhten Steigerungssatzes

Außerdem finden sich Begründungen im Zusammenhang mit Wiederherstellungen, Aufbissbehelfen und Schienen, Röntgen, Parodontalbehandlung und Kieferorthopädie.

2.3.8 Berechnung von Auslagen nach GOZ

Nach der neuen GOZ vom 05.12.2011 können die in der Tabelle 1, S. 40 angegebenen Materialien in der Zahnarztpraxis zusätzlich berechnet werden.

In der Rechnung sind dabei für alle Materialien die Art des Materials, ggf. die verbrauchte Menge und der individuell berechnete Einzelpreis anzugeben.

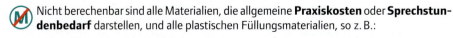
Nicht berechenbar sind alle Materialien, die allgemeine **Praxiskosten** oder **Sprechstundenbedarf** darstellen, und alle plastischen Füllungsmaterialien, so z. B.:

- Füllungsmaterialien wie Amalgame, Komposite, Zemente, Materialien für Überkappungen, Materialien für Wurzelfüllungen
- wiederverwendbare Instrumente, z. B. Abdrucklöffel
- Medikamente, die in der Praxis vorrätig sind und sofort verbraucht werden

- Bohrer, Schleifer, Fräser, Polierer, Finierer
- Einmalinstrumente, z. B. Absauger, Spritzen, Skalpelle
- Einmalmaterialien, z. B. Mundschutz, Handschuhe
- Tupfer, Kompressen, Zellstoff u. a.
- Desinfektions- und Reinigungsmittel sowie Oberflächenanästhetika

Abschn.	Materialbeispiele und ggf. zugrunde liegende Bestimmungen
A	– Abformmaterialien (Allgemeine Bestimmungen, Abschnitt A) – Anästhetika – antibakterielle Materialien (GOZ 4025) – atraumatisches Nahtmaterial (Allgem. Bestimmungen, Abschnitte D, E, K)
B	Bissnahmematerialien (GOZ 8010)
E	Explantationsfräsen, nur einmal verwendbar (Allgem. Best., Abschnitte D, K)
F	Fixierungselemente (GOZ 9005)
I	– intra-/extraorale Verankerung (GOZ 6160) – Implantate, Implantatteile (Allgem. Bestimmung Abschnitt K) – Implantatfräsen, nur einmal verwendbar Allgem. Bestimmung Abschnitt K)
K	– Knochenersatzmaterialien (Allgem. Bestimmungen, Abschnitt D, E, K) – Knochenkollektor, Knochenschaber, nur einmal verwendbar (GOZ 4110, 9090) – konfektionierte Kronen und Provisorien (GOZ 2250, 2260) – konfektionierte apikale Stiftsysteme (GOZ 3110, 3120) – Kopf-Kinn-Kappe (GOZ 6170)
M	– Materialien zur Förderung der Blutgerinnung/Geweberegeneration – Materialien zum Schutz wichtiger anatomischer Strukturen, z. B. Nerven – Materialien zur Fixierung von Membranen
N	– Navigationsschablone – Nickel-Titan-Instrumente zur Wurzelkanalaufbereitung, nur einmal verwendbar (Allgem. Bestimmungen, Abschnitt C)
O	Orientierungsschablone (GOZ 9003)
R	Röntgenmessschablone (GOZ 9000)
V	– Verankerungselemente (GOZ 2190, 9195) – Verschlussmaterialien oberflächlicher Blutungen bei hämorrhagischen Diathesen
Z	– zahntechnische Leistungen – Zumutbarkeitsgrenze wird überschritten

Tab. 1 Übersicht über zusätzlich berechenbare Materialien

> **HINWEIS**
> Die Zumutbarkeitsgrenze ist erreicht, wenn der Materialkosteneinsatz 30 % des Einfachsatzes der Gebühr überschreitet.

2.3.9 Ersatz von Auslagen nach GOÄ

Zu den Gebühren der GOÄ für die ärztlichen Leistungen können neben in der betreffenden Ziffer genannten Materialien zusätzlich z. B. folgende Auslagen berechnet werden:

- Kosten für Arzneimittel
- Verbandmittel und sonstige Materialien, die der Patient zur einmaligen Anwendung erhält
- Versand- und Portokosten

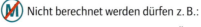 Nicht berechnet werden dürfen z. B.:

- Pauschalen für Abdruckmaterial o. Ä.
- Kleinmaterialien wie Zellstoff, Mulltupfer, Verbandspray, Gewebekleber u. Ä.
- Reagenzien, Desinfektions- und Reinigungsmittel
- Augen-, Ohren-, Nasentropfen, Puder, Salben u. Ä.
- Einmalartikel wie Spritzen, Kanülen, Skalpelle, Darmrohre, Harnblasenkatheter u. Ä.

> **HINWEIS**
> Für den Versand der Arztrechnung dürfen keine Portokosten berechnet werden.

3 Abrechnung außervertraglicher Leistungen bei Kassenpatienten

Manchmal wünschen Kassenpatienten eine Versorgung außerhalb der „Kassenversorgung". Kassenzahnärzte müssen ihre Patienten dann darauf hinweisen, dass es sich hier um Leistungen handelt, die außerhalb des Rahmens der gesetzlichen Krankenversicherung liegen.
Ein umfassende **Patientenaufklärung** ist nötig: Ein Patient kann sich nur rechtswirksam für eine Versorgung (auch für die Kassenversorgung) entscheiden, wenn er weiß, welche Versorgungsmöglichkeiten es gibt. Deshalb ist eine Dokumentation über eine ausreichende Aufklärung in jedem Fall in der Karteikarte (Patientenakte) notwendig. Für jede ⟩Abdingung oder ⟩Mehrkostenvereinbarung muss die Aufklärung in der Akte dokumentiert sein.

Die Aufklärung hat zu erfolgen über
- die vorhandene Situation im Mund (Erklärung der Befunde und der Diagnose),
- die Krankheitsfolgen im unbehandelten Zustand,
- die Therapiemöglichkeiten im Rahmen der gesetzlichen Krankenversicherung,
- mögliche Behandlungsalternativen, d. h. über alle anderen sinnvoll möglichen Versorgungen, auch wenn es sich um aufwendige außervertragliche oder alternative Versorgungsmöglichkeiten handelt,
- die Kosten bzw. die Mehrkosten für die einzelnen Versorgungsmöglichkeiten,
- die Risiken der einzelnen Behandlungsalternativen,
- die Prognosen der einzelnen Behandlungsalternativen (Abschätzung des jeweils zu erwartenden Therapieerfolges).

Wenn sich ein Patient nach einer entsprechenden Aufklärung für eine bestimmte Versorgung entscheidet, dann muss der Zahnarzt die rechtlichen Grundlagen beachten.
Kassenzahnärzte dürfen von Versicherten eine Vergütung nur dann fordern, wenn und soweit der Berechtigte klar erkennbar verlangt, auf eigene Kosten behandelt zu werden. Wählt der Berechtigte aufwendigeren Zahnersatz als notwendig, hat er die Mehrkosten selbst zu tragen. Hierüber ist vor Beginn der Behandlung eine schriftliche Vereinbarung zwischen dem Kassenzahnarzt und dem Berechtigten zu treffen. Grundsätzlich soll sich der Kassenzahnarzt den Wunsch des Berechtigten, eine Behandlung auf eigene Kosten durchführen zu lassen, schriftlich bestätigen lassen (§ 4 Abs. 5 BMV-Z, ähnlich im EKV-Z § 7 Abs. 7).
Hier gibt es drei unterschiedliche Vorgehensweisen: die Mehrkostenregelung (s. Tab. 1), die abweichende Vereinbarung (s. Tab. 2) und das Vorgehen bei kosmetischen Leistungen u. Ä.

Abdingung
veralteter Ausdruck für Privatvereinbarung, i. e. S. Lösen von der geltenden vertraglichen Bindung

Mehrkostenvereinbarung
Nach § 28 SGB V wählt der Patient das Füllungsmaterial selbst aus und zahlt die Mehrkosten.

Situation	Vorgehensweise
Der Patient wünscht eine aufwendigere Behandlung als nötig, z. B. jeweils aufwendigere Füllungen, kieferorthopädische Behandlung oder Zahnersatzversorgung.	Es wird eine der möglichen Mehrkostenregelungen vereinbart. (Die näheren Erklärungen finden Sie in den entsprechenden Kapiteln.)

Tab. 1 Mehrkostenregelung

Situation	Vorgehensweise
Der Patient wünscht eine Behandlung, die im Rahmen der gesetzlichen Krankenkasse nicht vorgesehen ist (z. B. Hypnose, Akupunktur, professionelle Zahnreinigung (PZR), Sinuslift, Implantate).	Leistungen, deren Abrechnung nicht kassenrechtlich geregelt ist, werden nach der GOZ privat liquidiert. Dazu muss mit dem Patienten eine **schriftliche Vereinbarung** getroffen werden, die diesen Kassenpatienten für diese vereinbarte Leistung zum Privatpatienten macht.

Tab. 2 Abweichende Vereinbarung

> **HINWEIS**
> Achtung: Es ist nicht zulässig, Privatleistungen durch eine Zuzahlung zu ähnlichen Leistungen der gesetzlichen Krankenkassen zu finanzieren.

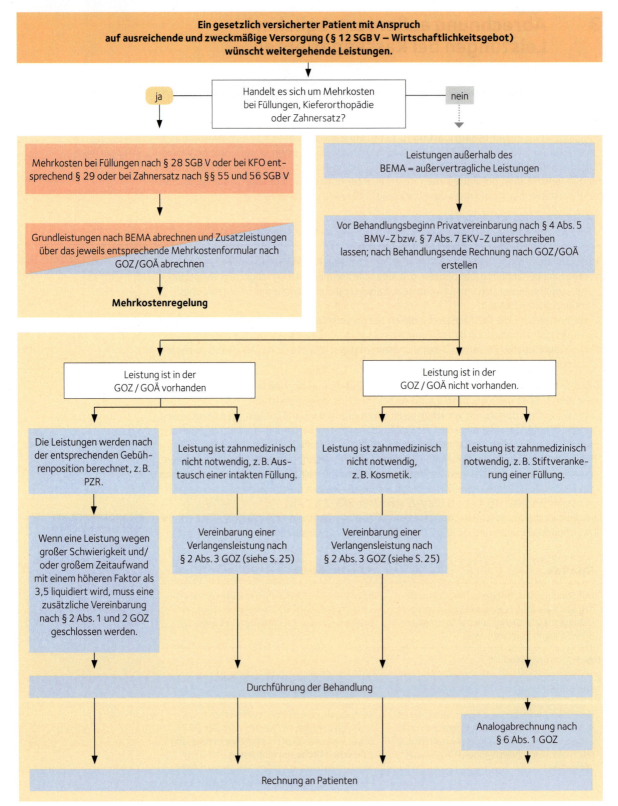

Abb. 1 Mehrkostenregelung und abweichende Vereinbarung

Sonstige Leistungen können sein:
- Verlangensleistung einer Leistung, die nicht zahnmedizinisch indiziert, aber in der GOZ enthalten ist (z. B. Austausch einer intakten Füllung); Abrechnung nach § 2 Abs. 2 und 3 der GOZ (s. Abb. 1)
- Verlangensleistung, die nicht in der GOZ enthalten ist (z. B. Kosmetik, Twinkles, s. Abb. 2); Abrechnung nach § 2 und 3 der GOZ, evtl. § 670 BGB (berufs- und steuerrechtliche Auswirkungen beachten!)
- Leistung ist zahnmedizinisch notwendig, aber nicht in der GOZ enthalten (s. Abb. 3); Abrechnung nach Analogverfahren § 6 Abs. 1 (kein höherer Faktor als 3,5 möglich)

Bei großem Zeitaufwand oder großer Schwierigkeit einer verlangten Leistung (höherer Faktor als 3,5) muss zusätzlich eine Vereinbarung nach § 2 Abs. 1 GOZ geschlossen werden.

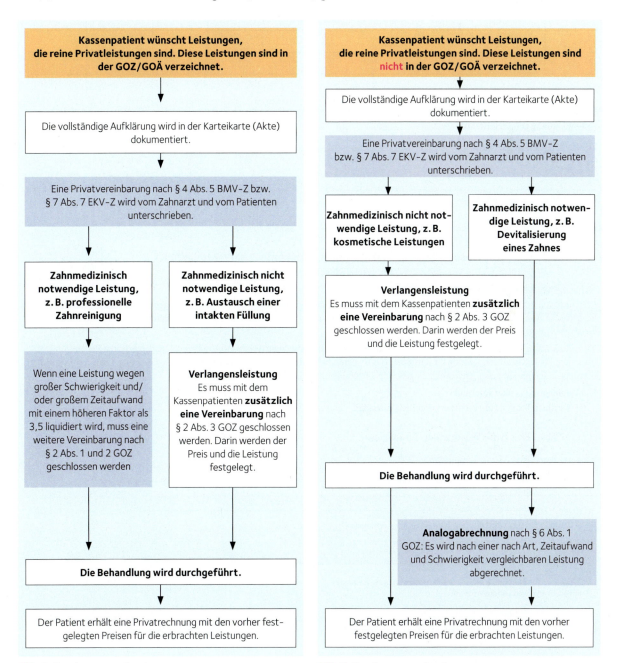

Abb. 1 Abrechnungsvorgehen 1   **Abb. 2** Abrechnungsvorgehen 2

Abweichende Vereinbarung über Verlangensleistungen gem. § 2 Abs. 3 GOZ

zwischen
Frau   (Patientin/Zahlungspflichtige), geb. am
              (Anschrift)
und Frau   Zahnärztin

Nach eingehender Aufklärung der o. g. Zahlungspflichtigen über die Behandlung, insbesondere deren fehlende zahnmedizinische Notwendigkeit, und die dazugehörigen Kosten sowie über die Art der Leistung (Verlangensleistung) wünscht die o. g. Zahlungspflichtige von der o. g. Zahnärztin Leistungen gem. § 1 Abs. 2 Satz 2 GOZ. Die Gebührenhöhe der Leistung wird mit diesem Heil- und Kostenplan wie folgt vereinbart:

Zahn/Region	GOZ-Nr./GOÄ (soweit vorhanden)	Leistungsbeschreibung	Anzahl	Gebührensatz	€-Betrag
Gesamtbetrag					

Es wurde ausdrücklich darauf hingewiesen, dass eine Erstattung der Vergütung durch Erstattungsstellen möglicherweise nicht in vollem Umfang gewährleistet ist.

Der Zahlungspflichtigen wurde eine Ausfertigung dieser Vereinbarung ausgehändigt.

              , den

_____   _____
Unterschrift der Zahlungspflichtigen   *Unterschrift Zahnärztin*

Abb. 1 Beispiel einer abweichenden Vereinbarung über Verlangensleistungen nach § 2 Abs.3 GOZ

Vereinbarung zur Privatbehandlung nach § 4 Abs. 5 BMV-Z bzw. § 7 EKV-Z für gesetzlich versicherte Patienten

Name des Versicherten: ....

Ich wurde von meinem Zahnarzt darüber aufgeklärt und ich weiß, dass ich als Patient der gesetzlichen Krankenversicherung das Recht habe, nach den Bedingungen der gesetzlichen Krankenversicherung behandelt zu werden, wenn ich meine gültige elektronische Gesundheitskarte vorlege.

Nach Aufklärung durch meinen Zahnarzt wünsche ich ausdrücklich unabhängig davon aufgrund des folgenden privaten Behandlungsvertrages gemäß der Gebührenordnung für Zahnärzte (GOZ) privat behandelt zu werden. Mir ist bewusst, dass eine Erstattung der Kosten für die unten aufgeführten Leistungen durch die gesetzlichen Krankenkassen i. d. R. nicht erfolgt.

Die Vereinbarung erfolgt aufgrund von:

☐ § 4 Abs. 5 BMV-Z (für Versicherte der Primärkassen)
bzw.
☐ § 7 Abs. 7 EKV-Z (für Versicherte der Ersatzkassen)

Folgende Behandlung wurde vereinbart:
_____
_____

☐ Vergleiche Heil- und Kostenplan (siehe ____ Anlage(n))

Bei der geplanten Behandlung handelt es sich um eine Behandlung, die
☐ nicht im Leistungskatalog der gesetzlichen Krankenversicherung enthalten ist,
☐ weit über das Maß der ausreichenden, zweckmäßigen und wirtschaftlichen Versorgung hinausgeht,
  ☐ nach §§ 12, 70 SGB V,
  ☐ gemäß den Richtlinien des Bundesausschusses der Zahnärzte und Krankenkassen,
☐ auf Wunsch des Patienten durchgeführt wird.

_____   _____   _____
Ort, Datum   *Unterschrift des Versicherten*   *Unterschrift des Zahnarztes*

Abb. 2 Beispiel einer Vereinbarung zur Privatbehandlung von Kassenpatienten

4 Durchführung der Abrechnung bei Kassenpatienten

4.1 Die elektronische Gesundheitskarte

Seit 2015 weist sich der gesetzlich Versicherte in der Praxis ausschließlich mit der elektronischen Gesundheitskarte (eGK) als Mitglied einer Krankenkasse aus. Nur sie darf eingelesen werden. Ausnahmen gibt es bei den sonstigen Kostenträgern und im Ersatzverfahren.

> **HINWEIS**
>
> Es kommt zum **Ersatzverfahren**, wenn die eGK nicht eingelesen werden kann, wenn der Patient einen Berechtigungsschein vorlegt, das Lesegerät defekt ist, die eGK defekt ist oder es sich um einen Hausbesuch handelt. Die Patientenaufnahme erfolgt dann „von Hand" in das Zahnarztverwaltungsprogramm.

Bei einer eGK handelt sich um eine Karte aus Kunststoff mit dem Bild des Versicherten (ab dem 15. Lebensjahr), einer Blindenaufschrift und einem Prozessorchip (s. Abb. 1). Die Rückseite gilt als Europäische Krankenversicherungskarte (s. Abb. 2). Auf der Rückseite muss die Karte vom Versicherten unterschrieben werden. Folgende Daten des Versicherten stehen auf der Karte und sind sichtbar:
- Familienname und Vorname
- Geburtsdatum
- Krankenkasse mit Kostenträgerkennung
- Versichertennummer
- Gültigkeit

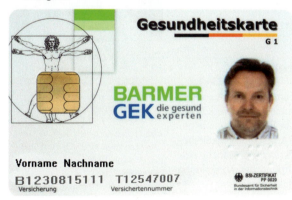

Abb. 1 Beispiel für eine Vorderseite einer eGK

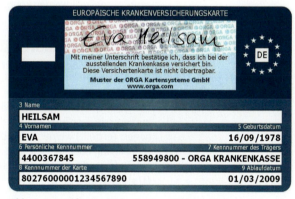

Abb. 2 Beispiel für eine Rückseite einer eGK: Europäische Versicherungskarte

Auf dem Prozessorchip sind zusätzlich folgende, äußerlich nicht sichtbare Daten gespeichert: die Anschrift des Versicherten und der Status des Versicherten, bestehend aus
- Versichertenart (1. Stelle: Mitglied 1, Familienangehöriger 3, Rentner 5),
- Angaben zu besonderen Personengruppen (2. Stelle) und
- Angaben zur Teilnahme an besonderen Behandlungsprogrammen (3. Stelle).

An zweiter Stelle der Statusangabe finden sich ggf. folgende Ergänzungen:
1 = West
4 = Sozialhilfeempfänger nach dem Bundessozialhilfegesetz (BSHG)
5 = eingeschränkter Leistungsumfang (Schmerzbehandlung), Versicherungsbeiträge nicht bezahlt
6 = Kriegsopfer nach dem Bundesversorgungsgesetz/Kriegsopferversorgung
7 = Person aus dem Ausland mit Wohnsitz im Inland nach dem Sozialversicherungsabkommen, Abrechnung nach Aufwand
8 = Person aus dem Ausland mit Wohnsitz im Inland nach dem SVA, Abrechnung pauschal

Die Karte muss vom Versicherten auf Verlangen vorgelegt werden. Sie ist für jedes Quartal einmal in die Software einzulesen. Ist es einmal nicht möglich, die eGK vorzulegen (z. B. bei einer Notfallbehandlung), kann die Karte innerhalb von zehn Tagen nachgereicht werden. Wird die eGK nicht vorgelegt, kann die Zahnarztpraxis eine Privatvergütung verlangen.

Bei Vorlage der eGK in der Praxis müssen „offensichtliche Unstimmigkeiten" überprüft werden:
- Stimmt das Bild mit der Person überein?
- Stimmt das Geschlecht?
- Stimmt das Geburtsdatum?

Wenn diese Daten stimmen, haftet bei einem möglichen Missbrauch immer die ausstellende Krankenkasse, z. B. wenn es sich um eine gestohlene Karte handelt.

> **HINWEIS**
>
> Viele Patienten haben mehrere Karten. Die Vorlage einer falschen Karte kann mehrere Ursachen haben:
> – versehentlich eGK eines Familienmitglieds vorgelegt
> – versehentlich eGK der alten Versicherung vorgelegt

Über ein spezielles Lesegerät werden die Daten der eGK in das Zahnarztverwaltungsprogramm eingelesen (s. Abb. 1).

In Zukunft sollen die eGK-Daten online über das Lesegerät der Praxis aktualisiert werden können. Hierzu benötigt der Versicherte eine PIN. Ebenso muss der Zahnarzt über einen elektronischen Heilberufsausweis verfügen. Mit der Eingabe der PIN sollen dann der Onlineabgleich der Versichertendaten erfolgen. Ebenso sollen in Zukunft so Rezepte ausgestellt werden können.

4.2 Formulare für Kassenpatienten

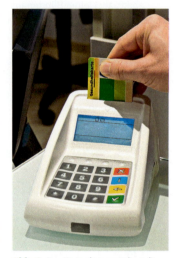

Abb. 1 Das Kartenlesegerät liest die Patientendaten der eGK ein und übermittelt sie an das Abrechnungsprogramm der Praxis.

Die Bestimmungen zu den Formularen unterliegen stetigen Veränderungen. Immer mehr Formulare können mittlerweile auch über zahnärztliche EDV-Programme generiert (erstellt) werden (z. B. die Arbeitsunfähigkeitsbescheinigung oder der Heil- und Kostenplan). Manche entfallen durch die ›**digitale Übermittlung der Abrechnung (Upload)** (fast) ganz, z. B. der Erfassungsschein.

digitale Übermittlung der Abrechnung (Upload), S. 51

4.2.1 Arzneimittelverordnungsblatt

Das Arzneimittelverordnungsblatt (Kassenrezept, Muster 16) dient zum Verschreiben von Medikamenten an Versicherte der gesetzlichen Krankenkassen (s. Abb. 1, S. 47). Der Versicherte trägt eine Zuzahlung von 10 % des Medikamentenpreises, mindestens 5 € und maximal 10 €.

> **HINWEIS**
>
> Nach Einführung der elektronischen Gesundheitskarte soll dieses Formular ab 2016 oder 2017 wegfallen.

Durchführung der Abrechnung bei Kassenpatienten | 47

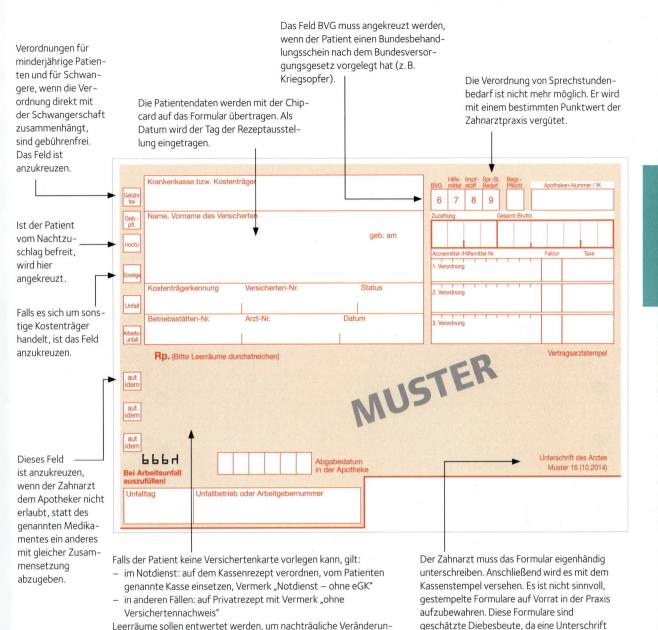

Abb. 1 Arzneimittelverordnungsblatt (Muster 16)

4.2.2 Arbeitsunfähigkeitsbescheinigung (AU)

Dieses DIN-A5-Formular (gelb) besteht aus vier Teilen (s. Abb. 1, S. 48):
- Den ersten Teil erhält die Krankenkasse. Er enthält Mitteilungen über die Krankheit des Patienten.
- Den zweiten Teil erhält der Patient zur Vorlage beim Arbeitgeber. Auf diesem Teil sind keine medizinischen Daten vermerkt.
- Den dritten Teil erhält der Versicherte.
- Den vierten Teil behält der Zahnarzt zur Archivierung.

Die Abrechnung der Ausstellung einer Arbeitsunfähigkeitsbescheinigung erfolgt durch die Position Ä 70 oder die Nummer 7700. Für die Erstellung mittels EDV gilt, dass die ICD-Codierung durch zwei Freizeilen ersetzt werden kann und dass der Text „Es wird die Einleitung folgender besonderer Maßnahmen…" einschließlich der Ankreuzfelder entfallen kann.

LF 2

48 | Patienten empfangen und betreuen

Abb. 1 Arbeitsunfähigkeitsbescheinigung (Muster 1a)

① Die Patientendaten werden mit der Chipcard auf das Formular übertragen.

② Eine Erstbescheinigung wird erstellt, wenn der Patient mit dieser Erkrankung neu arbeitsunfähig erklärt wird.

③ Sollte der Patient länger als erwartet arbeitsunfähig sein, so muss eine Folgebescheinigung erstellt werden.

④ Bei Unfällen am Arbeitsplatz müssen Unfalltag, Unfallbetrieb und zuständiger Kostenträger zusätzlich angegeben werden.

⑤ Es muss außerdem angegeben werden, seit wann diese Erkrankung besteht. (In Ausnahmefällen kann der Beginn der Arbeitsunfähigkeit um bis zu zwei Tage zurückdatiert werden.)

⑥ Außerdem ist anzugeben, bis wann der Patient vermutlich arbeitsunfähig ist.

⑦ Daten sollen vollständig ausgeschrieben werden, um nachträgliche Veränderungen zu verhindern.

⑧ Der Zahnarzt muss das Formular eigenhändig unterschreiben. Anschließend wird es mit dem Kassenstempel versehen.

⑨ Den ICD-10-Code muss die Zahnarztpraxis nicht eintragen.

⑩ Die Diagnose ist genau anzugeben; falls sie noch nicht feststeht, werden die Befunde mitgeteilt.

⑪ Dieses Kästchen ist anzukreuzen, wenn es sich um einen nicht arbeitsbedingten Unfall handelt (z. B. im Haushalt, beim Sport).

⑫ Diese Felder einschließlich der Ankreuzmöglichkeiten müssen nicht ausgefüllt werden.

⑬ In den seltenen Fällen, dass aufgrund des festgestellten Befundes die durchgängige Dauer der Arbeitsunfähigkeit mehr als sechs Wochen beträgt oder Kenntnis über das Vorliegen eines sonstigen Krankengeldfalls (z. B. wegen anrechenbarer Vorerkrankungen oder Arbeitsunfähigkeit während der ersten vier Wochen des Arbeitsverhältnisses) erlangt wird, sind die dafür vorgesehenen Felder anzukreuzen.

4.2.3 Erfassungsschein

Der Erfassungsschein wird nur noch in Ausnahmefällen zur Abrechnung in der Zahnarztpraxis benötigt (s. Abb. 1). Die Kenntnis der Eintragungen im Erfassungsschein ist hilfreich zum Verständnis der Daten auf einer Abrechnungsdiskette bzw. einer ›Upload-Datei.

Upload-Datei, S. 51

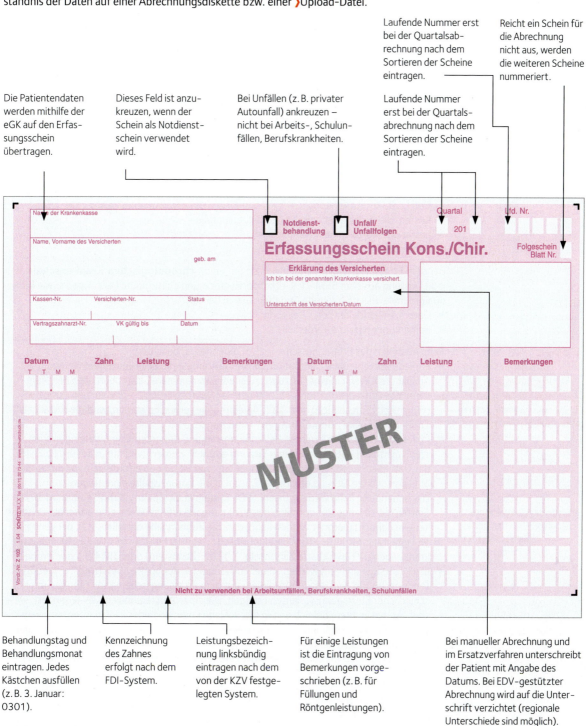

Abb. 1 Erfassungsschein

Der Erfassungsschein diente der Abrechnung konservierender und chirurgischer Leistungen sowie von Röntgenleistungen. Die Daten, die auf diesem Formular eingetragen werden können, werden heute von 97 % der Zahnarztpraxen im Rahmen der Abrechnung auf Datenträgern bzw. per Upload an die KZV übermittelt. Die hierzu erzeugte Datei entspricht exakt den unten stehenden Angaben zum Erfassungsschein.

Aus diesen Angaben wird die Vergütung für den Zahnarzt aus dem BEMA Teil 1 errechnet. Darin sind folgende Kosten enthalten:
- allgemeine Praxiskosten (z. B. Miete, allgemeine Verbrauchsgegenstände, Personal-, Investitionskosten)
- Kosten, die durch die Anwendung von Instrumenten oder Geräten entstehen (einschließlich Kosten für Röntgenfilme und Entwicklung der Bilder)
- Materialien, die in Gebührenpositionen bereits enthalten sind (z. B. Füllungsmaterialien, Anästhetika)

☐ Dagegen kann der Zahnarzt folgende Kosten gesondert berechnen:
- Arzneimittel, Materialien und andere Gegenstände, die der Patient behält
- Arzneimittel, Materialien und andere Gegenstände, die nach der Benutzung verbraucht sind (z. B. Abdruckmaterialien)
- Kosten, die für zahntechnische Leistungen anfallen
- bestimmte Porto- und Versandkosten
- Stiftkosten

Bei dem Erfassungsschein handelt es sich um einen **chronologischen Krankenschein**. Für jede Leistung aus dem BEMA Teil 1 (konservierende und chirurgische Leistungen sowie Individualprophylaxe) sind folgende Angaben zu machen:
- Datum, behandelter Zahn, Leistung
- Bemerkungen (falls erforderlich)

Beim Ausfüllen des Erfassungsscheines ist Folgendes zu beachten:

Pos. 28 (VitE), S. 145
Pos. 32 (WK), S. 145
Pos. 35 (WF), S. 145
Pos. 54 (WR), S. 181
Pos. 62 (Alv), S. 194

- Für jede abrechenbare Gebührennummer muss eine neue Zeile verwendet werden. Ausnahmen: Wenn in einer Sitzung an einem Zahn mehrere Leistungen nach den Nummern ⟩28 (Vitalexstirpation), ⟩32 (Wurzelkanalaufbereitung), ⟩35 (Wurzelfüllung), ⟩54 (Wurzelspitzenresektion) oder ⟩62 (Alveolotomie) erbracht werden, wird die Anzahl als Ziffer in der Spalte **„Bemerkungen"** eingetragen.
- In der Spalte **„Datum"** werden Behandlungstag und Behandlungsmonat eingetragen. Wenn mehrere Leistungen in einer Sitzung erbracht werden, wird nur in der ersten Zeile das Datum angegeben. Werden an einem Tag zwei Sitzungen erforderlich, so wird zu Beginn der zweiten Sitzung erneut das Datum in die Datumsspalte eingetragen.

FDI-System
Fédération Dentaire Internationale = Internationales Zahnschema zur Zahneinteilung

Pos. 8 (ViPr), S. 112
Pos. 10 (üZ), S. 113
Pos. 105 (Mu), S. 115
Pos. 106 (sK), S. 114
Pos. 107 (Zst), S. 113
Pos. IP 4, S. 238

- Der behandelte Zahn wird nach dem ⟩FDI-System in die Spalte **„Zahn"** eingetragen. Der Eintrag gilt so lange, bis dort eine neue Zahnangabe erfolgt. Wenn eine erbrachte Leistung keinem Zahn zugeordnet werden kann, darf die Zahnangabe entfallen, z. B. bei den Pos. ⟩8 (Vitalitätsprüfung), ⟩10 (überempfindliche Zahnflächen), ⟩105 (Mundschleimhauterkrankungen), ⟩106 (scharfe Zahnkanten), ⟩107 (Zahnstein) oder ⟩IP 4 (Fluoridierung).
- Die Leistungsnummern werden immer linksbündig in der Spalte **„Leistung"** eingetragen. Die Abrechnung der Leistungsnummern auf dem Erfassungsschein kann mithilfe unterschiedlicher Eintragungsvarianten erfolgen. Die einzelnen regionalen KZV legen fest, welches System in ihrem Bereich gelten soll. Infrage kommen folgende Varianten, dargestellt am Beispiel der Abrechnung einer intraoralen Leitungsanästhesie und einer dreiflächigen Amalgamfüllung an Zahn 46:
  - Die Leistungen werden mit den **Kurzzeichen** eingetragen, z. B. L1, Inz1 (s. Abb. 1).

Datum T T M M	Zahn	Leistung	Bemerkungen
1 1 1 2	4 6	L 1	
		F 3	m o d z

Abb. 1 Eintragung mithilfe der Leistungsabkürzungen

- Die Angabe der Leistungen erfolgt durch die **Positionsnummern** (s. Abb. 1). Die Verwendung von Buchstaben ist bei bestimmten Positionen zulässig, z. B. Ä 925a.
- Die Angaben der Leistungen werden ausschließlich durch **Ziffercodes** gemacht (s. Abb. 2).

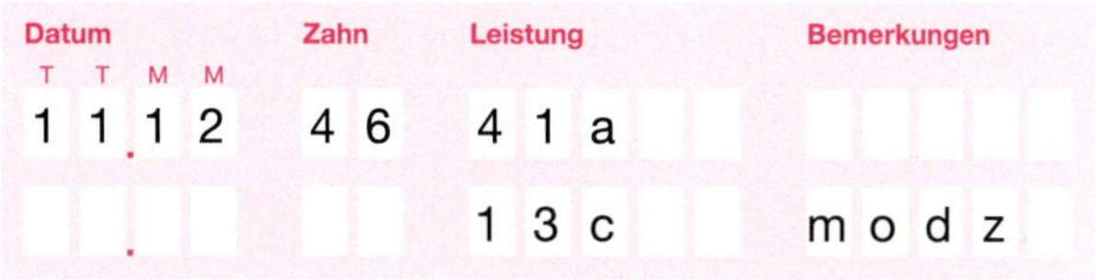

Abb. 1 Eintragung mit Hilfe der im BEMA festgelegten alphanumerischen Leistungsnummern

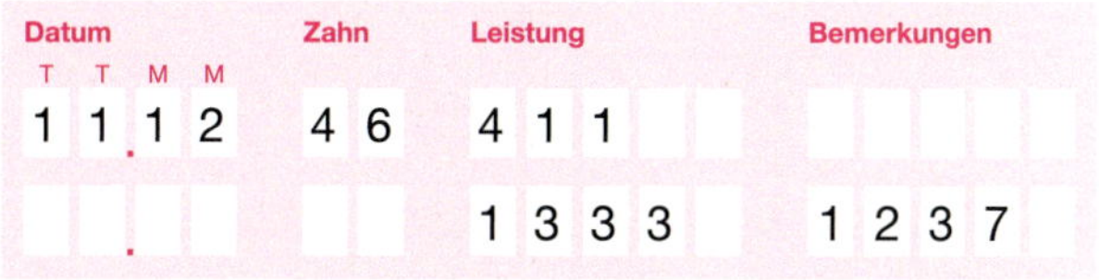

Abb. 2 Eintragung mithilfe des numerischen Leistungsnummernsystems

4.3 Quartalsabrechnung mittels Upload

Nach der Eingabe der Behandlungen im Praxisverwaltungsprogramm führt die Zahnarztpraxis an jedem Quartalsende die Abrechnung mit der KZV durch. Dabei werden mithilfe des Abrechnungsprogramms alle Behandlungen in einer Datei gespeichert. Unter **Upload** versteht man, dass diese Datei über das Internet mit einem Zertifikat, welches im Browser eingerichtet werden muss, an die KZV übermittelt wird. Die Praxis meldet sich dazu auf der Seite der KZV mit ihren Daten an und übermittelt die Datei in einem geschützten Tunnel (Zertifikat) über das Internet an die KZV.

4.3.1 Vorbereitung des Uploads

Um einen Upload durchführen zu können, müssen alle (Kassen-)Patienten mit der eGK oder im Ersatzverfahren in einem Abrechnungsprogramm aufgenommen worden sein.
Außerdem sollte das aktuelle **bundeseinheitliche Kassenverzeichnis (BKV)** im Programm in jedem Quartal neu eingelesen werden: Im BKV finden sich alle gesetzlichen Krankenkassen der Bundesrepublik, geordnet nach den 17 KZV und in West und Ost unterteilt (s. Abb. 3).

8837428	136883742804	Audi BKK/O. (ehem.BKK FTE/Ost)	38440
8837428	137883742804	Audi BKK/O. (ehem.BKK FTE/Ost)	38440
8837428	152883742804	Audi BKK/O. (ehem.BKK FTE/Ost)	38440
8837428	153883742804	Audi BKK/O. (ehem.BKK FTE/Ost)	38440
8837428	154883742804	Audi BKK/O. (ehem.BKK FTE/Ost)	38440
8837428	155883742804	Audi BKK/O. (ehem.BKK FTE/Ost)	38440
8837428	156883742804	Audi BKK/O. (ehem.BKK FTE/Ost)	38440
8491740	102849174011	Autoclub BKK	81373
8491740	104849174011	Autoclub BKK	81373
8491740	106849174011	Autoclub BKK	81373
8491740	111849174000	Autoclub BKK	81373
8491740	113849174011	Autoclub BKK	81373

Abb. 3 Auszug aus dem BKV

Nach dem Download des BKV muss es in das Zahnarztprogramm eingelesen werden. Der Dateiname darf hierbei nicht geändert werden.

BEISPIEL

Der Dateiname BKZ_1601KPR bedeutet:
Bundeskassenverzeichnis – Januar 2016 – komprimiert.

Das BKV finden Sie z. B. unter: www.kzvbw.de/site/praxis/praxiswissen/abrechnung/abrechnungsgrundlagen/bkv-abrechnungsgrundlagen

Anschließend findet automatisch der Abgleich statt. Das bedeutet, dass die gesetzlichen Kassen aller Patienten durch das Programm mit denen des BKV „verglichen" werden. Hier sollte es keine Fehlermeldung geben. Das geschieht auch automatisch, wenn eine eGK eingelesen wird.

Jede Kasse hat im BKV eine besondere 12-stellige BKV-Nummer (Tab. 1).

Ziffernposition	Bedeutung
1. Ziffer	Kassengruppe: 1 Primärkasse, 2 Ersatzkasse, 9 Sonstige Kostenträger
2. und 3. Ziffer	KZV-Nummer: z. B. 02 Baden-Württemberg, 56 Sachsen, 57 Berlin-Ost
4. und 5. Ziffer	Regionalkennzeichen
6. bis 9. Ziffer	Kassenseriennummer
10. Ziffer	Prüfziffer
11. und 12. Ziffer	Entweder 00 oder KZV-Nr. des Hauptsitzes von Kassen, wenn diese nicht den Stellen 2 und 3 entspricht

Tab. 1 Schlüssel der BKV-Nummern

4.3.2 Durchführung des Uploads

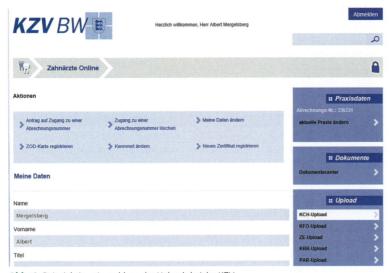

Abb. 1 Beispiel einer Anmeldung des Uploads bei der KZV

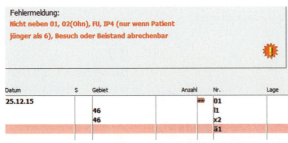

Abb. 2 Erläuterung einer Fehlermeldung des BEMA-Prüfmoduls

Vor dem Erstellen der Upload-Datei zur Abrechnung mit der KZV sollten alle eingegebenen Abrechnungsdaten vom **BEMA-Prüfmodul** auf BEMA-Richtigkeit geprüft werden. Dieses Prüfmodul ist von der KZBV entwickelt und vom jeweiligen Softwareentwickler in das Programm integriert worden. Normalerweise erscheinen schon während der Eingabe von Leistungen in das Abrechnungsprogramm bestimmte Hinweise, z. B. auf Nichtabrechenbarkeit oder fehlende Begründungen. Werden z. B. an einem Zahn zwei Füllungen mit der gleichen Lagebezeichnung eingegeben, erkennt das Programm dies als nicht möglich und ein Hinweis erscheint. Ist die Abrechnung korrigiert, wird sie vom Programm und auch vom Prüfmodul angenommen. Daneben treten programmspezifische Meldungen auf, die nicht mit Fehlermeldungen gleichbedeutend sein müssen, z. B. der Hinweis, dass eine Zahnangabe bei einer bestimmten BEMA-Ziffer nicht notwendig ist.

Vor der Übersendung der Upload-Datei an die KZV sollte noch einmal eine **BEMA-Prüfung** durchgeführt werden. Es sind hier zwei Fehlermeldungen möglich (s Abb. 2):
- Ein **Behandlungsfall wird ganz abgewiesen**: Dies ist bei fehlender (oder falscher) BKV-Nummer der Fall. Die für diesen Patienten erbrachten Leistungen können nicht über den Upload abgerechnet werden.
- Eine **Leistung wird markiert**: Hierbei muss in der Zahnarztpraxis entschieden werden, ob die Leistung dennoch abgerechnet werden soll, ob Ergänzungen vorgenommen werden oder ob die Leistung gestrichen werden soll.
Wird die Aufnahme einer Leistung erzwungen, die sachlich und rechnerisch nicht mit dem BEMA in Einklang steht, gelangt sie dennoch in die Upload-Datei. Sie wird gesondert ausgewiesen. Diese Fälle werden bei der KZV individuell geprüft und entweder akzeptiert

oder zurückgewiesen. Bei der Prüfung in der KZV erfolgen dieselben Fehlermeldungen am Bildschirm.

Anschließend werden die Abrechnungsdaten vom Programm in einer Datei **verschlüsselt aufbereitet**. Ein Lesen durch Dritte ist nahezu ausgeschlossen. In einem Programmpunkt, der je nach Programm z. B. „Transparenz" heißen kann, ist es möglich, den Inhalt der Datei am Bildschirm anzuschauen (s. Abb. 1). Eine Korrektur einzelner Behandlungsfälle, z. B. durch Nachtragen von Leistungen, ist in allen Programmen möglich. Damit diese Leistungen auch abgerechnet werden, muss dann die gesamte Erstellung der Upload-Datei wiederholt werden.

Die im unten stehenden Beispiel aufgeführten Leistungen werden in der KZV überprüft (s. Abb. 2).

Aus Sicherheitsgründen sollte eine zweite (und dritte) Datei mit den Abrechnungsdaten der Praxis erstellt werden, aber keine Kopie der u. U. fehlerhaften ersten Datei.

Hat die Zahnarztpraxis das Praxisprogramm wegen Sicherheitsbedenken vom Internet getrennt, muss die Datei auf einem Datenträger (z. B. einen USB-Stick) an einen Praxisrechner gebracht werden, der einen Zugang zum Internet hat.

Die KZV leitet nun die Leistungen mit den verschlüsselten Patientendaten elektronisch an die Krankenkassen weiter. Die Kassen können über ihre EDV aus Datenschutzgründen keine Rückschlüsse auf die Zahnarztpraxis und den einzelnen Patienten ziehen. Die Repersonalisierung ist nur in der KZV möglich. Dies ist z. B. bei Rückfragen wichtig.

Leistungen zum Kieferbruch, parodontologische Leistungen sowie Zahnersatz- und kieferorthopädische Leistungen können ebenfalls per Upload an die KZV eingereicht werden. Im Bereich Zahnersatz ist dies nur möglich, wenn auch das Zahnlabor in der Lage ist, seine Rechnungen elektronisch in einem bestimmten Format an die Zahnarztpraxis zu liefern.

```
Kasse: 102801800700 AOK Baden-Württemberg

Versichertenart:                    1
Versichertennummer:                 F896646455
Versichertenname:                   Alois Faller
Geburtsdatum:                       19581212   (JJJJMMTT)
Geschlecht:                         M
Postleitzahl:                       79206
Wohnort des Versicherten:           Breisach
Ende des Versicherungsschutzes:     2209       (JJMM)
Praxisinterne Fallidentifikation:   117
Vorlagedatum Anspruchsnachweis:     20160112   (JJJJMMTT)
Art des Anspruchsnachweis:          0          (Ersatzverfahren)
Zur Erstsitzung vorhandene Zähne:   17,16,15,14,13,12,11,21,22,23,24,25,26,
                                    27,47,46,45,44,43,42,41,31,32,33,34,35,
                                    36,37
Feststellungscode auf Fallebene:    2050
```

Abb. 1 Versicherter mit Daten in der Upload-Datei

```
Vom Bema-Modul als sachlich-rechnerisch korrekt beurteilt:

Anz. Geb.      Anz. Geb.       Anz. Geb.      Anz. Geb.      Anz. Geb.

  1 * Ä1        3 * Ä925a       1 * 01         2 * 03         1 * 8
  3 * 13b       1 * 13c         1 * 13d        3 * 25         1 * 26
  2 * 28        2 * 32          2 * 35         3 * 40         2 * 41a
  1 * 44        1 * 105         1 * 107      795 * 601


Sachlich-rechnerisch noch von der KZV zu überprüfen:

Anz. Geb.      Anz. Geb.       Anz. Geb.      Anz. Geb.      Anz. Geb.

  1 * Ä1
```

Abb. 2 BEMA-Prüfmeldung in der Upload-Datei

LF 2

54 | Patienten empfangen und betreuen

AUFGABEN

1. Wo sehen Sie Konfliktpunkte in der Abrechnung von Leistungen, wenn die PREUGO für Kassenpatienten heute noch gelten würde?

2. 1993 plädierten die Kassenärzte für eine Quartalspauschale. Beurteilen Sie, welche Probleme sich für eine Zahnarztpraxis ergeben, wenn man eine Quartalspauschale von 50 € einführen würde.

3. Weshalb müssen die beiden Patientengruppen Privat- und Kassenversicherte in der Zahnarztpraxis unterschieden werden?

4. Nennen Sie drei Primär- und drei Ersatzkassen.

5. Bei den gesetzlichen Krankenversicherungen unterscheidet man Pflichtversicherte und freiwillig Versicherte. Was bedeutet die Unterscheidung? Ist sie für die Abrechnung von Bedeutung?

6. Ein Patient erscheint in der Praxis und bittet um (Notfall-)Behandlung. Sein Versicherungsstatus lässt sich nicht klären. Zu welcher Patientengruppe gehört er dann?

7. Welche Gebührenordnungen benötigen Sie zur Abrechnung von Behandlungen bei Privatpatienten?

8. Welche Schwankungsbreite des Honorars kann es im Normalfall bei Privatpatienten geben?

9. Was versteht man unter dem „Schwellenwert"?

10. Kann der 3,5fache Satz bei Privatpatienten überschritten werden? Begründen Sie.

11. Eine Gebührenposition findet sich weder in der GOZ noch in der GOÄ. Welche Möglichkeiten haben Sie bei der Abrechnung?

12. Nennen Sie mindestens fünf Anforderungen an eine zahnärztliche Rechnung.

13. Was versteht man unter der „verständlichen Bezeichnung eines Zahnes"?

14. Ein Patient versteht die Begründung für den 3,5fachen Satz einer Behandlung nicht. Erklären Sie, inwiefern ihm die Begründung näher erläutert werden muss.

15. Unterscheiden Sie die Begriffe „Sachleistungssystem" und „Kostenerstattungssystem".

16. Beantworten Sie entsprechend der jeweils gültigen Kassenverträge:
    a. Ein Patient hat seine eGK vergessen. Darf der Vertragszahnarzt eine private Rechnung nach GOZ ausstellen? Begründen Sie, ob die Zahnarztpraxis dies tun wird.
    b. Wer haftet für die Behandlungskosten, wenn der Patient eine unrechtmäßig ausgestellte eGK beim Zahnarzt vorgelegt hat?
    c. Welche Daten auf der eGK sind für den Versicherten nicht ersichtlich?
    d. Wie wird das zahnärztliche Honorar ermittelt?
    e. Wie kann es sein, dass für eine zahnärztliche Leistung bei einem Kassenpatienten ein unterschiedliches Honorar für die Praxis anfällt?

17. Erklären Sie, weshalb die Krankenkasse wissen möchte, ob die Behandlung eines Patienten ihre Ursache in einer Berufskrankheit hat?

18. Nennen Sie Leistungen, die nicht im BEMA enthalten sind (sogenannte außervertragliche Leistungen).

19. Suchen Sie in Ihrer Praxis die gültigen Punktwerte für folgende Kassen heraus: Bahn-BKK, AOK Ihres Ortes, BARMER, DAK und Kassen unter dem Dach der IKK.

Kariestherapie begleiten

LF 4

1. Beginn der Behandlung mit Untersuchungen und Beratungen
2. Hauptleistungen in einer Zahnarztpraxis: Füllungen
3. Häufige Begleitleistungen in der zahnärztlichen Behandlung
4. Röntgenleistungen

1 Beginn der Behandlung mit Untersuchungen und Beratungen

Wenn ein Patient zum ersten Mal in eine Zahnarztpraxis kommt, muss sich der Zahnarzt ein Bild vom Gesundheitszustand des Patienten machen. Hierzu wird eine Anamnese (Vorgeschichte der Krankheit) mit einem schriftlichen Anamnesebogen oder mit dem PC-Programm erhoben. Die gründliche Untersuchung und Beratung des Patienten bezeichnet die Gebührenordnung BEMA als „Eingehende Untersuchung". Diese Behandlungsposition wird in der vertragszahnärztlichen Abrechnung am häufigsten von allen Zahnarztpraxen in der Bundesrepublik abgerechnet.

Nach der eingehenden Untersuchung wird dem Patienten das Ergebnis mitgeteilt und er wird über die Behandlungsalternativen aufgeklärt und beraten.

Ein Sonderfall ergibt sich, wenn ein Schmerzpatient in der Praxis erscheint. Hier versucht man zunächst die Schmerzstelle zu finden (symptombezogene Untersuchung) und den Patienten diesbezüglich zu beraten und ihm die Schmerzen zu nehmen. Die eingehende Untersuchung findet dann meist in einer nächsten Sitzung statt.

1.1 Beginn der Behandlung bei Kassenpatienten

1.1.1 Untersuchungen und Beratungen

Im Normalfall beginnt die Behandlung eines Patienten mit Leistungen nach der Position 01. Da man davon ausgeht, dass sich der Mundgesundheitszustand frühestens nach sechs Monaten ändert, ist eine halbjährliche Untersuchung vonnöten. Zwischen den Untersuchungen müssen jedoch mindestens vier Monate liegen. Kommt der Patient als Schmerzfall, hat der Zahnarzt häufig keine Zeit für eine umfangreiche Untersuchung nach Position 01 und es kann nur eine symptombezogene Untersuchung im Sinne einer Position ›Ä 1 durchgeführt werden. Für die kieferorthopädische Untersuchung Position ›01k und für die Untersuchung von Kindern unter 6 Jahren (›FU) stehen eigene Abrechnungsziffern zur Verfügung.

Pos. Ä 1, S. 58
Pos. 01k, S. 62
Pos. FU, S. 62

| 01 | U | Eingehende Untersuchung zur Feststellung von Zahn-, Mund- und Kieferkrankheiten einschließlich Beratung | 18 |

A Die Leistung nach Position 01 ist in der Regel die erste Behandlungsmaßnahme in einem Behandlungsfall (Ausnahme: Schmerzfall).

Position 01 ist einmal pro Kalenderhalbjahr, frühestens jedoch nach vier Monaten abrechenbar (Ausnahme: Fremdzahnarzt hat die erste 01 durchgeführt).

kieferorthopädische Behandlung, S. 204

1. Nicht neben einer Beratung im Sinne einer Ä 1 in der gleichen Sitzung berechenbar
2. Nicht vor Ablauf von vier Monaten im nächsten Kalenderhalbjahr abrechenbar
3. Nicht im Rahmen einer ›kieferorthopädischen Behandlung berechenbar
4. Die Position FU ist neben der 01 nicht in der gleichen Sitzung abrechenbar.

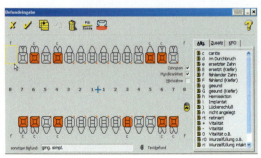

Abb. 1 Einfacher Ausgangsbefund

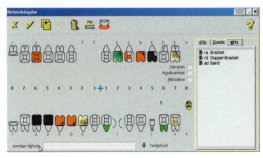

Abb. 2 Großer Ausgangsbefund

> **BEISPIEL**
>
> **Abrechnungsbeispiele der Position 01 im Jahresverlauf**
> 1. Am 15.05. wurde die Position 01 abgerechnet. Die nächste 01 kann frühestens im neuen Halbjahr, hier aber erst am 16.09. abgerechnet werden, weil dazwischen vier Monate liegen müssen.
>
>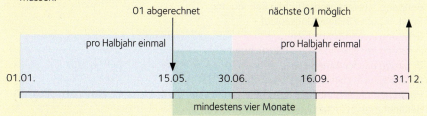
>
> 2. Am 07.01. und am 15.06. wird jeweils eine Untersuchung im Sinne einer Position 01 durchgeführt. Es liegen zwar vier Monate zwischen den beiden Untersuchungen nach Position 01, aber in einem Kalenderhalbjahr kann die Position 01 nur einmal abgerechnet werden.
> 3. Am 10.04. und am 10.07. wird jeweils eine Untersuchung im Sinne einer Position 01 durchgeführt. Die beiden Untersuchungen liegen zwar in verschiedenen Kalenderhalbjahren, aber die Viermonatsfrist ist nicht erfüllt. Es kann nur eine Position 01 abgerechnet werden.

> **HINWEIS**
>
> Tipp: Zeichnen Sie eine Jahresachse, um sich die Bestimmungen klarzumachen.

Das Ergebnis der Untersuchung wird im Krankenblatt oder im PC genau festgehalten. Die Befunde müssen dort mindestens mit c = kariöse Defekte, f = fehlende Zähne und z = zerstörte Zähne sowie Zahnstein, Mundkrankheit oder sonstiger Befund (z. B. Fistel) dokumentiert werden. Daneben sollten zahlreiche weitere Befunde mit bestimmten Kürzeln eingegeben werden, wenn sie festgestellt wurden (s. Abb. 1). Dieser Befund bildet die Basis für die weitere Behandlung. Alle digitalen Zahnarztprogramme bieten immer genauere Befundeintragungsmöglichkeiten an.

Die Erfassung und Dokumentation der Leistung ist in allen Programmen so gestaltet, dass Sie nach Bestätigung des Datums die Leistung als Ziffer oder Abkürzung eingeben können. Wenn Sie Ihr Programm als Dokumentationshilfe verwenden, haben Sie danach die Möglichkeit, den Befund an den jeweiligen Zähnen mit den Kürzeln c, f, z und weiteren Abkürzungen einzugeben (s. Abb. 1). Hat der Patient Milchzähne, kann das angekreuzt werden bzw. es ist im Programm hinterlegt, ab welchem Alter das Milchzahngebiss bei einem Patienten erscheinen soll. Zum Schluss haben Sie Gelegenheit anzukreuzen, ob der Patient Zahnstein und/oder eine Mundkrankheit hat.

Abb. 1 Kürzel der Befunde

Die Eintragung der Untersuchung erfolgt im ›Bonusheft des Patienten, damit er so seine regelmäßigen Zahnarztbesuche gemäß SGB V nachweisen kann.

Bonusheft, S. 237

1.1.2 Kurze Untersuchung (Beratung) und symptombezogene Untersuchung

Neben der 01 gibt noch eine „kleinere" Beratung bzw. Untersuchung.
Auf der einen Seite wird diese Behandlung von Zahnärzten sehr oft erbracht, auf der anderen Seite kann sie nur sehr eingeschränkt abgerechnet werden. Eine Beratung kann fünf Minuten dauern, sie kann aber auch einmal 30 bis 45 Minuten dauern. Sie muss immer durch den Zahnarzt erfolgen. In diesem Rahmen werden nur die wichtigsten Bestimmungen zur Ä 1 besprochen.

LF 4

58 | Kariestherapie begleiten

Im Folgenden sind einige Beispiele genannt, die zur Abrechnung der Gebührenziffer führen können:
- Beratung bei einer Rezeptausstellung
- Beratung bei Ausstellung einer Bescheinigung
- Beratung bei einer Wundkontrolle
- Beratung zu einer prothetischen Behandlung
- Beratung über Behandlungsablauf
- Beratung wegen Schmerzen
- Beratung bei einer lokalen Untersuchung
- Beratung bei der Anamnese
- Beratung nach chirurgischen Eingriffen
- Beratung über Mundhygiene (nicht im Sinne einer Individualprophylaxe nach ⟩Pos. IP)
- Behandlungsversuche bei einem Kind
- Symptombezogene oder lokale Untersuchung

Pos. IP, S. 236

Gerade im Notfalldienst wird diese Leistung sehr oft erbracht, weil bei einer akuten Schmerzbeseitigung keine Zeit für eine längere Untersuchung bleibt.

| Ä 1 | Ber | Beratung eines Kranken, auch fernmündlich | 9 |

 Die Position Ä 1 als alleinige Leistung in einer Sitzung ist immer berechenbar
- neben der ersten zahnärztlichen Leistung im Quartal,
- bei telefonischer Beratung (alleinige Leistung),
- bei Fortführung der Behandlung im Folgequartal, wenn
  – ein neuer Krankheitsbefund vorliegt (z. B. Unfall), dann auch neben der ersten zahnärztlichen Leistung,
  – 18 Tage nach der letzten Ä 1 oder 01 vergangen sind. Dann ist Ä 1 auch neben der ersten zahnärztlichen Leistung berechenbar.

 Die Positionen Ä 1 und 01 oder 01k sind nicht in der gleichen Sitzung abrechenbar. Außerdem ist die Position Ä 1 **nicht** berechenbar
- neben weiteren zahnärztlichen Leistungen im Quartal,
- neben einem Besuch,
- anstelle einer zahnärztlichen Leistung (weil sie niedriger bewertet ist),
- neben einer Früherkennungsuntersuchung (⟩FU),
- neben einer Individualprophylaktischen Leistung (IP),
- neben einer Hilfestellung bei Ohnmacht (⟩02-Ohn).

Pos. FU, S. 62
Pos. 02, S. 115

> **MERKE**
>
> Nach BEMA sind Behandlungsfall und Krankheitsfall zu unterscheiden:
> - **Behandlungsfall:** Behandlung des Patienten in einem Quartal
> - **Krankheitsfall:** gesamte Behandlung eines Patienten auch über Quartalsgrenzen (kann mehrere Behandlungsfälle umfassen)

| Behandlungsfall: Beginn der Behandlung bis zum Quartalsende |
| Krankheitsfall ist länger als das Quartal |
| Krankheitsfall ist kürzer als das Quartal |
| Krankheitsfall entspricht Behandlungsfall |

Abb. 1 Zusammenhang von Behandlungsfall und Krankheitsfall nach BEMA

Sonderfall: 18-Tage-Regel bei Ä 1

Die sogenannte 18-Tage-Regel findet nur Anwendung bei einem Quartalswechsel und bezieht sich auf maximal die ersten 18 Tage im neuen Quartal. Wenn sich ein Krankheitsfall über mehrere Behandlungsfälle (Quartale) erstreckt, kann nicht automatisch eine Ä 1 abgerechnet werden, weil ein neues Quartal angefangen hat. In den ersten 18 Tagen des neuen Quartals gelten Sonderregelungen für die Abrechenbarkeit der Ä 1. Es muss geprüft werden, wie viel Tage seit der letzten Ä 1 oder 01 im Vorquartal vergangen sind:

- Sind mehr als 18 Tage vergangen, kann die Ä 1 auch neben der ersten zahnärztlichen Leistung im neuen Quartal abgerechnet werden.
- Sind weniger als 18 Tage vergangen, kann die Ä 1 mit zahnärztlichen Leistungen nur abgerechnet werden, wenn sich ein neuer Befund ergeben hat (z. B. nach einem Unfall).

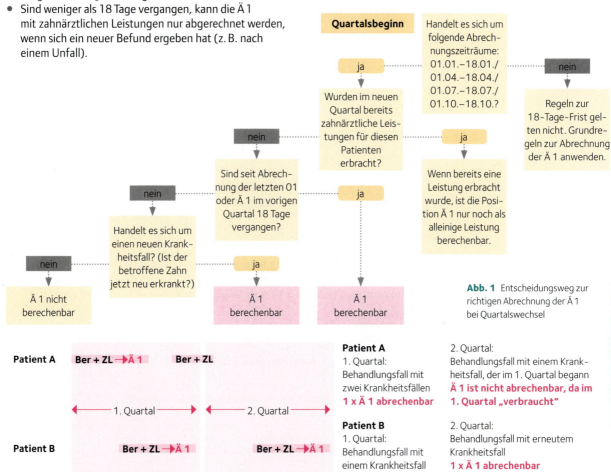

Abb. 1 Entscheidungsweg zur richtigen Abrechnung der Ä 1 bei Quartalswechsel

(**Ber + ZL:** Beratung und zahnärztliche Leistung erbracht)

Abb. 2 Abrechenbarkeit der Ä 1 bei mehreren Krankheitsfällen

BEISPIELFALL 1

Datum	Zahn	Behandlungsausschnitt	BEMA-Pos.
02.03.		Patient erscheint mit Schmerzen in der Praxis; er wird beraten und eine Füllung wird gelegt	Ä 1, Füllungsposition
03.03.		Patient erscheint am nächsten Tag wieder mit Schmerzen; Beratung, weitere Füllung	Füllungsposition

Begründung: Nur neben der ersten Leistung im Quartal kann die Beratung abgerechnet werden. Wäre am 02.03. keine Beratung erfolgt, dürfte auch am 03.03. keine Ä 1 abgerechnet werden, weil es nicht die erste Sitzung im Quartal ist.

BEISPIELFALL 2

Datum	Zahn	Behandlungsausschnitt	BEMA-Pos.
02.03.		Kind lässt sich nicht behandeln, mehrere Versuche	Ä 1
08.03.		Behandlungsversuch mit der Mutter misslingt	Ä 1

Begründung: Als alleinige Leistung kann die Position Ä 1 immer abgerechnet werden.

BEISPIELFALL 3

Datum	Zahn	Behandlungsausschnitt	BEMA-Pos.
01.02.		Beratung und zahnärztliche Leistungen	Ä 1, zahnärztliche Leistungen
17.02.		Eingehende Untersuchung mit Beratung und zahnärztliche Leistungen	01, zahnärztl. Leistungen
23.02		Kurze Beratung und zahnärztliche Leistungen	zahnärztl. Leistungen
16.03.		Telefonische Beratung	Ä 1
28.03.		Abschlussberatung	–

Begründung: Am 01.02. kann die Position Ä 1 berechnet werden, weil sie neben der ersten Leistung im Quartal angerechnet wird. Am 17.02. kann keine Ä 1 abgerechnet werden, weil sie in der Pos. 01 enthalten ist. Am 23.02. ist die Ä 1 nicht berechenbar, weil sie nicht neben der ersten Leistung im Quartal steht. Am 16.03. ist die Leistung nach Position Ä 1 die alleinige Leistung. Eine Abschlussberatung kann nicht als Ä 1 abgerechnet werden.

BEISPIELFALL 4

Datum	Zahn	Behandlungsausschnitt	BEMA-Pos.
20.03.		Patient kommt als Schmerzfall in die Praxis und wird 45 Minuten beraten, danach erfolgen zahnärztliche Leistungen	Ä 1, zahnärztliche Leistungen
24.03.		Eingehende Untersuchung mit Beratung und weitere zahnärztliche Leitungen	01, zahnärztl. Leistungen
31.03.		Beratung mit weiteren zahnärztlichen Leistungen	zahnärztl. Leistung
06.04.		Beratung mit weiteren zahnärztlichen Leistungen	zahnärztl. Leistungen
18.04.		Unfall, Schneidezähne beschädigt, Behandlung mit Beratung	Ä 1, zahnärztl. Leistungen

Begründung: Am 20.03. kann die Position Ä 1 neben der ersten zahnärztlichen Leistung im Quartal berechnet werden. Am 24.03. ist die Beratung in der Position 01 enthalten. Am 31.03. kann neben weiteren zahnärztlichen Leistungen im Quartal die Position Ä 1 nicht abgerechnet werden. Am 06.04. kann im neuen Quartal die Position Ä 1 nicht abgerechnet werden, weil seit der letzten Berechnung der Position 01 keine 18 Tage vergangen sind. Am 18.04. kann eine Ä 1 abgerechnet werden, weil ein neuer Befund vorliegt und außerdem seit der letzten Berechnung der Pos. 01 18 Tage vergangen sind.

> **HINWEIS**
> Achtung: Quartalswechsel sind stets zu beachten.

Beginn der Behandlung mit Untersuchungen und Beratungen | 61

BEISPIELFALL 5

Datum	Zahn	Behandlungsausschnitt	BEMA-Pos.
22.03.		Besuch des erkrankten Patienten wegen starker Schmerzen im UK, Beratung und lokale Untersuchung (01 wurde zuletzt am 06.01. berechnet), Zahn wird unter Anästhesie entfernt, Wundversorgung (Naht), Rezept ausgestellt	Besuchsziffern, Extraktion mit Anästhesie
23.03.		Telefonische Beratung wegen Einnahme des Schmerzmittels	Ä 1
26.03.		Die Naht muss neu gelegt werden, eine Anästhesie lehnt der Patient ab. Beratung; beim Versuch der Nahtlegung wird der Patient ohnmächtig; großer Zeitaufwand für den Zahnarzt, danach Nahtlegung mit Anästhesie.	Ohnmacht (02), Nahtlegung, Anästhesie
28.03.		Patient zur Nachkontrolle erschienen, gute Wundheilung, keine Behandlung notwendig	----
08.05.		Patient bittet um eine eingehende Untersuchung mit Beratung. Diese wird durchgeführt: Es ergibt sich kein krankhafter Befund.	Ä 1

Begründung: Neben Besuchsziffern darf am 22.03. keine Ä 1 berechnet werden. Am 23.03. ist die Ä 1 eine alleinige Leistung. Am 26.03 wird der Patient beraten, diese Beratung ist aber neben weiteren zahnärztlichen Leistungen nicht berechenbar. Am 28.03. findet weder eine Beratung noch eine zahnärztliche Tätigkeit statt, die abgerechnet werden kann. Am 06.05. wird zwar eine Leistung nach Pos. 01 im Sinne des BEMA erbracht, diese kann aber nur einmal pro Halbjahr berechnet werden. Die vier-Monats-Frist ist zwar gegeben, spielt aber keine Rolle. Hier kann als „Ersatz" eine Ä 1 abgerechnet werden, da die 18-Tage-Frist verstrichen ist.

> **HINWEIS**
>
> Achtung: Quartalswechsel sind stets zu beachten.

🖉 Die Erfassung der Leistung ist in der Praxis mithilfe von Zahnarztverwaltungsprogrammen leicht durchführbar. Das Eingeben der Angabe des behandelten Zahns kann entfallen, da sie für die Abrechnung der Ä 1 nicht wichtig ist. Soll das Programm auch als elektronische Dokumentationshilfe eingesetzt werden, müssen zwingend weitere zusätzliche Angaben über die Art der Beratung in einer vorgesehenen Spalte, einem Notizblock o. Ä. gemacht werden. Dies ist z. B. dann der Fall, wenn ein wichtiges Aufklärungsgespräch mit dem Patienten dokumentiert werden soll.

B Sind im Programm mehrere Ä 1 am gleichen Tag für verschiedene Sitzungen einzugeben, muss eine Möglichkeit bestehen, dies deutlich zu machen, z. B. durch
- Vermerk „Sitzung Nr. 2",
- Sitzungstrenner „------" oder
- Eintrag einer zweiten Sitzung am gleichen Tag.

Ohne diese Kennzeichnung meldet sich das BEMA-Prüfmodul des Programms und gibt einen Fehler an, da in einer Sitzung nur eine Ä 1 abgerechnet werden darf (s. Abb. 1).

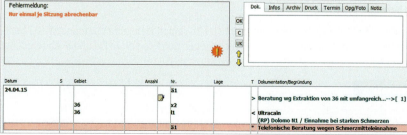

Abb. 1 Fehlermeldung bei fehlendem Sitzungstrenner

1.1.3 Kieferorthopädische Untersuchung

Die kieferorthopädische Beratung darf in der Regel nur ein Kieferorthopäde berechnen, wenn er eine kieferorthopädische Untersuchung und Beratung durchführt. Ausnahmen bestehen, wenn der Kieferorthopäde zugleich auch als Allgemeinzahnarzt tätig ist.

01k	Kieferorthopädische Untersuchung zur Klärung von Indikation und Zeitpunkt kieferorthopädisch-therapeutischer Maßnahmen	28

1.1.4 Zahnärztliche Früherkennungsuntersuchung

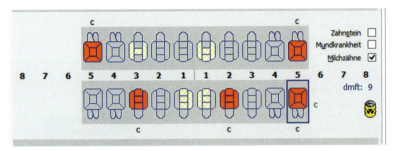

Abb. 1 dmf-t-Index im Milchzahngebiss

IP 4, S. 238

dmf-t-Index
Die Bezeichnung dmf-t kommt aus dem Englischen und hat folgende Bedeutung: d = decayed (kariös), m = missing (fehlend), f = filled (gefüllt), t = tooth (Zahn).

Für Kinder unter 6 Jahren besteht die Möglichkeit eine Früherkennungsuntersuchung **(FU)** in der Praxis des Zahnarztes durchführen zu lassen. Sie ist grundsätzlich für Kinder gedacht, die nicht durch die Gruppenprophylaxe z. B. in Kindertagesstätten betreut werden. In der Regel werden **drei zahnärztliche Früherkennungsuntersuchungen** ab dem 3. Lebensjahr bis zum 6. Lebensjahr des Kindes durchgeführt. Der Abstand zwischen den Untersuchungen beträgt mindestens 12 Monate. Ab dem 30. Lebensmonat des Kindes ist bei Kindern mit hohem Kariesrisiko die Anwendung von Fluoridlack zur Kariesvorbeugung (›**IP 4**) angezeigt.

Die Einschätzung des Kariesrisikos wird mithilfe des sogenannten ›dmf-t-Indexes durchgeführt.

> **BEISPIELE**
>
> **1:** Die Zähne 52, 55, 65, 71 und 83 sind kariös. dmf-t-Index = 5
>
> **2:** Der Zahn 52 ist kariös, die Zähne 61 und 62 sind extrahiert. Außerdem sind die Zähne 75, 84 und 85 gefüllt. d = 1, m = 2, f = 3; dmf-t-Index = 6

Für Kinder mit hohem Kariesrisiko sollte ab dem 3. Lebensjahr auch Fluoridlack zur Kariesvorbeugung in regelmäßigen Abständen (einmal je Kalenderhalbjahr) auf die Zähne aufgetragen werden. Dabei berücksichtigt der Zahnarzt auch die bereits erfolgten Fluoridierungen im Rahmen der Gruppenprophylaxe, um eine Überdosierung zu vermeiden. Diese Fluoridierung darf bei Kindern mit hohem Kariesrisiko als IP 4 einmal pro Kalenderhalbjahr berechnet werden.

FU	FU	Zahnärztliche Früherkennungsuntersuchung eines Kindes vom 30. bis zum 72. Lebensmonat	25

Die Abrechnung der Position FU erfolgt in der Regel **einmal pro Jahr**, es können drei FU im Abstand von 12 Monaten (Beginn: 30 Lebensmonat) berechnet werden.
Die IP 4 kann bei Kindern mit hohem Kariesrisiko vom 3. bis 6. Lebensjahr zweimal je Kalenderhalbjahr berechnet werden.

Die Position FU ist nicht neben einer 01 (U) im selben Halbjahr (Viermonatsfrist) berechenbar. Ebenso kann die Position Ä 1 nicht neben den Positionen FU und IP abgerechnet werden.

> **HINWEIS**
>
> Zwischen den Untersuchungen nach FU müssen mindestens 12 Monate vergehen. Ist vorher eine neue Untersuchung nötig, kann unter Umständen eine 01 oder Ä 1 berechnet werden.

Neben der zahnärztlichen Früherkennungsuntersuchung gibt es bereits Vereinbarungen mit bestimmten Krankenkassen für eine Kleinkind-FU. Sie kann bei deren Versicherten als Gebührenposition 670 für Kleinkinder zwischen dem 6. und 30. Lebensmonat mit einer Bewertungszahl von 30 Punkten abgerechnet werden. Es gelten die gleichen Abrechnungsbestimmungen wie bei der FU.

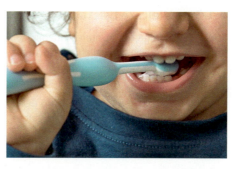

Abb. 1 Schon für Kleinkinder sind zahnärztliche Früherkennungsuntersuchungen sinnvoll.

BEISPIELFALL

Datum	Zahn	Behandlungsausschnitt	BEMA-Pos.	Begründung
15.02.12		Mutter erscheint mit Kind (genau 30 Monate alt, komplettes Milchzahngebiss), zahnärztliche Früherkennungsuntersuchung durchgeführt, Befund: keine Karies; dmf-t-Index = 0	FU	FU abrechenbar: Kind ist 30 Monate alt
17.01.13		Mutter erscheint mit Kind (3 Jahre und 3 Monate alt), erneute Früherkennungsuntersuchung mit lokaler Fluoridierung, Befund: kariös: 85, 54, 55; dmf-t-Index = 3	01 IP 4	Frist für FU noch nicht abgelaufen, 01 ist abrechenbar, hohes Kariesrisiko: IP 4 berechenbar
20.05.13		Beratung der Mutter mit Kind über die Zahnpflege Lokale Fluoridierung (erhöhtes Kariesrisiko, siehe 17.01.)	– IP 4	
15.08.13		Eingehende Untersuchung und Beratung von Mutter und Kind Lokale Fluoridierung	01 IP 4	Abrechnung von 01 ist möglich
15.05.14		Mutter erscheint mit dem Kind (4 Jahre und 9 Monate alt) zur Früherkennungsuntersuchung, Befund: gefüllt: 85, 54, 55; kariös: 62, 63, 74; dmf-t-Index: 6 Lokale Fluoridierung	FU IP 4	FU ist nach 12 Monaten möglich, IP 4 wegen erhöhtem Kariesrisiko abrechenbar
15.12.14		Eingehende Untersuchung und Beratung von Mutter und Kind Lokale Fluoridierung	01 IP 4	Frist zur vorhergehenden FU gewahrt: 01 ist abrechenbar
30.06.15		Untersuchung und Beratung Befund: gefüllt: 54, 55, 62, 63, 74, 85; extrahiert: 75; dmf-t-Index: 7 Lokale Fluoridierung	01 IP 4	neues Halbjahr, 01 abrechenbar, IP 4 bei hohem Kariesrisiko berechenbar
15.11.15		Früherkennungsuntersuchung, eingehende Ernährungsberatung, Anmeldung zum Prophylaxeprogramm, einbestellt auf den 15.09.16 Lokale Fluoridierung	FU IP 4	FU noch abrechenbar, Maximalanzahl von 3 erfüllt, bei hohem Kariesrisiko IP 4 berechenbar

> Der Inhalt der Untersuchung und des Gesprächs sollte genau dokumentiert werden. Die Eingabe in ein Zahnarztverwaltungsprogramm erfolgt ohne Zahnbezug. Das Programm prüft anhand des Lebensalters des Kindes, ob die Abrechnung möglich ist. Ebenso ermittelt das Programm anhand des Befundes, ob das Kind zur Kariesrisikogruppe gehört und eine FU oder IP abgerechnet werden kann. Auch hier werden die Fristen angezeigt bzw. Warnungen ausgesprochen.

1.1.5 Weitere Leistungen zu den Beratungen und Untersuchungen

Mit den Beratungen und Untersuchungen hängen oft auch weitere kleinere Behandlungen und Zuschläge zusammen, die auch abgerechnet werden können.

▶ Zuschlag

Wenn in der Zahnarztpraxis außerhalb der Sprechzeiten behandelt wird, handelt es sich um dringend notwendige Leistungen. Kommt es zu einem Einsatz im Notdienst, gibt es für die Behandlung in dieser besonderen Zeit einen Zuschlag, der **keine zahnärztliche Leistung** im eigentlichen Sinne darstellt.

Der Begriff der Sprechstunde ist nicht eindeutig definiert. Man versteht darunter die Zeit, in der der Zahnarzt normalerweise behandelt. Sie muss nicht mit der Zeit auf dem Praxisschild übereinstimmen. Für Patienten, die während der Sprechzeit in der Praxis (auch unbestellt) erscheinen und dann auch erst später behandelt werden, gilt dieser Zuschlag nicht. Ruft ein Patient außerhalb der Sprechzeit an und wird dann noch in der Praxis behandelt, kann der Zuschlag jedoch berechnet werden.

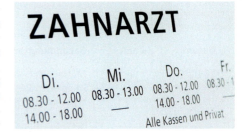

Abb. 1 Sprechstundenzeiten eines Zahnarztes

| 03 | Zu | Zuschlag für Leistungen außerhalb der Sprechstunde, bei Nacht (20 Uhr bis 8 Uhr) oder an Sonn- und Feiertagen | 15 |

 Der Zuschlag (Zu) ist berechenbar:

- einmal pro Sitzung
- nur neben Leistungen außerhalb der Sprechstunde
- neben Leistungen im Notdienst
- wenn es sich um eine dringend notwendige Leistung handelt

 Die Berechnung des Zuschlags 03 ist ausgeschlossen:

- neben Besuchen
- bei unbestelltem Patient, der während der Sprechstunde kommt
- bei Abrechnung ohne Leistungen
- bei Einbestellung des Patienten außerhalb der Sprechstunde
- bei außergewöhnlichen Sprechstunden, z. B. Samstagnachmittag

Der Zahnarzt kann die Position 03 auch dann nur einmal pro Sitzung berechnen, wenn mehrere zahnärztliche Leistungen erbracht werden. Es muss sich dabei um dringend notwendige Leistungen handeln.

Die Eingabe einer 03 kann im Abrechnungsprogramm nur mit Datum erfolgen. Grundsätzlich sollte auch die Uhrzeit eingegeben werden, obwohl dies an Sonn- und Feiertagen nicht erforderlich ist. Ohne Uhrzeit wird die 03 in der Upload-Datei gesondert „ausgeworfen" und in der KZV geprüft. Die Eingabe einer Uhrzeit ist in den Programmen unterschiedlich geregelt. Manche Programme erkennen an der Eingabe nach DIN, z. B. 21:00, dass es sich um eine Uhrzeit handelt.

Datum	S	Gebiet	Anzahl	Nr.	Lage	T	Dokumentation/Begründung
16.02.16				mabf3			
				0030			
		24,25,43	3	2200			
		24,25,43	3	2270			
				9243			
19.02.16				ä1			
				03			21:00 Uhr

Abb. 2 Programmeingabe der Position 03 mit Uhrzeit

BEISPIELE

Bei-spiel	Behandlungsausschnitt	BEMA-Abrechnung mit Begründung
1	Sprechstunde 15:00–18:00 Uhr: Ein Schmerzpatient erscheint um 17:55 Uhr, die Behandlung erfolgt um 18:30 Uhr.	03 ist nicht berechenbar, da der Patient vor Ende der Sprechstunde in der Praxis eingetroffen ist.
2	Der Patient erscheint mit Schmerzen außerhalb der Sprechstunde am Samstagvormittag.	03 wird abgerechnet, weil am Samstag keine Sprechstunde stattfindet.
3	Sprechstunde 14:00–17:00 Uhr: Der Patient erscheint um 18:00 Uhr mit der Bitte, Zahnstein zu entfernen. Patient hat starke Schmerzen wegen einer Mundkrankheit.	Abrechnung hängt davon ab, wie der Zahnarzt die Dringlichkeit feststellt. Im Zweifel kann die 03 abgerechnet werden.
4	Der Patient erscheint am Samstag im Notdienst, weil beim Fahrradunfall ein Stück Zahnschmelz abgebrochen ist. Nach lokaler Untersuchung und Beratung wird er an den Hauszahnarzt verwiesen.	03 wird abgerechnet und stellt im Notdienst den „klassischen" Fall dar.
5	Der Patient wird am Sonntag um 11:00 Uhr und um 21:00 Uhr nach einer Zahnentfernung zweimalig telefonisch beraten.	03 wird je Sitzung einmal berechnet, also 2 x 03.
6	Sprechstunde am Donnerstag 16:00–21:00 Uhr: Ein unbestellter Patient erscheint mit Schmerzen um 20:30 Uhr. Ein Zahn wird extrahiert.	03 ist nicht berechenbar, da der Patient vor Ende der Sprechstunde in der Praxis war.
7	Der Patient erscheint in der Mittagspause zwischen 12:00 und 14:00 Uhr. Behandlung erfolgt um 14:15 Uhr.	03 wird nicht berechnet, da die Behandlung in der normalen Sprechzeit erfolgt.
8	Der Patient ruft am freien Mittwochnachmittag in der Praxis an und klagt über Schmerzen. Zahnarzt führt die Behandlung durch.	03 darf berechnet werden, da in der Praxis keine Sprechstunde ist.
9	Der Zahnarzt führt außerhalb der Sprechstunde abends um 21:00 Uhr einen dringenden Besuch beim Patienten durch.	Neben einem Besuch darf keine Ziffer 03 abgerechnet werden.

Parodontaler Screening-Index

Zur Beurteilung des Zustandes des Zahnhalteapparates (Parodontiums) kann der PSI-Code eingesetzt werden (s. Abb. 1). Diese Leistung wird mit der Position 04 abgerechnet.

> **HINWEIS**
>
> Zur Erhebung des PSI wird jeder Zahn eines Sextanten mit einer WHO-Sonde an sechs Stellen sondiert.

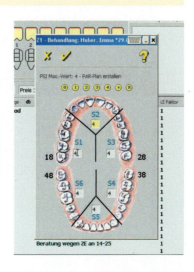

Abb. 1 EDV-Eingabe des PSI-Codes

| 04 | Erhebung des PSI-Codes | 10 |

(A) Eine Leistung nach Pos. 04 kann einmal in zwei Jahren abgerechnet werden. Es müssen daher sieben Quartale ohne Berechnung der Erhebung zwischen den Leistungen nach 04 liegen. Im nächsten Quartal kommt es dabei nicht auf die taggenaue Berechnung der Frist an.

▶ Gewinnung von Zellmaterial

Es gibt Veränderungen der Mundschleimhaut, die bösartig entarten können. Zur entsprechenden Diagnostik muss Material für die Zytologie (Zelluntersuchung) gewonnen werden. Dieses Zellmaterial wird mit speziellen Bürstchen von der veränderten Mundschleimhaut entfernt und zur zytologischen Untersuchung eingeschickt.

| 05 | Gewinnung von Zellmaterial aus der Mundhöhle und Aufbereitung zur zytologischen Untersuchung, einschließlich Materialkosten | 20 |

(A) Die Position 05 kann nur einmal innerhalb von 12 Monaten abgerechnet werden.

▶ Besuche, Besuchszuschläge und Wegegeld

▶ Besuche

Die folgenden **Abrechnungspositionen 151 bis 155** enthalten Leistungen im Zusammenhang mit Besuchen des Zahnarztes bei dem Patienten. Sie fallen bei einem niedergelassenen Zahnarzt sehr selten an, weil der Patient im Normalfall in der Praxis behandelt wird. Kann ein Patient wegen Krankheit oder Alter die Praxis nicht (mehr) aufsuchen, wird der erhöhte Aufwand für den Zahnarzt mit den im Folgenden dargestellten Besuchsziffern, Zuschlägen und mit Wegegeld vergütet. Vertragszahnärzte sollen zudem verstärkt angeregt werden, Kooperationsverträge mit Pflegeeinrichtungen abzuschließen (s. Abb. 1, S. 73). Untersuchungen zeigen, dass die Zahnpflege gerade bei älteren Menschen in Pflegeheimen oft unzureichend ist. Pflegekräfte sind hierfür nicht genügend ausgebildet, sodass es ein Anliegen ist, dass Zahnärzte verstärkt in Pflegeheimen behandeln. Dafür stehen eigene Ziffern zur Verfügung, die es auch für den Zahnarzt attraktiv machen, einen Kooperationsvertrag mit einem Pflegeheim abzuschließen. In manchen Pflegeeinrichtungen sind Zahnarztstühle vorhanden. Daneben bieten sich als Alternative mobile Behandlungseinheiten an (s. Abb. 1).

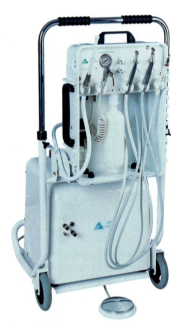

Abb. 1 Mobile Behandlungseinheit

Häusliche Gemeinschaft
Unter den Begriff häusliche Gemeinschaft fallen neben den in häuslicher Gemeinschaft lebenden Versicherten auch Besuche weiterer Patienten innerhalb einer beliebigen Einrichtung.

| 151 | Bs1 | Besuch eines Versicherten, einschließlich Beratung und eingehender Untersuchung | 36 |

| 152 | Bs2 | Besuch je weiteren Versicherten in derselben ⟩häuslichen Gemeinschaft oder Einrichtung im unmittelbaren zeitlichen Zusammenhang mit einer Leistung nach Nr. 151, einschließlich Beratung und eingehender Untersuchung | 34 |

153	Bs3	Besuch eines pflegebedürftigen Versicherten in einer stationären Pflegestation zu vorher vereinbarten Zeiten und bei regelmäßiger Tätigkeit in der Pflegeeinrichtung, einschließlich Beratung und eingehender Untersuchung *ohne Vorliegen eines Kooperationsvertrags* nach § 119b Abs.1 SGB V, welcher den verbindlichen Anforderungen der Vereinbarung nach § 119b Abs. 2 SGB V entspricht	28
154	Bs4	Besuch eines pflegebedürftigen Versicherten in einer stationären Pflegeeinrichtung (§ 71 Abs. 2 SGB XI) *im Rahmen eines Kooperationsvertrags* nach § 119b Abs. 1 SGB V, einschließlich Beratung und eingehender Untersuchung	28
155	Bs5	Besuch je weiterem pflegebedürftigen Versicherten in derselben stationären Pflegeeinrichtung (§ 71 Abs. 2 SGB XI) *im Rahmen eines Kooperationsvertrags* nach § 119b Abs. 1 SGB V, im unmittelbaren zeitlichen Zusammenhang mit einer Leistung nach Nr. 154 – einschließlich Beratung und eingehender Untersuchung	26

> **HINWEIS**
>
> In § 71 Abs. 2 SGB XI wird definiert, was man unter einer stationären Pflegeeinrichtung versteht.

Als Besuch gilt der Weggang des Zahnarztes aus seinen Praxisräumen oder aus seiner Wohnung zum Zweck des Aufsuchens eines Patienten in dessen Wohnung oder an dessen sonstigem Aufenthaltsort. Das zahnärztliche Verweilen kann z. B. bei einer Narkosebehandlung notwendig werden und wird mit **Position Ä 56** abgerechnet. Der Arzt darf keine anderen ärztlichen Tätigkeiten erbringen.

Ä 56	Ärztliches Verweilen wegen Erkrankung erforderlich, je angefangene halbe Stunde	20

A Für Besuche können folgende Positionen abgerechnet werden:

- **Bs1** für den „normalen" Besuch durch den Zahnarzt in der Wohnung des Patienten (Dokumentation der Gründe)
- **Bs2** für weitere Patienten in Wohngemeinschaft, Alten- oder Pflegeheim, Betreuungseinrichtung o. Ä.
- **Bs3** bei regelmäßiger Tätigkeit eines Vertragszahnarztes in einem Alten- oder Pflegeheim

 Neben den Positionen Bs1, Bs2 und Bs3 sind Wegegeld oder eine Reiseentschädigung, ggf. anteilig, abrechenbar.

Die Leistungen nach **Bs4** und **Bs5** sind nur abrechnungsfähig, wenn der Vertragszahnarzt mit der stationären Pflegeeinrichtung einen entsprechenden Kooperationsvertrag abgeschlossen und die KZV die Berechtigung festgestellt hat.

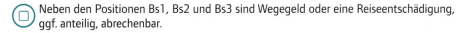 1. Neben den Bs1 und Bs2 sind Beratungen und Untersuchungen nach den Positionen Ä 1, 01, 01k und FU nicht abrechenbar.
2. Die Bs3 kann nicht neben der Bs1, Bs2, Bs4 oder Bs5 abgerechnet werden.
3. Neben der Bs3 sind die Zuschläge nach Nr. ›ZBs1a–f nicht abrechnungsfähig.
4. Bs1 und Bs2 können nicht neben Bs3, Bs4 oder Bs5 abgerechnet werden.

ZBs1a–f, S. 68

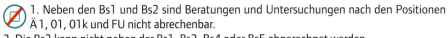 Es gelten die gleichen Dokumentationshinweise wie bei den bisherigen Behandlungen. Der genaue Ort und die Begründung für den Besuch sollten ebenfalls dokumentiert werden. Der Eintrag in das Abrechnungsprogramm erfolgt in der Regel über die Kürzel Bs1 bis Bs5.

Kariestherapie begleiten

▶ **Zuschläge zu Leistungen nach Bs1 bis Bs3**
Wenn der Zahnarzt einen Besuch (z. B. eines bettlägerigen Patienten) durchführt, können die **Zuschläge 161a bis 161f und 162a bis 162f** berechnet werden.

161a	ZBs1a	Zuschlag für dringend angeforderte und unverzüglich durchgeführte Besuche	18
161b	ZBs1b	Zuschlag für Montag bis Freitag in der Zeit von 20 bis 22 Uhr oder 6 bis 8 Uhr durchgeführte Besuche	29
161c	ZBs1c	Zuschlag für Montag bis Freitag in der Zeit zwischen 22 und 6 Uhr durchgeführte Besuche	50
161d	ZBs1d	Zuschlag für an Samstagen, Sonn- oder Feiertagen in der Zeit zwischen 8 und 20 Uhr durchgeführte Besuche	38
161e	ZBs1e	Zuschlag für an Samstagen, Sonn- oder Feiertagen in der Zeit zwischen von 20 bis 22 Uhr oder 6 bis 8 Uhr durchgeführte Besuche	67
161f	ZBs1f	Zuschlag für an Samstagen, Sonn- oder Feiertagen in der Zeit zwischen 22 und 6 Uhr durchgeführte Besuche	88
162a	ZBs2a	Zuschlag für dringend angeforderte und unverzüglich durchgeführte Besuche nach Nr. 152 und 155	9
162b	ZBs2b	Zuschlag für Montag bis Freitag in der Zeit von 20 bis 22 Uhr oder 6 bis 8 Uhr durchgeführte Besuche nach den Nr. 152 und 155	15
162c	ZBs2c	Zuschlag für Montag bis Freitag in der Zeit zwischen 22 und 6 Uhr durchgeführte Besuche nach den Nr. 152 und 155	25
162d	ZBs2d	Zuschlag für an Samstagen, Sonn- oder Feiertagen in der Zeit zwischen 8 und 20 Uhr durchgeführte Besuche nach den Nr. 152 und 155	19
162e	ZBs2e	Zuschlag für an Samstagen, Sonn- oder Feiertagen in der Zeit von 20 bis 22 Uhr oder 6 bis 8 Uhr durchgeführte Besuche nach den Nr. 152 und 155	34
162f	ZBs2f	Zuschlag für an Samstagen, Sonn- oder Feiertagen in der Zeit zwischen 22 und 6 Uhr durchgeführte Besuche nach den Nr. 152 und 155	44

 Bei den Zuschlägen kommt es auf die genaue Dokumentation des Zeitpunkts des Besuchs an.

Beginn der Behandlung mit Untersuchungen und Beratungen | **69**

Es muss unterschieden werden, ob es sich um einen Besuch nach Bs1, Bs4 und Bs5 oder um einen Besuch nach Bs1 **mit** Bs2 oder Bs4 **mit** Bs5 handelt. Ebenso ist es wichtig, die genaue Uhrzeit und das Datum des Besuchs zu dokumentieren.

▶ Weitere Zuschläge bei Pflegebedürftigen

Die „normalen" Zuschläge werden um zwei weitere Zuschläge ergänzt: Mit diesen zusätzlichen Zuschlägen soll der personelle, instrumentelle und zeitliche Mehraufwand für die aufsuchende Versorgung der dort genannten Patientengruppen abgegolten und damit zugleich eine dauerhafte Grundlage für die Verbesserung von deren Zahngesundheit geschaffen werden.

171a	PBA1a	Zuschlag für das Aufsuchen von Versicherten, die pflegebedürftig sind, eine Behinderung oder eine eingeschränkte Alltagskompetenz aufweisen.	35
171b	PBA1b	Zuschlag für das Aufsuchen je weiterem Versicherten, der pflegebedürftig ist, eine Behinderung oder eine eingeschränkte Alltagskompetenz aufweist, in derselben häuslichen Gemeinschaft oder Einrichtung im unmittelbaren zeitlichen Zusammenhang mit einer Leistung nach Nr. 171a	30

 Es empfiehlt sich eine Beschreibung der eingeschränkten Alltagskompetenz oder der Behinderung des Patienten.

> **BEISPIEL**
>
> Der betreffende Eintrag in das Abrechnungsprogramm könnte lauten: Bs1 und PBA1a.
> Dokumentation: Versicherter hat starkes Rheuma und kann sich kaum bewegen.

Die **Zuschläge für die Besuche in Pflegeeinrichtungen im Rahmen eines Kooperationsvertrags** sind in der Position 172 integriert worden (Zuschlag nach § 87 Abs. 2 SGB V für die kooperative und koordinierte zahnärztliche und pflegerische Versorgung).

172a	SP1a	Zuschlag für das Aufsuchen eines pflegebedürftigen Versicherten in einer stationären Pflegeeinrichtung	36
172b	SP1b	Zuschlag für das Aufsuchen je weiterem pflegebedürftigem Versicherten in derselben stationären Pflegeeinrichtung im unmittelbaren zeitlichen Zusammenhang mit einer Leistung nach Nr. 172a	31
172c	SP1c	Beurteilung des zahnärztlichen Behandlungsbedarfs, des Pflegezustands der Zähne, der Mundschleimhaut sowie der Prothesen, Einbringen von versichertenbezogenen Vorschlägen für Maßnahmen zum Erhalt und zur Verbesserung der Mundgesundheit, einschl. Dokumentation anhand des Formblatts nach Anlage 2 zur Rahmenvereinbarung gemäß § 119b Abs. 2 SGB V	16
172d	SP1d	Unterstützung und ggf. praktische Anleitung des Pflegepersonals bei der Durchführung der ihm obliegenden Aufgaben durch versichertenbezogene Vorschläge für Maßnahmen zum Erhalt und zur Verbesserung der Mundgesundheit sowie Hinweise zu Besonderheiten der Zahnpflege sowie zu Pflege und Handhabung des Zahnersatzes	20

LF 4

Ein weiterer Zuschlag ist im BEMA Teil 1 aufgeführt: Er gilt dem besonderen Aufwand bei der Untersuchung eines Kindes bis zum vollendeten 4. Lebensjahr und der Beratung einer Bezugsperson.

| 165 | ZKi | Zuschlag zu den Leistungen nach Nr. Bs1, Bs2, Bs3, Bs4 und Bs5 bei Kindern bis zum vollendeten vierten Lebensjahr | 14 |

(A) Die Zuschläge nach ZBs1 und ZBs2 sind neben den Besuchsgebühren der Bs1 bis Bs3 sowie dem Wegegeld und der Reiseentschädigung abrechenbar.
- Neben Pos. Bs1 sind alle Zuschläge nach Pos. ZBs1a–f abrechenbar.
- Neben Pos. Bs3 ist nur der Zuschlag nach Pos. ZBs1a berechenbar.
- Neben Pos. Bs2 können alle Zuschläge nach Pos. ZBs2a–f abgerechnet werden.
- Die Zuschläge nach PBA1 sind für Versicherte abrechnungsfähig, die einer Pflegestufe nach § 15 Abs. 1 SGB XI (Pflegestufen I, II und III) zugeordnet sind, Eingliederungshilfe nach § 53 SGB XII erhalten oder dauerhaft erheblich in ihrer Alltagskompetenz nach § 45a SGB XI eingeschränkt sind und die Zahnarztpraxis aufgrund ihrer Pflegebedürftigkeit oder Behinderung oder eingeschränkten Alltagskompetenz nicht oder nur mit hohem Aufwand aufsuchen können (Dokumentation!) und für die kein Kooperationsvertrag vorliegt.
- Die Zuschläge nach PBA1a oder PBA1b können nur im Zusammenhang mit den Pos. Bs1, Bs2 oder Bs3 abgerechnet werden.
- In Fällen, in denen ein Besuch vor 20:00 Uhr bestellt, aber erst nach 20:00 Uhr ausgeführt wird, sind die Zuschläge nach den Pos. ZBs1b oder ZBs2b abrechenbar. Die Verzögerung muss jedoch sachlich begründet sein.
- Wenn ein Besuch vor 22:00 Uhr beginnt, aber erst nach 22:00 Uhr abgeschlossen wird, sind die Zuschläge nach ZBs1c oder ZBs2c abrechnungsfähig. Dies gilt auch, wenn ein Besuch vor 6:00 Uhr beginnt und nach 6:00 Uhr abgeschlossen wird.
- Der Zuschlag nach Pos. ZKi ist nur in Verbindung mit den Besuchen nach den Pos. Bs1, Bs2 und Bs3 abrechenbar.
- Zuschläge nach SP1a–d können nur bei Vorliegen eines Kooperationsvertrags mit den Besuchsziffern Bs4 und Bs5 einschließlich der Zuschläge ZBs1, ZBs2 und ZKi sowie des Wegegelds und der Reiseentschädigung berechnet werden.
- Die Leistungen nach SP1c und SP1d können je Kalenderhalbjahr einmal abgerechnet werden (frühestens nach vier Monaten).

🚫 Die Zuschläge nach ZBs1a–f sind nicht nebeneinander abrechenbar. Ebenso sind die Zuschläge nach ZBs2a–f nicht nebeneinander berechenbar.

▶ Konsilium

Wenn sich Ärzte über einen Krankheitsfall besprechen, nennt man das ein Konsilium.

| 181 | Ksl | Konsiliarische Erörterung mit Ärzten und Zahnärzten | 14 |

| 182 | KslK | Konsiliarische Erörterung mit Ärzten und Zahnärzten im Rahmen eines Kooperationsvertrags nach § 119b Abs. 1 SGB V | 14 |

(A) Die Abrechnung der Pos. 181 und 182 setzt voraus, dass sich der Zahnarzt persönlich mit dem Versicherten und dessen Erkrankung befasst hat.
- Die Pos. 181 und 182 sind auch dann berechnungsfähig, wenn die Erörterung mit dem ständigen persönlichen ärztlichen/zahnärztlichen Vertreter erfolgt.
- Pos. 182 ist nur bei Vorliegen eines Kooperationsvertrags mit der Pflegeeinrichtung abrechenbar.

🚫 Die Positionen 181 und 182 sind nicht berechnungsfähig, wenn die Erörterung mit Ärzten/Zahnärzten derselben Berufsausübungsgemeinschaft oder einer Praxisgemeinschaft erfolgt. Sie sind ebenfalls nicht abrechenbar bei routinemäßigen Besprechungen.

Wegegeld und Reiseentschädigung

Für die Fahrt des Zahnarztes zu Besuchen beim Patienten können die folgenden Pauschalen als Wegegeld oder Reisentschädigung abgerechnet werden.
Für das Wegegeld und die Reisentschädigung wird für Kassenpatienten auf die Bestimmungen des § 8 Abs. 1 GOZ verwiesen.

> **HINWEIS**
> 1. Mit dem Wegegeld werden alle anfallenden Fahrtkosten abgegolten, unabhängig davon, welches Verkehrsmittel benutzt wird oder ob der Zahnarzt den Besuch zu Fuß abstattet.
> 2. Gleichfalls ist die für die Bewältigung des Weges aufgewandte Zeit (§ 8 Abs. 1 GOZ) abgeglichen. Das Wegegeld wird – abhängig von der Entfernung des besuchten Ortes von der Praxisstelle – berechnet.
> 3. Bei einem Besuch von der Wohnung des Zahnarztes ist das Wegegeld von dort aus zu berechnen. Die Orte, von denen der Besuch angetreten wird, sind in der GOZ abschließend aufgelistet. Erfolgt der Antritt des Besuches von einem dritten Ort, tritt für die Berechnung des Wegegeldes an die Stelle des dritten Ortes die Praxisstelle oder die Wohnung des Zahnarztes.

Ziffer	Entfernung	€-Betrag
7810	Bis 2 Kilometer bei Tag	4,30
7811	Bis zu 2 Kilometer bei Nacht (20:00 – 8:00 Uhr)	8,60
7820	Mehr als 2 bis 5 Kilometer bei Tag	8,00
7821	Mehr als 2 bis 5 Kilometer bei Nacht	12,30
7830	Mehr als 5 bis 10 Kilometer bei Tag	10,23
7831	Mehr als 5 bis 10 Kilometer bei Nacht	18,40
7840	Mehr als 10 bis 25 Kilometer bei Tag	18,40
7841	Mehr als 10 bis 25 Kilometer bei Nacht	30,70
7928	Mehr als 25 Kilometer: bis 8 Stunden Dauer, Reiseentschädigung, 0,42 € je gefahrenen Kilometer	+ 56,00
7929	Mehr als 25 Kilometer: über 8 Stunden Dauer, Reiseentschädigung, 0,42 € je gefahrenen Kilometer, Kosten für notwendige Übernachtung	+ 112,50
7930	Betragen die Übernachtungskosten über 25,56 Euro, muss der Arzt die Originalrechnung vorlegen.	

Tab. 1 Wegegeld und Reiseentschädigung nach § 8 Abs. 1 GOZ

Die Dateneingabe ist in den Programmen unterschiedlich geregelt. Im Programm Z1 heißt es beispielsweise für die 7810 **weg1**, für die 7811 **weg1n**, für die 7820 **weg2** und für die 7821 **weg2n**. „n" steht hierbei für Nacht.

Abrechnungsgrundlage für das Wegegeld sind die **tatsächlich gefahrenen Kilometer** für den Hin- und Rückweg.

Werden mehrere Patienten in derselben häuslichen Gemeinschaft oder in einem Heim, insbesondere in einem Alten- oder Pflegeheim, besucht, darf der Zahnarzt das Wegegeld unabhängig von der Anzahl der besuchten Patienten und deren Versichertenstatus (also gesetzlich Versicherte oder Privatversicherte) insgesamt nur einmal und nur anteilig berechnen.

LF 4

72 | Kariestherapie begleiten

| 19.02.16 | | | Bs1
ZBs1c
weg2n | Besuch, einschl. Beratung u. eingehender Untersuchung
Zuschlag – Montag bis Freitag 22 bis 6 Uhr
Wegegeld von mehr als 2 bis 5 Kilometern bei Nacht (20–8 Uhr) | 1 | = | E | 12,30 |

Abb. 1 Eintrag von Besuch und Wegegeld im Abrechnungsprogramm

BEISPIELE

Bei-spiel	Behandlungsausschnitt	Eintrag im Abrechnungs-programm
1	Besuch gegen 21:00 Uhr durchgeführt, 7 km von der Praxis entfernt	Bs1, ZBs1b, weg3n
2	Besuch von zwei Patienten mit eingeschränkter Alltagskompetenz in einer Wohngemeinschaft, Montagabend 20:15 Uhr, 20 km entfernt	Patient 1: Bs1, ZBs1a, Pba1 Patient 2: Bs2, ZBs2b, Pba2
3	Dringend angeforderter Besuch eines Pflegebedürftigen mit eingeschränkter Alltagskompetenz, 9 km von der Praxis entfernt, unverzüglich ausgeführt, tagsüber	Bs1, ZBs1a, Pba1a, 7830
4	Besuch eines dreijährigen Kindes, Samstag 23:00 Uhr, 1 km von der Praxis entfernt	Bs1, ZBs1f, ZKi, weg1

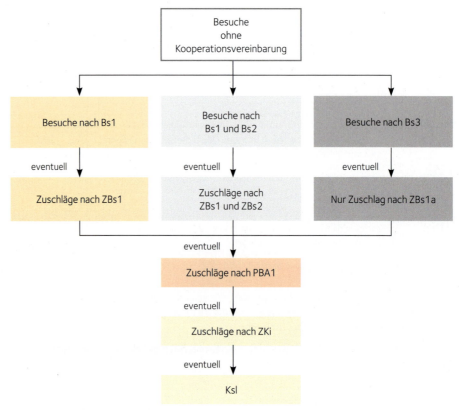

Plus Wegegeld oder Reisentschädigung

Abb. 2 Übersicht über die Abrechnung von Besuchen ohne Kooperationsvereinbarung

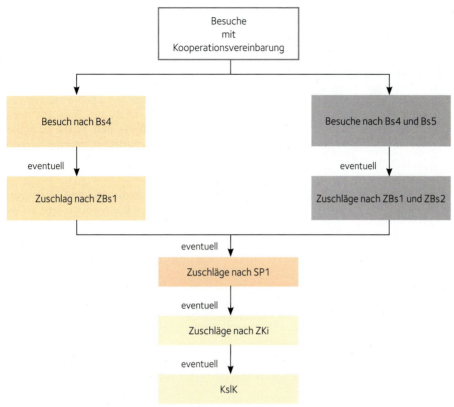

Plus Wegegeld oder Reisentschädigung

Abb. 1 Übersicht über die Abrechnung von Besuchen mit Kooperationsvereinbarung

▶ Informationsaustausch

Bei der Behandlung von Patienten ist es manchmal erforderlich, andere Ärzte oder Zahnärzte zu informieren. Dies kann auch nötig sein, wenn mehrere Zahnärzte (Kieferorthopäde, Mund-, Kiefer-, Gesichtschirurg) den gleichen Patienten behandeln.

Für diesen Informationsaustausch kann die Abrechnungsziffer für die ›**konsiliarische Erörterung** abgerechnet werden.

Konsiliarische Erörterung, S. 70

▶ Arbeitsunfähigkeitsbescheinigung

Die folgende Abrechnungsziffer gilt für Zahnärzte lediglich für das **Ausstellen einer** ›**Arbeitsunfähigkeitsbescheinigung**.

Arbeitsunfähigkeitsbescheinigung, S. 47

| Ä 70 | AU | Kurze Bescheinigung oder kurzes Zeugnis, Arbeitsunfähigkeitsbescheinigung | 5 |

Für die erneute Ausstellung einer AU-Bescheinigung darf die Ziffer Ä 70 auch ein weiteres Mal berechnet werden.

Wird eine Arbeitsunfähigkeitsbescheinigung mit einem Zahnarztverwaltungsprogramm ausgestellt, archiviert das Programm diese gleichzeitig elektronisch, sofern das Programm dies unterstützt.

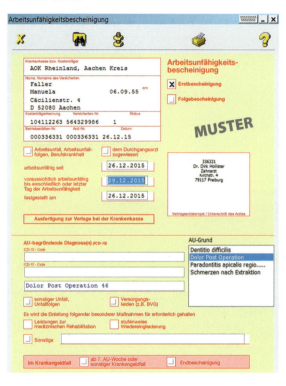

Abb. 1 Elektronische AU-Bescheinigung

Jedes Programm kann das Formular heute generieren, sodass es keiner zu bedruckenden Papiervorlage des Formulars mehr bedarf (s. Abb. 1). Die Formatierungen der Eintragungen müssen aber dem Originalformular entsprechen.

Die Aufbewahrungsfrist der früheren Durchschläge liegt bei einem Jahr.

Wenn ein Zahnarzt einem anderen Arzt oder Zahnarzt einen ausführlichen schriftlichen Krankheits- oder Befundbericht übermittelt, bezeichnet man das als **Arztbrief**, der ebenfalls abgerechnet werden kann. Die Mitteilung muss aber über eine einfache Kopie des Anamnesebogens oder eine Kopie der Befunde hinausgehen, um die Ziffer abrechnen zu können.

Ä 75	Ausführlicher schriftlicher Krankheits- und Befundbericht (einschließlich Angaben zur Anamnese, zu dem/den Befund(en), zur epikritischen Bewertung und gegebenenfalls zur Therapie	15

Eine einfachen Befundübermittlung oder ein einfacher Befundbericht ohne kritische Einschätzung oder Therapie erfüllt nicht den Leistungsinhalt der obigen Ziffer.

▶ Überweisungen und Verordnungen

Eine einfache Überweisung enthält zwar auch Informationen über den Patienten, sie ist jedoch nicht gesondert abrechenbar. Zahnärzte können dabei nur an andere Zahnärzte oder Kieferchirurgen, nicht aber an Ärzte anderer Fachrichtungen überweisen. Falls ein Patient Physiotherapie (Krankengymnastik) benötigt, z. B. wegen Kiefergelenkproblemen, darf der Zahnarzt eine entsprechende **Verordnung** ausstellen. Entstandene Portokosten können dabei mit Pos. 602 abgerechnet werden.

Bescheinigungen auf Wunsch des Patienten, z. B. vor einer Kur oder einer Kinderreise, sind weder Befundberichte noch Arztbriefe. Sie können nicht zu Lasten der gesetzlichen Krankenkassen abgerechnet werden. Gleiches gilt für einfache Terminbestätigungen, z. B. für die Schule; sie können ebenfalls nicht zu Lasten der Krankenkasse berechnet werden. Der Zahnarzt kann aber für diese Bescheinigungen eine private Gebühr vom Patienten verlangen. Angeforderte Informationen an die Krankenkasse sind ebenfalls nicht abrechnungsfähig. Dasselbe gilt für das Ausfüllen des ▶Bonusheftes des Patienten.

Bonusheft, S. 237

Auch das Ausstellen eines **Rezeptes** ist nicht berechnungsfähig. Erfolgt jedoch eine Beratung des Patienten, gelten die Bestimmungen zur Abrechnung von Position Ä 1.

Besondere, in den Verträgen geregelte Aufträge, z. B. bei Gutachten für Krankenkassen, Gerichten und privaten Versicherungen werden meist gesondert vergütet. Es gibt hierfür keine Abrechnungsziffern.

1.2 Beginn der Behandlung bei Privatpatienten

1.2.1 Untersuchungen

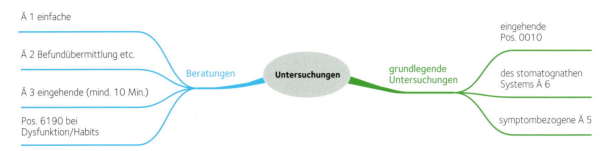

Bei Privatpatienten gibt es für die Abrechnung einer eingehenden Untersuchung für den Zahnarzt zwei Abrechnungsmöglichkeiten:
- 0010 Eingehende Untersuchung
- Ä 6 Vollständige körperliche Untersuchung des stomatognathen Systems

Die **GOZ-Position 0010** wird in der Regel gewählt, wenn sich die eingehende Untersuchung auf den intraoralen Bereich beschränkt. Die vergleichbare **Position Ä 6** kommt meist zur Anwendung, wenn auch extraorale Untersuchungen erfolgen.

Die eingehende Untersuchung verlangt eine genaue Untersuchung des gesamten Mundbereiches. Es handelt sich dabei um eine „normale" gründliche Untersuchung. Falls sie das gewöhnliche Maß übersteigt, kann der Zahnarzt einen erhöhten Steigerungssatz ansetzen. Der Parodontalbefund in der Ziffer 0010 soll lediglich allgemeine Auskünfte über den Zustand des Zahnhalteapparates (Parodontiums) geben. Der genaue Parodontalstatus wird nach ❯Position 4000 berechnet.

Pos. 4000, S. 220

0010	Eingehende Untersuchung zur Feststellung von Zahn-, Mund- und Kiefererkrankungen einschließlich Erhebung des Parodontalbefundes sowie Aufzeichnung des Befundes
100 P	

🚫 Neben der Position 0010 können folgende Leistungen nicht in einer Sitzung berechnet werden: Ä 2 (Ausstellen von Wiederholungsrezepten), Ä 6, 6190 (Beratungsgespräch) und 8000 (Funktionsstatus).

Ä 6	Vollständige körperliche Untersuchung mindestens eines der folgenden Organsysteme ... des stomatognathen Systems ... – gegebenenfalls einschließlich Dokumentation
100 P	

Zur Untersuchung des stomatognathen Systems gehören die Inspektion der Mundhöhle, die Inspektion und Palpation der Zunge und der Kiefergelenke sowie ein vollständiger Zahnstatus.

🚫 Neben einer Ä 6 können folgende Leistungen nicht berechnet werden: 0010 und Ä 5 (Symptombezogene Untersuchung).

Zur Berechnung der Abrechnungspositionen 0010 und Ä 6 sind keine Zeitabstände zu beachten. Weder die Halbjahresregel noch die Viermonatsregel wie bei der Abrechnung von Untersuchungen nach dem BEMA sind zu beachten.

✏️ Die Dokumentationspflichten entsprechen denen der Abrechnungsziffer 01 im BEMA.

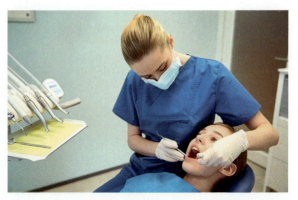

Abb. 1 Ist die eingehende Untersuchung mit Schwierigkeiten verbunden, kann dies in der Abrechnung mit einem erhöhten Steigerungssatz berücksichtigt werden.

1.2.2 Symptombezogene Untersuchung

Manchmal ist es nicht nötig oder zeitlich nicht möglich, den Patienten gründlich zu untersuchen. In diesem Fall kann bei Privatpatienten die folgende Abrechnungsziffer berechnet werden:

Ä 5 80 P	Symptombezogene Untersuchung

> **HINWEIS**
> Ein Behandlungsfall umfasst die Behandlung derselben Krankheit 30 Tage ab Behandlungsbeginn.

Hierbei erfolgt lediglich eine lokale Untersuchung, z. B. bei erschwertem Zahndurchbruch (dentitio difficilis) oder einer Pulpitis.

 Die Ziffer ist einmal pro Behandlungsfall abrechenbar.

 Die Abrechnung der Leistung nach Ä 5 ist nicht neben den Leistungen nach 0010, Ä 6 und Ä 50 (Besuch) möglich.

1.2.3 Beratungen

Die GOZ 2012 kennt keine eigenen Beratungsgebühren. Daher werden Beratungen bei Privatpatienten nach der GOÄ als Ä 1 oder Ä 3 berechnet. Beide Beratungen müssen vom Zahnarzt selbst durchgeführt werden – dies kann auch telefonisch geschehen. Die **„normale" Beratung (Ä 1)** kann neben Behandlungsleistungen einmal im Behandlungsfall abgerechnet werden. Wird in einer Sitzung nur eine Beratung (auch zusammen mit einer Untersuchung) erbracht, so ist die Ä 1 immer abrechenbar.

Eine **Beratungsgebühr nach Ä 3** ist nur als einzige Leistung berechnungsfähig oder aber im Zusammenhang mit einer Untersuchung nach der Nummer 0010 oder einer Untersuchung nach den Nummern 5 oder 6 der GOÄ. Andere weitere Leistungen dürfen neben der Leistung Ä 3 nicht berechnet werden.

Ä 1 80 P	Beratung – auch mittels Fernsprecher

 Die Position Ä 1 ist – wie auch die Position Ä 5 – für einen Behandlungsfall neben zahnärztlichen Leistungen nur einmal pro Behandlungsfall abrechenbar.

Ä 3 150 P	Eingehende, das gewöhnliche Maß übersteigende Beratung – auch mittels Fernsprecher

 Die Mindestdauer von zehn Minuten muss auf der Rechnung nach § 10 Abs. 2 GOZ angegeben werden. Sie ist nur berechnungsfähig als einzige Leistung oder im Zusammenhang mit einer Untersuchung nach den Positionen Ä 5, Ä 6, Ä 7 oder Ä 8.

> **MERKE**
> 0010 + Ä 3 oder Ä 6 + Ä 3 → keine weiteren Leistungen in dieser Sitzung
> 0010 + Ä 1 oder Ä 6 + Ä 1 → weitere Leistungen in der Sitzung möglich

Übermittelt eine Zahnmedizinische Fachangestellte die Befunde oder die zahnärztlichen Anordnungen (auch am Telefon), so darf dies nach Ä 2 berechnet werden, wenn in dieser Sitzung keine anderen Leistungen erbracht werden.

 Reine Terminvereinbarungen können nie berechnet werden.

Ä 2 150 P	Ausstellung von Wiederholungsrezepten und/oder Überweisungen und/oder Übermittlung von Befunden oder ärztlichen Anordnungen – auch mittels Fernsprecher durch die Arzthelferin und/oder Messung von Körperzuständen ohne Beratung, bei einer Inanspruchnahme des Arztes

Die Leistung nach Position Ä 2 darf anlässlich einer Inanspruchnahme des Arztes nicht zusammen mit anderen Gebühren berechnet werden. Außerdem darf für die Position Ä 2 höchstens der 2,5fache Steigerungssatz berechnet werden.

Für die Berechnung der vier Beratungsleistungen sollte jeweils der Inhalt der Beratung, Untersuchung oder die Übermittlung von Befunden genau dokumentiert werden. Ebenfalls spielt die Dauer der Beratung eine wichtige Rolle: Wird ein erhöhter Steigerungssatz verwendet, sollte dies als Begründung dokumentiert werden.

Neben den genannten Beratungsziffern sind auch **besondere Zusatzleistungen zu Beratungen** berechnungsfähig.

Ä 4 150 P	Erhebung der Fremdanamnese über einen Kranken und/oder Unterweisung und Führung der Bezugsperson(en) – im Zusammenhang mit der Behandlung eines Kranken

Position Ä 4 ist je Behandlungsfall nur einmal berechenbar. Eine Beratung ist zusätzlich abrechenbar.

6190 150 P	Beratendes oder belehrendes Gespräch mit Anweisung zur Beseitigung von schädlichen Gewohnheiten und Dysfunktionen

Für neuere Beratungs- und Untersuchungsmethoden, die weder in der GOZ noch in der GOÄ genannt sind, muss eine ▶Analogberechnung durchgeführt werden.

Analogberechnung, S. 33

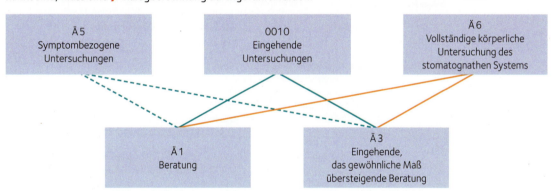

Abb. 1 Bei Privatpatienten kann neben jeder Untersuchung eine Beratung berechnet werden. Jede Untersuchungsleistung darf mit jeder Beratungsleistung kombiniert werden: 0010 mit Ä 1 oder Ä 3; Ä 6 mit Ä 1 oder Ä 3; Ä 5 mit Ä 1 oder Ä 3.

Die Positionen Ä 1 und Ä 5 sind je Behandlungsfall nur einmal mit zahnärztlichen Leistungen abrechnungsfähig. Nach Ablauf eines Behandlungsfalles sind sie beim selben Krankheitsfall wieder berechenbar.

> **MERKE**
> Die Definition von Behandlungsfall und Krankheitsfall in der GOZ weicht von der des BEMA ab.

Behandlungsfall = 30 Tage ab Beginn der Behandlung
Krankheitsfall ist länger als 30 Tage
Krankheitsfall ist kürzer als 30 Tage
Krankheitsfall = Behandlungsfall

Abb. 2 Zusammenhang von Behandlungsfall und Krankheitsfall in der GOZ

BEISPIELFALL 1

Datum	Behandlung	GOZ-/GOÄ-Pos.	Begründung
17.02.	Eingehende Untersuchung mit einer 15-minütigen Beratung, Befund: 37 und 36 kariös	0010 Ä 3	Nebeneinander abrechenbar (Beratung über 10 Minuten)
22.02.	Beratung zur Anästhesie, Füllungen an 37 und 36 gelegt	Ä 1 Füllungen	Ä 1 neben zahnärztlichen Leistungen innerhalb von 30 Tagen abrechenbar
25.02.	Sportunfall, Schneidezähne beschädigt, Beratung, Röntgenaufnahme: keine Fraktur, Zähne glatt geschliffen	Ä 1, Röntgenaufnahme, Glattschleifen	Ä 1 abrechenbar, da neuer Behandlungsfall
28.06.	Eingehende Untersuchung mit Beratung unter 10 Minuten, kein krankhafter Befund	0010 Ä 1	Neue 0010 abrechenbar, es bestehen keine Fristen

BEISPIELFALL 2

Datum	Behandlung	GOZ-/GOÄ-Pos.	Begründung
02.09.	Symptombezogene Untersuchung wegen Schmerzen mit Beratung unter 10 Minuten, Behandlung der Prothesendruckstelle	Ä 5 Ä 1 Prothesendruckstellenbehandlung	
05.10.	Symptombezogene Untersuchung wegen Schmerzen mit Beratung über 10 Minuten, Behandlung einer schmerzhaften Munderkrankung	Ä 5 Ä 1 Mundschleimhautbehandlung	Neuer Behandlungsfall, deshalb sowohl Ä 5 als auch Ä 1 abrechenbar, keine Ä 3 wegen Zusatzleistungen
09.10.	Beratung unter 10 Minuten, Behandlung der Schleimhauterkrankung	Mundschleimhautbehandlung	Keine Ä 1 abrechenbar: gleicher Behandlungsfall
30.11.	Eingehende Untersuchung mit einer 15-minütigen Beratung	Ä 6 Ä 3	Neuer Behandlungsfall, keine Fristen zu beachten

1.2.4 Weitere Leistungen zu den Beratungen und Untersuchungen

Zuschläge

In der GOÄ gibt es keine eigenen Positionen für Beratungen und Untersuchungen außerhalb der Sprechzeit. Stattdessen wird der Mehraufwand des Arztes oder Zahnarztes durch ein Zuschlagsystem abgedeckt. Die Zuschläge sind nur mit einfachem Satz und nur im Zusammenhang mit den Beratungen und Untersuchungen nach den Positionen Ä 1, Ä 3, Ä 4, Ä 5 und Ä 6 berechenbar. Für den Zahnarzt sind hier besonders wichtig:
- Untersuchungen nach den Positionen Ä 5 und Ä 6
- Beratungen nach den Positionen Ä 1 oder Ä 3

Es gibt zwei Gruppen von Zuschlägen:
- Die **Zuschläge A bis D sowie K1** sind für Leistungen gedacht, die in der Praxis erbracht werden.
- Die **Zuschläge E bis J sowie K2** dienen der Abrechnung im Rahmen von Hausbesuchen bei Patienten.

Ä A 70 P	Zuschlag für außerhalb der Sprechstunde erbrachte Leistungen

 Der Zuschlag nach Buchstabe A ist neben den Zuschlägen nach den Buchstaben B, C und/oder D nicht berechnungsfähig.

Ä B 180 P	Zuschlag für in der Zeit zwischen 20:00 und 22:00 Uhr oder 6:00 und 8:00 Uhr außerhalb der Sprechstunde erbrachte Leistungen

 Neben dem Zuschlag nach Buchstabe B ist der Zuschlag nach Buchstabe C nicht berechnungsfähig.

Ä C 320 P	Zuschlag für in der Zeit zwischen 22:00 und 6:00 Uhr erbrachte Leistungen

 Neben dem Zuschlag nach Buchstabe C ist der Zuschlag nach Buchstabe B nicht berechnungsfähig.

Ä D 220 P	Zuschlag für an Samstagen, Sonn- oder Feiertagen erbrachte Leistungen

 Werden Leistungen innerhalb einer Sprechstunde an Samstagen erbracht, so ist der Zuschlag nach Buchstabe D nur mit dem halben Gebührensatz berechnungsfähig.

> **HINWEIS**
>
> Werden Leistungen an Samstagen, Sonn- oder Feiertagen zwischen 20:00 und 8:00 Uhr erbracht, ist neben dem Zuschlag nach Buchstabe D ein Zuschlag nach Buchstabe B oder C berechnungsfähig.

K1 120 P	Zuschlag zu Untersuchungen nach den Nummern 5, 6, 7 oder 8 bei Kindern bis zum vollendeten 4. Lebensjahr

Für Zuschläge bei ›Besuchen gelten eigene Ziffern.

Besuche bei Privatpatienten, S. 81

	08:00 bis 20:00 Uhr	20:00 bis 22:00 Uhr 06:00 bis 08:00 Uhr	22:00 bis 06:00 Uhr
Wochentags, außerhalb der Sprechstunde	A	B	C
Samstag Sprechstunde	½ D		
Samstag, Sonn- und Feiertag	D	D + B	D + C

Tab. 1 Zuschlagspositionen nach Wochentagen und Uhrzeit

HINWEIS

Die Zuschläge müssen in der Rechnung unmittelbar im Anschluss an die zugrunde liegende Leistung aufgeführt werden (Abb. 1). Zur genaueren Bezeichnung der Herkunft werden die Ziffern aus der GOÄ mit einem Ä eingeleitet.

für die zahnärztliche Behandlung erlaube ich mir, nach den zurzeit geltenden Bestimmungen zu berechnen:

Datum	Region	Nr.	Leistungsbeschreibung/Auslagen	Bgr. Faktor	Anz.	EUR
28.04.15		Ä6	Vollständige Untersuchung des stomatognathen Systems	2,3	1	13,41
		Ä1	Beratung, auch fernmündlich	2,3	1	10,72
		Ä-D	Zuschlag an Samstagen, Sonn- oder Feiertagen	1,0	1	12,82
		Ä-C	Zuschlag in der Zeit zwischen 22 und 6 Uhr	1,0	1	18,65
	35	2170	Einlagefüllung, mehr als zweiflächig	2,3	1	221,07

Abb. 1 Ausschnitt aus einer Rechnung mit Zuschlägen

BEISPIELFALL

Datum	Behandlung	GOZ-/GOÄ-Pos.	Begründung
30.09. 23:00 Uhr	Eingehende Untersuchung wegen Schmerzen mit Beratung der Eltern unter 10 Minuten, Behandlung beim 3-jährigen Kind nicht möglich	0010 Ä1 Zuschlag C Zuschlag K1	Zuschlag C, da Untersuchung nach 22:00 Uhr, K1
01.10. Sonntag, 07:00 Uhr	Symptombezogene Untersuchung, Oberflächenanästhesie, Schleimhautkapuze eröffnet	Ä5 Anästhesie, Eröffnung Zuschlag D und B Zuschlag K1	Keine Ä1 berechenbar, da gleicher Behandlungsfall, K1, Sonntag vor 08:00 Uhr
03.10.	Telefonische Beratung (der Eltern) unter 10 Minuten, wochentags außerhalb der Sprechstunde	Ä1 Zuschlag A	Ä1 als alleinige Leistung, kein K1, da keine Untersuchung

▶ Parodontaler Screening-Index

Eine der BEMA-Pos. 04 bei Kassenpatienten entsprechende Leistung stellt in der Abrechnung von Leistungen für Privatpatienten die GOZ-Pos. 4005 dar.

4005 80 P	Erhebung mindestens eines Gingivalindexes und/oder eines Parodontalindexes (z. B. Parodontaler Screening-Index (PSI))

 Die Leistung ist innerhalb eines Jahres höchstens zweimal berechnungsfähig.

 Das Ergebnis muss dokumentiert werden.

▶ Gewinnung von Zellmaterial

Der BEMA-Gebührenziffer 05 entspricht bei Privatpatienten die GOÄ-Pos. 298.

| Ä 298 40 P | Entnahme und gegebenenfalls Aufbereitung von Abstrichmaterial zur mikrobiologischen Untersuchung – gegebenenfalls einschließlich Fixierung |

▶ Besuche, Zuschläge, Wegegeld und Entschädigungen

▶ Besuche

Ähnlich der Abrechnung von Besuchen bei Kassenpatienten wird bei Privatpatienten zunächst der **Besuch** als solcher abgerechnet und anschließend die entsprechenden Zuschläge. Die allgemeinen Bestimmungen zu den Besuchen finden sich in der GOZ (§ 8), die Abrechnungsziffern stammen aus der GOÄ.

Wie bei Kassenpatienten wird auch hier unterschieden, ob der Besuch in einer Pflegestation oder beim Patienten zu Hause stattfindet. Ebenso findet sich eine Bestimmung über den Besuch eines weiteren Kranken in derselben häuslichen Gemeinschaft.

| Ä 48 120 P | Besuch eines Patienten auf einer Pflegestation (z. B. in Alten- oder Pflegeheimen) bei regelmäßiger Tätigkeit des Arztes (Zahnarztes) auf der Pflegestation zu vorher vereinbarten Zeiten |

| Ä 50 320 P | Besuch, einschließlich Beratung und symptombezogener Untersuchung |

| Ä 51 320 P | Besuch eines weiteren Kranken in derselben häuslichen Gemeinschaft im unmittelbaren zeitlichen Zusammenhang mit Leistungen nach Ä 50, einschließlich Beratung und symptombezogener Untersuchung |

(A) Am Leistungstext ist jeweils erkennbar, dass in jeder Besuchsposition die „kleine" Beratung nach Ä 1 enthalten ist. Sie kann daher nie neben einer Besuchsposition berechnet werden. Dies gilt auch für die Ä 48.

Zur Abrechnung des Besuchs kommen die zahnärztlichen Leistungen während eines Besuchs hinzu.
Neben der Ä 48 dürfen alle Untersuchungen abgerechnet werden. Neben den Ä 50 und Ä 51 darf nur die Ä 6 oder 0010 berechnet werden.

▶ Zuschläge
Folgende Zuschläge können neben den Besuchsziffern anfallen:

| Ä E 160 P | Zuschlag für dringend angeforderte und unverzüglich erfolgte Ausführung |

| Ä F 260 P | Zuschlag für in der Zeit zwischen 20:00 und 22:00 Uhr oder 6:00 und 8:00 Uhr erbrachte Leistungen |

| Ä G 450 P | Zuschlag für in der Zeit zwischen 22:00 und 6:00 Uhr erbrachte Leistungen |

| Ä H 340 P | Zuschlag für an Samstagen, Sonn- und Feiertagen erbrachte Leistungen |

| K 2 120 P | Zuschlag zu den Leistungen nach den Nummern Ä 45, Ä 46, Ä 48, Ä 50, Ä 51a, Ä 55 (Begleiten) oder Ä 56 (Verweilen) bei Kindern bis zum vollendeten 4. Lebensjahr |

HINWEIS

Die Zuschläge dürfen nur mit dem einfachen Satz berechnet werden.

🚫 Neben dem Zuschlag E kann kein anderer Zuschlag F bis H berechnet werden.

☐ Werden Leistungen an Samstagen, Sonn- oder Feiertagen zwischen 20:00 und 8:00 Uhr erbracht, darf neben dem Zuschlag nach Buchstabe H ein Zuschlag nach Buchstabe F oder G berechnet werden.

	08:00 bis 20:00 Uhr	20:00 bis 22:00 Uhr 06:00 bis 08:00 Uhr	22:00 bis 06:00 Uhr
Wochentags	ggf. E	F	G
Samstag, Sonn- und Feiertag	H	H + F	H + G

Tab. 1 Zuschlagpositionen für Besuche nach Wochentagen und Uhrzeit

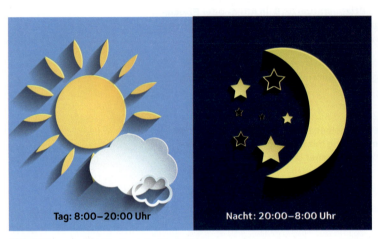

Abb. 1 Tages- und Nachtzeiten beim Wegegeld

▶ Wegegeld und Reiseentschädigung

Zusätzlich zu den Besuchsziffern erhält der Zahnarzt nach §8 GOZ Entschädigungen für Besuche: Wegegeld oder Reiseentschädigung. Hierdurch sind Zeitversäumnisse und die durch den Besuch bedingten Mehrkosten abgegolten.

Der Zahnarzt kann für jeden Besuch ein **Wegegeld** berechnen. Das Wegegeld unterscheidet sich durch das Ziel des Besuchs innerhalb eines bestimmten Radius um die Praxisstelle des Zahnarztes. Außerdem werden zu Tages- und Nachtzeiten unterschiedliche Beträge berechnet. Als Nacht zählt hierbei die Zeit zwischen 20:00 und 8:00 Uhr.

Radius	Wegegeld
bis zu 2 Kilometer	4,30 Euro bei Nacht 8,60 Euro
mehr als 2 Kilometer bis zu 5 Kilometer	8,00 Euro bei Nacht 12,30 Euro
mehr als 5 Kilometer bis zu 10 Kilometer	12,30 Euro bei Nacht 18,40 Euro
mehr als 10 Kilometer bis zu 25 Kilometer	18,40 Euro bei Nacht 30,70 Euro

Tab. 2 Wegegeld nach bestimmtem Radius

Erfolgt der Besuch von der Wohnung des Zahnarztes aus, so tritt bei der Berechnung des Radius die Wohnung des Zahnarztes an die Stelle der Praxis. Werden mehrere Patienten in derselben häuslichen Gemeinschaft oder in einem Heim, insbesondere in einem Alten- oder Pflegeheim, besucht, darf der Zahnarzt das Wegegeld unabhängig von der Anzahl der besuchten Patienten und deren Versichertenstatus insgesamt nur einmal und nur anteilig berechnen.

Bei Besuchen außerhalb eines Radius von 25 Kilometern um die Praxisstelle des Zahnarztes tritt an die Stelle des Wegegeldes eine **Reiseentschädigung**.

Als Reiseentschädigung erhält der Zahnarzt
- 0,42 Euro für jeden zurückgelegten Kilometer, wenn er einen eigenen Kraftwagen benutzt, bei Benutzung anderer Verkehrsmittel die tatsächlichen Aufwendungen,
- bei Abwesenheit bis zu acht Stunden 56,00 Euro, bei Abwesenheit von mehr als acht Stunden 112,50 Euro je Tag,
- Ersatz der Kosten für notwendige Übernachtungen.

> **BEISPIEL**
>
> Der Zahnarzt führt am Samstag einen Besuch des erkrankten Patienten durch, weil sich die Naht der Extraktionswunde vom Freitag gelöst hatte. Der Patient wohnt 6 km von der Wohnung des Zahnarztes entfernt. Nach symptombezogener Untersuchung bringt der Zahnarzt eine neue Naht an.
> **Abrechnung:** Ä 50 + Zuschlag H + 12,30 € Wegegeld

 Bei den Besuchsziffern gilt das Gleiche wie in der Dokumentation für die entsprechenden BEMA-Positionen. Ein erhöhter Steigerungssatz ist zu begründen.

Informationsaustausch

Bei Privatpatienten ergeben sich unterschiedliche Möglichkeiten, einen Informationsaustausch abzurechnen:
- Für **Überweisungen** und **Wiederholungsrezepte** (als alleinige Leistung) ist Pos. Ä 2 abrechenbar.
- Für die **Arbeitsunfähigkeitsbescheinigung** wird Ä 70 berechnet.
- Für das **Konsilium** (Beratung von zwei Zahnärzten) ist die Ä 60 berechenbar.
- Ausführliche **Befundberichte** (Arztberichte) werden nach Ä 75 abgerechnet, umfangreichere **Gutachten** nach Ä 80 oder Ä 85.
- Gegebenenfalls ist auch ein erforderlicher **Diätplan** nach Ä 76 berechenbar.

Der Zahnarzt darf Anfragen von Privatversicherungen nur auf Wunsch des Patienten und mit Entbindung von der Schweigepflicht beantworten. Wenn zwei Zahnärzte miteinander über einen Patienten sprechen (auch am Telefon), so wird dafür Ä 60 und ggf. ein Zuschlag (E–H, K2) berechnet.

Überweisungen, S. 74

> **HINWEIS**
>
> Zu den Gutachten sind noch Schreibgebühren nach Ä 95 bzw. Kopien nach Ä 96 abrechenbar. Schreibgebühren dürfen jedoch nur mit dem einfachen Gebührensatz je Seite berechnet werden (Ä 95: 3,50 € pro Seite; Ä 96: 0,18 € pro Seite).

Ä 60 120 P	Konsiliarische Erörterung zwischen zwei oder mehr liquidationsberechtigten Ärzten, für jeden Arzt

Die Leistung nach Ä 60 darf nur berechnet werden, wenn sich der Zahnarzt zuvor oder im unmittelbaren zeitlichen Zusammenhang mit der konsiliarischen Erörterung persönlich mit dem Patienten und dessen Erkrankung befasst hat.

Ä 70 40 P	Kurze Bescheinigung oder kurzes Zeugnis, Arbeitsunfähigkeitsbescheinigung

Ä 75 130 P	Ausführlicher schriftlicher Krankheits- und Befundbericht (einschließlich Angaben zur Anamnese, zu dem/den Befund(en), zur epikritischen Bewertung und gegebenenfalls zur Therapie

Ä 80 300 P	Schriftliche gutachterliche Äußerung

Ä 85 500 P	Schriftliche gutachterliche Äußerung mit einem das gewöhnliche Maß übersteigenden Aufwand – gegebenenfalls mit wissenschaftlicher Begründung –, je angefangene Stunde Arbeitszeit

2 Hauptleistungen in einer Zahnarztpraxis: Füllungen

HINWEIS

Zur zusätzlichen Befestigung von Füllungen können auch sogenannte **parapulpäre Stifte** (auch Dentinanker) verwendet werden. In der Begründung zur neuen GOZ heißt es, dass diese Leistung „obsolet" sei, d. h., dass kein Zahnarzt diese Behandlung mehr durchführe. In der Kassenabrechnung gibt es aber nach wie vor eine Abrechnungsziffer dafür.

Für die Behandlung von kariösen Zähnen gibt es viele unterschiedliche Füllungsmaterialien und damit viele Techniken zum Legen von Füllungen. Von den Materialien und Techniken ist auch die Abrechnung von Füllungsleistungen abhängig, weshalb sie hier kurz zusammengestellt sind.

- **Definitive Füllung:** endgültige Füllung, die im Unterschied zu Aufbaufüllungen im Mund sichtbar bleibt
- **Aufbaufüllung:** Füllung unter einer Krone, die notwendig ist, weil der Zahn stark kariös war und die Krone sonst nicht halten würde
- **Provisorische Füllung:** Füllung, die nur temporär (zeitlich) im Zahn bleibt; sie wird nach einiger Zeit entfernt und durch eine endgültige Füllung o. Ä. ersetzt.

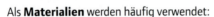

Abb. 1 Amalgamfüllung

Als **Materialien** werden häufig verwendet:
- plastische Materialien, z. B.
  – Amalgame
  – Komposite
  – Zemente, z. B. Glasionomerzemente
  – Metallfolie
- starre Materialien (äußerst haltbar), z. B.
  – Gold und andere Legierungen
  – Keramik
  – geeignete Kunststoffe

Inlay
Einlagefüllung ohne weitere Extension in die Kaufläche

Onlay
Einlagefüllung, die zumindest einen Höcker umfasst

Bei Füllungen mit starren Materialien spricht man je nach Ausdehnung der Füllung auch von ❯**Inlays** und ❯**Onlays**.

Eine Besonderheit sind **Inserts**. Das sind vorgefertigte Formkörper (z. B. aus Keramik). Sie werden an die Kavität angepasst und mittels Adhäsivtechnik im Zahn verankert.
Als Ersatz für stark kariöse Zähne im Milchzahngebiss gibt es außerdem noch die **konfektionierte Kinderkrone**.

MERKE

Grundsätzlich sind alle Tätigkeiten, die mit einer Füllung zusammenhängen, in der Füllungsposition enthalten. Es gibt aber besondere Maßnahmen, die auch zusätzlich abgerechnet werden können.

2.1 Füllungstherapie bei Kassenpatienten

2.1.1 Definitive Füllungen

Behandlungsrichtlinien unter:
http://www.kzbv.de/richtlinien.73.de.html

Zur Berechnung der im Folgenden vorgestellten Abrechnungsziffern müssen beim Legen von Füllungen bei Kassenpatienten auch die Richtlinien (RiLis) für diese Leistungen berücksichtigt werden.
Hieraus sind einige Einschränkungen beim Legen einer Füllung zu erkennen. Daneben existieren Beschlüsse des Gemeinsamen Bundesausschusses, des Bewertungsausschusses und des Schiedsamtes.

Hauptleistungen in einer Zahnarztpraxis: Füllungen | 85

13	F	Präparieren einer Kavität, Füllen mit plastischem Füllmaterial einschl. Unterfüllung, Anlegen einer Matrize oder die Benutzung anderer Hilfsmittel zur Formung der Füllung und Polieren	
13a	F1	einflächig	32
13b	F2	zweiflächig	39
13c	F3	dreiflächig	49
13d	F4	mehr als dreiflächig oder Eckenaufbau im Frontzahnbereich unter Einbeziehung der Schneidekante	58
		mit Ausnahmeindikation:	
13e		einflächige Kompositfüllung im Seitenzahnbereich	52
13f		zweiflächige Kompositfüllung im Seitenzahnbereich	64
13g		dreiflächige Kompositfüllung im Seitenzahnbereich	84

> **HINWEIS**
>
> In der Abrechnungsposition F (13) sind viele Arbeitsschritte enthalten, die nicht zusätzlich abgerechnet werden können, z. B. Präparation des Zahnes, Legen der Unterfüllung, Anlegen einer Matrize mit Adaption, relative Trockenlegung.

> **MERKE**
>
> **Mögliche Flächenangaben für die Füllungslage**
>
> m = 1 = mesial
> o/i = 2 = okklusal/inzisal
> d = 3 = distal
> v = 4 = vestibulär (bukkal/labial)
> l = 5 = lingual bzw. palatinal
>
> z = 7 = zervikal (ist keine genaue Flächenbezeichnung, wird aber für Ausnahmen von der zweijährigen Garantie benötigt)

 Füllungen sind also grundsätzlich nach den Ziffern F1 bis F4 abzurechnen. Hier sind die Füllungsmaterialien Amalgam (bei Amalgamallergie evtl. Zemente) im Seitenzahngebiet und Kunststoffe im Frontzahngebiet zu verwenden. Bei den Kunststofffüllungen im Frontzahngebiet ist mit der Berechnung der Füllung auch die Ätztechnik und Lichtaushärtung mit abgegolten.

Die Ziffern F1 bis F4 sind **einmal pro zusammenhängender Kavität** abrechenbar.
Es besteht eine **zweijährige Füllungsgarantie**.

 Die Ziffern F1 bis F4 können nicht berechnet werden bei

- Wiederholungsfüllung innerhalb von zwei Jahren (acht Quartalen),
- Versehen des gefüllten Zahns mit einer Krone,
- ❯Einlagefüllungen sowie Goldhämmerfüllungen (Metallfolie) und damit zusammenhängende Leistungen.

Einlagefüllungen, S. 99

B Ausnahmen von der zweijährigen Füllungsgarantie:

- Milchzahnfüllungen (diese erkennt das Abrechnungsprogramm an der Zahnbezeichnung)
- Zahnhalsfüllung (diese erkennt das Abrechnungsprogramm an der Flächenbezeichnung)
- mehr als dreiflächige Füllung (diese erkennt das Abrechnungsprogramm an der eingegebenen Flächenanzahl)
- Eckenaufbauten im Frontzahnbereich (diese erkennt das Abrechnungsprogramm an der Zahnbezeichnung und Flächenanzahl)

Das Abrechnungsprogramm meldet sofort, wenn die Füllungsgarantie gilt.

BEISPIELE

Bezeichnung der Füllung	Erklärung	BEMA-Pos.
26 m-o-d Amalgam	eine dreiflächige plastische Füllung (eine Kavität)	1 x F3
36 m-o und d-o Amalgam	zwei plastische Füllungen in zwei Kavitäten, beide zweiflächig	2 x F2
24 m-o-l und v Amalgam	zwei plastische Füllungen in zwei Kavitäten, eine dreiflächig, eine einflächig	1x F3 und 1x F1
21 l-i-d-v Kunststoff	plastische Eckenaufbaufüllung distal	1 x F4
21 d-i-v-l und m-i-v-l	zwei Eckenaufbaufüllungen, eine distal und eine mesial (es handelt sich nicht um Aufbaufüllungen)	2 x F4
46 m-o-d-b-l Amalgam	eine mehr als vierflächige plastische Füllung in einer Kavität	1 x F4
15 m-o-z Amalgam	Es handelt sich um eine zweiflächige plastische Füllung, die am Zahnhals liegt (z hebt die Füllungsgarantie auf).	1 x F2
84 m-o-v Amalgam	eine plastische Milchzahnfüllung	1 x F3

> **HINWEIS**
> d-i-v-l und m-i-v-l werden auch oft abgekürzt mit Eckenaufbau m und d.

Die Schreibweise in der Upload-Datei erfolgt in den meisten Bundesländern **rein nummerisch** und sieht folgendermaßen aus (Regelfüllungen):

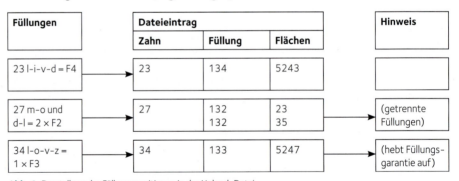

Abb. 1 Darstellung der Füllungspositionen in der Upload-Datei

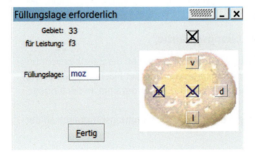

Abb. 2 Eingabe der Füllung in das Abrechnungsprogramm durch Anklicken der Flächen: Hier ist ein Eingabefehler erkennbar. Es handelt sich um eine zweiflächige Füllung, die mit F2 eingegeben werden muss.

Die Abrechnung von Füllungen wird in vielen Programmen eng mit der Dokumentation verknüpft. Nach der Eingabe des Datums wird zunächst nach dem Zahn gefragt, der behandelt wird. Nach **Eingabe des Zahnes** kann die entsprechende **Abkürzung der Füllung**, z. B. F3 oder 13c, eingetippt werden. Die Eingabe der Fläche muss mit Kürzeln wie in den obigen Beispielen vorgenommen werden, z. B. mod. Die Programme unterscheiden sich bei der Eingabe nur bei labialen und lingualen sowie bukkalen Füllungen; es sind z. B. lingual, labial und bukkal als li, la und b einzugeben oder la und b sind als v = vestibulär festzuhalten. Manche Programme wandeln die eingegebenen Flächen auch um. Ist im Frontzahnbereich die Schneidekante betroffen, müssen i = inzisal und alle anderen betroffenen Flächen eingegeben werden. Nicht mögliche Flächen, z. B. p an 36, werden zurückgewiesen.

Verschiedene Programme enthalten Hilfestellungen bei der Füllungseingabe. Oft müssen die Füllungsflächen nur angeklickt werden, damit die richtige Fläche abgerechnet wird. Die Zähne sind dabei symbolisch dargestellt (s. Abb. 2, S. 86).

Die Schreibweise der Flächen ist sowohl in den Zahnarztpraxen als auch in der Schule sehr unterschiedlich. Die Tab. 1 zeigt die drei möglichen Schreibweisen und die Schreibweise in der Upload-Datei.

Zahn und Füllung	1. Schreibweise	2. Schreibweise	3. Schreibweise	Upload
36, F3	mov	m-o-b	mes-occ-buk	124
11, 2 x F4	mliv und dliv	mesialer und distaler Eckenaufbau	molap und dolap	1245 2345

Tab. 1 Schreibweisen von Füllungsflächen: Alle Programme wandeln die Flächen für den Upload in die oben genannten Ziffern um.

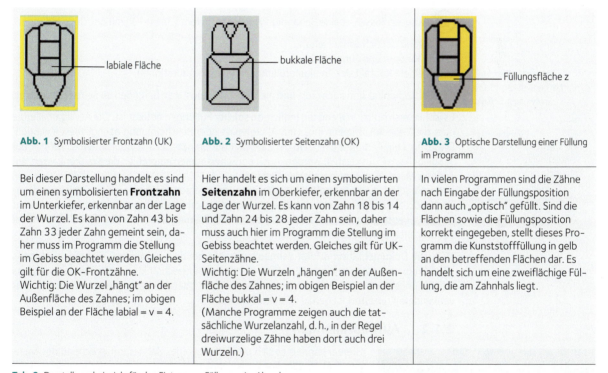

Abb. 1 Symbolisierter Frontzahn (UK)	Abb. 2 Symbolisierter Seitenzahn (OK)	Abb. 3 Optische Darstellung einer Füllung im Programm
Bei dieser Darstellung handelt es sind um einen symbolisierten **Frontzahn** im Unterkiefer, erkennbar an der Lage der Wurzel. Es kann von Zahn 43 bis Zahn 33 jeder Zahn gemeint sein, daher muss im Programm die Stellung im Gebiss beachtet werden. Gleiches gilt für die OK-Frontzähne. Wichtig: Die Wurzel „hängt" an der Außenfläche des Zahnes; im obigen Beispiel an der Fläche labial = v = 4.	Hier handelt es sich um einen symbolisierten **Seitenzahn** im Oberkiefer, erkennbar an der Lage der Wurzel. Es kann von Zahn 18 bis 14 und Zahn 24 bis 28 jeder Zahn sein, daher muss auch hier im Programm die Stellung im Gebiss beachtet werden. Gleiches gilt für UK-Seitenzähne. Wichtig: Die Wurzeln „hängen" an der Außenfläche des Zahnes; im obigen Beispiel an der Fläche bukkal = v = 4. (Manche Programme zeigen auch die tatsächliche Wurzelanzahl, d. h., in der Regel dreiwurzelige Zähne haben dort auch drei Wurzeln.)	In vielen Programmen sind die Zähne nach Eingabe der Füllungsposition dann auch „optisch" gefüllt. Sind die Flächen sowie die Füllungsposition korrekt eingegeben, stellt dieses Programm die Kunststofffüllung in gelb an den betreffenden Flächen dar. Es handelt sich um eine zweiflächige Füllung, die am Zahnhals liegt.

Tab. 2 Darstellungsbeispiele für den Eintrag von Füllungen im Abrechnungsprogramm

Neben der Angabe des Datums, Zahns und der Füllungslage ist es wichtig, das **Material** zu dokumentieren, das verwendet wurde (s. Abb. 4).

19.02.16	24	f3	mod	< Compoglass

Abb. 4 Eingabe des Füllungsmaterials im Abrechnungsprogramm

Kunststofffüllungen im Seitenzahnbereich

Es besteht auch die Möglichkeit, im Seitenzahnbereich Kunststofffüllungen zu legen und mit Kassenpatienten abzurechnen. Es handelt sich um die ❯**BEMA-Positionen 13e bis 13g**. Dies ist jedoch nur sehr eingeschränkt möglich.

Pos. 13e bis 13g, S. 85

 Diese Positionen sind nur abrechenbar, wenn Füllungen entsprechend der Adhäsivtechnik gelegt wurden und wenn eine Amalgamfüllung absolut kontraindiziert ist.

> **MERKE**
>
> Amalgamfüllungen sind nur kontraindiziert bei
> - Niereninsuffizienz oder
> - nachgewiesener Amalgamallergie.

Die Pos. 13e bis 13g können nur bei 1 % der Füllungen des betreffenden Zahnarztes abgerechnet werden.
Eine private Abrechnung der Kunststofffüllungen ist nach GOZ möglich (unter Abzug der „Kassenfüllung").

 Ausgeschlossen ist eine Behandlung nach den Ziffern 13e bis 13g mit den Begründungen:
- während der Schwangerschaft,
- von Kindern und Jugendlichen,
- bei einem Kontakt der Amalgamfüllung mit ❯Gussrestaurationen.

Gussrestaurationen
Hierbei handelt es sich um Inlays oder Onlays.

Nicht abrechenbar sind auch vier- und mehrflächige Kunststofffüllungen im Seitenzahngebiet.

Es ist hier ersichtlich, wie eng die Indikation solcher Füllungen gefasst ist. Die Amalgamallergie oder die Niereninsuffizienz muss mit Allergiepass oder Bescheinigung nachgewiesen werden. Diese muss ein Arzt ausstellen. Ob der Zahnarzt die Grenze von 1 % überschreitet, kann in der ❯„Spiegelkartei" festgestellt werden. Auch bei Schwangeren empfehlen die Krankenkassen, ein anderes Material als Amalgam zu verwenden.

Spiegelkartei
Eine Spiegelkartei zeigt die Abrechnungswerte eines Zahnarztes im Vergleich zu den Abrechnungswerten aller Zahnärzte im KZV-Gebiet an.

In der Regel ist die Kunststofffüllung im Seitenzahngebiet damit keine Kassenleistung. Dennoch möchten immer mehr Kassenpatienten im Seitenzahnbereich nicht mit Amalgam versorgt werden. Hier bietet sich dann nach eingehender Aufklärung über den § 28 SGB V eine andere Füllung unter ❯Mehrkostenberechnung an.

Mehrkostenberechnung, S. 105

 Die Dokumentation erfolgt zahnbezogen wie bei den „normalen" Füllungen. Manche Programme zeigen einen Warnhinweis mit der eingeschränkten Indikation. Die Angabe der Füllungslage ist mit den entsprechenden Ziffern oder Abkürzungen vorzunehmen. Der verwendete Kunststoff ist genau zu dokumentieren.

2.1.2 Aufbaufüllungen

Hierbei handelt es sich um Füllungen des Zahnes entsprechend der Nummer F (13), allerdings mit dem Unterschied, dass der Zahn anschließend überkront bzw. prothetisch versorgt werden soll. Diese Füllung ist nach der Überkronung nicht mehr sichtbar.

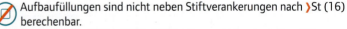

```
Füllungsfläche ist nicht mo (12),
vo (42), do (32), lo (52), mv
(14), ml (15), vd (43), dl (35),
mod (123), mol (125), mov (124),
dov (324), lov (524), lod (523),
lmv (514), ldv (534), mvd (143),
mld (153), vold (4253), mvdl
(1435), volm (4251), modl (1235),
modv (1234) oder modvl (12345)
```

Abb. 1 Auszug aus dem BEMA-Prüfmodul für die F2

Eine **einflächige Aufbaufüllung** wird als 13a (F1) abgerechnet.
Eine **mehrflächige Aufbaufüllung** wird als 13b (F2) abgerechnet.

Aufbaufüllungen sind nicht neben Stiftverankerungen nach ❯St (16) berechenbar.
Die Positionen 13c (F3) und 13d (F4) können nicht als Aufbaufüllungen berechnet werden.

Pos. 16 (St), S. 90

Es ist ersichtlich, dass insbesondere bei der Abrechnung der F2 ein Problem besteht. Ist eine Aufbaufüllung mit F2 in das Praxisprogramm einzugeben, ist dies mit mehr als zwei Flächen vermutlich nicht durchführbar. Es erfolgt ein Warnhinweis des Programms, dass dies nicht möglich ist (s. Abb. 1). Aus diesem Grund sind in allen Programmen Aufbaufüllungen in einer anderen Form einzugeben.

Hauptleistungen in einer Zahnarztpraxis: Füllungen | 89

> **MERKE**
>
> Aufbaufüllungen sind in den Abrechnungsprogrammen z. B. als F2**ZE** (**Z**ahn-**E**rsatz), F2**Z** (**Z**ahnersatz) oder **af**2 (**A**ufbau**f**üllung) einzugeben.

Anschließend wird diese Füllung auch mit einer anderen Farbe gekennzeichnet. Dies gilt dann auch für einflächige Aufbaufüllungen. Diese werden jedoch selten abgerechnet.

 Die Vorgaben zu Dokumentation entsprechen den Vorschriften der übrigen Füllungen.

> **BEISPIELFALL**
>
> Die Patientin ist als Familienmitglied in der AOK versichert, sie leidet an Niereninsuffizienz (mit Attest nachgewiesen).
>
> | Datum | Zahn | Behandlungsausschnitt | BEMA-Pos. |
> |---|---|---|---|
> | A | 14
12 | Beratung wegen Schmerzen im OK rechts,
Kunststofffüllung m-o-p
Kunststofffüllung, Eckenaufbau mesial | Ä1
13g
F4 |
> | B |

21
22 | Eingehende Untersuchung mit Beratung der Patientin:
Befund: c: 21, 22, 24, 27, 31, 33, 41, 47, 37; z: 35, 36; f: 18, 28, 48
Zahnstein vorhanden
Kompositfüllung pal-mes
Kompositfüllung mes und dis-pal | 01

F2
F1, F2 |
> | C | 31
47
24
27 | Kunststofffüllung, Eckenaufbau distal
Kunststofffüllung m-o-d und bukkal
Kunststofffüllung bukkal-distal
Kunststofffüllung d-p | F4
13g, 13e
13f
13f |
> | D | | Patientin erscheint nicht zum verabredeten Termin | Dokumentation |
> | E | | Neue Terminvereinbarung | Dokumentation |
> | F | 37
41 | Aufbaufüllung m-o-d (spätere Überkronung)
Aufbaufüllung li-dist-mes-inc (spätere Überkronung) | F2ZE
F2ZE |

2.1.3 Provisorische, temporäre und unvollendete Füllungen

In seltenen Fällen kann es vorkommen, dass eine Füllung nicht vollendet wird oder bewusst eine nur zeitlich befristete (temporäre) Füllung gelegt wird.

11	pV	Exkavieren und prov. Verschluss einer Kavität als alleinige Leistung, auch unvollendete Füllung	19

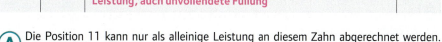 Die Position 11 kann nur als alleinige Leistung an diesem Zahn abgerechnet werden. Begründungen dafür, dass die Füllung nicht vollendet werden kann, sind z. B.:
- Patient ist auf der Durchreise oder im Urlaub
- Patient kommt im Notdienst
- Patient ist verstorben
- Vertretungsbehandlung
- Patient verweigert Weiterbehandlung
- Milchzahnfüllung als prov. Füllung

Position 11 kann in folgenden Fällen nicht berechnet werden:

- neben Wurzelbehandlungen (ist in allen dortigen Ziffern enthalten)
- wenn die Füllung im Folgequartal vollendet wird
- bei Weiterbehandlung des Zahnes (auch prothetisch)

Hieraus wird ersichtlich, dass diese Position nur sehr selten abgerechnet wird. Die Flächenanzahl spielt hier keine Rolle. Da manchmal nicht bekannt ist, ob der Patient noch einmal in der Praxis erscheint, kann diese Position auch im Folgequartal abgerechnet werden. Dies ist auch ohne erneutes Einlesen der eGK möglich; der Erfassungsschein wird ebenfalls nicht benötigt. Im Rahmen von Wurzelbehandlungen erfolgen oft provisorische Verschlüsse, die aber nie abgerechnet werden können.

 Es sollte unbedingt der Grund angegeben werden, warum keine Weiterbehandlung mehr erfolgt ist.

2.1.4 Füllungsalternative bei Kindern

Bei größeren kariösen Defekten bietet sich bei Kindern als Alternative zur Füllung eine konfektionierte Krone an. Es handelt sich dabei um vorgefertigte Kronen, die noch im gewissen Rahmen an den Zahn und die Mundverhältnisse angepasst werden können. Dies ist nur in der Kinderzahnheilkunde möglich.

14	Konfektionierte Krone (im Seitenzahnbereich in der Regel aus Metall) einschl. Material- und Laboratoriumskosten in der pädiatrischen Zahnheilkunde	50

 Die dafür benötigten (Kinder-)Kronen sind dabei in der Gebührenziffer enthalten.

2.1.5 Stiftverankerung bei Füllungen

parapulpär
neben der Pulpa

Besonders große Füllungen oder Eckenaufbauten halten besser, wenn sie mit sogenannten ›parapulpären‹ Stiften befestigt werden (s. Abb. 1). Diese Art der Behandlung kann für Kassenpatienten noch abgerechnet werden, obwohl der Aufwand dafür relativ hoch ist. In der GOZ 2012 gibt es diese Leistung nicht mehr, weil man sagt, sie sei obsolet.

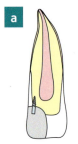
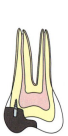
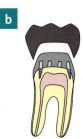

Abb. 1 Dentinanker a) in definitiv gefüllten Zähnen (an 21 und 26), b) mit Aufbaufüllung (an 36)

16	St	Stiftverankerung einer Füllung (zusätzlich zu Nr. 13 c, d, g) je Zahn, einschl. Materialkosten	20

A Die Position 16 (St) ist nur zusammen mit F3 (13c) oder F4 (13d) oder 13g abrechenbar. Sie kann einmal pro Zahn (unabhängig von der Zahl der Stifte!) und neben Aufbaufüllungen am Zahn berechnet werden.

 Ausgeschlossen ist die Berechnung von Pos. 16 (St)

- neben F1, F2, 13e und 13f sowie
- zweimal pro Zahn bei zwei Stiften.

 Die Materialkosten für die Stifte können nicht gesondert berechnet werden.

Hauptleistungen in einer Zahnarztpraxis: Füllungen | 91

▶ Abrechnung von Stiftkosten

Die Stiftkosten können neben Füllungen nach F1, F2, 13e, 13f sowie F1ZE und F2ZE (Aufbaufüllungen) berechnet werden.
Wenn es sich ergibt, dass eine einflächige endgültige Füllung (Amalgam oder Kunststoff) oder eine Aufbaufüllung an einem Zahn mit parapulpären Stiften verankert werden soll, dürfen nur die Materialkosten abgerechnet werden. Hier kann die tatsächliche Anzahl der Stiftkosten abgerechnet werden (s. Abb. 1).

> **BEISPIEL**
>
> Die Stiftkosten liegen bei 3,45 € pro Stift. Bei einer dreiflächigen Aufbaufüllung werden drei Stifte verwendet.
> **Abrechnung:** F2ZE und 3 x 601 mit 3,45 € = 10,35 €. Dies geschieht über die Abrechnungsziffer **601** in der Leistungsspalte des Abrechnungsprogramms und den genauen Betrag (in Cent) in der Bemerkungsspalte des Programms (s. Abb. 1).

Die Materialkosten müssen individuell nach Fabrikat, Stärke, Anzahl usw. ermittelt werden. Bei der individuellen Preisermittlung dürfen die bezahlte Mehrwertsteuer und ein Finanzierungsaufschlag nicht vergessen werden.

01.05.15	36		af2	mod	< Aufbaufüllung	1			kch
	34		af2	modv	< Aufbaufüllung	1			kch
	34	2	q601		< TMS-Stifte	1	=	€ 6,90	kch

Abb. 1 Eingabe von Stiftkosten in einem zahnärztlichen Abrechnungsprogramm

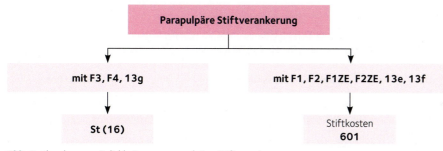

Abb. 2 Abrechnungsmöglichkeiten von parapulpären Stiftverankerungen

✏️ Neben dem Zahn sollten unbedingt die Materialien genau aufgezeichnet werden, die verwendet wurden. Die Eingabe der 601 ist eine der wenigen Möglichkeiten, Materialkosten im KCH-Bereich zu erfassen. Daher ist die Erfassung in den Programmen oft schwierig.

> **BEISPIEL**
>
> Zwei TMS-Stifte von 2,80 €/Stift an 26 müssen im Programm erfasst werden.
> Beispiellösung für eine Programmeingabe:
> 26 2xq601=2,80 <TMS-Stifte (gesprochen: 26 Leerschritt, zwei Mal q601 gleich 2,80, Leerschritt, Dokuzeichen, Dokumentation der Stifte)
> Es werden 5,60 € abgerechnet.

> **HINWEIS**
>
> ⟩ Stifte, die im Wurzelkanal verankert werden, müssen anders abgerechnet werden.

Stifte im Wurzelkanal, S. 271

Die folgende Übersicht zeigt die Möglichkeiten der **Abrechnung von Füllungen mit Stiftverankerungen**.

Zahnbehandlung	BEMA-Abrechnung	Begründung
Einflächige Füllung mit einem Stift verankert	F1 mit 601	F1 nur Stiftkosten abrechenbar
Eckenaufbau unter Einbeziehung der Schneidekante mit einem Stift verankert	F4 mit St	F4 neben St möglich
Mehrflächige Aufbaufüllung mit drei Stiften verankert	F2ZE und 3 x 601	Neben F2 nur 601 möglich
Vierflächige Füllung mit drei Stiften verankert	F4 mit St (einmal)	St nur einmal pro Zahn
Zwei getrennte Aufbaufüllungen, jeweils dreiflächig, eine mit zwei Stiften verankert	2 x F2ZE und 2 x 601	601 nach tatsächlicher Anzahl, getrennte Aufbaufüllungen
Dreiflächige Füllung mit zwei Stiften verankert	F3 und St	St bei F3 möglich

Tab. 1 Möglichkeiten der Abrechnung von Füllungen mit Stiftverankerungen

BEISPIELFALL

Bei einer Patientin, die in der KKH pflichtversichert ist, wird die folgende Behandlung durchgeführt. Sie hat einen Allergiepass, in dem ihre Amalgamallergie eingetragen ist.

Datum	Zahn	Behandlungsausschnitt	BEMA-Pos.
A		Patientin kommt mit Schmerzen, Beratung im Notdienst	Ä1, 03
	16	Kompositfüllung, m-o-p mit einem parapulpären Stift verankert	13g, St
	17	Kompositfüllung d-b	13f
B		Eingehende Untersuchung mit Beratung, Befund: f: 18, 28, 48; c: 17, 13, 11, 21, 22, 22, 25, 31, 33, 36, 41, 45, 46; Zahnstein vorhanden	01
	11	Kompositfüllung d-p-m mit Stiftverankerung	F3, St
	21	Eckenaufbau distal (Aufbau der Schneidekante)	F4
	22	Eckenaufbau mesial mit zwei Stiften verankert	F4, St
C	25	Kompositfüllung okklusal und bukkal	2 x 13 e
	46	Aufbaufüllung li-o-d mit zwei Stiften verankert	F2ZE + 2 x 601
	45	Aufbaufüllungen li-o und buc-d-m	2 x F2ZE
	43	Kompositfüllung d-li-m und la	F3 und F1
	41	Kompositfüllung la	F1
	13	Kompositfüllung la (zervikal), wegen Schmerzen Präparation unterbrochen, provisorisch verschlossen Weiterbehandlung im Folgequartal	Dokumentation

2.1.6 Besondere Maßnahmen bei Füllungen

In den Leistungsinhalten der Füllungspositionen sind viele Arbeitsschritte enthalten. Dennoch gibt es besondere Maßnahmen, die zusätzlich abgerechnet werden können. Da es sich um besondere Maßnahmen beim Füllen und Präparieren handelt, kann diese Position auch im Zahnersatzbereich abgerechnet werden.

| 12 | bMF | Besondere Maßnahmen beim Präparieren oder Füllen (Separieren, Beseitigen störenden Zahnfleisches, Anlegen von Spanngummi, Stillung einer übermäßigen Papillenblutung), je Sitzung, je Kieferhälfte oder Frontzahnbereich | 10 |

 Die Position 12 (bMF) ist je Kieferhälfte oder Frontzahnbereich sowie je Sitzung einmal abrechenbar:
- im Rahmen der Fissurenversiegelung
- bei kieferorthopädischer Behandlung
- bei prothetischer Behandlung
- bei Wurzelkanalbehandlungen (Endodontie)

Die Position 12 (bMF) ist nicht häufiger als viermal je Sitzung berechenbar.

▶ Umfang der Leistung bMF (12)

Folgende Maßnahmen können ggf. als bMF abgerechnet werden:
- **Stillen einer übermäßigen Papillenblutung:** Der behandelnde Zahnarzt entscheidet, ob es sich um eine normale oder übermäßige Blutung handelt.
- **Separieren** (Auseinanderdrängen oder Voneinandertrennen) von Zähnen
- **Beseitigen störenden Zahnfleisches:** Werden bei der Behandlung einzelne Zahnfleischfasern mithilfe eines Elektrotoms elektrochirurgisch oder mittels Skalpell durchtrennt oder entfernt, kann die ❯ Pos. 49 (Exzc1) zusätzlich abgerechnet werden. Das Abdrängen von Zahnfleisch zum Zwecke der Abformung darf nicht als bMF abgerechnet werden.
- **Anlegen von Spanngummi:** Anlegen eines Gummituchs, z. B. ❯ Kofferdam, welches insbesondere bei Kunststofffüllungen im Frontzahnbereich angewendet wird

▶ Abrechnung der Leistung bMF (12)

Die Position bMF kann **einmal je Kieferhälfte** oder **Frontzahnbereich** und **je Sitzung** berechnet werden. Im folgenden Zahnschema sind zunächst einmal die vier Kieferhälften sowie die zwei Frontzahnbereiche eingezeichnet (s. Abb. 1).

```
1. Kieferhälfte     OK-Frontzahnbereich     2. Kieferhälfte
18 17 16 15 14  13 12 11 | 21 22 23  24 25 26 27 28

48 47 46 45 44  43 42 41 | 31 32 33  34 35 36 37 38
4. Kieferhälfte     UK-Frontzahnbereich     3. Kieferhälfte
```

Abb. 1 Aufteilung der Kiefer in Kieferhälften und Frontzahnbereiche

Schwierig ist die Zuordnung durch die Überschneidung der Bezeichnung Kieferhälften und Frontzahnbereiche sowie durch das Wort **„oder"**:
- Die Position bMF kann **entweder** in einer Kieferhälfte **oder** im Frontzahnbereich **einmal** je Sitzung abgerechnet werden.
- Wird an den Zähnen 18 bis 14 eine bMF-Leistung in einer Sitzung erbracht, kann die bMF **einmal** abgerechnet werden.
- Eine weitere bMF-Leistung an 13, 12 oder 11 kann nicht mehr in derselben Sitzung abgerechnet werden, weil sie **zur 1. Kieferhälfte gehören** und in den Abrechnungsbestimmungen das Wort „oder" steht.
- Wird in der gleichen Sitzung in der 2. Kieferhälfte eine bMF-Leistung erbracht, z. B. an Zahn 23 oder 24, kann diese zusätzlich abgerechnet werden.

HINWEIS

Für das **Abdrängen von Zahnfleisch** zur Darstellung der Präparationsgrenze oder unter sich gehender Stellen bei Kronen und Brücken bzw. subgingivaler Stufenpräparation muss die Abrechnungsbegründung eindeutig in der Patientenakte dokumentiert werden.

Kofferdam
engl. coffer = wasserdichter Kasten, dam = trockenes Flussbett; Kofferdam, Quickdam, Minidam und OptiDam dienen der Trockenlegung des Behandlungsfelds.

Pos. 49 (Exz1), S. 193

Mehrere Leistungen nach einer gemäß dieser Regel zu berechnenden Position können in einer Sitzung nur abgerechnet werden, wenn
- die Leistungen in verschiedenen Kieferhälften erbracht werden und
- die Leistungen nicht in einem Frontzahnbereich erbracht werden.

> **MERKE**
>
> Für die Berechnung mehrerer bMF ist zuerst zu prüfen:
> – Liegen die Leistungen in einer Kieferhälfte? Ist das nicht der Fall, ist zu prüfen:
> – Liegen die Leistungen in einem Frontzahnbereich?

Trifft auch das nicht zu, können beide Leistungen abgerechnet werden.

> **BEISPIEL**
>
> An Zahn 33 wird eine übermäßige Papillenblutung gestillt, an Zahn 34 und 43 Zahnfleisch abgedrängt und an Zahn 45 wird eine übermäßige Papillenblutung gestillt. Alle Leistungen werden in derselben Sitzung erbracht.
> **Abrechnung:** An Zahn 33 wird eine bMF-Leistung abgerechnet, damit ist im Frontzahnbereich im Unterkiefer und in der 3. Kieferhälfte keine bMF-Leistung mehr abrechenbar. Es verbleibt in der 4. Kieferhälfte außerhalb des Frontzahnbereichs der Zahn 45. Hier kann wieder eine bMF abgerechnet werden, also insgesamt 2 x bMF.

Erfolgen die obigen Leistungen in vier verschiedenen Sitzungen, kann selbstverständlich die bMF-Leistung viermal abgerechnet werden. Hierbei muss u. U. das ⟩Wirtschaftlichkeitsgebot beachtet werden.

Wirtschaftlichkeitsgebot, S. 21

> **BEISPIELE**

Bei-spiel	Behandlungsausschnitt	Anzahl bMF-Abrechnung	Begründung
1	In einer Sitzung werden an Zahn 23, 24 und 25 bMF-Leistungen erbracht.	1 x bMF	Alle Leistungen liegen in einer Kieferhälfte.
2	In einer Sitzung werden an Zahn 35, 36, 45 und 46 bMF-Leistungen erbracht.	2 x bMF	Je Kieferhälfte kann eine bMF abgerechnet werden.
3	In einer Sitzung werden an Zahn 32, 31, 42 und 43 bMF-Leistungen erbracht.	1 x bMF	Alle Leistungen liegen im UK-Frontzahngebiet.
4	In einer Sitzung werden an Zahn 11, 22 und 24 bMF-Leistungen erbracht. In der nächsten Sitzung werden bMF-Leistungen an 13, 23 und 25 erbracht.	1. Sitzung: 2 x bMF 2. Sitzung: 2 x bMF	1. Sitzung: eine bMF im Frontzahngebiet (11) und eine im Seitenzahngebiet (24) 2. Sitzung: eine bMF in der Front (13) und eine in der Seite (25)
5	In einer Sitzung werden an den Zähnen 11, 22, 24, 41, 43, 48 bMF-Leistungen erbracht.	3 x bMF	OK-Front (11) und OK-Hälfte 2 (24), UK-Hälfte 4 (41, 43 oder 48)

> **HINWEIS**
>
> Das verwendete Abrechnungsprogramm kann getestet werden, indem die Zähne aus den nebenstehenden Beispielen eingegeben werden und anschließend „bMF": Oftmals ermittelt das Programm selbstständig die Anzahl der abrechenbaren Position bMF.

Die Maßnahmen, die durchgeführt wurden, müssen genau dokumentiert werden. Am Beispiel eines Keils lässt sich das leicht demonstrieren: Ist er zur Adaption einer Matrize eingesetzt, gehört er zur Füllungsposition. Wird er als Quellkeil zum Abdrängen von Zahnfleisch oder mit einem Medikament getränkt zur Blutstillung eingesetzt, kann er als bMF abgerechnet werden.

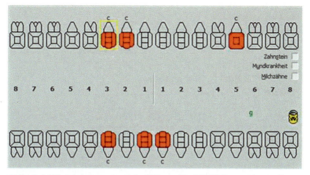

Abb. 1 bMF-Leistungen an sechs Zähnen: Drei bMF können abgerechnet werden. Eine bMF ist für das OK-Frontzahngebiet, eine in der Kieferhälfte 2 des OK berechenbar. Im UK ist nur eine abrechenbar, da alle Leistungen im Frontzahngebiet liegen.

In den Zahnarztprogrammen kann die bMF durch die Ziffernfolge oder beliebige Groß- und Kleinschreibung eingegeben werden. Wenn die Zähne eingeben werden, an denen bMF-Leistungen erbracht wurden, rechnet das Programm die berechenbare Anzahl selbst aus.

Das Programm liefert eine Warnmitteilung, wenn die Position bMF häufiger abgerechnet wurde, als zulässig ist. Dies wird ebenfalls vom BEMA-Prüfmodul überprüft.

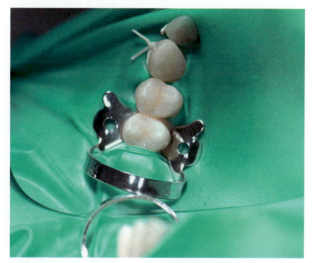

Abb. 2 Das Anlegen von Spanngummi zur absoluten Trockenlegung bei der Füllungstherapie kann mit bMF berechnet werden.

BEISPIEL

Die Abrechnung einer Füllungsbehandlung zeigt die nebenstehende Upload-Datei (s. Abb. 3). Die Ziffernfolge bedeutet folgenden Sachverhalt: Am 30.04. wurde am Zahn 15 eine Präparation für Zahnersatz durchgeführt. Dabei wurde eine bMF-Leistung erbracht. Am Zahn 22 wurden eine zweiflächige Füllung labial-distal gelegt und eine bMF-Leistung dazu erbracht. Am Zahn 41 wurden eine einflächige Füllung lingual gelegt und eine bMF-Leistung erbracht. Der Zahn 34 wurde für Zahnersatz präpariert und dabei wurde eine bMF-Leistung erbracht.

```
3004    15  12   5
        22  132  43
        22  12
        41  131  5
        41  12
        34  12   5
```

Abb. 3 Auszug aus Upload-Datei

HINWEIS

Die Abrechnung der bMF im Rahmen der prothetischen Behandlung verlangt in manchen KZV-Gebieten die Zusatzbezeichnung bMF/ZE o. Ä., weil dies u. U. die einzige Leistung an diesem Zahn bleibt. In der Upload-Datei erzeugt dies dann die **Ziffer 5** neben der bMF.

LF 4

96 | Kariestherapie begleiten

BEISPIELFALL

Die Patientin ist in einer BKK als Mitglied versichert. Sie ist stark gehbehindert und wohnt 9,5 km von der Praxis entfernt.

Datum	Zahn	Behandlung	BEMA-Pos.
A		Eingehende Untersuchung mit Beratung, Befund: f: 18, 17, 28, 38, 37, 48; c: 11, 14, 22, 25, 26, 35, 36, 44, 45; z: 27 Zahnstein vorhanden	01
	27	Patientin möchte den Zahn später entfernen lassen	Dokumentation
B	11, 22	jeweils Eckenaufbau mesial mit Stiftverankerungen (je einen TMS-Stift), Anwendung von Kofferdam	2 x F4, 2 x St, bMF
C	14	Amalgamfüllung m-o-d-b, Stillen übermäßiger Papillenblutung, Zahnfleisch abgedrängt	F4, bMF
	35	Präparation wegen Schmerzen unterbrochen, provisorischer Verschluss	Dokumentation
D		Patientin erscheint nicht zum Termin und bittet um Besuch, Festlegung des Besuchstermins	Dokumentation
E	35	10:00 Uhr, Besuch bei der Patientin (9,5 km von der Praxis), Beratung und Fertigstellung der Amalgamfüllung o-b	Bs1, 7831 (Wegegeld), F2
F	36	Amalgamfüllung li-d mit einem TMS-Stift verankert, Zahnfleisch mit Retraktionsring verdrängt	F2, 601, bMF
	25	Amalgamfüllung m-o-d, Zahnfleisch mit Retraktionsring verdrängt	F3, bMF
	26	Amalgamfüllung m-o-z, Zahnfleisch mit Retraktionsring verdrängt	F2, Dokumentation
G	44	Amalgamfüllung li-b-m-o-d mit zwei Stiften verankert	F4, St, bMF
	45	Amalgamfüllung m-o-d und b An beiden Zähnen OptiDam verwendet, um Zahnfleisch abzudrängen	F3, F1, Dokumentation
H	27	21:00 Uhr telef. Beratung außerhalb der Sprechstunde wegen Schmerzen an 27, Termin für Extraktion vereinbart	Ä1, 03

HINWEIS

Die Dokumentation über die bMF-Leistungen ist im Praxisprogramm festzuhalten.

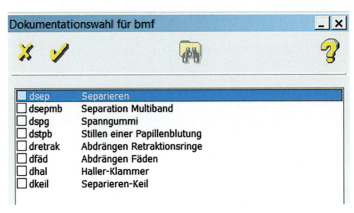

Abb. 1 Im Abrechnungsprogramm kann zwischen unterschiedlichen Dokumentationsmöglichkeiten zur Position bMF ausgewählt werden.

2.2 Füllungstherapie bei Privatpatienten

2.2.1 Definitive Füllungen

Bei einem Privatpatienten gibt es für die zahnärztliche Behandlung im Rahmen der Füllungstherapie kaum Einschränkungen. Bei der Wahl des Füllungswerkstoffes ist der Zahnarzt relativ frei (Lege-artis-Behandlung).

Für notwendige definitive Füllungen kommen plastische oder starre Füllungsmaterialien in Betracht. Definitive Füllungen aus **plastischem Füllungsmaterial** werden gemäß den Positionen 2050, 2070, 2090 und 2110 abgerechnet. Dabei ist das Füllungsmaterial mit abgegolten. Der höhere Aufwand für **Kompositfüllungen** wird durch die Ziffern 2060, 2080, 2100 und 2120 abgegolten. Wenn eine Politur in gesonderter Sitzung erforderlich ist (z. B. bei Amalgam und nach verbreiteter Auffassung auch bei Glasionomerzement), kann zusätzlich die Position 2130 berechnet werden. Für **starre Füllungsmaterialien** stehen die Positionen 2150, 2160 und 2170 zur Verfügung.

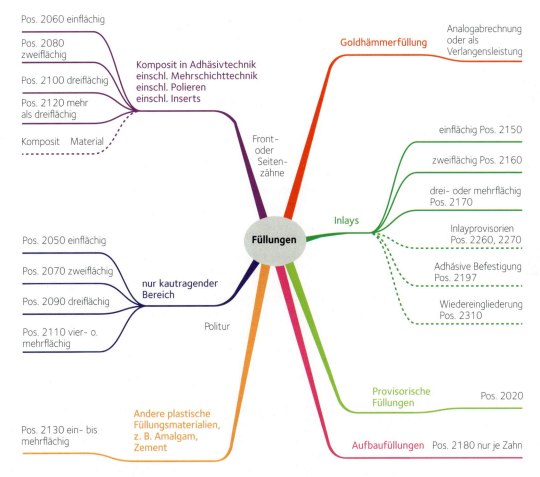

▶ Plastische Füllungen

2050 213 P	Präparieren einer Kavität und Restauration mit plastischem Füllmaterial einschließlich Unterfüllung, Anlegen einer Matrize oder Benutzen anderer Hilfsmittel zur Formung der Füllung, einflächig
2070 242 P	Präparieren einer Kavität und Restauration mit plastischem Füllmaterial einschließlich Unterfüllung, Anlegen einer Matrize oder Benutzen anderer Hilfsmittel zur Formung der Füllung, zweiflächig

LF 4

2090 297 P	Präparieren einer Kavität und Restauration mit plastischem Füllmaterial einschließlich Unterfüllung, Anlegen einer Matrize oder Benutzen anderer Hilfsmittel zur Formung der Füllung, dreiflächig

2110 319 P	Präparieren einer Kavität und Restauration mit plastischem Füllmaterial einschließlich Unterfüllung, Anlegen einer Matrize oder Benutzen anderer Hilfsmittel zur Formung der Füllung, mehr als dreiflächig

Ähnlich den BEMA-Bestimmungen sind mit den Positionen 2050, 2070, 2090 und 2110 die folgenden zahnärztlichen Leistungen mit abgegolten:
- Legen der Unterfüllung
- Anlegen einer Matrize und weiterer Hilfsmittel, z. B. Keile
- Legen der Füllung
- relative Trockenlegung
- Oberflächengestaltung der Füllung

Ⓜ Folgende Materialien sind für diese Positionen nicht berechenbar:
- Füllungsmaterial (unabhängig vom Preis)
- Unterfüllungsmaterial
- Ätzgel
- Praxisverbrauchsmaterial (z. B. Watterollen, obligate Keile, H_2O_2, Alkohol)
- wiederverwendbare Instrumente und Materialien (z. B. Matrizenbänder, Schleifer)

⊘ Neben den Positionen 2050, 2070, 2090 und 2110 dürfen Kronen nach den Nummern 2200–2202 nicht in derselben Sitzung berechnet werden.

Für die **Politur** der plastischen Füllungen kann die folgende Ziffer abgerechnet werden:

2130 104 P	Kontrolle, Finieren/Polieren einer Restauration in separater Sitzung, auch Nachpolieren einer vorhandenen Restauration

Ⓐ Diese Position kann für die Kontrolle, für das Finieren oder Polieren, auch für das Nachpolieren einer plastischen Füllung/plastischen Restauration unabhängig von ihrer Größe und von der Anzahl der Füllungsflächen auch bei einer schon länger vorhandenen Füllung abgerechnet werden. Die Abrechnung ist auch möglich bei Restauration von Inlay, Teilkrone, Krone etc., wenn die Eingliederung schon länger erfolgt ist. Wichtig ist dabei, dass es in separater Sitzung, d. h. separat von der Sitzung, in der die Restauration gefertigt wurde, durchgeführt und abgerechnet wird.

▶ Kompositfüllungen

Der höhere Aufwand bei Kompositfüllungen wird in den folgenden Ziffern berücksichtigt:

2060 527 P	Präparieren einer Kavität und Restauration, mit Kompositmaterialien, in Adhäsivtechnik (Konditionieren), einflächig, ggf. einschließlich Mehrschichttechnik, einschließlich Polieren, ggf. einschließlich Verwendung von Inserts

2080 556 P	Präparieren einer Kavität und Restauration, mit Kompositmaterialien, in Adhäsivtechnik (Konditionieren), zweiflächig, ggf. einschließlich Mehrschichttechnik, einschließlich Polieren, ggf. einschließlich Verwendung von Inserts

2100 642 P	Präparieren einer Kavität und Restauration, mit Kompositmaterialien, in Adhäsivtechnik (Konditionieren), dreiflächig, ggf. einschließlich Mehrschichttechnik, einschließlich Polieren, ggf. einschließlich Verwendung von Inserts

> **HINWEIS**
>
> Häufig wird bei grundlegenden Sanierungsmaßnahmen erst eine umfangreiche Füllungstherapie (nach Pos. 2050 bis 2120) durchgeführt. Anschließend erfolgen die Präparationen für die notwendigen Inlays, Kronen und Brücken. Auf diese Weise treten auf einer Rechnung für einen Zahn gleichzeitig Abrechnungen für Füllungen und Kronen o. Ä. auf. Dies ist zahnmedizinisch sinnvoll und abrechnungstechnisch zulässig.

2120	Präparieren einer Kavität und Restauration, mit Kompositmaterialien, in Adhäsivtechnik (Konditionieren), mehr als dreiflächig, ggf. einschließlich Mehrschichttechnik, einschließlich Polieren, ggf. einschließlich Verwendung von Inserts
770 P	

Ähnlich wie bei den Füllungen nach 2050, 2070, 2090, 2110 sind die ›allgemeinen Leistungen auch bei diesen Füllungen mit abgegolten. Zusätzlich abgegolten sind bei der Abrechnung von Kompositfüllungen
- das Polieren,
- die Mehrschichttechnik,
- die Lichtaushärtung sowie
- die Verwendung von Inserts.

Allgemeine Leistungen, S. 103

☐ Formgebungshilfen, z. B. Matrizen, können jedoch zusätzlich als ›Position 2030 abgerechnet werden. Nach einem neueren Gerichtsurteil kann auch die adhäsive Befestigung nach ›Position 2197 zusätzlich berechnet werden.

Pos. 2030, S. 103

Pos. 2197, S. 100

▶ Einlagefüllungen

Für die Versorgung mit **starren Füllungsmaterialen** aus Gold, Keramik oder besonderen Kunststoffen stehen die unten genannten Ziffern zur Verfügung. Sie werden häufig auch als ›Inlays, Onlays oder Gussfüllungen bzw. Einlagefüllung bezeichnet.

Inlay, S. 84

2150	Einlagefüllung, einflächig
1141 P	

2160	Einlagefüllung, zweiflächig
1356 P	

2170	Einlagefüllung, mehr als zweiflächig
1709 P	

Mit den Positionen 2150, 2160 und 2170 sind folgende zahnärztliche Leistungen verbunden:
- Präparieren eines Zahnes oder Implantats
- Relationsbestimmung
- Abformungen
- Einproben
- provisorisches Eingliedern
- festes Einfügen der Einlagefüllung
- Nachkontrolle und Korrekturen

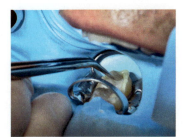

Abb. 1 Das Einsetzen des Inlays ist Teil der Leistungen nach 2150, 2160 und 2170.

In der Regel ist für ein Inlay eine provisorische Versorgung des Patienten nötig, da dieses nach einem Abdruck im Labor hergestellt wird.

Wird lediglich eine **provisorische Versorgung** mit einem provisorischen Füllmaterial erbracht, kommt die Position 2020 zur Anwendung.

2020	Temporärer speicheldichter Verschluss einer Kavität
98 P	

Wird hingegen ein konfektioniertes Inlay zur provisorischen Versorgung verwendet, kommt die Position 2260 zur Anwendung.

2260	Provisorium im direkten Verfahren ohne Abformung, je Zahn oder Implantat, einschließlich Entfernung
100 P	

Das Material für das konfektionierte Provisorium ist zusätzlich abrechnungsfähig.

Stellt die Zahnarztpraxis ein **individuelles provisorisches Inlay** her, kann die Position 2270 abgerechnet werden.

2270	Provisorium im direkten Verfahren mit Abformung, je Zahn oder Implantat, einschließlich Entfernung
270 P	

 Das Material für das individuelle Provisorium ist nicht abrechnungsfähig.

Für die **adhäsive Befestigung** eines Inlays, auch mit Spezialzementen, kann die Position 2197 zusätzlich berechnet werden. Das Material ist auch dabei nicht abrechnungsfähig.

2197	Adhäsive Befestigung (plastischer Aufbau, Stift, Inlay, Krone, Teilkrone, Veneer etc.)
130 P	

Ist ein Inlay herausgefallen und wird es von der Zahnarztpraxis wieder eingegliedert, kann die Position 2310 und eventuell die Position 2197 abgerechnet werden.

2310	Wiedereingliederung einer Einlagefüllung, einer Teilkrone, eines Veneers oder einer Krone oder Wiederherstellung einer Verblendschale an herausnehmbarem Zahnersatz
145 P	

 Folgende Materialien dürfen im Zusammenhang mit Inlays berechnet werden:

- Material- und Laborkosten für die Inlays
- Abformmaterial
- konfektionierte Inlayprovisorien

 Folgende Materialien sind nicht berechenbar:

- Unterfüllungsmaterial
- Ätzgel
- Praxisverbrauchsmaterial (z. B. Watterollen, H_2O_2, Alkohol)
- wiederverwendbare Instrumente und Materialien (z. B. Schleifer)
- Befestigungsmaterial

Verlangensleistung, S. 109

Die **Goldhämmerfüllung** ist nicht mehr Bestandteil der GOZ. In der amtlichen Begründung heißt es, dass sie als ⟩Verlangensleistung mit dem Patienten abgerechnet werden kann. Genauso kann sie natürlich auch als Analogleistung, z. B. mit Position 2170 mit erhöhtem Faktor, abgerechnet werden. Die dafür notwendigen teuren Materialkosten sind gesondert berechnungsfähig.

Datum	Region	Nr.	Leistungsbeschreibung/Auslagen	Bgr.	Faktor	Anz.	EUR
28.04.15		Ä6	Vollständige Untersuchung des stomatognathen Systems		2,3	1	13,41
		Ä1	Beratung, auch fernmündlich		2,3	1	10,72
		Ä-D	Zuschlag an Samstagen, Sonn- oder Feiertagen		1,0	1	12,82
		Ä-C	Zuschlag in der Zeit zwischen 22 und 6 Uhr		1,0	1	18,65
	35	2170	Einlagefüllung, mehr als zweiflächig		2,3	1	221,07
	35	0090	Intraorale Infiltrationsanästhesie		2,3	1	7,76
	35	0100	Intraorale Leitungsanästhesie		2,3	1	9,05
	35	2197	Adhäsive Befestigung		2,3	1	16,82
02.05.15	23	2120	Präp. e. Kavität u. Restauration in Adhäsivt., mehrflächig Erschwerte Restauration durch extrem ausgedehnte Karies.		3,0	1	129,92
	14	2090	Präparieren einer Kavität und Restauration, dreiflächig		2,3	1	38,42
	44	2050	Präparieren einer Kavität und Restauration, einflächig		2,3	1	27,55
03.05.15	14	2130	Kontrolle, Finieren/Polieren einer Restauration		2,3	1	13,45
	34	2310	Wiedereingl. Krone, Inlay, Veneer o. wiederherst. Verblend.		2,3	1	18,76
			Zwischensumme Honorar:				538,40
28.04.15		§4(3)	Ultracain DS forte, je Ampulle	A		1	0,49

Abb. 1 Ausschnitt aus einer Privatrechnung

Die Dokumentation entspricht der Dokumentation bei Kassenfüllungen. Neben Datum, Zahn und den Ziffern sollen die Materialien dokumentiert werden, die in der Praxis verwendet wurden. Ebenfalls muss die Begründung bei einem erhöhten Steigerungssatz dokumentiert werden. Die Rechnung an den Patienten sollte ebenfalls als Ganzes (Durchschlag) oder elektronisch dokumentiert werden.

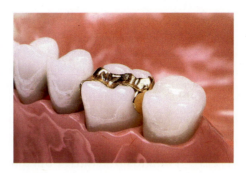

Abb. 1 Materialkosten für Goldhämmerfüllungen sind gesondert zu berechnen.

BEISPIELFALL

Ein Privatpatient ist in der Privatkasse EUROP versichert.

Datum	Zahn	Behandlungsausschnitt	GOZ-/GOÄ-Pos.
A		Eingehende Untersuchung und Beratung unter 10 Minuten Befund: f: 18, 28, 48; c: 13, 14, 24, 25	0010 Ä1
B	24, 25	Zähne für Inlays präpariert, Abdrucknahme, provisorisch temporär verschlossen, Abdrücke ins Labor für Goldinlays	Dokumentation 2020
C	13 14	Kunststofffüllung zweiflächig l-d Kunststofffüllung einflächig v	2080 2060
D	24, 25	Dreiflächige Inlays eingesetzt mit adhäsiver Befestigung	2 x 2170, 2 x 2197
E	24, 25	Telefonische Beratung 8 Minuten außerhalb der Sprechstunden am Samstag wegen Schmerzen nach Inlayeingliederung	Ä1, ÄD
F (4 Tage nach Datum E)		Beratung, Schmerzen haben nachgelassen, Inlay an 27 ist herausgefallen und wird adhäsiv wieder befestigt	2310 2197

Aufbaufüllungen

Plastische Aufbaufüllungen werden bei Privatpatienten nach einer eigenen Position (Pos. 2180) abgerechnet. Diese ist nur einmal pro Zahn berechenbar. Es wird nicht nach der Flächenanzahl differenziert.

2180 150 P	**Vorbereitung eines zerstörten Zahnes mit plastischem Aufbaumaterial zur Aufnahme einer Krone**

Die adhäsive Befestigung der Aufbaufüllung kann zusätzlich mit der Pos. 2197 berechnet werden.

2.2.2 Provisorische Füllungen

Sollte eine Füllung nicht fertiggestellt werden können, so wird die unvollendete Füllung nach **Pos. 2020** berechnet. Der temporäre Verschluss ist bei einer unvollendeten Füllung eine seltene Leistung. Sie kann seit Einführung der GOZ 2012 abgerechnet werden, wenn sie als selbstständige Leistung erbracht wurde. Im Rahmen der endodontischen Behandlung und im Rahmen der Inlayversorgung ist der temporäre speicheldichte Verschluss immer abrechenbar.

Die Abrechnung des temporären Verschlusses ist auch dann möglich, wenn die Behandlungsfähigkeit des Patienten (z. B. infolge von Schmerzen) erschöpft ist.

2.2.3 Füllungsalternative bei Kindern (konfektionierte Kronen)

Fertigkronen für die Kinderzahnheilkunde werden mit der Position 2250 abgerechnet.

2250 210 P	Eingliederung einer konfektionierten Krone in der pädiatrischen Zahnheilkunde

(M) Im Unterschied zur BEMA-Pos. 14 sind bei der Position 2250 die Materialkosten gesondert berechnungsfähig.

2.2.4 Stiftverankerungen bei Füllungen

Die (parapulpäre) Stiftverankerung von Füllungen ist in der GOZ 2012 nicht mehr enthalten. Nach Meinung des Verordnungsgebers spielt sie in der zahnärztlichen Behandlung keine Rolle mehr. Sie muss analog abgerechnet werden. Hier bietet sich die Position 2190 mit einfachem Steigerungssatz pro Stiftverankerung an. Die Materialkosten sollten gesondert berechnet werden.

Die Positionen 2190 und 2195 sind grundsätzlich für die Verankerung von Stiften im Wurzelkanal gedacht, damit der Zahn anschließend mit einer Krone versorgt werden kann. Da Einzelkronen in der GOZ nicht zur Prothetik gehören, bietet sich die Analogberechnung hier an.

2190 450 P	Vorbereitung eines zerstörten Zahnes durch gegossenen Aufbau mit Stiftverankerung zur Aufnahme einer Krone

2195 300 P	Vorbereitung eines zerstörten Zahnes durch einen Schraubenaufbau oder Glasfaserstift o. Ä. zur Aufnahme einer Krone

(M) Bei den Positionen 2190 und 2195 sind die Verankerungselemente (Schraube, Glasfaserstift, gegossener Aufbau) gesondert berechnungsfähig.

(A) Beide Positionen, 2190 und 2195, sind je Zahn nur einmal abrechenbar.

> **BEISPIELE**
>
> **1:** An Zahn 36 wird ein gegossener Aufbau mit Stiftverankerung angebracht, weil der Zahn stark zerstört ist. Der gegossene Aufbau wird im Labor hergestellt und kostet 80 €. Der Aufbau wird adhäsiv eingesetzt.
> **Abrechnung:** 1 × 2190 und 1 × 2197 + Materialkosten des Labors
>
> **2:** An Zahn 26 werden zwei Glasfaserstifte adhäsiv eingesetzt, um den Zahn für die Versorgung mit einer Krone vorzubereiten. Anschließend wird der Zahn mit einer Aufbaufüllung versehen.
> **Abrechnung:** 1 × 2195 (einmal pro Zahn) und 2 × 2197 (je adhäsive Befestigung) sowie 2180 (Aufbaufüllung) + Materialkosten für Glasfaserstifte

2.2.5 Besondere Maßnahmen bei Füllungen

Für die Abrechnung besonderer Maßnahmen beim Füllen stehen in der GOZ zwei verschiedene, gleichbewertete Abrechnungspositionen zur Verfügung:
- 2030 für besondere Maßnahmen beim Präparieren oder Füllen
- 2040 für das Anlegen von Spanngummi

2030 65 P	Besondere Maßnahmen beim Präparieren oder Füllen von Kavitäten (z. B. Separieren, Beseitigen störenden Zahnfleisches, Stillung einer übermäßigen Papillenblutung), je Kieferhälfte oder Frontzahnbereich

2040 65 P	Anlegen von Spanngummi, je Kieferhälfte oder Frontzahnbereich

Die in Position 2030 angeführten Leistungen sind nur als Beispiele zu verstehen. Insbesondere kommen folgende Leistungen für die Abrechnung der Position 2030 in Betracht:
- **Stillen einer übermäßigen Papillenblutung**
- **Separieren** (Auseinanderdrängen oder Voneinandertrennen) von Zähnen, z. B. mittels Separator, Holzkeilen bzw. durch Abtragen der Kontaktpunkte mit geeigneten Streifen
- **Beseitigen oder Verdrängen störenden Zahnfleisches** durch einfaches Durchtrennen von Zahnfleischfasern mit dem Elektrotom: Werden Zahnfleischfasern nicht nur durchtrennt, sondern muss Zahnfleisch oder Granulationsgewebe herausgeschnitten werden, so ist dafür die ›Position 3070 berechenbar. (Falls erforderlich, kann auch die Abrechnung von Gingivektomie oder Gingivoplastik in Erwägung gezogen werden.)
- **Darstellung der Präparationsgrenze** oder unter sich gehender Stellen bei Kronen und Brücken
- **Verwendung von Retraktionsringen** und (ggf. getränkten) Retraktionsfäden

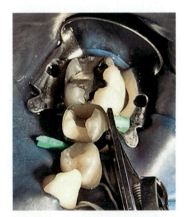

Abb. 1 Das Separieren von Zähnen (hier durch Holzkeile) wird mit Pos. 2030 abgerechnet.

Pos. 3070, S. 198

(A) Die Leistung nach der Nummer 2030 ist je Sitzung für eine Kieferhälfte oder einen Frontzahnbereich **höchstens einmal für besondere Maßnahmen beim Präparieren** und höchstens **einmal für besondere Maßnahmen beim Füllen von Kavitäten** berechnungsfähig. Daraus folgt, dass maximal 8 x die Position 2030 im OK und UK bei der Füllungstherapie abrechenbar ist: nämlich 4 x beim Präparieren und 4 x beim Füllen.

Die Bestimmung über die Abrechenbarkeit je Kieferhälfte oder Frontzahnbereich entspricht dem BEMA. (Ausnahme: Wird die 2040 in einer Kieferhälfte angewendet, um eine Kunststofffüllung zu legen, und in derselben Sitzung **erneut** Spanngummi angelegt, um in derselben Kieferhälfte eine Wurzelbehandlung durchzuführen, ist die 2040 zweimal abrechenbar.)

Neben den Positionen 2060, 2080, 2100 und 2120 können Formgebungshilfen als 2030 berechnet werden. Insofern sind die Beispiele mit der BEMA-Position bMF identisch. Das Anlegen von Kofferdam (auch Minidam, OptiDam und Quickdam usw.) kann zusätzlich zur Position 2030 als Position 2040 berechnet werden.

(M) Folgende Materialien sind im Zusammenhang mit Position 2030 und 2040 nicht abrechenbar: Ätzgel, H_2O_2, Alkohol, Kofferdam, Minidam, Quickdam etc., Interdentalkeile zum Separieren, Retraktionsfäden, Retraktionsringe.

Bei der Dokumentation ist es aus den oben genannten Gründen sehr wichtig, dass daraus hervorgeht, welche Maßnahmen warum ergriffen wurden.

LF 4

104 | Kariestherapie begleiten

BEISPIELFALL

Die Patientin ist privat in der DEBKU versichert.

Datum	Zahn	Behandlung	GOZ-/GOÄ-Pos.
A	26	Patientin kommt mit Schmerzen im Notdienst am Sonntag, lokale Untersuchung, Beratung unter 10 Minuten, Kompositfüllung (immer Vococomp verwendet) d-o-p, übermäßige Papillenblutung gestillt	Ä1, ÄD Ä5 2100 2030
B		Eingehende Untersuchung mit Beratung (5 Minuten), Befund: f: 18, 28, 38; c: 27 d-b, 23, 21 m-p-d, 11, 12, 15 o und b, 31, 43, 46, 41, 35, 36; gefüllt: 26	0010, Ä1 Dokumentation
	46	Präpariert für Keramikinlay, Abdrucknahme, Provisorium im direkten Verfahren hergestellt	2270
C	27	Kompositfüllung d-b, dabei Zahnfleisch abgedrängt	2080 2030
	21	Eckenaufbau Schneidekante mesial aufgebaut	2120
	11	Eckenaufbau Schneidekante distal aufgebaut, dabei übermäßige Papillenblutung gestillt	2120 2030
	12	Kompositfüllung d-p-m	2100
	21, 11, 12	Kofferdam angewendet	2040
D	46	Zweiflächiges Inlay m-o unter Kofferdam adhäsiv eingebracht	2160, 2040 2197
E	15	Kompositfüllungen o und b	2 x 2060
	35, 36	Aufbaufüllung (zur späteren Überkronung) li-o-d, jeweils adhäsiv befestigt	2 x 2180, 2 x 2197
	33	Aufbaufüllungen li-o und b-d-m	2180
	41	Kompositfüllungen d-l-i-m und la	2100, 2060
	23	Präparation der Kompositfüllung wegen Schmerzen unterbrochen, provisorisch verschlossen	Dokumentation 2020
F	23	Kompositfüllung la (zervikal) vollendet	2060
G	31	Kompositfüllung la, beim Präparieren übermäßige Papillenblutung gestillt	2060, 2030
	43	Kompositfüllung la-d-l-i Kofferdam für beide Zähne angewendet	2100 2040

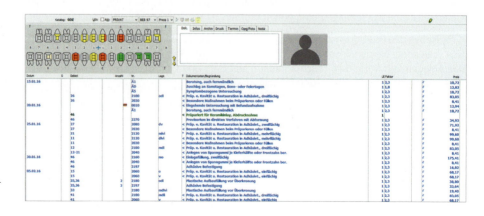

Abb. 1 Ausschnitt aus der Dokumentation von Füllungsmaßnahmen im Abrechnungsprogramm

2.3 Privatleistungen bei Kassenpatienten: Füllungstherapie

2.3.1 Mehrkostenregelung („§-28-Füllung")

Im Rahmen der Füllungstherapie gibt es – anders als in anderen konservierenden und chirurgischen Abrechnungsbereichen – eine Sondersituation. Neben der Möglichkeit, Leistungen außerhalb der gesetzlichen Krankenversicherung im Rahmen einer vollständig freien Vereinbarung zu erbringen, existiert für Füllungen eine Mehrkostenregelung (umstritten ist dies in der KFO-Behandlung). Der Patient kann aufwendigere Füllungsleistungen wählen, als im Rahmen der gesetzlichen Versicherungen erbracht werden dürfen. Dann erhält der Zahnarzt seine Vergütung aus zwei „Töpfen" (s. Abb. 1).

> **HINWEIS**
> Diese Mehrkostenregelung ist den Zahnersatzregelungen mit gleichartigem bzw. andersartigem Zahnersatz ähnlich.

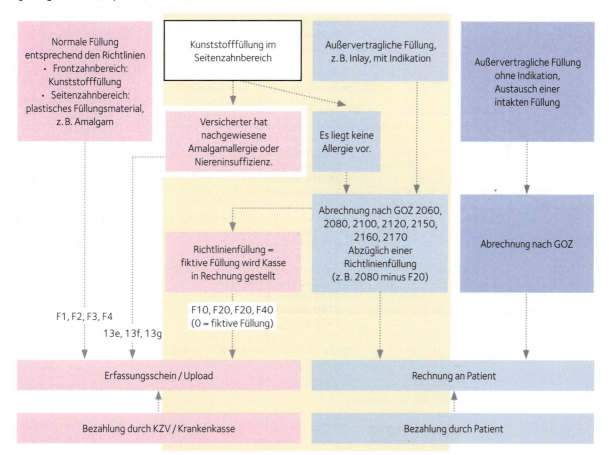

Abb. 1 Mehrkostenregelung nach § 28 SGB V Abs. 2

Rechtliche Grundlage nach § 28 Abs. 2 SGB V:
Die zahnärztliche Behandlung umfasst die Tätigkeit des Zahnarztes, die zur Verhütung, Früherkennung und Behandlung von Zahn-, Mund- und Kieferkrankheiten nach den Regeln der zahnärztlichen Kunst ausreichend und zweckmäßig ist. Wählen Versicherte bei Zahnfüllungen eine darüber hinausgehende Versorgung, haben sie die Mehrkosten selbst zu tragen. In diesen Fällen ist von den Kassen die vergleichbar preisgünstigste plastische Füllung als Sachleistung abzurechnen. In Fällen des Satzes 2 ist vor Beginn der Behandlung eine schriftliche Vereinbarung zwischen dem Zahnarzt und dem Versicherten zu treffen. Die Mehrkostenregelung gilt nicht für Fälle, in denen intakte plastische Füllungen ausgetauscht werden.

Wenn Füllungen nach der Mehrkostenregelung erbracht werden, ist der Zahnarzt frei in der Gestaltung seines Honorars. Daraus ergibt sich, dass Kunststofffüllungen, Inlays oder Goldhämmerfüllungen, die über ein Mehrkostenformular mit dem Patienten vereinbart wurden (s. Abb. 1, S. 107), folgendermaßen zu berechnen sind (s. Tab. 1).

Vor Beginn der Behandlung	Zusätzliche Leistung zur Kariestherapie bzw. Austausch einer defekten Füllung	Zusätzliche Privatrechnung	Abrechenbare Kassenleistungen
Beratung des Kassenpatienten, Mehrkostenvereinbarung ausfüllen und unterschreiben lassen	Nicht-Komposit-Füllungen	Betrag der Privatleistung abzüglich des Betrages der Kassenleistung: – **2050** abzüglich **F1** – **2070** abzüglich **F2** – **2090** abzüglich **F3** – **2110** abzüglich **F4** Die für die Privatleistung erforderlichen Begleitleistungen werden normal über die GOZ berechnet.	F1, F2, F3, F4 werden als „fiktive Füllungen" bezeichnet. Sie erhalten in vielen KZV-Bezirken eine Kennung mit einer „0", z. B. F10, F20, F30, F40. Die für die Kassenfüllung notwendigen Begleitleistungen (z. B. Anästhesien, Überkappungen) können über Upload abgerechnet werden.
	Komposit-Seitenzahn-Füllungen in Säure-Ätz-Technik, mehrfarbige Komposit-Frontzahn-Füllungen in mehreren Schichten in Säure-Ätz-Technik, dentinadhäsive Mehrschichtrekonstruktionen und Inserts in Dentinadhäsivtechnik	Betrag der Privatleistung abzüglich des Betrages der Kassenleistung: – **2060** abzüglich **F1** – **2080** abzüglich **F2** – **2100** abzüglich **F3** – **2120** abzüglich **F4** Die für die Privatleistung erforderlichen Begleitleistungen (z. B. Kofferdam) werden normal über die GOZ berechnet.	
	Inlays (Gold, Keramik, Kunststoff)	Betrag der Privatleistung abzüglich des Betrages der Kassenleistung: – **2150** abzüglich **F1** – **2160** abzüglich **F2** – **2170** abzüglich **F3** bzw. **F4** Die für die Privatleistung erforderlichen Begleitleistungen werden normal über die GOZ berechnet.	

Tab. 1 Abrechnung von Füllungen nach der Mehrkostenregelung

> **MERKE**
>
> Als fiktive **Füllungen** bezeichnet man die Füllungen F1, F2, F3 und F4 nach dem BEMA, die bei einer Abrechnung nach Mehrkostenregelung nur „zum Schein" (fiktiv) gelegt werden; stattdessen werden die aufwendigeren Füllungen gelegt. In der Abrechnung fließen sie ein, indem ihr Betrag von der tatsächlichen Leistung abgezogen wird. Meist erhalten fiktive Füllungen eine „0" als Kennung, z. B. F10 oder F30.

Hauptleistungen in einer Zahnarztpraxis: Füllungen | 107

Vereinbarung gemäß achtes SGB V Änderungsgesetz §28(2), HKP-Nr. 1/ 5/ 3
für: Frau Hüsne Göreme, geb. am: 04.04.1963 / 5 / BKK O&K/Kone

Ich bin von meinem Zahnarzt über die bei Füllungstherapie ausreichende, zweckmäßige und wirtschaftliche Form der Versorgung unterrichtet worden. Ich wünsche eine darüber hinausgehende Versorgung unter Zugrundelegung der Gebührenordnung für Zahnärzte (GOZ). Ich verpflichte mich die Mehrkosten, die durch die aufwendigere Behandlung außerhalb der Kassenrichtlinien entstehen, selbst zu tragen. Von den Kosten der gewählten Füllungstherapie verpflichtet sich der Zahnarzt, die Kosten der vergleichbaren preisgünstigeren Füllung (Sachleistung) in Abzug zu bringen. Mir ist bekannt, dass ich gegenüber meiner Krankenkasse keine weiteren Ansprüche auf Kostenübernahme geltend machen kann.

Es werden Mehrkosten wie nachstehend aufgeführt vereinbart:

Gebiet	Anz	Nr.	Leistungsbeschreibung	Faktor	Betrag
46,36	2	2170	Einlagefüllung, mehr als zweiflächig	2,3000	442,14
46,36	2		abzüglich Bema-Sachleistung (13c)		-94,08
46,36	2	2197	Adhäsive Befestigung	2,3000	33,64
			voraussichtliche Gesamtsumme der Honorarleistungen €:		381,70
			voraussichtliche Gesamtsumme der Material- und Laborkosten €:		598,00
			Voraussichtlicher Betrag der Mehrkosten €:		**979,70**

Der vorliegende Therapieplan ist auf Grund derzeitiger diagnostischer Unterlagen erstellt. Laborkosten können nur geschätzt werden. Bei Leistungen, die den 2,3-fachen Satz der GOZ überschreiten, werden entsprechende medizinische Begründungen in der Liquidation ausgewiesen.

Freiburg, 04.05.2015

_____   _____
Ort, Datum   Unterschrift des Zahnarztes

_____   _____
Ort, Datum   Unterschrift des Zahlungspflichtigen

Abb. 1 Beispiel für eine Mehrkostenvereinbarung (MKV) gemäß § 28 Abs. 2 SGB V (Ausschnitt)

Rechnung

Rechnungsnummer: 1/5/1
(bei Zahlungen bitte angeben)

Rechnungsdatum: 04.05.2015

Kostenplan: 3 vom 04.05.2015

Behandelte Person: Hüsne Göreme
Geburtsdatum: 04.04.1963

Zeitraum: 04.05.15 - 04.05.15

Sehr geehrte Frau Göreme,

für die zahnärztliche Behandlung erlaube ich mir, nach den zur Zeit geltenden Bestimmungen zu berechnen:

Datum	Region	Nr.	Leistungsbeschreibung/Auslagen	Bgr.	Faktor	Anz.	EUR
04.05.15	46,36	2170	Einlagefüllung, mehr als zweiflächig		2,3	2	442,14
	46,36	2030	Besondere Maßnahmen beim Präparieren oder Füllen		2,3	2	16,82
	46,36	2260	Provisorium im direkten Verfahren ohne Abformung		2,3	2	25,88
	46,36		abzgl. Bema-Sachleistung			2	- 94,08
	46,36	2197	Adhäsive Befestigung		2,3	2	33,64
			Zwischensumme Honorar:				424,40
			Auslagen nach § 9 GOZ gemäß Fremdlaborrechnung:				611,23
			Rechnungsbetrag:				**1.035,63**

Abb. 2 Rechnung für den Kassenpatienten bei Mehrkostenvereinbarung (siehe oben)

2.3.2 Reine Privatleistungen

Neben der Anwendung der Mehrkostenregelung ist es prinzipiell immer möglich, Leistungen, die auf Wunsch des Patienten erbracht werden, nach **§ 4 Abs. 5 BMV-Z** bzw. **§ 7 Abs. 7 EKV-Z** abzudingen und dann rein privat zu berechnen.

Für Leistungen, die nicht direkt in der Mehrkostenregelung erwähnt werden, gilt das sogenannte Zuzahlungsverbot. Das bedeutet, dass der gesetzlich Versicherte eine reine Privatleistung vollständig selbst bezahlen muss.

Erforderlich ist eine reine Privatbehandlung z. B. immer dann, wenn
- ein Patient den Austausch intakter Füllungen wünscht,
- der Patient Privatleistungen wünscht, die keine Mehrkosten bei Füllungen darstellen.

Hier gibt es wieder zwei Abrechnungsvarianten, die in unterschiedlichen KZV-Bereichen jeweils stärker empfohlen werden:

a) Die Preise für die Privatleistungen werden schon auf einem ›HKP im Rahmen der schriftlichen Vereinbarung gemäß § 4 Abs. 5 BMV-Z bzw. § 7 Abs. 7 EKV-Z vor Behandlungsbeginn festgelegt. Die Rechnung erfolgt dann zu den vereinbarten Preisen aufgrund dieser (vollständig) freien Vereinbarung.

b) Im Rahmen der schriftlichen Vereinbarung gemäß § 4 Abs. 5 BMV-Z bzw. § 7 Abs. 7 EKV-Z wird vor Behandlungsbeginn festgelegt, dass die Leistungen gemäß einem HKP nach der GOZ berechnet werden. Die Rechnung für diese Leistungen erfolgt dann wie bei einem „normalen" Privatpatienten. In solchen Fällen müssen die Abrechnungsregeln der GOZ für diese Leistungen eingehalten werden.

Die folgenden Tabellen zeigen die entsprechenden Hinweise für eine Auswahl von Leistungen, die häufig privat mit Kassenpatienten vereinbart werden.

1. Leistungen, die direkt nach GOZ-Positionen abrechenbar sind:

Leistung	Schriftliche Vereinbarung vor Behandlungsbeginn gemäß …	Ggf. schriftliche Zusatzvereinbarung vor Behandlungsbeginn gemäß …	GOZ-/GOÄ-Abrechnung[1]
Spezielle Präparation der Kavität: – chemisch-mechanisch (z. B. Carisolv®) – kinetisch (z. B. Swift) – mikroinvasiv (z. B. PrepStar)	§ 4 Abs. 5 BMV-Z bzw. § 7 Abs. 7 EKV-Z Dadurch wird der Patient für diese Leistung zum Privatpatienten.	§ 2 Abs. 1 und 2 GOZ oder § 2 Abs. 3 GOZ	GOZ-Pos. 2030
Amalgamentfernung (intakte Füllung) und Füllung/Inlay in einem üblichen Verfahren			Je nach weiterer Versorgung i. d. R. als Bestandteil der GOZ-Pos. 2050–2120 oder 2150–2170 abrechenbar
Ersatz verfärbter, intakter Frontzahnfüllungen mit Füllung in einem üblichen Verfahren			GOZ-Pos. 2060, 2080, 2100, 2120

[1] Hier wird nur die gängigste Abrechnungsvariante dargestellt, andere Abrechnungsmodi sind ggf. möglich. Zur näheren Information sollten bei Bedarf einschlägige Abrechnungskommentare zu Rate gezogen werden.

Tab. 1 Nach GOZ abrechenbare Privatleistungen

HINWEIS

Welche Leistungen zu Mehrkosten bei Füllungen zählen, wird in den KZV-Gebieten z. T. unterschiedlich ausgelegt.

HKP, S. 249

2. Leistungen, die in der GOZ 2012 nicht (mehr) aufgenommen wurden:

Leistung	Schriftliche Vereinbarung vor Behandlungsbeginn gemäß …	Ggf. schriftliche Zusatzvereinbarung vor Behandlungsbeginn gemäß …	GOZ-/GOÄ-Abrechnung[1]
Kariesdiagnostik mittels Laserfluoreszenzmessung	§ 4 Abs. 5 BMV-Z bzw. § 7 Abs. 7 EKV-Z Dadurch wird der Patient für diese Leistung zum Privatpatienten.	§ 6 Abs. 1 GOZ	§ 6 Abs. 1 GOZ als Analogleistung abrechenbar
Devitalisieren eines Zahnes, Goldhämmerfüllung			

[1] Hier wird nur die gängigste Abrechnungsvariante dargestellt, andere Abrechnungsmodi sind ggf. möglich. Zur näheren Information sollten bei Bedarf einschlägige Abrechnungskommentare zu Rate gezogen werden. (Wann eine Analogabrechnung möglich ist, wird unterschiedlich eingeschätzt, da allein ein geändertes Vorgehen oder ein neues Material keine Analogberechnung auslöst.)

Tab. 1 Privatleistungen, die in der GOZ 2012 nicht enthalten sind

3. Leistungen, die nicht zahnmedizinisch notwendig sind, werden nach § 2 Abs. 3 GOZ als **Verlangensleistung** abgerechnet. Dabei kommt es nicht darauf an, ob die Leistung in der GOZ enthalten ist oder nicht.

> § 1 Absatz 2 Satz 2 GOZ: Leistungen, die über das Maß einer zahnmedizinisch notwendigen zahnärztlichen Versorgung hinausgehen, darf er [der Zahnarzt; d. Red.] nur berechnen, wenn sie auf Verlangen des Zahlungspflichtigen erbracht worden sind.
> § 2 Absatz 3 GOZ: Leistungen nach § 1 Absatz 2 Satz 2 und ihre Vergütung müssen in einem Heil- und Kostenplan schriftlich vereinbart werden. Der Heil- und Kostenplan muss vor Erbringung der Leistung erstellt werden; er muss die einzelnen Leistungen und Vergütungen sowie die Feststellung enthalten, dass es sich um Leistungen auf Verlangen handelt und eine Erstattung möglicherweise nicht gewährleistet ist. § 6 Absatz 1 bleibt unberührt.

Leistung	Schriftliche Vereinbarung vor Behandlungsbeginn gemäß …	Ggf. schriftliche Zusatzvereinbarung vor Behandlungsbeginn gemäß …	Begründung für die Zusatzvereinbarung	GOZ-/GOÄ-Abrechnung[1]
Materialunverträglichkeitstests	§ 4 Abs. 5 BMV-Z bzw. § 7 Abs. 7 EKV-Z Dadurch wird der Patient für diese Leistung zum Privatpatienten.	§ 2 Abs. 3 GOZ	Es handelt sich um eine Leistung auf Verlangen. Sie ist nicht in der GOZ/GOÄ enthalten.	§ 2 Abs. 3 GOZ abrechenbar mit dem Betrag, der vorab vereinbart wurde
Mundstrommessungen				
Amalgamausleitung				
Veränderungen der Zahnform				

[1] Hier wird nur die gängigste Abrechnungsvariante dargestellt, andere Abrechnungsmodi sind ggf. möglich. Zur näheren Information sollten bei Bedarf einschlägige Abrechnungskommentare zu Rate gezogen werden.

Tab. 2 Abrechnung von Verlangensleistungen

110 | Kariestherapie begleiten

> **BEISPIEL**
>
> Der gesetzlich versicherte Patient Reinhold Gesetz (AOK) wünscht folgende Versorgung:
> - den Austausch von zwei intakten Amalgamfüllungen gegen Inlays und
> - den Austausch einer verfärbten, intakten Kompositfüllung durch eine Kompositfüllung
>
> Nach eingehender Beratung und umfassender Aufklärung wird eine Vereinbarung gemäß § 4 Abs. 5 BMV-Z bzw. § 7 Abs. 7 EKV-Z erstellt. Gleichzeitig muss eine Vereinbarung nach § 2 Abs. 3 GOZ (Verlangensleistung) mit dem Patienten vereinbart werden (s. Abb. 2).
>
> Da es sich hier **nicht um eine Mehrkostenvereinbarung** handelt, gelten keine Einschränkungen. Der Zahnarzt sieht in diesem Fall patientenspezifische Schwierigkeiten in der Behandlung (der Patient ist äußerst ängstlich, schmerzempfindlich und er kollabiert leicht). Daher schätzt er die Behandlung als schwierig ein und setzt den 3,5fachen Steigerungssatz für einige Leistungen an (s. Abb. 1). Falls der Zahnarzt jetzt (nach Vereinbarung einer Behandlung gemäß GOZ) einen noch höheren Steigerungssatz vereinbaren wollte, müsste er vor Behandlungsbeginn zusätzlich eine Vereinbarung nach § 2 Abs. 1 und 2 GOZ abschließen.

Pos.	Anzahl	Leistung	Faktor	Euro
0030	1	Heil- und Kostenplan	2,3	25,87 €
0090	3	Infiltrationsanästhesien	3,5	35,43 €
0100	1	Leitungsanästhesie	3,5	13,78 €
2030	3	Besondere Maßnahmen	2,3	25,23 €
2040	2	Kofferdam	3,5	25,60 €
2120	1	Füllung, vierflächig	3,5	151,57 €
2070	2	Keramik-Inlays	3,5	672,92 €
2197	2	Adhäsive Befestigung	2,3	33,64 €
		Materialkosten gemäß § 9 GOZ	ca.	404,00 €
		Gesamtkosten	ca.	1387,94 €

Abb. 1 Heil- und Kostenplan (Anlage zur Vereinbarung nach § 4 Abs. 5 BMV-Z)

Vereinbarung zur Privatbehandlung nach § 4 Abs. 5 BMV-Z bzw. § 7 Abs. 7 EKVZ für gesetzlich versicherte Patienten

Name des Versicherten: _Reinhold Gesetz_

Ich wurde von meinem Zahnarzt darüber aufgeklärt und ich weiß, dass ich als Patient der gesetzlichen Krankenversicherung das Recht habe, nach den Bedingungen der gesetzlichen Krankenversicherung behandelt zu werden, wenn ich meine gültige elektronische Gesundheitskarte vorlege.
Nach Aufklärung durch meinen Zahnarzt wünsche ich ausdrücklich unabhängig davon aufgrund des folgenden privaten Behandlungsvertrages gemäß der Gebührenordnung für Zahnärzte (GOZ) privat behandelt zu werden. Mir ist bewusst, dass eine Erstattung der Kosten für die unten aufgeführten Leistungen durch die gesetzlichen Krankenkassen i. d. R. nicht erfolgt.

Die Vereinbarung erfolgt aufgrund von:

[x] § 4 Abs. 5 BMV-Z (für Versicherte der Primärkassen)
bzw.
[ ] § 7 Abs. 7 EKV-Z (für Versicherte der Ersatzkassen)

Folgende Behandlung wurde vereinbart:

[x] Vergleiche Heil- und Kostenplan (siehe _1_ Anlage(n))
Bei der geplanten Behandlung handelt es sich um eine Behandlung, die
[ ] nicht im Leistungskatalog der gesetzlichen Krankenversicherung enthalten ist,
[ ] weit über das Maß der ausreichenden, zweckmäßigen und wirtschaftlichen Versorgung hinausgeht,
  [ ] nach §§ 12, 70 SGB V,
  [ ] gemäß den Richtlinien des Bundesausschusses der Zahnärzte und Krankenkassen,
[x] auf Wunsch des Patienten durchgeführt wird.

Freiburg, 11.05.2016   _Reinhold Gesetz_   _Dr. D. Hollister_
Ort, Datum   Unterschrift des Versicherten   Unterschrift des Zahnarztes

Abb. 2 Vereinbarung zur Privatbehandlung nach § 2 Abs. 3 GOZ

Beispiele Abrechnung von Füllungen nach GOZ/GOÄ und BEMA im Vergleich

Bsp.	GOZ-/GOÄ-Pos.	Leistung	BEMA-Pos.
1	2120	Es wird m-o-d eine aufwendige Mehrschicht-Komposit-Füllung mit Dentinkonditionierung (Wet-Bond-Verfahren) zum Ersatz einer defekten Amalgamfüllung an 36 gelegt.	F30 (13c 0) und Mehrkosten über GOZ
2	2090	Es wird m-o-d eine Kompositfüllung an 35 gelegt.	F30 (13c 0) und Mehrkosten über GOZ
3	Analogberechnung oder Verlangensleistung	Es wird eine einflächige Goldhämmerfüllung an 45 gelegt.	F10 (13a 0) und Mehrkosten analog über GOZ
4	2150 + Laborkosten + Materialkosten + 2020, 2197	Es wird ein einflächiges Goldinlay an 44 angefertigt, welches adhäsiv eingesetzt wird. Als provisorischer speicheldichter Verschluss wird Guttapercha verwendet.	F10 (13a 0) und Mehrkosten über GOZ
5	2160 + Laborkosten+ Materialkosten + 2270, 2197	Es wird ein zweiflächiges Keramikinlay an 35 angefertigt. Als Provisorium wird ein provisorisches, individuell gefertigtes Kunststoffinlay eingesetzt.	F20 (13b 0) und Mehrkosten über GOZ
6	2170 + Laborkosten+ Materialkosten 2270, 2197	Es wird ein Goldinlay zum Ersatz einer intakten Amalgamfüllung an 46 angefertigt und adhäsiv befestigt. Als Provisorium wird ein provisorisches, individuell gefertigtes Kunststoffinlay eingesetzt.	reine Privatleistung

3 Häufige Begleitleistungen in der zahnärztlichen Behandlung

Gerade zu Beginn einer Behandlung, aber auch im weiteren Verlauf treten immer wieder Begleitleistungen auf, die hier zusammengefasst sind.

- **Sensibilitätsprüfung** bzw. **Vitalitätsprüfung:** Diese zeigt, ob die Pulpa eines Zahnes noch lebt und funktionsfähig ist, gibt wichtige Hinweise für die Behandlungsplanung.
- **Behandlung überempfindlicher Zahnflächen:** Diese kommt häufig an freiliegenden Zahnhälsen vor, die oft bei einer Parodontalerkrankung entstehen.
- **Entfernung von Zahnstein:** Zahnstein entsteht, wenn Plaque nicht regelmäßig und vollständig entfernt wird, wodurch sich Kalksalze in die Plaque einlagern. Nachpolitur der Zähne ist sinnvoll, um eine Neubildung des Zahnsteins zu reduzieren.
- **Beseitigung scharfer Kanten:** Diese Leistung erfolgt z. B., wenn Füllungsbestandteile oder Zahnkanten abgesplittert sind oder prothetische Arbeiten scharfe Kanten tragen.
- **Behandlung von Mundschleimhauterkrankungen:** Diese Leistung erfolgt z. B., durch Spülungen mit medikamentösen Lösungen.
- **Bestrahlungen:** Diese Leistungen, meist mit Rotlicht oder mit einem Mikrowellengerät, werden in der Zahnheilkunde in der Therapie von Entzündungen, Nerven- und Gelenkschmerzen und auch bei Schmerzen mit unklarer Entstehungsursache eingesetzt; reine Privatleistungen.
- **Hilfeleistung bei Ohnmacht:** Als eigenständige Leistung ist diese nur bei Kassenpatienten abrechenbar.

> **HINWEIS**
>
> Fluoridierungen zur Kariesprophylaxe werden als Prophylaxe berechnet, weil sie nicht der Behandlung überempfindlicher Zahnflächen dienen.

3.1 Häufige Begleitleistungen bei Kassenpatienten

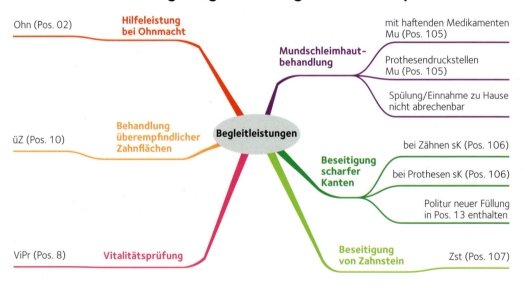

3.1.1 Sensibilitätsprüfung

Für die Abrechnung der Sensibilitätsprüfung Pos. 8 (ViPr) hat die Art ihrer Durchführung keine Bedeutung. Das Ergebnis der Prüfung eines Zahns kann auch unklar sein, muss aber in jedem Fall dokumentiert werden. Je nach Art der Behandlung kann die Sensibilitätsprüfung auch mehrfach in einem Quartal durchgeführt werden (z. B. bei Cp-Behandlung, Trauma).

> **HINWEIS**
>
> Die Abkürzung ViPr bezieht sich auf die Vitalitätsprüfung und sollte ursprünglich „Sens" heißen.

| 8 | ViPr | Sensibilitätsprüfung der Zähne oder eines einzelnen Zahnes | 6 |

Die Position ViPr ist nur einmal pro Sitzung abrechenbar; dies gilt auch für Zahnersatzbehandlung.

Ausgeschlossen ist die Berechnung der Pos. ViPr pro Zahn und mehrerer Vitalitätsprüfungen in einer Sitzung.

Während einer Behandlung über mehrere Sitzungen gibt es keine Beschränkung in der Berechnung der Position. Das 〉Wirtschaftlichkeitsgebot muss aber beachtet werden.

Manche Zahnarztprogramme verlangen bei der Eingabe der Position ViPr die Angabe eines Zahnes, was aber nach dem BEMA nicht erforderlich ist. Auf jeden Fall sollte das Ergebnis an jedem geprüften Zahn dokumentiert werden; oft erfolgt dies mit „+" und „–" bzw. mit „unklar" (s. Abb. 1).

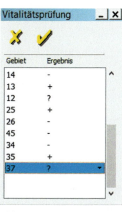

Abb. 1 Ergebnis der ViPr

3.1.2 Behandlung überempfindlicher Zahnflächen

Bei der Behandlung überempfindlicher Zahnflächen werden sehr häufig freiliegende Zahnhälse mit Medikamenten versiegelt, damit der Patient keine Schmerzen hat. Dies ist oft auch nach 〉PA-Behandlungen nötig. Die Behandlung wird mit Pos. 10 (üZ) abgerechnet.

Wirtschaftlichkeitsgebot, S. 21

PA-Behandlung, S. 210

10	üZ	Behandlung überempfindlicher Zahnflächen, für jede Sitzung	6

 Die Position üZ ist einmal pro Sitzung abrechenbar.

 Für die Position üZ bestehen folgende Ausschlüsse:
- nicht pro Zahn abrechenbar
- nicht als prophylaktische Maßnahme zur Kariesverhütung (hier wird 〉IP1 bis IP5 oder bei privater Abrechnung 〉GOZ 2000/2010 abgerechnet)
- keine Behandlung überempfindlicher Zahnflächen bei präparierten Zähnen im Zusammenhang mit Zahnersatz

IP1 bis IP5, S. 236
GOZ 2000, S. 242
GOZ 2010, S. 117

 Manche Programme fordern im Zusammenhang mit der Abrechnung der Position üZ eine Zahnangabe, die abrechnungstechnisch aber nicht erforderlich ist. Es ist in jedem Fall aber für die Dokumentation erforderlich, die Zähne und die Art der Behandlung zu notieren.

3.1.3 Zahnsteinentfernung

Die Position 107 wird bei der Entfernung von Zahnstein abgerechnet. Die Abkürzung Zst bedeutet Zahnstein, obwohl dies im Leistungstext so nicht benannt ist. Man unterscheidet hierbei unterschiedliche Methoden der Entfernung: Für die Abrechnung ist es aber irrelevant, ob die Entfernung mit Instrumenten (Scaler) oder maschinell (z. B. Ultraschall, Laser) erfolgt. Wichtig ist, dass **harte** Zahnbeläge entfernt werden. Eine gesonderte Nachpolitur ist nicht vorgesehen.

107	Zst	Entfernen harter Zahnbeläge, je Sitzung	16

Die Position Zst ist einmal pro Sitzung einmal pro Kalenderjahr (01.01. bis 31.12. eines Jahres) abrechenbar. Wenn im Dezember die Position Zst abgerechnet wurde, kann sie bereits im Januar erneut abgerechnet werden. Bei Entzündungen ist sie auch mit Anästhesie möglich. Die Leistung wird außerdem vor der systematischen PA-Behandlung durchgeführt und abgerechnet.

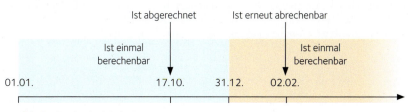

Abb. 2 Abrechenbarkeit der Pos. Zst

Die Pos. Zst wird nicht pro Zahn und nicht für das Entfernen weicher Beläge abgerechnet; nur das Entfernen harter Zahnbeläge ist einmal pro Kalenderjahr abrechnungsfähig.

In allen Zahnarztprogrammen erfolgt die Eingabe ohne Zahnbenennung. Die Abrechnung muss auch möglich sein, wenn im 01-Befund **kein** Kreuz bei Zahnstein vorhanden ist. In der Dokumentation sollte unbedingt die behandelte Region vermerkt sein und von wem der Zahnstein auf welche Weise entfernt wurde

> **HINWEIS**
>
> In den Bundesländern gibt es Sondervereinbarungen mit Krankenkassen und bestimmten Pflegeheimen, nach denen die Position Zst auch zweimal pro Kalenderjahr abgerechnet werden kann.

3.1.4 Beseitigen scharfer Zahnkanten

Das Beseitigen scharfer Zahnkanten o. Ä. kann relativ häufig als Begleitleistung anderer Behandlungen in einer Zahnarztpraxis vorkommen.

106	sK	Beseitigen scharfer Zahnkanten oder störender Prothesenränder o. Ä. je Sitzung	16

A Die Position sK kann einmal pro Sitzung abgerechnet werden.

 Die Position sK ist nicht pro Zahn (oder Kiefer!) abrechenbar, außerdem

- nicht für das Polieren von Füllungen (Ausnahme: Füllung von Fremdzahnarzt),
- nicht bei Einschleifmaßnahmen im Zusammenhang mit Zahnersatz (〉Position 89),
- nicht bei Einschleifmaßnahmen im Zusammenhang mit PA-Behandlung(〉Position 108),
- nicht bei Einschleifmaßnahmen im Zusammenhang mit KFO-Behandlung (z. B. 〉Position 124),
- nicht bei Prothesen, die innerhalb von drei Monaten nach Eingliederung behandelt wurden, wenn sie in den letzten drei Monaten auch nicht repariert oder unterfüttert wurden (Ausnahme: Eingliederung durch Fremdzahnarzt).

Pos. 89, S. 261
Pos. 108, S. 217
Pos. 124, S. 229

> **BEISPIEL**
>
> Folgende Behandlungen sind im Leistungstext der Pos. sK mit „Ähnliches" gemeint:
> – Glätten scharfer Zahnkanten (z. B. nach Unfall)
> – Wegätzen von Milchzahnkaries (eine Füllung „lohnt" sich hier nicht mehr)
> – Muldenförmiges Ausschleifen von Milchzähnen
> – Entfernen störender Prothesenränder (es ist hier die Dreimonatsfrist zu beachten)
> – Abschleifen von Klammern an Prothesen (es ist die Dreimonatsfrist zu beachten)

> **HINWEIS**
>
> Wenn scharfe Kanten an KFO-Geräten entfernt werden müssen, darf der Zahnarzt dies nur dann abrechnen, wenn er die kieferorthopädische Behandlung nicht selbst durchführt.

Es sollte genau dokumentiert werden, was durchgeführt worden ist. Das Datum ist dabei oft sehr wichtig. Die Programme benötigen keine Zahnangabe, da diese vom BEMA-Prüfmodul nicht geprüft wird. Pro Sitzung wird die Eingabe nur einmal toleriert.

3.1.5 Behandlung von Mundkrankheiten

Bei einer Behandlung von Mundschleimhauterkrankungen werden im Bereich des Mund-Rachen-Raumes (lokal) Schleimhauterkrankungen mit Medikamenten behandelt. Je nach Schwere des Falles ist eine folgende systematische Parodontosebehandlung unerlässlich.

Oft ist diese Leistung mit der prothetischen Behandlung verbunden. Dabei sind jedoch Fristen zu beachten, wenn diese Leistung abgerechnet werden soll.

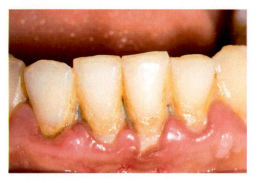

Abb. 1 Gingivitis ist eine der Indikationen für die Abrechnung der Position Mu.

> **HINWEIS**
>
> Mundschleimhautkrankheiten können z. B. folgende Erkrankungen sein: Gingivitis marginalis, Parodontitis marginalis profunda, Stomatitis ulcerosa, Aphthen, Dentitio difficilis und Decubitus.

105	Mu	Lokale medikamentöse Behandlung von Schleimhauterkrankungen, Aufbringung von auf der Mundschleimhaut haftenden Medikamenten oder Behandlung von Prothesendruckstellen, je Sitzung	8

 Die Position 105 (Mu) kann einmal pro Sitzung berechnet werden für

- Behandlung von Mundschleimhauterkrankungen (siehe oben),
- Behandlung eines erschwerten Zahndurchbruchs (dentitio difficilis).

Für die Position 105 (Mu) bestehen folgende Einschränkungen:

- Medikamente für die häusliche Anwendung können nicht verordnet werden (Ausnahme: ulzerierende Erkrankungen).
- Die Behandlung von Prothesendruckstellen (Decubitus) kann erst drei Monate nach Eingliederung der Prothese, oder wenn diese in den letzten drei Monaten auch nicht repariert oder unterfüttert wurde, mit Mu abgerechnet werden (Ausnahme: Fremdzahnarzt).
- Bei Behandlung des erschwerten Zahndurchbruchs ist Mu nicht neben ❭Position N abrechenbar.

Pos. N, S. 174

 Die Diagnose und das Medikament sind genau zu dokumentieren. Die Erfassung in den Abrechnungsprogrammen erfolgt **nicht** zahnbezogen. In einer Sitzung wird die Eingabe in allen Programmen nur einmal toleriert. Die Eingabe muss auch möglich sein, wenn das Feld Mundkrankheit im 01-Befund **nicht** angekreuzt war.

3.1.6 Hilfeleistung bei Ohnmacht

Hierbei handelt es sich um eine Leistung, die nur selten in Zahnarztpraxen abgerechnet wird. Sie kann immer dann berechnet werden, wenn dem Zahnarzt ein zusätzlicher Aufwand für die Begleitung des Patienten entsteht. Als Richtschnur lässt sich die geplante Zeit für einen Eingriff heranziehen.

02	Ohn	Hilfeleistung bei Ohnmacht oder Kollaps	20

Neben der Pos. 02 darf die Pos. Ä 1 in der gleichen Sitzung nicht abgerechnet werden.

 Behandlungsmaßnahmen, verabreichte Medikamente und die Dauer der Behandlung sollten unbedingt dokumentiert werden.

BEISPIELFALL

Die Patientin ist in der AOK pflichtversichert.

Datum	Zahn	Behandlungsauschnitt	BEMA-Pos.
A		Eingehende Untersuchung mit Beratung, Befund: f: 26, 18, 28, 38, 48; c: 27, 22, 32, 31, 41, 42, 46; z: 36; Zahnstein: sehr stark ausgeprägt, Mundkrankheit: Gingivitis ulcerosa	01
	36, 32, 41 15, 22, 31 32, 33	Vitalitätsprüfungen, 36 –, alle anderen + Behandlung der Mundkrankheit mit Medikament Behandlung überempfindlicher Zahnhälse (Desensol) Zahnstein entfernt an allen vorhandenen Zähnen Hinweis auf Extraktion von 36	ViPr Mu üZ Zst
B	27	Aufbaufüllung für spätere Überkronung m-o-d, mit einem parapulpären Stift verankert, Zahnfleisch abgedrängt beim Präparieren	F2ZE (af2), 601 bMF
	22	Eckenaufbau (Schneidekante) mesial mit zwei parapulpären Stiften verankert	F4, St
	31, 32	Kompositfüllung jeweils lab-dist unter Minidam	F2, bMF
C	41 42	Kompositfüllung li und lab Kompositfüllung li-m-lab, beide unter Kofferdam, dabei übermäßige Papillenblutung gestillt	2 x F1 F3, bMF
	32, 33	Behandlung überempfindlicher Zahnhälse, erneut Zahnstein entfernt (Nachreinigung) Behandlung der Mundkrankheit, erneuter Hinweis auf Extraktion von 36	üZ Dokument. oder private Abrechnung Mu
D	21 46	Abschleifen eines alten Füllungsrandes Unterfüllung, Amalgamfüllung li-o-b, Stillen einer übermäßigen Papillenblutung und Abdrängen von Zahnfleisch beim Präparieren Behandlung der Mundkrankheit	sK F3 bMF Mu
E		Polieren der Füllungen Behandlung der Mundkrankheit mit Medikament	Dokumentation Mu
	32, 33	Behandlung überempfindlicher Zahnhälse (Desensol)	üZ
F	21, 22	Telefonische Beratung wegen Unfall, 23.00 Uhr außerhalb der Sprechstunde, Schneidezähne beschädigt	Ä1, 03
G	21, 22	Abschleifen scharfer Zahnkanten Beratung der Patientin wegen Extraktion (verschoben auf nächstes Quartal)	sK

3.2 Häufige Begleitleistungen bei Privatpatienten

Die im Folgenden dargestellten Leistungen sind in der GOZ in unterschiedlichen Abschnitten formuliert. Sie sind hier in diesem Kapitel zusammengefasst, da sie im Rahmen der Abrechnung als Begleitleistung häufiger auftreten. Die entsprechenden Positionen werden bei den Behandlungen, zu denen sie systematisch gehören, nochmals erwähnt.

3.2.1 Vitalitätsprüfung

0070	Vitalitätsprüfung eines Zahnes oder mehrerer Zähne einschließlich Vergleichstest, je Sitzung
50 P	

Es wird deutlich, dass der Leistungstext des BEMA bezüglich dieser Leistung fast identisch ist. Ähnliches gilt für die Abrechnungsbestimmungen hierzu.

 Für die Dokumentation gelten die gleichen Regelungen wie im BEMA.

3.2.2 Behandlung überempfindlicher Zahnflächen

2010	Behandlung überempfindlicher Zahnflächen, je Kiefer
50 P	

A Die Abrechnung der Behandlung überempfindlicher Zahnflächen mit fluoridhaltigen Lacken erfolgt je Kiefer, also höchstens zweimal in einer Sitzung. Hier liegt der Unterschied zur BEMA-Abrechnung. Falls sich die Behandlung einer Überempfindlichkeit über mehrere Sitzungen erstreckt, kann sie ebenfalls nur einmal pro Kiefer berechnet werden. Sollten jedoch erneut Überempfindlichkeiten auftreten, kann wiederum behandelt und abgerechnet werden.

Prophylaktische Maßnahmen zur lokalen Fluoridierung können nach ❯Pos. 1020 abgerechnet werden. Eine lokale Fluoridierung bei stark abradierten Zähnen zur Verkieselung der Dentinkanälchen kann außerdem entweder nach Pos. 1020 oder Pos. 2010 berechnet werden.

Pos. 1020, S. 241

> **HINWEIS**
> Es besteht heute die Möglichkeit, freiliegendes Dentin zu versiegeln. Dieser Versiegelungsschutz ist in der GOZ nicht explizit aufgeführt. Als eine nach Art, Kosten und Zeitaufwand ähnliche Leistung (Analogleistung nach § 6 Abs. 1) wird z. B. Position 2000 empfohlen. Zusätzlich wird das Versiegelungsmaterial in Ansatz gebracht.

 Die Dokumentation der Leistung nach Pos. 2010 entspricht der der BEMA-Abrechnung.

3.2.3 Zahnsteinentfernung

Die Entfernung von Zahnstein wird bei Privatpatienten je Zahn abgerechnet. Nach GOZ 2012 muss dabei zwischen ein- und mehrwurzeligen Zähnen unterschieden werden. Zusätzlich ist vorgesehen, dass in einer Folgesitzung eine Nachkontrolle, ggf. mit Nachreinigung und Politur, der Zähne erfolgt. Diese Leistung wird ebenfalls je Zahn abgerechnet.

4050	Entfernung harter und weicher Zahnbeläge, gegebenenfalls einschließlich Polieren an einem einwurzeligen Zahn oder Implantat, auch Brückenglied
10 P	

4055	Entfernung harter und weicher Zahnbeläge, gegebenenfalls einschließlich Polieren an einem mehrwurzeligen Zahn
13 P	

4060	Kontrolle nach Entfernung harter und weicher Zahnbeläge oder professioneller Zahnreinigung nach der Nummer 1040 mit Nachreinigung einschließlich Polieren, je Zahn oder Implantat, auch Brückenglied
10 P	

118 | Kariestherapie begleiten

Die Abrechnung der obigen Positionen weicht stark von der Abrechnung derselben Leistung bei Kassenpatienten nach dem BEMA ab. Deshalb wird sie hier genauer dargestellt:

(A) Die Zahnsteinentfernung kann pro Zahn einmal pro Behandlungsfall abgerechnet werden:
- mit Ziffer 4050 bei einwurzeligen Zähnen pro Behandlungsfall
- mit Ziffer 4055 bei mehrwurzeligen Zähnen pro Behandlungsfall
- mit Ziffer 4060 nach den Ziffern 4050 und 4055
- zur Entfernung sowohl harter wie auch weicher Beläge
- auch bei Implantaten und Brückengliedern

Für die Abrechnung der Ziffern 4050, 4055 und 4060 gelten folgende Ausschlüsse:

Pos. 1040, S. 242
- nicht neben professioneller Zahnreinigung (❯1040) in gleicher Sitzung

Pos. 4090, 4100, S. 221
- nicht neben Lappenoperationen bzw. offener Kürettage (❯4090, 4100) in gleicher Sitzung am gleichen Zahn
- 4060 nicht in gleicher Sitzung wie 4050 und 4055

Pos. 4070, S. 221
- nicht für die Entfernung von subgingivalen Konkrementen (❯4070)
- nicht für die Entfernung von Belägen an Prothesen oder Aufbissschienen

BEISPIELE

1: Zahnsteinentfernung, gesamtes Gebiss vorhanden; Nachkontrolle und Politur in späterer Sitzung (s. Abb. 1)
Abrechnung: 18 × 4050 und 14 × 4055 (Regelfall); 2. Sitzung: 32 × 4060

2: Zahnsteinentfernung bei f: 16, 34, 38, 44, 48, Brücke 24 auf 27, Nachkontrolle und Politur in späterer Sitzung (s. Abb. 2)
Abrechnung: Durch Brückenglieder ersetzte Zähne können wie der „ehemalige" Zahn abgerechnet werden; 16 × 4050, 12 × 4055; 2. Sitzung: 28 × 4060.

3: Zahnsteinentfernung bei f: 15–25, 36, 37, 46, 47 (Prothese); Nachkontrolle und Politur in späterer Sitzung (s. Abb. 3)
Abrechnung: 9 × 4055, 9 × 4050; 2. Sitzung: 18 × 4060

4: Zahnsteinentfernung bei f: 16, 17, Brücke 24–27, Brücke 44–47, Krone 35; Nachkontrolle und Politur in späterer Sitzung (s. Abb. 4)
Abrechnung: Auch hier werden die Brückenglieder wie der „ehemalige" Zahn berechnet, sodass abgerechnet wird: 18 × 4050, 12 × 4055; 2. Sitzung: 30 × 4060.

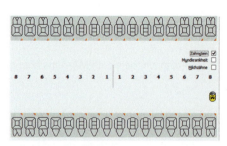

Abb. 1 Zahnstein Beispiel 1

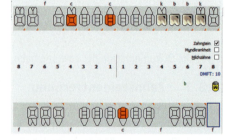

Abb. 2 Zahnstein Beispiel 2

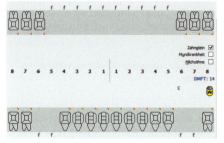

Abb. 3 Zahnstein Beispiel 3

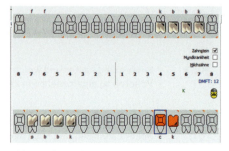

Abb. 4 Zahnstein Beispiel 4

3.2.4 Beseitigen scharfer Zahnkanten

Die GOZ kennt unterschiedliche Möglichkeiten zur Abrechnung der Beseitigung scharfer Kanten und Okklusionsstörungen. Die Entfernung scharfer Kanten ist über die Pos. 4030 abrechenbar. Dieser Position ähnlich ist die Position für das Entfernen grober Vorkontakte (Pos. 4040). Im Rahmen der Prothetik ist Einschleifen oft erforderlich. Hier gibt es in der GOZ keine Abrechnungseinschränkungen.

4030	Beseitigung von scharfen Zahnkanten, störenden Prothesenrändern und
35 P	Fremdreizen am Parodontium, je Kieferhälfte oder Frontzahnbereich

4040	Beseitigung grober Vorkontakte der Okklusion und Artikulation durch Ein-
45 P	schleifen des natürlichen Gebisses oder bereits vorhandenen Zahnersatzes, je Sitzung

A Die Position 4030 ist je Kieferhälfte oder Frontzahnbereich und je Sitzung einmal abrechenbar, die Position 4040 ist jedoch nur je Sitzung einmal (bei Zahnersatzbehandlung) verwendbar. Die Positionen 4030 und 4040 können auch nebeneinander berechnet werden.

 Es bestehen folgende Ausschlüsse:
- Die Positionen 4030 und 4040 sind nicht für Füllungspolituren abrechenbar.
- Die Positionen 4030 und 4040 sind nicht für Prothesenreinigung abrechenbar.

BEISPIELE

Beispiel	Zahn	Behandlungsausschnitt	GOZ-Pos.
1	13, 24, 33	Beseitigung von scharfen Zahnkanten	3 x 4030
2	17, 46	Beseitigung scharfer Kanten an im Vorjahr gelegten m-o-d Amalgam-Füllungen	2 x 4030
3	OK	Beseitigung grober Vorkontakte an einer OK-Totalprothese vor der Herstellung einer UK-Modellgussprothese	1 x 4040
4	OK	Beseitigung grober Okklusionsstörungen an den natürlichen OK-Zähnen vor der Herstellung einer UK-Modellgussprothese	1 x 4040
5	36, 45	regio 36 und 45: Beseitigung scharfer Prothesenränder drei Jahre nach Eingliederung einer UK-Totalprothese	2 x 4030

> **HINWEIS**
> Anders als bei der vergleichbaren BEMA-Position sK sind hier keine Fristen zu beachten.

3.2.5 Behandlung von Mundkrankheiten

Medikamentöse Behandlungen der Mundschleimhaut werden in der GOZ unabhängig von der Applikationsform des Medikamentes nach den Positionen 4020 oder 4025 abgerechnet. Sie kann nur einmal in einer Sitzung berechnet werden. Für die Anwendung der Munddusche ist die Pos. 4020 nicht abrechenbar.
Häufig wird die Pos. 4020 zusammen mit der Pos. 4030 für die Behandlung von Prothesendruckstellen eingesetzt. Es gibt hier keine Abrechnungseinschränkungen oder Wartezeiten.

4020	Lokalbehandlung von Mundschleimhauterkrankungen, gegebenenfalls ein-
45 P	schließlich Taschenspülungen, je Sitzung

(A) Wird neben der Lokalbehandlung von Mundschleimhauterkrankungen für das gleiche Gebiet die subgingivale medikamentöse antibakterielle Lokalapplikation (Pos. 4025) erbracht, so ist diese Leistung zusätzlich berechnungsfähig, da keine Leistungsüberschneidung besteht und die Behandlungen unterschiedliche Ziele haben. Die Behandlung kann pro Sitzung nur einmal berechnet werden.

 Die für die Lokalbehandlung benötigten Salben und Lösungen dürfen nicht zusätzlich berechnet werden.

4025	Subgingivale medikamentöse antibakterielle Lokalapplikation, je Zahn
15 P	

(A) Die Behandlung kann pro Zahn berechnet werden.

(M) Abrechnungsfähig für die Anwendung subgingivaler lokaler antibakterieller bzw. antibiotischer Zubereitungen „local delivery systems" sind z. B. Metronidazol-Gele, Doxycyclin-Gele oder auch PerioChip® und Chlorhexamed®-Gel. Dabei verwendete antibakterielle Materialien sind gesondert berechnungsfähig, z. B. PerioChip®, Ligosan® und Elyzol®.

BEISPIELE

Bei-spiel	Zahn	Behandlungsausschnitt	GOZ-Pos.
1	regio 11 u. 21	Behandlung einer Aphthe und Behandlung einer Verbrennung mit einer Salbe	1 × 4020
2	regio 36, 45	Behandlung der Druckstellen mit einer Salbe drei Jahre nach Eingliederung einer UK-Totalprothese	1 × 4020
3	regio 16 und 25	Beseitigung scharfer Prothesenränder und Behandlung der Druckstellen drei Wochen nach Eingliederung einer Unterfütterung einer OK-Totalprothese	1 × 4020, 2 × 4030
4	OK	Behandlung der Druckstellen mit einer Salbe vier Monate nach Eingliederung einer Teilprothese	1 × 4020
	31–42, 36	Subgingivale lokale Applikation eines Gels	4 × 4025

3.2.6 Hilfeleistung bei Ohnmacht

Pos. Ä 56, S. 67

Die Behandlung einer Ohnmacht kann im Rahmen der GOÄ nur als Beistand nach ⟩Ä 56 (Verweildauer) berechnet werden, wenn der Zahnarzt mindestens 30 Minuten beim Patienten verweilen muss. Auch ist die Grundleistung mit erhöhtem Steigerungssatz berechenbar.

3.2.7 Bestrahlung und Behandlung mit Strömen

Für Bestrahlungen und Reizstrombehandlungen sieht die GOÄ drei Positionen vor: Ä 538, Ä 548 und Ä 551.

Alle Bestrahlungen sind – wie auch Röntgenaufnahmen – **technische Leistungen**. Sie werden nach dem einfachen bis 2,5fachen Gebührensatz berechnet. Ab dem 1,8fachen Satz ist eine Begründung erforderlich.

> **HINWEIS**
> Die Anwendung von Position Ä 551 (Reizstrombehandlung) erfolgt in Zahnarztpraxen höchst selten.

Ä 538	Infrarotbehandlung, je Sitzung
40 P	

Ä 548	Kurzwellen-, Mikrowellenbehandlung (Anwendung hochfrequenter Ströme)
37 P	

Die Anwendung dieser Positionen erfolgt in Zahnarztpraxen höchst selten.

BEISPIELFALL

Der Patient ist privat in der HUK versichert.

Datum	Zahn	Behandlungsausschnitt	GOZ-/GOÄ-Pos.
A		Eingehende Untersuchung mit Beratung unter 10 Minuten, Befund: f: 26, 18, 28, 38, 48; c: 27, 22, 32, 31, 41, 42, 46; z: 36; Zahnstein: sehr stark ausgeprägt; Mundkrankheit: Gingivitis ulcerosa	0010 Ä 1
	36, 32, 41, 15, 22, 31 32, 33	Vitalitätsprüfungen, 36 –, alle anderen + Behandlung der Mundkrankheit mit Medikament Behandlung überempfindlicher Zahnhälse (Desensol) Zahnstein entfernt an allen vorhandenen Zähnen Hinweis auf Extraktion von 36	0070 4020 2010 18 x 4050, 9 x 4055 Dokumentation
B	27 22 31, 32	Aufbaufüllung für spätere Überkronung m-o-d, mit einem parapulpären Stift verankert, Zahnfleisch abgedrängt beim Präparieren Eckenaufbau (Schneidekante) mesial mit zwei parapulpären Stiften verankert Kompositfüllung jeweils lab-dist, Abdrängen von Zahnfleisch unter Minidam	2180, 2190a (1fach) Material 2030 2120, 2190a, Material (1fach) 2 x 2080, 2030
C	41 42 32, 33	Kompositfüllung, li und lab Kompositfüllung, li-m-lab, beide unter Kofferdam, dabei übermäßige Papillenblutung gestillt Behandlung überempfindlicher Zahnhälse erneut Zahnstein entfernt (Nachreinigung) Behandlung der Mundkrankheit erneuter Hinweis auf Extraktion von 36	2 x 2060 2100, 2040 2030 2010 27 x 4060 4020 Dokumentation
D	21 46	Abschleifen eines alten Füllungsrandes Unterfüllung, Amalgamfüllung li-o-b, Stillen einer übermäßigen Papillenblutung beim Füllen, Abdrängen von Zahnfleisch beim Präparieren Behandlung der Mundkrankheit	4030 2090 2030 2030 4020
E	46 32, 33	Polieren der Füllungen Behandlung der Mundkrankheit mit Medikament Behandlung überempfindlicher Zahnhälse (Desensol)	1 x 2130 (46) 4020 2010
F	21, 22	Telefonische Beratung wegen Unfall, 23:00 Uhr außerhalb der Sprechstunde, Schneidezähne beschädigt	Ä 1, Ä C
G	21, 22	Abschleifen scharfer Zahnkanten Beratung des Patienten wegen Extraktion (verschoben auf nächstes Quartal)	4030

4 Röntgenleistungen

Röntgenaufnahmen werden immer dann angefertigt, wenn eine Diagnose anders nicht möglich oder wenn die Aufnahme zur Sicherung der gestellten Diagnose erforderlich ist. Für jede Röntgenaufnahme ist eine Indikation notwendig. Indikationen für Röntgenaufnahmen liegen z. B. in folgenden Fällen vor:
- bei Verdacht auf einen krankhaften Prozess an den Zähnen oder im Kiefer
- vor prothetischen Versorgungen, um den apikalen Zustand von Pfeilerzähnen zu beurteilen
- im Rahmen von endodontischen Behandlungen
- um den apikalen Zustand des Zahnes bei Behandlungsbeginn zu beurteilen
- als Messaufnahmen – ggf. auch mehrmals oder aus unterschiedlichen Einstellungswinkeln – während der Aufbereitung der Kanäle
- als Kontrollaufnahmen, um die Qualität der Wurzelfüllung zu beurteilen
- im Rahmen chirurgischer Eingriffe
- vor und während des Eingriffes, um das weitere operative Vorgehen festlegen zu können
- nach dem Eingriff, um sicherzustellen, dass der Eingriff vollständig und erfolgreich war

> **MERKE**
>
> Röntgenaufnahmen werden immer nach **Anzahl der Bilder** (= Projektionen) abgerechnet. Dabei ist nicht ausschlaggebend, wie viele Zähne auf dem Bild zu sehen sind.

Bei allen Röntgenaufnahmen sind die Materialkosten für Filme und Entwicklung in den Positionen enthalten; Analoges gilt für digitale Röntgenaufnahmen. Ebenso sind die Kosten für die Dokumentation enthalten. Eine ausführliche Dokumentation des Befundes erfolgt in der Patientenakte. Eventuell entstehende Portokosten für den Versand an andere Zahnärzte sind gesondert abrechenbar.

Grundsätzlich kann man zwei unterschiedliche Arten von Röntgenaufnahmen unterscheiden:
- Einzelbilder
- Bilder größerer Formate

4.1 Röntgenleistungen bei Kassenpatienten

4.1.1 Abrechnung bei Zahnfilmen – Einzelbilder

Ä 925		Röntgendiagnostik der Zähne	
a)	Rö2	bis zu zwei Aufnahmen	12
b)	Rö5	drei bis fünf Aufnahmen	19
c)	Rö8	sechs bis acht Aufnahmen	27
d)	Stat	Status bei mehr als acht Aufnahmen	34

Am Wort „Diagnostik" ist bereits erkennbar, dass nicht das Röntgenbild als solches die Leistung darstellt, sondern die aufgrund des Bildes gestellte Diagnose des Zahnarztes.

(A) Die Anzahl der abgerechneten Rö2 richtet sich nach der Anzahl der in der Sitzung gefertigten Aufnahmen.

Ausnahme: Im Rahmen der endodontischen und der chirurgischen Behandlung gefertigte Aufnahmen können je Aufnahme (bei unterschiedlicher klinischer Situation) nach Rö2 berechnet werden.

 Ä 925d (Stat) ist nicht neben Ä 935d (Ortho) berechenbar.

 Die Abrechnung zusätzlicher Kosten für Material (außer Portokosten) ist nicht möglich.

BEISPIELE

Beispiel	Zahn	Behandlungsausschnitt	BEMA-Pos.
1	12–22	Eine Aufnahme (vier Zähne)	1 x Rö2
2	17–14 23–25	Eine Aufnahme Eine Aufnahme	1 x Rö2
3	36	Der Zahn wird vor und nach der Extraktion (Chirurgie) geröntgt; zwei Aufnahmen in einer Sitzung.	2 x Rö2
4	17–15 mit 47–45 und 25–27 mit 35–37	Zwei Bissflügelaufnahmen	1 x Rö2
5	22	Wurzelbehandlung an 22; der Zahn wird vor Beginn der Behandlung, nach der Kanalaufbereitung und nach der Kanalabfüllung geröntgt; drei Aufnahmen.	3 x Rö2
6		In einer Sitzung werden sieben Röntgenaufnahmen gefertigt.	1 x Rö8
7		Es werden vier Bissflügelaufnahmen und eine Aufnahme des Wurzelgebietes an 36 gefertigt.	1 x Rö5
8		In einer Sitzung werden neun Aufnahmen des Gebisses gefertigt.	1 x Stat
9	34, 35, 37, 11, 15, 44, 45, 46, 47, 48	Es werden Einzelröntgenbilder gefertigt.	1 x Rö8
10	22, 23, 24, 25, 26, 18, 38	Es werden Einzelröntgenbilder gefertigt.	1 x Rö5

Jede Röntgenaufnahme erfordert eine Begründung, die nach folgendem Schema erfolgt und in die Bemerkungsspalte eingetragen werden muss, weil sie in die Upload-Datei aufgenommen wird.

0 = Bissflügelaufnahme (BF)
1 = Konservierend-chirurgische Behandlung (KCH)
2 = Gelenkaufnahme (GA)
3 = Kieferorthopädische Aufnahme (KFO)
4 = PAR-Behandlung (PA)
5 = Versorgung mit Zahnersatz und Zahnkronen (ZE)

Abb. 1 Ziffern zur Begründung von Röntgenaufnahmen

Nach Eingabe des Zahnes (bzw. der Zähne) und der entsprechenden Rö-Ziffer fragt das Abrechnungsprogramm die Begründung ab, die mit den Ziffern 0 bis 5 anzugeben ist (s. Abb. 1). Danach kann genauer dokumentiert werden. Oft wird hierzu eine Auswahl an Dokumentationen angeboten. Für diese ist es erforderlich, den genauen Befund bzw. die Begründung für das Röntgenbild oder die Röntgenbilder festzuhalten (s. Abb. 1 und 2, S. 124).

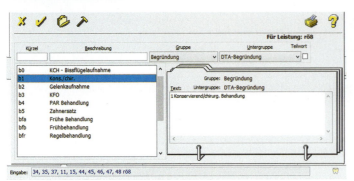

Abb. 1 Begründung für Röntgenbilder

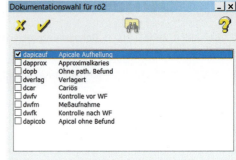

Abb. 2 Befundauswahl des Programms

4.1.2 Abrechnung bei Schichtaufnahmen

Aufnahmen des gesamten Schädels, z. B. Fernröntgenaufnahmen, werden nach Pos. Ä 934 abgerechnet, Handaufnahmen (in der Kieferorthopädie) nach Pos. Ä 928.
Orthopantomogramme und Halbseitenaufnahmen beider Kieferseiten berechnet die Zahnarztpraxis nach Position Ä 935d, andere Teilaufnahmen des Kiefers nach Ä 935a bis c. Dabei bezieht sich die Anzahl der Aufnahmen immer nur auf die gerade geröntgte Region. Nach Ä 935a bis c werden berechnet:

- Aufbissaufnahmen (nicht auf Zahnfilmen)
- Kiefergelenkaufnahmen
- Aufnahmen der Kieferhöhle
- Halbseitenaufnahme einer Kieferseite

Ä 934	Aufnahme des Schädels	
a)	eine Aufnahme (auch Fernröntgenaufnahme)	19
b)	zwei Aufnahmen	30
c)	mehr als zwei Aufnahmen	36

A Eine Leistung nach Pos. Ä 934a kann im Verlauf einer kieferorthopädischen Behandlung höchstens zweimal, in begründeten Ausnahmefällen dreimal abgerechnet werden.
Eine Leistung nach Pos. Ä 934a ist bei Frühbehandlung mit verkürzter Behandlungsdauer nur bei skelettalen Dysgnathien im Verlauf einer kieferorthopädischen Behandlung einmal abrechnungsfähig.

Ä 935	Teilaufnahme des Schädels (auch in Spezialprojektion), auch Nebenhöhlen, Unterkiefer, Panoramaaufnahme der Zähne eines Kiefers bzw. der Zähne des Ober- und Unterkiefers derselben Seite	
a)	eine Aufnahme	24
b)	zwei Aufnahmen	34
c)	mehr als zwei Aufnahmen	44
d)	Orthopantomogramm sowie Panoramaaufnahmen oder Halbseitenaufnahmen aller Zähne des Ober- und Unterkiefers	48

Ä 928	Röntgenaufnahme der Hand	30

> **BEISPIELE**
>
> **1:** Zwei Aufnahmen eines Kiefergelenkes in einer Sitzung von vorn und von der Seite
> **Abrechnung:** 1 × Ä 935b
> **2:** Je eine Aufnahme des linken und des rechten Kiefergelenkes in einer Sitzung
> **Abrechnung:** 2 × Ä 935b

Röntgenleistungen | 125

○ Werden Röntgenbilder versandt, können dafür Portokosten mit der BEMA-Nummer 602 in Euro berechnet werden (ähnlich wie die Stiftkosten unter 601).

BEISPIELFALL

Patientin Sabine Wegener, familienversichert in der Barmer GEK Südbaden

Datum	Zahn	Behandlungsausschnitt	BEMA-Pos.
A, 11:00		Patientin erscheint im Notdienst, Samstag	--, 03
	11, 21	Unfall mit Beschädigung von 11, 21, Beratung, Vitalitätsprüfung, beide +	ViPr
	11, 21	Röntgenaufnahme, Befund: keine Fraktur	Rö2
	11	Eckenaufbau unter Einbezug der Schneidekante, mesial, Verankerung mit zwei parapulpären Stiften	F4, St
	21	Eckenaufbau mesial und distal (beide Ecken unter Einbezug der Schneidekante), beide Zähne unter absoluter Trockenlegung	2 x F4 bMF
		Medikamentöse Behandlung einer Aphthe	Mu
		Patientin fällt in Ohnmacht, Zahnarzt hat einen erheblichen Zeitaufwand (30 Minuten)	Ohn
A, 21:00	11, 21	Telefonische Beratung wegen Schmerzen	Ä 1, 03
B	23–25 33–35	Bissflügelaufnahme zur Kariesdiagnose	1 x Rö2
		Eingehende Untersuchung mit Beratung, Befund: f: 18, 16, 14, 28; c: 17, 15, 13, 23, 24, 25, 35, 46; Zahnstein und Mundkrankheit vorhanden	01
		Zahnstein entfernt	Zst
		Patientin wünscht bei 15 und 25 Keramikinlays mod, MKV gefertigt, Laborschätzung 500 €	Dokumentation
C		Patientin bringt MKV	Dokumentation
	17, 15, 13, 37	Röntgenaufnahmen, Befunde: 17, 15, 13 apikal o. B., 37: Zyste	1 x Rö2
	15, 25	Aufbaufüllung für Überkronung m-o-d Präparation für Inlays, Abdrucknahme, provisorische Versorgung	F2ZE Dokumentation
	13	Aufbaufüllung für Keramikkrone d-v	F2ZE
D		Beratung wegen Kiefergelenksbeschwerden zwei Aufnahmen des rechten Kiefergelenks aus zwei Ebenen	Ä 935b
	26, 36	Jeweils alter Füllungsrand glatt geschliffen	sK
E	23	Kompositfüllung la-d, Zahnfleisch verdrängt	F2, bMF
	24	Plastische Füllung b und p-m	F1, F2
	35	Plastische Füllung m-o-li-z, dabei Papillenblutung gestillt	F3, bMF
	15, 25	Keramikinlays eingesetzt, Abrechnung der MKV, Laborkosten 545,70 €	2 x F30
F	46	Präparation wegen Schmerzen unterbrochen, provisorisch verschlossen	Dokumentation
G	46	Patientin teilt mit, dass sie nach Stuttgart verzogen ist und nicht wieder erscheint	pV

4.2 Röntgenleistungen bei Privatpatienten

Für Röntgenleistungen bei Privatpatienten gelten die allgemeinen Bestimmungen aus Teil O der GOÄ:

1. Mit den Gebühren sind alle Kosten (auch für Dokumentation und Aufbewahrung der Datenträger) abgegolten.
2. Die Leistungen für Strahlendiagnostik mit Ausnahme der Durchleuchtung(en) (Pos. 5295) sind nur bei Bilddokumentation auf einem Röntgenfilm oder einem anderen Langzeitdatenträger berechnungsfähig.
3. Die Befundmitteilung oder der einfache Befundbericht mit Angaben zu Befund(en) und zur Diagnose ist Bestandteil der Leistungen und nicht gesondert berechnungsfähig.
4. Die Beurteilung von Röntgenaufnahmen (auch Fremdaufnahmen) als selbstständige Leistung ist nicht berechnungsfähig.
5. Die nach der Strahlenschutzverordnung bzw. Röntgenverordnung notwendige zahnärztliche Überprüfung der Indikation und des Untersuchungsumfangs ist auch im Überweisungsfall Bestandteil der Leistungen des Abschnitts O und mit den Gebühren abgegolten.
6. Auch in der GOÄ sind die Materialkosten für Filme und Entwicklung bei allen Röntgenaufnahmen in den Positionen enthalten (Analoges gilt für digitale Röntgen).

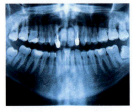

Abb. 1 Orthopantomogramm (OPG)

4.2.1 Abrechnung bei Zahnfilmen – Einzelbilder

Für die einfachen Zahnaufnahmen gibt es in der GOÄ – unabhängig von der Anzahl der Bilder – nur die Position Ä 5000. Da es sich um eine sogenannte technische Leistung handelt, gilt der „kleine Gebührenrahmen".

Ä 5000 50 P	Zähne, je Projektion

(A) Die Position wird für jede notwendige Zahnfilmaufnahme berechnet. Auch die Bissflügelaufnahmen werden nach Anzahl der Projektionen (Bilder) als Ä 5000 abgerechnet. Da es für sogenannte Aufbissaufnahmen keine gesonderte Ziffer gibt, werden auch diese nach Ä 5000 abgerechnet.

(⌀) Werden mehrere Zähne mittels einer Röntgenaufnahme erfasst, so darf die Leistung nach Nummer 5000 nur einmal und nicht je aufgenommenem Zahn berechnet werden.

(M) Materialkosten dürfen nicht zusätzlich berechnet werden, weder für

- Filmmaterial oder sonstige Langzeitdatenträger noch für
- Entwicklungschemikalien.

4.2.2 Abrechnung von Schichtaufnahmen

Für größere Formate, wie die Panoramaaufnahme und das Orthopantomogramm, gibt es in der GOÄ zwei Positionen für Zahnärzte. Die Panoramaaufnahme eines Kiefers wird heute allerdings kaum noch ausgeführt.

Ä 5002 250 P	Panoramaaufnahme(n) eines Kiefers

Die „klassische" Panoramaaufnahme, das Orthopantomogramm, wird nach der folgenden Position abgerechnet:

Ä 5004 400 P	Panoramaschichtaufnahme der Kiefer

Die Abrechnung von Handaufnahmen, die in kieferorthopädischen Praxen vorkommen, erfolgt nach der Position Ä 5020.

Röntgenleistungen | **127**

| Ä 5020 220 P | Handgelenk, Mittelhand, alle Finger einer Hand, Sprunggelenk, Fußwurzel und/oder Mittelfuß, Kniescheibe, jeweils in zwei Ebenen |

Daneben existieren noch besondere Schädelaufnahmen als Übersichtsaufnahmen (Ä 5090) oder in Spezialprojektionen (Ä 5095) sowie die Computertomografie (CT) im Kopfbereich (Ä 5370), die aber in der Zahnarztpraxis seltener vorkommen.

 Die Dokumentation ist genauso vorzunehmen wie bei den entsprechenden BEMA-Ziffern.

> **HINWEIS**
>
> Für die Digitale Volumentomografie (DVT) empfiehlt die Bundeszahnärztekammer die Abrechnung der Position Ä 5370 und für die computergesteuerte Analyse die Position Ä 5377.
>
>
>
> Hinweise zur DVT-Abrechnung finden Sie auch unter:
>
> www.dvt-abrechnung.de

BEISPIELFALL

Patient Dr. Andreas Spechert, geboren am 05.05.1976, Mitglied der CONTINENTALE (private Krankenversicherung)

Datum	Zahn	Behandlung	GOZ-/GOÄ-Pos.
A		Patient erscheint im Notdienst, Samstag 11:00 Uhr, Fahrradunfall mit Beschädigung von 11, 21, Beratung 9 Minuten	Ä D
		Symptombezogene Untersuchung	Ä 1
			Ä 5
	11, 21	Vitalitätsprüfung, beide +	0070
	11, 21	Röntgenaufnahme, Befund: keine Fraktur	Ä 5000
	11, 21	Komposit-Eckenaufbau mesial in Adhäsivtechnik	2120
	11	Komposit-Eckenaufbau mesial und distal, beide Zähne unter absoluter Trockenlegung, Stillen einer übermäßigen Papillenblutung	2 x 2120, 2040
	21		2030
	11, 21		
A		17:00 Uhr, Beratung wegen Schmerzen an 11 und 21, Dauer: 12 Minuten	Ä 3
			Ä D
B		Eingehende Untersuchung mit Beratung (8 Minuten), Befund: f: 18, 16, 14, 28; c: 17, 15, 13, 23, 24, 25, 35, 46; Zahnstein und Mundkrankheit vorhanden	0010
			Ä 1
		Beschwerden an 11 und 21 abgeklungen	
	23–25, 33–35, 13–15, 43–45	Bissflügelaufnahmen zur Kariesdiagnose Medikament, Behandlung Gingivitis simplex	2 x Ä 5000
			4020
			18 x 4050, 10 x 4055
		Zahnsteinentfernung an allen vorhandenen Zähnen	
	23	Kompositfüllung la-d, Zahnfleisch verdrängt	2080, 2030
	24	Kompositfüllung b und p-m	2060, 2080
	25, 35	Kompositfüllung b-d-p, Zahnfleisch verdrängt	2 x 2100, 2 x 2030
	46	Geplant: Kompositfüllung mo-li, Stillen einer übermäßigen Papillenblutung	2030
		Nach Präparation wegen Schmerzen unterbrochen, provisorisch speicheldicht verschlossen	2020
C	17, 15, 13, 37	Röntgenaufnahmen, Befunde: 17, 15, 13: apikal o. B., 37: Zyste	3 x Ä 5000
	17, 15	Aufbaufüllungen m-o-d für Brückenversorgung	3 x 2180
	13	Aufbaufüllung p-d-o	2180
	46	Kompositfüllung m-o-li unter Kofferdam Nachreinigung nach Zahnsteinentfernung	2040, 2100 28 x 4060
D		Prothetische Beratung (9 Minuten) wegen Brücke von 17 – 15 – 13	Ä 1

AUFGABEN

Untersuchungen, Beratungen, Besuche

1. Erklären Sie, wie folgende Begriffe für Kassenpatienten und für Privatpatienten definiert werden:
   a alleinige Leistung
   b Krankheitsfall
   c Behandlungsfall

2. Die Position 01 (U) wird am 25.06. eines Jahres abgerechnet. Wann kann sie frühestens wieder abgerechnet werden?

3. Wodurch unterscheiden sich die Position 01 und Ä 1?

4. Wann kann die Position Ä 1 immer abgerechnet werden?

5. In welchem Fall kann die Ä 1 auch vor der 01 in einem Behandlungsfall abgerechnet werden?

6. Wann kann die Position Ä 1 anstelle der Position 01 abgerechnet werden?

7. Wodurch unterscheiden sich die Positionen 01 und 01 k?

8. Für welchen Personenkreis werden Leistungen nach FU berechnet?

9. Wie oft darf die FU insgesamt berechnet werden?

10. Was versteht man unter einem erhöhten Kariesrisiko und welche Bedeutung hat diese für die Abrechnung im Zusammenhang mit der FU?

11. Wann darf der Zuschlag für Leistungen bei Kassenpatienten berechnet werden?

12. Wie wird die Erhebung des PSI-Codes für Kassen, wie für Privatpatienten abgerechnet?

13. Wie wird die Folgebescheinigung für das Ausstellen einer Arbeitsunfähigkeitsbescheinigung bei Kassen-, wie bei Privatpatienten berechnet?

14. Der Zahnarzt führt einen geplanten Besuch in einem Pflegeheim mit Kassenpatienten durch. Was muss vor der Abrechnung des Besuchs geklärt sein?

15. Ein Kassenpatient muss geplant zu Hause besucht werden, weil er einen Unfall hatte. Eine Naht soll entfernt werden. Welche Position rechnet der Zahnarzt für den Besuch ab?

16. Welcher Zuschlag könnte berechnet werden, wenn der Besuch in Aufgabe 15 an einem Samstag erfolgen musste?

17. Wodurch unterscheidet sich die Berechnung des Wegegeldes zwischen Kassen- und Privatpatienten?

18. Welcher Zuschlag kann bei einem Besuch eines Kindes bis zum vollendeten 4. Lebensjahr bei Kassenpatienten berechnet werden?

19. Warum weisen die Leistungen 0010 und Ä 6 bei Privatpatienten unterschiedliche Beträge im einfachen Gebührensatz auf, obwohl beide Leistungen mit 100 P vergütet werden?

20. Wie oft kann die Position 0010 im Jahr berechnet werden?

21. Wie wird die lokale Untersuchung bei Privatpatienten abgerechnet?

22. Kann die lokale Untersuchung bei Privatpatienten mit einer Beratung nach Ä 1 zusammen abgerechnet werden?

23 Dürfen Zuschläge bei Privatpatienten auch ohne Beratungs- oder Untersuchungsziffern berechnet werden?

24 Welche Beratungszuschläge dürfen bei Privatpatienten kombiniert werden?

25 Welcher Besuchszuschlag hat für Privatpatienten die höchsten Punkte?

Füllungen

1 Welche der folgenden Leistungen sind in den Füllungspositionen für Kassenpatienten immer enthalten: Anlegen einer Matrize – Anlegen von Kofferdam – Verwendung von Keilen zur Adaption einer Matrize – Stillen einer übermäßigen Papillenblutung?

2 Welches sind die „Regelfüllungsmaterialien" für Kassenpatienten?

3 Eine endgültige Füllung kann nicht fertiggestellt werden. Welche Abrechnungsmöglichkeit haben Sie bei Kassenpatienten?

4 Wann kann eine Kunststofffüllung für Kassenpatienten zu Lasten der gesetzlichen Krankenkasse im Seitenzahnbereich abgerechnet werden?

5 Sie wollen eine F2 mit einer dreiflächigen Füllung in Ihr Praxisprogramm eingeben. Ist das möglich? Erklären Sie.

6 An folgenden Zähnen werden jeweils in den Sitzungen a) bis f) übermäßige Papillenblutungen gestillt. Geben Sie an, wie oft die Position 12 (bMF) berechenbar ist:
  a an 11 und 16
  b an 11, 21 und 26
  c an 13 und 23
  d an 13 und 43
  e an 33 und 44
  f an 16, 26 und 46

7 Eine vierflächige Aufbaufüllung soll mit zwei parapulpären Stiften befestigt werden. Welche Abrechnungsmöglichkeit haben Sie bei einem Kassenpatienten?

8 Welcher grundsätzliche Unterschied existiert bei der Abrechnung von Füllungen bei Privatpatienten?

9 Vergleichen Sie die Abrechnung von besonderen Maßnahmen beim Füllen und Präparieren zwischen Kassen- und Privatpatienten. (Hilfe: Welche Positionen? Welche Maßnahmen? Wie oft abrechenbar?)

10 Wie wird eine parapulpäre Stiftverankerung bei einer Füllung eines Privatpatienten abgerechnet?

11 Vergleichen Sie die Aufbaufüllungsabrechnung bei Privat- und Kassenpatienten.

12 Wie wird ein dreiflächiges Inlay bei Privatpatienten abgerechnet?

13 Wie wird ein dreiflächiges Inlay bei einem Kassenpatienten abgerechnet?

14 Bei einem Privatpatienten wird das Legen einer definitiven Füllung unterbrochen und ein provisorischer Verschluss gelegt. Wie wird das abgerechnet?

15 Wie sieht ein distaler Eckenaufbau am Zahn 11 in seiner Ziffernfolge in der Upload-Datei aus?

Begleitleistungen

1 Welche Positionen können für folgende Leistungen in einer Sitzung jeweils bei Kassen- bzw. Privatpatienten wie oft abgerechnet werden?
  a überempfindliche Zahnhälse an 13 und 23 bei einem 50-jährigen Patienten mit Aminfluorid behandelt
  b alle Zähne bei einem 14-jährigen Patienten mit Aminfluorid behandelt
  c Zahnstein an folgenden Zähnen entfernt: 16–26, 36–46
  d scharfe Füllungskante an fünf Jahre alter Amalgamfüllung beseitigt
  e scharfe Füllungskante an fünf Tage alter Amalgamfüllung beseitigt
  f Vitalitätsprobe an allen Molaren durchgeführt
  g Vitalitätsprobe an 21 durchgeführt
  h drei Aphthen behandelt
  i Bei einem Patienten wurden im Mai der Zahnstein und die Raucherbeläge entfernt (in der UK-Front 33–43). Im Dezember muss der Zahnstein dort erneut entfernt werden.
  j Eine Prothese ist repariert worden. In den ersten drei Wochen nach der Reparatur müssen dreimal störende Prothesenränder beseitigt und Druckstellen behandelt werden.
  k An allen UK-Frontzähnen müssen nach einer PA-Behandlung überempfindliche Zahnhälse mit Fluoridgel behandelt werden.

2 Bei einem Patienten wird eine Beratung (erste Sitzung im Quartal) durchgeführt und eine Füllung gelegt. Der Patient fällt dabei in Ohnmacht und der Zahnarzt muss sich längere Zeit um ihn kümmern. Welche Abrechnungsmöglichkeit ergibt sich, wenn der Patient a) Kassenpatient b) Privatpatient wäre.

Röntgenleistungen

1 Es wird ein Röntgenbild für einen Patienten gefertigt, auf dem man fast nichts erkennt. Welche Position kann abgerechnet werden?

2 Wie viele Zähne sind i. d. R. auf einem Zahnfilm abgebildet?

3 Wie viele Zähne sieht man i. d. R. auf einem Zahnfilm mit einer Bissflügelaufnahme vom Seitenzahnbereich?

4 Wie viele Zähne können röntgenologisch i. d. R. untersucht werden, wenn die Untersuchung als Rö2 berechnet wird?

5 Es werden drei Röntgenaufnahmen für sechs Zähne gemacht. Was kann für einen Kassenpatienten, was für einen Privatpatienten abgerechnet werden?

6 Welche Position kann bei Kassenpatienten bzw. Privatpatienten abgerechnet werden, wenn bei Behandlungsbeginn diagnostische Röntgenaufnahmen der Zähne 16, 17, 26, 27, 36, 37, 46 und 47 gemacht werden?

7 Welche Röntgenposition kann bei Kassenpatienten nicht neben einem Orthopantomogramm (OPG) berechnet werden?

8 Unter welchen Bedingungen können mehrere Rö2 bei einem Kassenpatienten in einer Sitzung berechnet werden?

9 Nach welcher Abrechnungsposition wird ein OPG bei Kassenpatienten und bei Privatpatienten berechnet?

10 Nennen Sie eine Röntgenaufnahmetechnik, die nicht mit Kassenpatienten zu Lasten der gesetzlichen Krankenversicherung abgerechnet werden kann.

Endodontische Behandlungen begleiten

LF 5

1 Anästhesien in der Zahnarztpraxis
2 Überkappungen und Amputationen
3 Wurzelkanalbehandlungen (Endodontie)

1 Anästhesien in der Zahnarztpraxis

In der Zahnarztpraxis werden folgende Methoden zur Schmerzausschaltung angewendet:
- Lokalanästhesien
- Analgesie durch Inhalation (i. d. R. in Zusammenarbeit mit einem Anästhesisten)
- Narkosen (i. d. R. in Zusammenarbeit mit einem Anästhesisten)

Daneben werden auch immer mehr alternative Verfahren von den Patienten gewünscht, z. B. Hypnose, Akupunktur und elektrische Verfahren zur Schmerzbekämpfung. Diese Methoden sind nur privat über die GOZ/GOÄ, durch Privatvereinbarung bzw. als Analogleistung abrechenbar.

Die in der Zahnarztpraxis am häufigsten verwendete Anästhesie ist die Lokalanästhesie. Dabei unterscheidet man die terminalen Anästhesien (meist als Infiltrationsanästhesie bezeichnet) und die Stamm- oder Leitungsanästhesien.

1.1 Anästhesien bei Kassenpatienten

1.1.1 Oberflächenanästhesie

Bei der letzten BEMA-Reform ist die Oberflächenanästhesie als Leistung für Kassenpatienten gestrichen worden. Wird diese Leistung von der Praxis erbracht, muss der Patient zuvor eine ❯Privatvereinbarung mit der Praxis schließen.

Privatvereinbarung, S. 258

1.1.2 Infiltrationsanästhesie

| 40 | I | Infiltrationsanästhesie | 8 |

Ⓐ Normalerweise kann die Position I für den Bereich von zwei nebeneinanderliegenden Zähnen einmal je Sitzung abgerechnet werden. Dies entspricht auch in den meisten Fällen der tatsächlichen Betäubung. Hiervon bilden die mittleren Schneidezähne (11 und 21 sowie 31 und 41) eine Ausnahme. Sie gelten als nicht nebeneinanderliegend. Dies lässt sich mit der Versorgung durch unterschiedlichen Nerven im Frontzahnbereich begründen.

Die Dauer einer Anästhesie kann nur beschränkt vom Zahnarzt bestimmt werden. Dauert ein Eingriff einmal länger an und lässt die Wirkung des Anästhetikums nach, kann nachgespritzt und eine weitere Position I abgerechnet werden.

Werden in einem Ausnahmefall zwei nebeneinanderliegende Zähne intraligamentär anästhesiert, kann die Pos. I je Zahn abgerechnet werden. Bei der Intraligamentäranästhesie wird nur ein Zahn tatsächlich „betäubt".

Da die Parodontal- und Zahnersatzbehandlung auf andere Weise abgerechnet werden, muss die Pos. I in der KCH-Upload-Datei besonders gekennzeichnet werden (ZE = 5, PA = 4).

> **MERKE**
> Zwei Nachbarzähne = 1 x Pos. I
> Keine Nachbarn sind: 11–21 und 31–41

> **MERKE**
> Ist die Hauptleistung an einem Zahn bzw. im Zahngebiet eine außervertragliche Leistung (Privatleistung), muss auch die Anästhesie privat abgerechnet werden. Wird dagegen am Zahn bzw. im Zahngebiet eine Vertragsleistung erbracht, die einer Anästhesie bedarf, kann die Anästhesie auch nach dem BEMA berechnet werden.

> **BEISPIEL**
> Ein Kassenpatient wünscht eine Implantatversorgung. Dies ist eine außervertragliche Leistung (nicht im BEMA enthalten). Die benötigten Anästhesien müssen privat abgerechnet werden.

1. Eine Infiltrations- oder Terminalanästhesie kann nicht pro Zahn abgerechnet werden (Ausnahme: mittlere Schneidezähne).
2. Eine Oberflächenanästhesie kann nicht mit Pos. I abgerechnet werden.
3. Die Intraligamentäranästhesie kann nicht als Regelanästhesie berechnet werden.

Die Materialkosten für das Anästhetikum können nicht zusätzlich berechnet werden.

1.1.3 Leitungsanästhesie

41		Leitungsanästhesie	
41a	L1	– intraoral	12
41b	L2	– extraoral	16

Zunächst erscheint die Abrechnung der beiden Leitungsanästhesien L1 und L2 sehr eingeschränkt, da sie nur abgerechnet werden dürfen **„wenn die Infiltrationsanästhesie I nicht ausreicht"**. Der Zahnarzt muss also theoretisch erst probieren, ob eine Anästhesie nach Position I ausreicht. Um dies zu entkräften, hat man eine allgemeine Regel aufgestellt.
L1 und L2 können abgerechnet werden:
- pro Kieferhälfte einmal
- im Unterkiefer immer
- im Oberkiefer bei Entzündungen
- im Oberkiefer bei **größeren chirurgischen** Eingriffen (nicht bei normalen Zahnentfernungen einschließlich der Entfernung eines tieffrakturierten Zahnes und der chirurgischen Wundrevision sowie den Exzisionen von Mundschleimhaut und Schleimhautwucherungen)

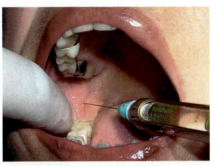

Abb. 1 Intraorale Leitungsanästhesie am Unterkiefer

Zu größeren chirurgischen Eingriffen zählen:
Inzisionen, z. B. ⟩Inz1, Osteotomien, z. B. ⟩Ost1, plastische Deckungen, z. B. ⟩Pla0 und Pla1, Trepanationen, z. B. ⟩Trep2, Wurzelspitzenresektionen, z. B. ⟩WR1, Zystektomien, z. B. ⟩Zy1, Reimplantationen, z. B. ⟩RI, Knochenresektionen, z. B. ⟩KnR und ⟩Alv, sowie Diastemaoperationen, z. B. ⟩Dia.

Pos. Inz1, S. 189
Pos. Ost1, S. 163
Pos. Pla0 und Pla1, S. 165
Pos. Trep2, S. 183
Pos. WR1, S. 181
Pos. Zy1, S. 184
Pos. RI, S. 204
Pos. KnR, S. 194
Pos. Alv, S. 194
Pos. Dia, S. 204

> **HINWEIS**
>
> In manchen KZV-Bereichen gelten bei parodontal-chirurgischen Eingriffen besondere Regeln, z. B. kann im OK die Position I pro Zahn, im UK neben den Leitungsanästhesien 4 x Pos. I pro Kieferhälfte abgerechnet werden.

Eine zusätzliche Leitungsanästhesie kann durch eine lange Dauer begründet werden. Da die Parodontal- und Zahnersatzbehandlung auf andere Weise abgerechnet werden, muss die Leitungsanästhesie in der KCH-Upload-Datei besonders gekennzeichnet werden (ZE = 5, PA = 4).

Außerdem kann die Position I neben den Positionen L1 und L2 abgerechnet werden,
- wenn damit Anastomosen ausgeschaltet werden müssen (häufig bei Eingriffen im Bereich der UK-Frontzähne),
- wenn eine ausreichende Schmerzfreiheit sonst nicht zu erreichen ist (häufig bei chirurgischen und parodontal-chirurgischen Eingriffen).

Die Position L2 wird sehr selten abgerechnet. Sie kommt zur Anwendung, wenn z. B. die eingeschränkte Mundöffnung des Patienten eine L1 nicht möglich erscheinen lässt.

> **MERKE**
>
> Auch für die Positionen L1 und L2 gilt: Ist die Hauptleistung an einem Zahn bzw. in einem Zahngebiet eine außervertragliche Leistung (Privatleistung), muss auch die Anästhesie privat abgerechnet werden. Wird eine Vertragsleistung am Zahn bzw. im Zahngebiet erbracht, die einer Anästhesie bedarf, kann die Anästhesie auch nach dem BEMA berechnet werden.

> **BEISPIEL**
>
> An Zahn 36 wird eine Caries-profunda-Behandlung durchgeführt (Kassenleistung). Gleichzeitig erfolgt eine Inlay-Präparation zum Austausch einer Amalgamfüllung (Privatleistung). Die Anästhesie kann abgerechnet werden, weil sie für die Kassenleistung erforderlich ist.

 1. Die Leitungsanästhesie kann nicht pro Zahn berechnet werden.
2. Eine Oberflächenanästhesie ist nicht als L1 oder L2 berechenbar.

 Die Materialkosten für das Anästhetikum sind nicht zusätzlich berechenbar.

Die Inhalationsanalgesie ist nicht mehr Bestandteil der vertragszahnärztlichen Versorgung und kann nur von einem Anästhesisten abgerechnet werden.

> **HINWEIS**
>
> Bei Leitungsanästhesien wird grundsätzlich davon ausgegangen, dass sie intraoral gelegt werden.

BEISPIELFALL 1

Datum	Zahn	Behandlungsausschnitt	BEMA-Pos.
A	36, 37, 46, 47	intraorale Leitungsanästhesie für Kronenpräparation Wiederholung wegen nachlassender Anästhesiewirkung	4 x L1 (ZE = 5)

BEISPIELFALL 2

Datum	Zahn	Behandlungsausschnitt	BEMA-Pos.
A	34, 35	intraligamentäre Anästhesie für chirurgischen Eingriff mit Naht	2 x I, chirurg. Leistungen
B	34, 35	Nahtentfernung unter Oberflächenanästhesie	nur die Nahtentfernung

Die Oberflächenanästhesie kann privat in Rechnung gestellt werden, wenn eine Vereinbarung mit dem Patienten getroffen wurde.

BEISPIELFALL 3

Datum	Zahn	Behandlungsausschnitt	BEMA-Pos.
A	21, 22, 23, 26	Infiltrationsanästhesien zur Parodontosebehandlung	3 x I (PA = 4)

BEISPIELFALL 4

Datum	Zahn	Behandlungsausschnitt	BEMA-Pos.
A	48	intraorale Leitungsanästhesie bei größerem chirurgischem Eingriff (Ost1), Wiederholung derselben wegen langer Dauer	2 x L1, chirurg. Leistungen
B	48	intraorale Leitungsanästhesie für chirurgische Nachbehandlung	L1, Nachbehandlung

BEISPIELFALL 5

Datum	Zahn	Behandlungsausschnitt	BEMA-Pos.
A	11, 12	Oberflächenanästhesie wegen Einstich, Infiltrationsanästhesie, chirurgischer Eingriff	1 x I chir. Position
B	11, 12 33–44	Oberflächenanästhesie bei Nahtentfernung Oberflächenanästhesie bei Zahnsteinentfernung	nur Nahtposition Zst

Die Oberflächenanästhesie kann privat in Rechnung gestellt werden, wenn eine Vereinbarung mit dem Patienten getroffen wurde.

BEISPIELFALL 6

Datum	Zahn	Behandlungsausschnitt	BEMA-Pos.
A	16	Infiltrationsanästhesie für Präparation eines Inlays (Austausch einer intakten Amalgamfüllung)	private Berechnung
	26	Infiltrationsanästhesie für Wurzelbehandlung mit anschließender Präparation für Inlay (Austausch einer intakten Amalgamfüllung)	1 x I (für Wurzelbehandlung), private Berechnung
	11, 21	Infiltrationsanästhesien für konservierende Behandlung	2 x I und kons. Leistungen
B	22, 21	Infiltrationsanästhesie für konservierende Behandlung	1 x I und kons. Leistungen
	48, 45, 41	Leitungsanästhesie für chirurgische Leistungen	1 x L1, chirurg. Leistungen
	48	erneute Leitungsanästhesie wegen langer Dauer	1 x L1
	41	zusätzliche Infiltrationsanästhesie zur Ausschaltung von Anastomosen	1 x I

Bei einer ⟩Mehrkostenberechnung von Füllungen wird je nach KZV-Gebiet unterschiedlich verfahren: Geht man davon aus, dass für die ⟩„fiktive Füllung" auch eine Anästhesie erforderlich gewesen wäre, wird sie der Kasse in Rechnung gestellt.
Eine andere Auffassung stellt fest, dass wenn die Hauptleistung an einem Zahn privat in Rechnung gestellt wird, auch die Anästhesie privat abgerechnet werden muss.
Auf keinen Fall kann jedoch die Anästhesie sowohl der Kasse als auch privat in Rechnung gestellt werden!

Mehrkostenregelung, S. 105
fiktive Füllung, S. 106

✎ Vor der Anästhesie ist der Patient auf bestimmte Unverträglichkeiten oder Krankheiten zu befragen, wenn dies nicht schon in der Anamnese erfragt wurde.

Bei den Anästhesien passieren die häufigsten Zwischenfälle in Zahnarztpraxen. Deshalb ist es hier besonders wichtig, genau zu dokumentieren, welches Anästhetikum in welcher Menge (in ml) verwendet wurde. Für die Abrechnung kann es sehr wichtig werden, welche Art der Anästhesie gelegt wurde.
Bei der Intraligamentäranästhesie verlangen manche Abrechnungsprogramme hinter dem Kürzel I z. B. ein A, damit die Abrechnung pro Zahn toleriert wird. Bei Eingabe einer zweiten Position I oder L im selben Zahngebiet erfolgt immer ein Warnhinweis, dass dies begründet werden muss (z. B. mit langer Dauer, ungenügend tiefer Anästhesie oder Anastomosenausschaltung).

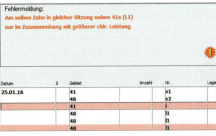

Abb. 1 Fehlermeldung des Abrechnungsprogramms

1.2 Anästhesien bei Privatpatienten

Bei Privatpatienten gibt es vielfältigere Möglichkeiten in der Abrechnung von Anästhesien.

1.2.1 Oberflächenanästhesie

Um die Einstichstelle bei der Infiltrationsanästhesie oder Leitungsanästhesie zu betäuben oder kleinere Eingriffe vorzunehmen, kann anders als bei Kassenpatienten hier bei Privatpatienten die sogenannte Oberflächenanästhesie vorgenommen werden.

0080	Oberflächenanästhesie, je Kieferhälfte oder Frontzahnbereich
30 P	

Pos. bMF, S. 93

 Durch die Bestimmung „je Kieferhälfte oder Frontzahnbereich" ist die Abrechnung stark eingeschränkt (>bMF bei Kassenpatienten). Es ist also möglich, diese Position maximal viermal in einer Sitzung abzurechnen. Die Leistung kann auch nicht wiederholt werden, darf aber neben den anderen Anästhesien in der gleichen Sitzung abgerechnet werden.

 Das Anästhetikum kann nicht zusätzlich berechnet werden.

1.2.2 Infiltrationsanästhesie

0090	Intraorale Infiltrationsanästhesie
60 P	

Die GOZ-Bezeichnung der Leistung unterscheidet sich zwar nur unwesentlich von der Bezeichnung nach dem BEMA, allerdings sind die Abrechnungsbestimmungen völlig unterschiedlich.

 Die Position 0090 kann folgendermaßen abgerechnet werden:

- grundsätzlich pro Zahn und Sitzung
- mehrfach pro Zahn mit entsprechender Begründung (z. B. lange Behandlungsdauer, keine ausreichende Anästhesietiefe, Ausschaltung der Schmerzempfindung im palatinalen und vestibulären Kieferbereich)

Position 0090 wird auch für die intraligamentäre Anästhesie abgerechnet. Sie kann immer zusammen mit Pos. 0080 berechnet werden. Außerdem kann sie auch in Kombination mit Pos. 0100 abgerechnet werden. Hierbei ist eine Begründung in der Rechnung empfehlenswert.

 Das Anästhetikum kann zusätzlich berechnet werden.

1.2.3 Leitungsanästhesie

0100	Intraorale Leitungsanästhesie
70 P	

Im Gegensatz zum BEMA gibt es nach GOZ keine eigene Position für die extraorale Leitungsanästhesie. Damit muss sie analog nach § 6 Abs. 1 GOZ abgerechnet werden.

 Die Position 0100 kann in der Regel je Kieferhälfte nur einmal je Sitzung berechnet werden. Mit Begründung kann sie jedoch auch mehrmals pro Kiefer berechnet werden (z. B. bei langer Behandlungsdauer, der Notwendigkeit der Verwendung eines Anästhetikums ohne Vasokonstringens).

Pos. 0100 kann immer zusammen mit der Pos. 0080 berechnet werden sowie in der Kombination mit der Pos. 0090. Hierbei ist eine Begründung in der Rechnung empfehlenswert.

Das Anästhetikum kann zusätzlich berechnet werden.

Pos. 0080 darf nicht pro Zahn, 0090 nicht pro Einstichstelle und 0100 nicht pro Einstich berechnet werden.

1.2.4 Inhalationsanalgesie

Narkosen für Privatpatienten werden nach Teil D der GOÄ (Anästhesieleistungen) berechnet. Dieser Teil der GOÄ ist für Zahnärzte nicht geöffnet und muss als Analogleistung abgerechnet werden. Wird ein Anästhesist hinzugezogen, kann von ihm diese Position Ä 450 abgerechnet werden:

Ä 450 | **Rauschnarkose – auch mit Lachgas**
76 P

A Bei der Anwendung mehrerer Narkoseverfahren ist nur die jeweils höchstbewertete dieser Leistungen berechnungsfähig; eine erforderliche Prämedikation ist Bestandteil dieser Leistung.
Als Narkosedauer gilt die Dauer von zehn Minuten vor Operationsbeginn bis zehn Minuten nach Operationsende.

Die Vorschriften und Empfehlungen zur Dokumentation entsprechen denen der Abrechnung bei Kassenpatienten.

BEISPIELFALL 1

Datum	Zahn	Behandlungsausschnitt	GOZ-Pos.
A	36, 37, 46, 47	intraorale Leitungsanästhesie für Kronenpräparation Wiederholung wegen nachlassender Anästhesiewirkung	4 x 0100 (Begründung)

BEISPIELFALL 2

Datum	Zahn	Behandlungsausschnitt	GOZ-Pos.
A	34, 35	intraligamentäre Anästhesie für chirurgischen Eingriff mit Naht	2 x 0090, chirurg. Leistungen
B	34, 35	Nahtentfernung unter Oberflächenanästhesie	0080, Nahtentfernung

BEISPIELFALL 3

Datum	Zahn	Behandlungsausschnitt	GOZ-Pos.
A	21, 22, 23, 26	Infiltrationsanästhesien zur Parodontosebehandlung	4 x 0090, PA-Leistungen

BEISPIELFALL 4

Datum	Zahn	Behandlungsausschnitt	GOZ-Pos.
A	48	intraorale Leitungsanästhesie bei größerem chirurgischem Eingriff (Ost1), Wiederholung wegen langer Dauer	2 x 0100, chirurg. Leistungen
B	48	intraorale Leitungsanästhesie für chirurgische Nachbehandlung	0100, Nachbehandlung

BEISPIELFALL 5

Datum	Zahn	Behandlungsausschnitt	GOZ-Pos.
A	11, 12	Oberflächenanästhesie wegen Einstich, Infiltrationsanästhesie chirurgischer Eingriff	0080, 2 x 0090 chirurg. Position
B	11, 12	Oberflächenanästhesie bei Nahtentfernung	0080, Nahtposition
	33–44	Oberflächenanästhesie bei Zahnsteinentfernung	7 x 4050

BEISPIELFALL 6

Datum	Zahn	Behandlungsausschnitt	GOZ-Pos.
A	16	Infiltrationsanästhesie für Präparation eines Inlays	0090, Inlay
	26	Infiltrationsanästhesie für Wurzelbehandlung mit anschließender Präparation für Inlay	0090, Wurzelbehandlung und Inlay
	11, 21	Infiltrationsanästhesien, konservierende Behandlung	2 x 0090, kons. Leistungen
B	22, 21	Infiltrationsanästhesie für konservierende Behandlung	2 x 0090, kons. Leistungen
	48, 45, 41	Leitungsanästhesie für chirurgische Leistungen	1 x 0100, chirurg. Leistungen
	48	zusätzlich Infiltrationsanästhesie	1 x 0090 (Begründung)
	41	zusätzlich Infiltrationsanästhesie zur Ausschaltung von Anastomosen	1 x 0090 (Begründung)

Privatvereinbarung, S. 43

Analogleistung, S. 33

Verlangensleistung, S. 109

Bei neueren Verfahren zur Schmerzausschaltung wie Akupunktur (auch Ohrakupunktur), nadelfreie Anästhesien, Hypnose oder transkutane elektronische Nervenstimulation empfiehlt sich bei Kassenpatienten eine ❯schriftliche Vereinbarung nach § 4 Abs. 5 BMV-Z bzw. § 7 Abs. 7 EKV-Z.
Damit wird der Kassenpatient zum Privatpatienten. Da diese Leistungen aber auch nicht in der GOZ/GOÄ enthalten sind, bietet sich die ❯analoge Abrechnung nach § 6 Abs. 1 GOZ oder die ❯Abrechnung als Verlangensleistung nach § 2 Abs. 2 und 3 GOZ an.

2 Überkappungen und Amputationen

Überkappungen und Amputationen sollen einen Zahn und dessen Pulpa vital erhalten.

2.1 Überkappungen und Amputationen bei Kassenpatienten

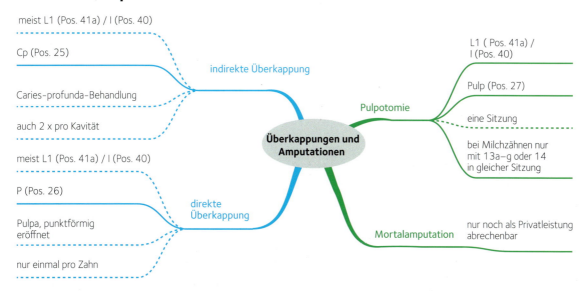

2.1.1 Überkappungen

Es gibt zwei unterschiedliche Behandlungen zur Erhaltung der Pulpa. Grundvoraussetzung ist, dass es auf diese Weise möglich ist, die Pulpa vital zu erhalten. Die Behandlungsschritte für die indirekte und die direkte Überkappung, sind im Wesentlichen gleich. Von **Cp-Behandlung** spricht man, wenn die Pulpa noch nicht eröffnet ist. Bei der **P-Behandlung** ist die Pulpa eröffnet. Es blutet aus dem Zahn. Der Behandlungserfolg sollte in einer späteren Sitzung mit einer Vitalitätsprobe kontrolliert werden.

25	Cp	Indirekte Überkappung zur Erhaltung der gefährdeten Pulpa, ggf. einschl. des provisorischen oder temporären Verschlusses der Kavität	6
26	P	Direkte Überkappung, je Zahn	6

A In der Regel werden beide Behandlungen je Kavität berechnet. Ausnahmen:

- Werden an einem Zahn zwei getrennte Kavitäten mit indirekter Überkappung behandelt, kann die Position Cp auch mehrmals pro Zahn berechnet werden. Die direkte Überkappung darf jedoch nur einmal pro Zahn abgerechnet werden.
- Position Cp wird auch mehrmals pro Kavität in verschiedenen Sitzungen berechnet.
- In der gleichen Kavität ist in einer Sitzung nur Pos. Cp oder Pos. P abrechenbar.

Wenn es (im Ausnahmefall) nicht gelingt, mit der Überkappung die Pulpa vital zu erhalten, kann auch eine Wurzelbehandlung oder eine Extraktion des Zahnes durchgeführt und abgerechnet werden.

> **BEISPIEL**
>
> In einer Kavität kann eine Cp-Behandlung durchgeführt und der Zahn provisorisch verschlossen werden. Wegen Schmerzen muss die Behandlung nach ein paar Tagen wiederholt werden. Hierbei könnte die Pulpa eröffnet werden und eine P-Behandlung durchgeführt sowie abgerechnet werden.

LF 5

140 | Endodontische Behandlungen begleiten

Pos. 11 (pV), S. 89

🚫 1. Provisorische Verschlüsse (》11 pV) dürfen nicht zusätzlich abgerechnet werden. Sie sind Bestandteil der Cp- und P-Behandlung.
2. Die Positionen Cp und P sind nicht in der gleichen Kavität in der gleichen Sitzung berechenbar.

> **HINWEIS**
>
> Der prophylaktische Gebrauch von Calciumhydroxid-Präparaten unter jeder Füllung darf nicht als Überkappung abgerechnet werden.

✏️ Neben dem Zahn und dem Material (Medikament) sollte unbedingt dokumentiert werden, warum die Behandlung erfolgt ist, besonders bei Vorliegen der angesprochenen Ausnahmesituationen. Im Abrechnungsprogramm lassen sich häufig vorkommende Medikamente „hinterlegen".

2.1.2 Amputationen

Bei einer Amputation wird ein Teil der Pulpa entfernt, um den Rest vital zu erhalten. Die Abrechnung dieser Art der Behandlung ist bei Kassenpatienten stark eingeschränkt.

▶ Pulpotomie

27	Pulp	Pulpotomie	29

(A) Grundsätzlich kann die Position Pulp nur an Milchzähnen abgerechnet werden. Bei einer Pulpotomie an bleibenden Zähnen gilt: Sie müssen symptomlos sein und das Wurzelwachstum darf noch nicht abgeschlossen sein.
Zur Behandlung gehören: Das Aufbohren des Zahnes (Trepanation), Abtrennen und Entfernen der vitalen Kronenpulpa, Wundverband der Wurzelpulpa mit Calciumhydroxid.
Abschließend wird die entsprechende Füllung gelegt. Beim Milchzahn muss die Füllung (oder die Versorgung mit einer Kinderkrone) in derselben Sitzung wie die Pulpotomie erfolgen.

▶ Mortalamputation

Eine Alternative zur Pulpotomie ist die sogenannte Mortalamputation. Hierbei wird ein Milchzahn devitalisiert, anschließend die Kronenpulpa entfernt und die Wurzelpulpa belassen. Da die Wurzeln im Zeitablauf resorbiert werden, liegt die Indikation in der Platzhalterfunktion.

> **HINWEIS**
>
> Diese Leistung ist nicht Teil der Kassenversorgung und kann nur privat in Rechnung gestellt werden.

BEISPIELFALL 1

Datum	Zahn	Behandlungsausschnitt	BEMA-Pos.
A		Patient kommt im Notdienst, Beratung, Schmerzen an 36 und 16 auf heiß/kalt	Ä 1, O3
	16, 36	Vitalitätsprüfung, beide +	ViPr
	36	Leitungsanästhesie, Aufbohren indirekte Überkappung, Amalgamfüllungen m-o, o-l	L1, 2 x Cp, 2 x F2
	16	Infiltrationsanästhesie, beim Aufbohren Pulpa eröffnet, direkte Überkappung, prov. Verschluss	I, P
B	16	Vitalitätsprobe +, Amalgamfüllung m-o-d	ViPr, F3

BEISPIELFALL 2

Datum	Zahn	Behandlungsausschnitt	BEMA-Pos.
A	52	Kind erscheint nach Fahrradunfall, Beratung, Pulpa ist eröffnet, intraligamentäre Anästhesie, Kronenpulpa entfernt, Abdeckung der Pulpa, Kompositfüllung mit Eckenaufbau mesial	Ä 1 I (A) Pulp F4
B	52	Vitalitätsprobe +	ViPr

Überkappungen und Amputationen – Beispiele

(In den Bildern sind vitale Pulpen rosa gezeichnet, mumifizierte/avitale schwarz; s. S. 5, Farblegende)

Indirekte Überkappung	Direkte Überkappung	Pulpotomie/Vitalamputation
Ausgangssituation tiefe, pulpennahe Kavität an Zahn 37	**Ausgangssituation** punktförmige Eröffnung des Pulpenkavums des Zahnes 36	**Ausgangssituation** großflächige Eröffnung der Pulpa des Zahnes 11 (nicht abgeschl. Wurzelwachstum) bei einem Jugendlichen
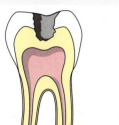	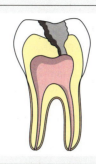	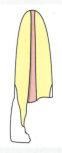
Behandlungsprinzip Abdecken des pulpennahen Bereiches mit einem geeigneten Präparat (z. B. Calciumhydroxid)	**Behandlungsprinzip** Abdecken der Pulpawunde mit einem geeigneten Präparat (z. B. Calciumhydroxid)	**Behandlungsprinzip** Anästhesie, Eröffnung des Pulpenkavums, Abtragen der Kronenpulpa und Abdecken der Pulpawunde mit einem geeigneten Präparat (z. B. Calciumhydroxid)
Behandlung erfolgt in einer Sitzung.	Behandlung erfolgt in einer Sitzung.	Behandlung erfolgt in einer Sitzung.
41a (L1)	41a (L1)	40 (l)
25 (Cp)	26 (P)	27 (Pulp)
13c (F3)	16 (St)	13d (F4)
	13c (F3)	
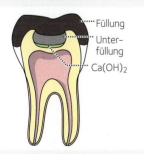	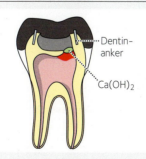	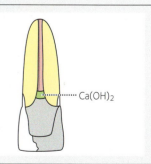
Endzustand vitaler Zahn mit vollständiger Pulpa, mit m-o-d-Füllung	**Endzustand** vitaler Zahn mit vollständiger Pulpa, mit zwei Dentinankern und m-o-d-Füllung	**Endzustand** vitaler Zahn mit vitaler Wurzelpulpa, aber ohne Kronenpulpa, versorgt mit einem Komposit-Eckaufbau in Säure-Ätz-Technik

2.2 Überkappungen und Amputationen bei Privatpatienten

2.2.1 Überkappungen

Die Behandlungen entsprechen den Behandlungen bei Kassenpatienten, die Abrechnungsbestimmungen unterscheiden sich jedoch, da die GOZ-Beschreibungen exakter formuliert sind.

2330 110 P	Maßnahmen zur Erhaltung der vitalen Pulpa bei Caries profunda (Exkavieren, indirekte Überkappung), je Kavität

2340 200 P	Maßnahmen zur Erhaltung der freiliegenden vitalen Pulpa (Exkavieren, direkte Überkappung), je Kavität

(A) Beide Positionen 2330 und 2340 können je Kavität abgerechnet werden. Eventuelle provisorische Verschlüsse können zusätzlich nach 2020 berechnet werden.

Die Dokumentation entspricht der bei Kassenpatienten.

2.2.2 Amputationen

2350 290 P	Amputation und Versorgung der vitalen Pulpa einschließlich Exkavieren

(A) Diese Amputationsleistung für Privatpatienten entspricht im Wesentlichen der Pulpotomie bei Kassenpatienten, ohne dass die dortigen Einschränkungen zur Abrechnung gelten. Sie kann sowohl an bleibenden Zähnen als auch an Milchzähnen abgerechnet werden.

2380 160 P	Amputation und endgültige Versorgung der avitalen Milchzahnpulpa

(A) Diese Leistung erfordert eine sehr enge Indikation. Der Patient muss bereits mit dem avitalen Milchzahn in die Praxis kommen, da die Devitalisierung in der GOZ nicht vorgesehen ist.
Amputation bedeutet das Belassen von nekrotischem Gewebe in den Wurzelkanälen. Dies kann man nur mit der baldigen Resorption der Wurzeln und der Platzhalterfunktion begründen.

> **HINWEIS**
> Die Devitalisierung kann als Verlangensleistung nach § 2 Abs. 2 und 3 GOZ oder analog nach § 6 Abs. 1 GOZ berechnet werden.

HINWEIS (Randspalte)
Die Eröffnung der Pulpa kann nicht als ›Trepanation 2390 abgerechnet werden. Beachten Sie die Rundschreiben der Zahnärztekammern zur Position 2390.

Pos. Trep 2390, S. 151

BEISPIELFALL 1

Datum	Zahn	Behandlungsausschnitt	GOZ/GOÄ-Pos.
A	16, 36 36 16	Patient kommt außerhalb der Sprechstunde und wird beraten (9 Minuten), lokale Untersuchung, Schmerzen an 36 und 16 auf heiß und kalt Vitalitätsprüfung, beide + Leitungsanästhesie, Aufbohren indirekte Überkappungen, Amalgamfüllung o-d und o-l Infiltrationsanästhesie, beim Aufbohren wird die Pulpa eröffnet, direkte Überkappung, provisorischer Verschluss	Ä1, ÄA, Ä5 0070 0100, 2 x 2330, 2 x 2070 0090, 2340 2020
B	16	Vitalitätsprobe +, Amalgamfüllung m-o-d	0070, 2090

Überkappungen und Amputationen — Beispiele (siehe S. 5, Farblegende)

Indirekte Überkappung	Direkte Überkappung	Vitalamputation	Mortalamputation
Ausgangssituation tiefe, pulpennahe Kavität an Zahn 37	**Ausgangssituation** punktförmige Eröffnung des Pulpenkavums des Zahnes 36	**Ausgangssituation** großflächige Eröffnung der Pulpa des Zahnes 11 bei einem Jugendlichen	**Ausgangssituation** stark kariöser Milchzahn 75 mit avitaler Pulpa
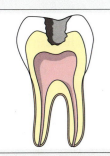	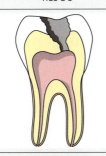	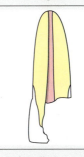	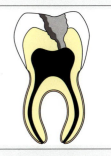
Behandlungsprinzip Abdecken des pulpennahen Bereiches mit einem geeigneten Präparat (z. B. Calciumhydroxid)	**Behandlungsprinzip** Abdecken der Pulpawunde mit einem geeigneten Präparat (z. B. Calciumhydroxid)	**Behandlungsprinzip** Anästhesie, Eröffnung des Pulpenkavums, Abtragen der Kronenpulpa und Abdecken der Pulpawunde mit einem geeigneten Präparat (z. B. Calciumhydroxid)	**Behandlungsprinzip** Eröffnen des Pulpenkavums, Amputation der avitalen Pulpa, Abdecken der Amputationsstümpfe
Erste Sitzung	**Erste Sitzung**	**Behandlung erfolgt in einer Sitzung.**	**Behandlung erfolgt in einer Sitzung.**
0100 Leitungsanästhesie	0100 Leitungsanästhesie	0090 Infiltrationsanästhesie	(2390 Trepanation)
2330 indirekte Überkappung	2340 direkte Überkappung	(2390 Trepanation)	2380 Mortalamputation
2090 Füllung: 3 Flächen	2090 Füllung: 3 Flächen	2350 Vitalamputation	2250 Kinderkrone
Zweite Sitzung	**Zweite Sitzung**	2120 Füllung: 4 Flächen	
2130 Politur	2130 Politur		
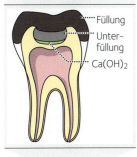	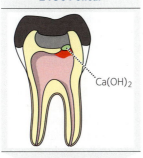	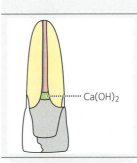	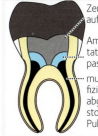
Endzustand vitaler Zahn mit vollständiger Pulpa mit m-o-d-Amalgamfüllung	**Endzustand** vitaler Zahn mit vollständiger Pulpa mit m-o-d-Amalgamfüllung	**Endzustand** vitaler Zahn mit vitaler Wurzelpulpa, aber ohne Kronenpulpa, versorgt mit einem Komposit-Eckaufbau in Säure-Ätz-Technik	**Endzustand** avitaler Zahn mit mumifizierten Pulparesten, versorgt mit einer konfektionierten Krone (Kinderkrone)

3 Wurzelkanalbehandlungen (Endodontie)

Im Gegensatz zu den Überkappungen und Amputationen wird in allen Wurzelkanalbehandlungen das gesamte Pulpengewebe vollständig entfernt. Man unterscheidet drei verschiedene Wurzelbehandlungsmethoden. Die einzelnen Abrechnungspositionen werden anhand der drei Methoden erläutert.

3.1 Wurzelkanalbehandlungen bei Kassenpatienten

Grundsätzlich sind die Methoden bei Kassenpatienten durch die Richtlinien stark eingeschränkt, wie aus dem folgenden Auszug ersichtlich ist.

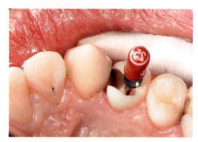

Abb. 1 Eine Wurzelkanalbehandlung ist indiziert, wenn eine geschlossene Zahnreihe erhalten werden kann.

Die Richtlinien finden Sie auch im Abschnitt Konservierende Behandlung unter:

www.g-ba.de/downloads/62-492-78/RL-Z_Behandlung_2006-03-01.pdf

Auszug aus den Richtlinien:
9. (…) Die Wurzelkanalbehandlung von Molaren ist in der Regel angezeigt, wenn
– damit eine geschlossene Zahnreihe erhalten werden kann,
– eine einseitige Freiendsituation vermieden wird,
– der Erhalt von funktionstüchtigem Zahnersatz möglich wird.
9.1 Für alle endodontischen Maßnahmen gilt insbesondere:
a) Eine Behandlung im Rahmen der vertragszahnärztlichen Versorgung ist nur dann angezeigt, wenn die Aufbereitbarkeit und Möglichkeit der Füllung des Wurzelkanals bis bzw. bis nahe an die Wurzelspitze gegeben sind.
b) Medikamentöse Einlagen sind unterstützende Maßnahmen zur Sicherung des Behandlungserfolges; sie sind grundsätzlich auf drei Sitzungen beschränkt.
c) Es sollen biologisch verträgliche, erprobte, dauerhafte, randständige und röntgenpositive Wurzelfüllmaterialien verwendet werden.
d) Die Wurzelkanalfüllung soll das Kanallumen vollständig ausfüllen.
e) Begleitende Röntgenuntersuchungen (diagnostische Aufnahmen, Messaufnahmen, Kontrolllaufnahmen) sind unter Beachtung der Strahlenschutzbestimmungen abrechenbar.
9.2 Eine Vitalamputation (Pulpotomie) ist nur bei Kindern und Jugendlichen angezeigt. (…)
9.3 Bei einer Nekrose des Pulpengewebes muss die massive bakterielle Infektion des Wurzelkanalsystems beseitigt werden. Nach der Entfernung des infizierten Pulpagewebes sollen die Wurzelkanäle mechanisch-chemisch ausreichend aufbereitet, desinfiziert und bis zur apikalen Konstriktion gefüllt werden.
9.4 Bei pulpentoten Zähnen mit im Röntgenbild diagnostizierter pathologischer Veränderung an der Wurzelspitze ist bei der Prognose kritisch zu überprüfen, ob der Versuch der Erhaltung des Zahnes durch konservierende oder konservierend-chirurgische Behandlung unternommen wird. Für die Therapie von Zähnen mit Wurzelkanalfüllungen und apikaler Veränderung sind primär chirurgische Maßnahmen angezeigt. Lediglich bei im Röntgenbild erkennbaren nicht randständigen oder undichten Wurzelkanalfüllungen ist die Revision in der Regel angezeigt, wenn damit
– eine geschlossene Zahnreihe erhalten werden kann,
– eine einseitige Freiendsituation vermieden wird,
– der Erhalt von funktionstüchtigem Zahnersatz möglich wird. (…)

Privatbehandlung, S. 43

Diese Richtlinien müssen also immer dann genau beachtet werden, wenn eine Wurzelbehandlung bei einem Kassenpatienten begonnen wird. Unter Umständen kann der Kassenpatient natürlich auch eine ⟩Privatbehandlung mit der Zahnarztpraxis vereinbaren.

3.1.1 Vitalexstirpationsmethode

Die Vitalexstirpation ist die am häufigsten angewandte Wurzelkanalbehandlungsmethode. Im Rahmen der Vitalexstirpationsmethode können i. d. R. die folgenden Positionen angerechnet werden.

| 28 | VitE | Exstirpation der vitalen Pulpa, je Kanal | 18 |

Zahnmedizinisch beinhaltet diese Position das Aufbohren des Zahnes, das Aufsuchen der Wurzelkanäle und eine Entfernung der gesamten vitalen Pulpa, z. B. mit einer Exstirpationsnadel.

| 32 | WK | Aufbereiten des Wurzelkanalsystems, je Kanal | 29 |

Pos. WK beinhaltet das Aufbereiten und Erweitern der Wurzelkanäle inkl. des Entfernens von abgestorbenem Pulpagewebe (sowie chemische Aufbereitung, z. B. mit Natriumhypochlorit).

| 35 | WF | Wurzelkanalfüllung einschließlich eines eventuellen provisorischen Verschlusses, je Kanal | 17 |

> **HINWEIS**
> Die Pos. VitE umfasst nur die Exstirpation der vitalen Pulpa an sich, nicht aber sämtliche Schritte der Vitalexstirpationsmethode (s. Tab. 1).

Schritt	Vorgehen	Abrechnung
1	Anästhesie	I oder L
2	Trepanation	---
3	Entfernen der Pulpa mit einer Exstirpationsnadel (Pulpektomie)	VitE je tatsächlich vorhandener Kanal
4	Röntgenmessaufnahme	Rö2
5	Aufbereiten der Wurzelkanäle	WK je Kanal
6	Abfüllen der Wurzelkanäle	WF je Kanal
7	Röntgenkontrollaufnahme	Rö2
8	Weiterbehandlung, z. B. Füllung	F

Tab. 1 Normaler abrechnungstechnischer Ablauf einer Vitalexstirpation: Die Schritte können in einer oder mehreren Sitzungen erfolgen.

In Sonderfällen muss nach der Aufbereitung der Kanäle eine medikamentöse Einlage gelegt und der Zahn provisorisch verschlossen werden. In solchen Fällen ist die ⟩Position 34 (Med) berechenbar. Die Füllung der Kanäle erfolgt dann in der folgenden Sitzung.

Pos. 34 (Med), S. 146

(A) Für die drei Positionen VitE, WK und WF gilt:

- VitE, WK und WF können je Wurzelkanal an einem Zahn abgerechnet werden. Dabei werden auch anatomische Besonderheiten berücksichtigt: Hat z. B. ein 5er Zahn im OK im konkreten Fall zwei Wurzelkanäle, wird die Behandlung der tatsächlichen Anzahl der Wurzelkanäle abgerechnet.
- Wird eine der drei Leistungen in mehr als einer Sitzung erbracht, kann dies nicht berechnet, sollte aber genau dokumentiert werden.
- Alle drei Leistungen können auch an Milchzähnen abgerechnet werden.
- Die Leistungen WK und WF können auch an bereits wurzelbehandelten Zähnen (erneut) abgerechnet werden. Das Aufbohren kann dann als ⟩Trep1 abgerechnet werden, weil der Zahn devital ist. Das gilt auch für die retrograde Aufbereitung und Füllung, z. B. in Zusammenhang mit einer ⟩Wurzelspitzenresektion.
- In Ausnahmefällen kann die VitE auch nach einer Cp oder P abgerechnet werden.

Pos. Trep1, S. 148
Wurzelspitzenresektion, S. 181

Für VitE, WK und WF gelten folgende Ausschlüsse:
1. Die Abrechnung ist nicht je Sitzung oder je Zahn möglich.
2. Provisorische Verschlüsse können mit diesen Positionen nicht abgerechnet werden.
3. Eine nicht richtlinienkonforme Behandlung ist nicht abrechenbar.
4. Die Position WF kann nicht für den retrograden Wurzelkanalverschluss im Rahmen einer Wurzelspitzenresektion berechnet werden.

Die Leistungen VitE, WK und WF werden zahnbezogen in das Abrechnungsprogramm eingegeben. Danach fragt dieses nach der Anzahl der Wurzelkanäle oder es wird entsprechend dem „Normalfall" (z. B. steht bei Zahn 24 die Anzahl auf 2) vorgeschlagen. Bei Abweichungen muss die Anzahl entsprechend verändert werden; ggf. ist es ratsam, auf das entsprechende Röntgenbild zu verweisen.

Die verwendeten Materialien sollten unbedingt dokumentiert werden. Oft bieten die Programme auch Makros an, d. h., nach Eingabe von VitE werden die normalerweise anfallenden zusätzlichen Positionen, wie z. B. I oder L1, Rö, WK, WF, abgefragt.

BEISPIELFALL 1

Datum	Zahn	Behandlungsausschnitt	BEMA-Pos.
A	22	Vitalitätsprüfung +	ViPr
		Röntgenaufnahme (apikal o. B.)	Rö2
		Infiltrationsanästhesie	I
		Trepanieren des Zahnes mit Vitalexstirpation	1 x VitE
		Wurzelkanalerweiterung und -aufbereitung	1 x WK
		Röntgenaufnahme (Messaufnahme)	Rö2
		Wurzelkanalfüllung	1 x WF
		Röntgenaufnahme (Kontrollaufnahme)	Rö2
		dreiflächige Füllung	F3

BEISPIELFALL 2

Datum	Zahn	Behandlungsausschnitt	BEMA-Pos.
A	24	Vitalitätsprüfung +	ViPr
		Röntgenaufnahme (drei Kanäle, zwei Wurzeln)	Rö2
		Infiltrationsanästhesie	I
		Trepanation und Vitalexstirpation	3 x VitE
		Wurzelkanalsystemaufbereitung (nicht abgeschlossen)	–
		Röntgenaufnahme (Messaufnahme)	Rö2
		provisorischer Verschluss	–
B	24	Wurzelkanalaufbereitung abgeschlossen	3 x WK
		Wurzelkanäle abgefüllt	3 x WF
		Röntgenaufnahme (Kontrollaufnahme)	Rö2
		vierflächige Füllung	F4

Es kann notwendig sein, den Wurzelkanal nach der Aufbereitung zusätzlich mittels einer medikamentösen Einlage zu desinfizieren, z. B. wenn die Pulpa bereits stark geschädigt war. Die Medikamente hierfür sind meist bakterizid und enthalten oft entzündungshemmende, schmerzstillende Stoffe. Hierfür steht eine weitere Abrechnungsposition zur Verfügung:

34	Med	Medikamentöse Einlage in Verbindung mit Maßnahmen nach den Nummern 28, 29, 30 und 32 ggf. einschließlich eines provisorischen Verschlusses	6

Wurzelkanalbehandlungen (Endodontie) | 147

ⓐ Die Position 34 (Med) kann neben der VitE, WK und WF zusätzlich abgerechnet werden. Die Berechnung erfolgt pro Zahn und Sitzung einmal. Sie ist insgesamt auf dreimal je wurzelbehandelten Zahn begrenzt.

🚫 Ausgeschlossen ist die mehr als dreimalige Berechnung der Position Med. Physikalisch-chemische Methoden der Wurzelkanalaufbereitung können jedoch nicht als Med berechnet werden.

✏️ Bei der Dokumentation der Med muss der Zahn angegeben werden. Bei mehr als drei Med am gleichen Zahn erfolgt ein Warnhinweis. Das verwendete Medikament sollte unbedingt angegeben werden.

BEISPIELFALL 3

Datum	Zahn	Behandlungsausschnitt	BEMA-Pos.
A	14	Vitalitätsprüfung +	ViPr
		Röntgenaufnahme (apikal o. B., normale Wurzelkanäle)	Rö2
		Infiltrationsanästhesie, Kofferdam	I, bMF
		Trepanieren mit Vitalexstirpation	2 x VitE
		Wurzelkanalerweiterung und -aufbereitung	2 x WK
		Röntgenaufnahme (Messaufnahme)	Rö2
		medikamentöse Einlage, provisorischer Verschluss	Med
B	14	Wegen leichter Schmerzen medikamentöse Einlage erneuert	Med
C	14	provisorischer Verschluss entfernt	--
		Wurzelkanalfüllung	2 x WF
		Röntgenaufnahme (Kontrollaufnahme)	Rö2
		dreiflächige Füllung	F3

3.1.2 Mortalexstirpationsmethode

Ist es aus bestimmten Gründen nicht möglich, die Vitalexstirpation durchzuführen, z. B. weil der Patient allergisch gegen Anästhetika ist, eine Spritzenphobie hat oder weil im Notfalldienst keine weitere Behandlung durchgeführt werden kann, wird die Pulpa des betreffenden Zahnes zunächst einmal nur devitalisiert. Anschließend erfolgt die Abrechnung der Wurzelbehandlung mit den bereits oben dargestellten Abrechnungspositionen WF, WK und Med.

MERKE
Bei der Mortalexstirpation wird der Zahn in der Praxis devitalisiert.

Für das Abtöten der Pulpa besteht eine eigene Abrechnungsposition:

29	Dev	Devitalisieren einer Pulpa einschließlich des Verschlusses der Kavität, je Zahn	11

ⓐ Das Devitalisieren nach Position Dev darf nur einmal pro Zahn berechnet werden, auch wenn die Einlage zur Devitalisierung noch einmal wiederholt werden muss.

✏️ Da die Medikamente zur Abtötung einer Pulpa sehr aggressiv sind, sollte auch hier das Medikament unbedingt vermerkt werden. Weiterhin ist es wichtig, zu dokumentieren, dass der Patient zur Weiterbehandlung einbestellt wurde, um jegliche Haftung auszuschließen.

Die Abrechnung einer Mortalexstirpation erfolgt in der Regel nach folgenden Schritten (s. Tab. 1).

Schritt	Vorgehen	Abrechnung
1	Devitalisieren des Zahnes	Dev
2	Entfernen der (mumifizierten) Kronen- und Wurzelpulpa	---
3	Röntgenmessaufnahme	Rö2
4	Aufbereiten der Wurzelkanäle	WK je Kanal
5	Medikamentöse Einlage	Med
6	Evtl. Wiederholung der medikamentösen Einlage	Med
7	Abfüllen der Wurzelkanäle	WF je Kanal
8	Röntgenkontrollaufnahme	Rö2
9	Weiterbehandlung, z. B. Füllung	F

Tab. 1 Normaler abrechnungstechnischer Ablauf einer Mortalexstirpation: Diese geschieht immer in mehreren Sitzungen.

3.1.3 Gangränbehandlung

Die Anwendung der dritten Methode zur Wurzelbehandlung kommt in folgenden Fällen zum Tragen: Der Patient hat die Schmerzen schon lange ertragen und die Pulpa des Zahnes ist erheblich geschädigt. Sie ist bereits faulig zerfallen und weist kaum noch Vitalität auf.
Hierbei beginnt der Zahnarzt mit dem Aufbohren des Zahnes, was für den Patienten erhebliche Schmerzlinderung bedeutet. Dies erfolgt vor allem im Notdienst, wenn keine Zeit für eine weitere Behandlung bleibt.

MERKE

Bei der Gangränbehandlung kommt der Patient mit dem toten Zahn in die Praxis.

Für das Aufbohren eines (fast) pulpatoten Zahnes existiert eine eigene Abrechnungsposition:

| 31 | Trep1 | Trepanation eines pulpatoten Zahnes | 11 |

A Mit der Abrechnung der Trep1 beginnt die Berechnung der Gangränbehandlung. Besteht eine Restvitalität, kann auch eine Anästhesie im Ausnahmefall dazu abgerechnet werden. Grundsätzlich darf die Position Trep1 nur einmal pro Zahn abgerechnet werden.

Die Trep1 kann auch die alleinige Leistung in der Sitzung sein (Notfallbehandlung). Anschließend werden die Kanäle aufbereitet (WK). Oft werden zusätzliche Maßnahmen mit physikalisch-chemischen Methoden ergriffen, um den Wurzelkanal zu säubern. Diese sind jedoch keine Leistung der gesetzlichen Krankenkassen.

Medikamentöse Einlagen sollten in jedem Fall (auch mehrmals) gelegt werden, um Wurzelkanäle zu desinfizieren. Es folgen die Wurzelfüllung WF und weitere Behandlungen des Zahns. Eine Gangränbehandlung kann auch an bereits wurzelgefüllten Zähnen erforderlich werden.

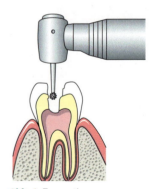

Abb. 1 Trepanation

Die Berechnung der Position Trep 1 ist ausgeschlossen bei
- einer Vitalexstirpation,
- einer Mortalexstirpation,
- einer Cp- oder P-Behandlung.

Es sollte genau dokumentiert werden, wann welche Schritte erfolgt sind und welche Medikamente im Rahmen der Wurzelbehandlung eingesetzt wurden. Falls im Rahmen der ❭Wurzelbehandlung auch Privatleistungen erfolgen, sollte dies unter Angabe der Gründe ebenfalls dokumentiert werden.

›Wurzelbehandlung, S. 144

Die Abrechnung einer Gangränbehandlung erfolgt normalerweise in den angegebenen Schritten (s. Tab. 1).

Schritt	Vorgehen	Abrechnung
1	Aufbohren des Zahnes (Trepanation), häufig Notfall	Trep 1
2	Entfernen der Kronen- und Wurzelpulpa	---
3	Röntgenmessaufnahme	Rö2
4	Wurzelkanalaufbereitung	WK je Kanal
5	Evtl. erneute Wurzelkanalaufbereitung, medikamentöse Einlage	Med
6	Medikamentöse Einlage	Med
7	Medikamentöse Einlage	Med
8	Wurzelkanalfüllung	WF je Kanal
9	Röntgenkontrollaufnahme	Rö2
10	Weiterbehandlung, z. B. Füllung	F

Tab. 1 Normaler abrechnungstechnischer Ablauf einer Gangränbehandlung: Diese erfolgt immer in mehreren Sitzungen.

BEISPIELFALL

Datum	Zahn	Behandlungsausschnitt	BEMA-Pos.
A	14	Patient erscheint mit starken Schmerzen im Notdienst, Beratung Vitalitätsprüfung – Trepanieren des Zahnes (Zahn offen gelassen) Einbestellt auf Datum B	Ä 1 ViPr Trep 1
B	14	Aufbereiten der Wurzelkanäle, Spülungen, noch nicht vollendet, medikamentöse Einlage, provisorischer Verschluss	Med
C	14	Aufbereiten der Wurzelkanäle vollendet Röntgenmessaufnahme medikamentöse Einlage, provisorischer Verschluss	2 x WK Rö2 Med
D	14	medikamentöse Einlage, provisorischer Verschluss	Med
E	14	provisorischer Verschluss entfernt Wurzelkanalfüllung Röntgenaufnahme (Kontrollaufnahme) vierflächige Aufbaufüllung zur Überkronung	-- 2 x WF Rö2 F2 (ZE)

Wurzelkanalbehandlungen – Beispiele (siehe S. 5, Farblegende)

Vitalexstirpation	Mortalexstirpation	Gangränbehandlung
Ausgangssituation Zahn 36 mit irreversibler Pulpitis oder großflächiger Pulpaeröffnung	**Ausgangssituation** Zahn 36 mit irreversibler Pulpitis oder großflächiger Pulpaeröffnung	**Ausgangssituation** Gangränöser Zahn 36
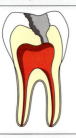	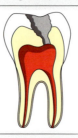	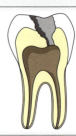
Behandlungsprinzip: Anästhesie, Eröffnen des Pulpenkavums, Entfernen der gesamten Pulpa, Röntgenmessaufnahme, Aufbereitung der Wurzelkanäle, Wurzelfüllung, Röntgenkontrollaufnahme	**Behandlungsprinzip:** Devitalisierung, provisorischer Verschluss, Anästhesie, Eröffnen des Pulpenkavums, Entfernen der gesamten Pulpa, Röntgenmessaufnahme, Aufbereitung der Wurzelkanäle, medikamentöse Einlage, provisorischer Verschluss, Wurzelfüllung, Röntgenkontrollaufnahme	**Behandlungsprinzip:** Eröffnen des Pulpenkavums, Entfernen der gesamten Pulpa, Röntgenmessaufnahme, Aufbereitung der Wurzelkanäle, mehrere medikamentöse Einlagen jeweils mit provisorischem Verschluss, Wurzelfüllung, Röntgenkontrollaufnahme
Behandlung erfolgt meist in einer Sitzung.	**Erste Sitzung**	**Erste Sitzung**
41a (L1)	29 (Dev)	31 (Trep 1)
3 x 28 (VitE)	**Zweite Sitzung**	Ä 925a (Rö2)
Ä 925a (Rö2)	Ä 925a (Rö2)	3 x 32 (WK)
3 x 32 (WK)	3 x 32 (WK)	**Zweite Sitzung und, falls nötig, weitere Sitzungen**
3 x 35 (WF)	34 (Med)	34 (Med)
Ä 925a (Rö2)	**Dritte Sitzung**	**Abschlusssitzung**
	3 x 35 (WF)	3 x 35 (WF)
	Ä 925a (Rö2)	Ä 925a (Rö2)
Der provisorische Verschluss ist nicht abrechenbar.	Der provisorische Verschluss ist nicht abrechenbar.	Der provisorische Verschluss ist nicht abrechenbar.
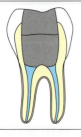	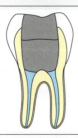	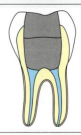
Endzustand avitaler wurzelgefüllter Zahn mit provisorischem Verschluss	**Endzustand** avitaler wurzelgefüllter Zahn mit provisorischem Verschluss	**Endzustand** avitaler wurzelgefüllter Zahn mit provisorischem Verschluss

3.2 Wurzelkanalbehandlungen bei Privatpatienten

Die Behandlung von Wurzelkanälen bzw. deren Abrechnung ist bei Privatpatienten in größerem Umfang möglich und nicht an strenge BEMA-Richtlinien gebunden, weshalb sich auch immer mehr Kassenpatienten in diesem Bereich ›privat behandeln lassen.

Privat abgerechnete Behandlung bei Kassenpatienten, S. 41

3.2.1 Vitalexstirpationsmethode

Beginnt die Vitalexstirpationsmethode mit dem Aufbohren für die Vitalexstirpation, so durfte früher die Abrechnung der Behandlung auch mit der Position für diese Trepanation begonnen werden. Heute wird das zunehmend kritischer gesehen, weil es eine Umformulierung in der Leistungsbeschreibung gegeben hat.

2390	Trepanation eines Zahnes, als selbstständige Leistung
65 P	

 Die Position 2390 wird einmal pro Zahn berechnet.

Unbestritten gilt die Trepanation als selbstständige Leistung. Der Verordnungsgeber und Gerichtsurteile möchten sie als einzige Leistung an einem Zahn im Sinne einer Notfallbehandlung angewendet wissen.

> **HINWEIS**
> Beachten Sie hier die Rundschreiben der Zahnärztekammern. Aktuell (Stand 2016) bestehen widersprüchliche Gerichtsurteile und Kommentare.

2360	Exstirpation der vitalen Pulpa einschließlich Exkavieren
110 P	

 Der Leistungsinhalt der Exstirpation entspricht der der BEMA-Position, die Abrechnung der Position erfolgt je Kanal.

2400	Elektrometrische Längenbestimmung eines Wurzelkanals
70 P	

Diese Möglichkeit, die Wurzelkanallänge mit einem bestimmten Gerät zu bestimmen und damit eine Röntgenaufnahme zu umgehen, gibt es im BEMA nicht. Dennoch kann die Röntgenaufnahme zusätzlich abgerechnet werden.

 Die Position 2400 wird pro Kanal abgerechnet.

2410	Aufbereitung eines Wurzelkanals, auch retrograd, je Kanal, gegebenenfalls in mehreren Sitzungen
392 P	

 Diese Abrechnungsmöglichkeit entspricht der BEMA-Position WK. Die retrograde Aufbereitung ist als zusätzliche Behandlungsmöglichkeit aufgeführt, ebenso die Durchführung in mehr als einer Sitzung. Die Abrechnung erfolgt je Kanal einmal.
Sollte es aufgrund eines anatomischen Sonderfalls nicht möglich sein, die Aufbereitung in einer Sitzung abzuschließen, kann die Position 2410 höchstens zweimal pro Kanal abgerechnet werden. Dies muss auf der Rechnung begründet werden.

2420	Zusätzliche Anwendung elektrophysikalisch-chemischer Methoden, je Kanal
70 P	

 Die Position 2420 wird je Kanal berechnet.

Auch die Anwendung elektrophysikalisch-chemischer Methoden wie nach Pos. 2420 kann bei Kassenpatienten nicht abgerechnet werden. Sie stellt eine zusätzliche Möglichkeit dar, die Wurzelkanäle keimfrei zu machen.

2430	Medikamentöse Einlage in Verbindung mit Maßnahmen nach den Nummern 2360 bis 2380 und 2410, je Zahn und Sitzung
204 P	

Die Inhalte dieser Leistung entsprechen denen der analogen BEMA-Position Med.

 Die Position 2430 kann pro Zahn und Sitzung so oft wie notwendig abgerechnet werden.

2440	Füllung eines Wurzelkanals
258 P	

Diese Leistung entspricht der analogen BEMA-Leistung WF.

 Die Position 2440 kann pro Kanal einmal abgerechnet werden.

 Die Dokumentation der Vitalexstirpation entspricht der bei Kassenpatienten.

Während der endodontischen Behandlung notwendige provisorische Verschlüsse können nach ›Position 2020 (Temporärer speicheldichter Verschluss einer Kavität) abgerechnet werden.

Pos. 2020, S. 99

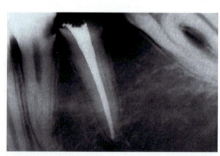

Abb. 1 Wurzelkanalfüllung von Zahn 35 (Röntgenkontrollbild)

▶ Zuschläge

Sind bestimmte technische Voraussetzungen erfüllt, können die folgenden Zuschläge zusätzlich berechnet werden.

0110	Zuschlag für die Anwendung eines Operationsmikroskops bei den Leistungen nach den Nummern 2195, 2330, 2340, 2360, 2410, 2440, 3020, 3030, 3040, 3045, 3060, 3110, 3120, 3190, 3200, 4090, 4100, 4130, 4133, 9100, 9110, 9120, 9130 und 9170 Gebühr: 22,50 €
400 P	

 Wird im Rahmen der endodontischen Behandlung ein Operationsmikroskop eingesetzt, kann der Zuschlag an jedem Behandlungstag einmal mit einem festen Zuschlag abgerechnet werden.
Neben konservierenden und endodontischen Leistungen kann der Zuschlag auch bei chirurgischen, parodontal-chirurgischen und implantologischen Leistungen abgerechnet werden.
Da es sich um einen Zuschlag handelt, gibt es keine Möglichkeit, einen Steigerungsfaktor anzuwenden.
Der Zuschlag gilt je Patient.

0120	Zuschlag für die Anwendung eines Lasers bei den Leistungen nach den Nummern 2410, 3070, 3080, 3210, 3240, 4080, 4090, 4100, 4130, 4133 und 9160 Der Zuschlag nach der Nummer 0120 beträgt 100 v. H. des einfachen Gebührensatzes der betreffenden Leistung, jedoch nicht mehr als 68 Euro.

 Der Zuschlag nach der Nummer 0120 ist je Behandlungstag nur einmal berechnungsfähig. Wird die Wurzelkanalaufbereitung mithilfe eines Lasers durchgeführt, kann 100 % vom einfachen Satz einmal je Behandlungstag als Festbetrag abgerechnet werden.

HINWEIS

Die Position 2410 ist bei der Pos. 0120 als einzige nichtchirurgische zuschlagsfähige Leistung aufgeführt. Man unterscheidet heute zwei **Laser-Endo-Verfahren**:
Das **ablative Verfahren**, auch „Verglasung" genannt, welches die Morphologie der Kanalinnenwand verändert und u. a. den Verschluss der Seitenkanäle gewährleistet.
Das **rein dekontaminierende Verfahren**, um pathogene Keime zu reduzieren (vor allem bei therapieresistenten Zähnen).

BEISPIELFALL

Ablauf einer Vitalexstirpation bei einem Privatpatienten an Zahn 24 (normale Kanalverhältnisse):

Datum	Zahn	Behandlungsausschnitt	GOZ-/GOÄ-Pos.
A	24	Vitalitätsprüfung, Röntgenaufnahme, Anästhesie	0070, Ä 5000, 0090
		Aufbohren, Vitalexstirpation, Kanäle aufbereitet mit elektrophysikalisch-chemischen Methoden unter Anwendung eines Operationsmikroskops	(2390), 2 x 2360, 2 x 2410, 2 x 2420 0110
		medikamentöse Einlage	2430
		mit provisorischem speicheldichtem Verschluss (Aufbereitung konnte nicht abgeschlossen werden)	2020
B	24	Erneuerung der medikamentösen Einlage mit provisorischen Verschluss	2430 2020
C	24	Erneute Aufbereitung nötig wegen extrem gekrümmtem Wurzelkanalverlauf (Begründung), Einsatz des Lasers	2 x 2410 0120
		Elektrometrische Längenbestimmung der Wurzelkanäle, medikamentöse Einlage, provisorischer Verschluss	2 x 2400 2430 2020
D	24	Füllung der Wurzelkanäle, Röntgenaufnahme	2 x 2440, Ä 5000
		Kompositfüllung m-o-d	2100

3.2.2 Mortalexstirpationsmethode

Nach Meinung des Verordnungsgebers ist diese Methode zwischenzeitlich obsolet und die Position zur Devitalisierung wurde aus der GOZ gestrichen.

Für die Mortalexstirpationsmethode muss die Pulpa des betroffenen Zahns devitalisiert werden, was analog abgerechnet werden muss. In der folgenden Sitzung wird der Zahn trepaniert und hierfür die Position 2390 abgerechnet. Anschließend erfolgt die Aufbereitung und Füllung der Wurzelkanäle analog zur Durchführung bei der ❯Vitalexstirpation.

Vitalexstirpation, S. 145

Da aus den Kanälen totes Pulpenmaterial entfernt wurde, schließt sich oft eine medikamentöse Einlage zur Desinfektion der Wurzelkanäle an.

Manche Zahnärzte bevorzugen, im Anschluss an die Devitalisierung eine zusätzliche medikamentöse Zwischeneinlage (z. B. zur Verlederung der Pulpa) zu legen. Falls diese Maßnahme erfolgt, so ist dafür Position 2430 berechenbar.

BEISPIELFALL

Datum	Zahn	Behandlungsausschnitt	GOZ-/GOÄ-Pos.
A	34	Devitalisierung	analoge Abrechnung (§ 6 Abs. 1)
B	34	Röntgenaufnahme Aufbohren, Kanal aufbereitet mit elektrophysikalisch-chemischen Methoden unter Anwendung eines Operationsmikroskops Elektrometrische Längenbestimmung des Wurzelkanals medikamentöse Einlage mit provisorischem speicheldichtem Verschluss	Ä 5000 2390, 2360, 2410, 2420 0110 2400 2430 2020
C	34	Erneuerung der medikamentösen Einlage mit provisorischem Verschluss	2430 2020
D	34	Füllung des Wurzelkanals, Röntgenaufnahme Kompositfüllung m-o-d	2440 Ä 5000 2100

 Dokumentation: Die Dokumentation entspricht der bei Kassenpatienten.

3.3.3 Gangränbehandlung

Die Behandlung einer Gangrän beginnt immer mit der Trepanation des Zahnes. Dann erfolgt die weitere Behandlung der Wurzelkanäle wie bei einer ❭Vitalexstirpation.

Je nach Infektion der Pulpa kommen mehrere medikamentöse Einlagen und weitere Maßnahmen zur Desinfektion der Wurzelkanäle zur Anwendung. Oft beginnt die Behandlung (auch im Notfalldienst) lediglich mit der Eröffnung des Zahnes, die dem Patienten sofort Erleichterung bringt.

BEISPIELFALL

Datum	Zahn	Behandlungsausschnitt	GOZ-/GOÄ-Pos.
A	45	Patient erscheint am Sonntag um 07:00 Uhr im Notdienst, Beratung unter 10 Minuten, lokale Untersuchung, geschwollene Wange Vitalitätsprüfung, Röntgenaufnahme, Zahn aufgebohrt und offen gelassen, einbestellt	Ä 1, Ä B, Ä D; Ä 5 0070 Ä 5000 2390
B	45	Aufbohren, Kanal aufbereitet mit elektrophysikalisch-chemischen Methoden unter Anwendung eines Operationsmikroskops, elektrometrische Längenbestimmung des Wurzelkanals medikamentöse Einlage mit provisorischem speicheldichtem Verschluss	2410, 2420 0110 2400 2430 2020

 Dokumentation: Die Dokumentation entspricht der bei Kassenpatienten.

Wurzelkanalbehandlungen – Beispiele (siehe S. 5, Farblegende)

Vitalexstirpation	Mortalexstirpation	Gangränbehandlung
Ausgangssituation Zahn 36 mit irreversibler Pulpitis oder großflächiger Pulpaeröffnung	**Ausgangssituation** Zahn 36 mit irreversibler Pulpitis oder großflächiger Pulpaeröffnung	**Ausgangssituation** gangränöser Zahn 36
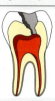	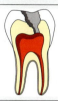	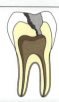
Behandlungsprinzip: Anästhesie, Eröffnen des Pulpenkavums, Entfernen der gesamten Pulpa, Röntgenmessaufnahme, Aufbereitung der Wurzelkanäle, Wurzelfüllung, Röntgenkontrollaufnahme	**Behandlungsprinzip:** Devitalisierung, provisorischer Verschluss, Anästhesie, Eröffnen des Pulpenkavums, Entfernen der gesamten Pulpa, Röntgenmessaufnahme, Aufbereitung der Wurzelkanäle, medikamentöse Einlage, provisorischer Verschluss, Wurzelfüllung, Röntgenkontrollaufnahme	**Behandlungsprinzip:** Eröffnen des Pulpenkavums, Entfernen der gesamten Pulpa, elektrometrische Längenbest. der Kanäle, Aufbereitung der Wurzelkanäle, Ionophorese oder ähnliche Maßnahmen, mehrere medikamentöse Einlagen jeweils mit provisorischem Verschluss, Röntgenkontrollaufnahme, Wurzelfüllung
Behandlung erfolgt meist in einer Sitzung.	**Erste Sitzung**	**Erste Sitzung**
0100 Leitungsanästhesie	Devitalisieren (analoge Abrechnung)	2390 Trepanation
(2390 Trepanation)	**Zweite Sitzung**	**Zweite Sitzung**
3 x 2360 Vitalexstirpation	2390 Trepanation	3 x 2400 elektrom. Längenbest.
Ä 5000 Röntgenaufnahme	Ä 5000 Röntgenaufnahme	3 x 2410 Kanalaufbereitung
3 x 2410 Kanalaufbereitung	3 x 2410 Kanalaufbereitung	**Dritte Sitzung und, falls nötig, weitere Sitzungen**
3 x 2440 Wurzelfüllung	2430 med. Einlage	3 x 2420 elektrophys-chem. Maßn.
Ä 5000 Röntgenaufnahme	**Dritte Sitzung**	2430 med. Einlage
	3 x 2440 Wurzelfüllung	**Abschlusssitzung**
	Ä 5000 Röntgenaufnahme	3 x 2440 Wurzelfüllung
		Ä 5000 Röntgenaufnahme
Der provisorische Verschluss ist immer als 2020 abrechenbar.	Der provisorische Verschluss ist immer als 2020 abrechenbar.	Der provisorische Verschluss ist immer als 2020 abrechenbar.
	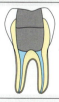	
Endzustand avitaler wurzelgefüllter Zahn mit provisorischem Verschluss	**Endzustand** avitaler wurzelgefüllter Zahn mit provisorischem Verschluss	**Endzustand** avitaler wurzelgefüllter Zahn mit provisorischem Verschluss

3.3 Privatleistungen bei Kassenpatienten: Endodontie

In der Endodontie gibt es wieder unterschiedliche Situationen, in denen es notwendig ist, bei Kassenpatienten Privatleistungen abzurechnen. Zum einen gibt es viele Situationen, in denen eine endodontische Behandlung nicht mehr den Wirtschaftlichkeitsrichtlinien entspricht. Wünscht der Patient trotzdem einen Erhalt des Zahnes, so muss die gesamte Behandlung als Privatbehandlung erbracht werden. Typische Situationen sind hier:

Situation	Endodontie entspricht nicht den Richtlinien	Schriftliche Vereinbarung vor Behandlungsbeginn gemäß ...	Abrechnung
Zahn ist nicht erhaltungswürdig, aber Patient wünscht dessen Erhaltung.	II.3: Jeder Zahn, der erhaltungsfähig und erhaltungswürdig ist, sollte erhalten werden.	§ 4 Abs. 5 BMV-Z bzw. § 7 Abs. 7 EKV-Z Dadurch wird der Patient für diese Leistung zum Privatpatienten.	Die gesamte endodontische Behandlung und alle dafür nötigen Begleitleistungen werden privat erbracht und nach GOZ-Positionen abgerechnet. Falls der 3,5fache Steigerungssatz überschritten werden soll, ist vor Behandlungsbeginn eine zusätzliche Vereinbarung nach § 2 Abs. 1 und 2 GOZ erforderlich.
Der Zahn hat apikale Transluzenzen (Aufhellungen).	Allg. I: Die Behandlung geht über die ausreichende, wirtschaftliche und zweckmäßige Versorgung hinaus.		
Ein oder mehrere Wurzelkanäle sind obliteriert („dicht") und können nicht gefüllt werden.	II.5: Ziel ist die Abfüllung der Wurzelkanäle bis zur Wurzelspitze. Die Füllung des Wurzelkanals soll mindestens bis an das apikale Drittel reichen.		
Der Zahn hat extrem starke Wurzelkrümmungen.			

Tab. 1 Abrechnungsmöglichkeiten von endodontischen Privatleistungen für Kassenpatienten

Zum anderen gibt es auch in der Endodontie typische Einzelleistungen, die zusätzlich zur Kassenbehandlung sinnvoll sein können, z. B.:

Leistung	Schriftliche Vereinbarung vor Behandlungsbeginn gemäß ...	Ggf. schriftliche Zusatzvereinbarung vor Behandlungsbeginn gemäß ...	GOZ-/GOÄ-Abrechnung
elektrometrische Längenmessung des Wurzelkanals	§ 4 Abs. 5 BMV-Z bzw. § 7 Abs. 7 EKV-Z Dadurch wird der Patient für diese Leistung zum Privatpatienten.	§ 2 Abs. 1 und 2 GOZ	GOZ-Pos. 2400 je Kanal
Anwendung physikalisch-chemischer Maßnahmen			GOZ-Pos. 2410 je Kanal
aufwendige Wurzelfüllungen (z. B. laterale oder vertikale Kondensation)			GOZ-Pos. 2440 je Kanal (in einigen KZV-Bereichen mehrkostenfähig)
Mortalamputation			GOZ-Pos. 2380 je Zahn

Tab. 2 Abrechnungsmöglichkeiten privater endodontischer Einzelleistungen für Kassenpatienten

Die Zuschläge in der GOZ können nicht zur endodontischen Behandlung für Kassenpatienten berechnet werden (betrifft 0110 und 0120).

AUFGABEN

Anästhesien

1. Wodurch unterscheiden sich Terminalanästhesie, Leitungsanästhesie und Intraligamentäranästhesie in der Abrechnung bei Kassen- und Privatpatienten?

2. Wie wird nach dem BEMA und der GOZ eine Oberflächenanästhesie abgerechnet?

3. Wie werden die folgenden Abrechnungspositionen für Kassenpatienten grundsätzlich abgerechnet: I, IA, L1, L2 (pro Kiefer, pro Zahn, pro zwei Zähne, pro Kieferhälfte einmal)?

4. Wann kann nach dem BEMA im Oberkiefer eine Leitungsanästhesie abgerechnet werden?

5. Wie werden die folgenden Anästhesien bei einem Privatpatienten abgerechnet: 0080, 0090, 0100 (pro Kieferhälfte, pro Zahn, pro Kieferhälfte oder Frontzahnbereich, pro zwei Zähne einmal)?

6. Welche Anästhesien können bei Privat- und bei Kassenpatienten nebeneinander in einer Sitzung abgerechnet werden? Begründen Sie.

7. In der BEMA-Prüfung am Quartalsende wird eine Fehlermeldung ausgegeben. Es steht dort in einer Sitzung:
   16 40 (Zahn Leistung)
   14 40 (Zahn Leistung)
   12 40 (Zahn Leistung)
   Sonst finden sich keine weiteren Leistungen in der Sitzung. Wo liegt vermutlich der Fehler?

8. Bei einem Privatpatienten muss eine extraorale Leitungsanästhesie durchgeführt werden. Wie wird sie abgerechnet?

Überkappungen und Amputationen

1. Nennen Sie den Unterschied in der Berechnung der Positionen Cp und der P bei Kassenpatienten.

2. Kann in einer Kavität eine Cp zweimal berechnet werden? Begründen Sie.

3. Nennen Sie die Zähne, an denen eine Mortalamputation durchgeführt werden kann.

4. Begründen Sie, ob nach einer erfolglosen P-Behandlung der Zahn noch wurzelbehandelt und entsprechend abgerechnet werden kann.

5. Was ist das Ziel einer Cp- oder P-Behandlung?

6. Wodurch unterscheiden sich die Abrechnungspositionen der indirekten und direkten Überkappung bei Privat- und bei Kassenpatienten?

7. Am Zahn 51 ist durch ein Trauma die Schneidekante abgebrochen. Es wird eine Vitalamputation unter Anästhesie und Kofferdam durchgeführt. Anschließend wird der Zahn mit drei parapulpären Stiften und einem mesialen Komposit-Eckenaufbau versorgt.
   Geben Sie die Abrechnungspositionen für Kassen- bzw. Privatpatienten an.

8. Bestimmen Sie die Abrechnungspositionen für folgende Behandlung jeweils bei Kassen- bzw. Privatpatienten:
   An Zahn 55 (zurzeit versorgt mit einer defekten Füllung) wird eine Mortalamputation unter Anästhesie durchgeführt. Es wird eine Oberflächenanästhesie der Einstichstelle durchgeführt. Das Devitalisationsmittel muss einmal nachgelegt werden. Es wird zusätzlich eine medikamentöse Einlage gelegt. Der Zahn wird mit einer Kinderkrone versorgt.

Wurzelkanalbehandlungen

1 Nennen Sie die Abrechnungspositionen bei einem Kassenpatienten beim normalen Verlauf einer Vitalexstirpation an Zahn 24.

2 Mit welcher Abrechnungsposition beginnt bei Kassen- und bei Privatpatienten die Abrechnung einer Gangränbehandlung?

3 Welche Abrechnungspositionen können bei Privatpatienten in einer Wurzelbehandlung abgerechnet werden, die es für Kassenpatienten im BEMA nicht gibt?

4 Wie kann eine Mortalexstirpation bei Kassen- und Privatpatienten abrechnungstechnisch durchgeführt werden?

5 Nennen Sie zwei wichtige Einschränkungen (Richtlinien) in der Wurzelbehandlung bei Kassenpatienten.

6 Welche Möglichkeiten bestehen, wenn nach den Richtlinien für einen Kassenpatienten keine Wurzelbehandlung durchgeführt werden darf?

7 An Zahn 47 wird eine Gangränbehandlung mit zwei medikamentösen Zwischeneinlagen durchgeführt. Anschließend wird eine m-o-d-b-Füllung gelegt.
Beschreiben Sie den Behandlungsgang mit Sitzungen und geben Sie die Abrechnungspositionen für Kassen- bzw. Privatpatienten an.

Chirurgische Leistungen begleiten

LF 8

1 **Entfernen von Zähnen**
2 **Entfernen von Kronen, Brücken und Wurzelstiften, Trennen von Brücken und Stegen**
3 **Wundversorgung**
4 **Wurzelspitzenresektionen und Zystenoperationen**
5 **Entfernung von Abszessen, Fremdkörpern und Sequestern**
6 **Präprothetische Maßnahmen**
7 **Leistungen im Zusammenhang mit kieferorthopädischen Behandlungen**
8 **Chirurgische Privatleistungen bei Kassenpatienten**

Können Krankheiten im Mund- und Kieferbereich nicht anders behandelt werden, sind chirurgische Eingriffe erforderlich. Bei der Abrechnung einer chirurgischen Leistung wird immer das Ziel der Maßnahme im Abrechnungstext angegeben. Welche einzelnen Schritte der Zahnarzt zum Erreichen des Ziels durchführt und welche Instrumente er dabei verwendet, spielt nur ganz selten eine Rolle.

Zusätzlich abzurechnende Begleitmaßnahmen zur Operation in der gleichen Sitzung sind nur in Ausnahmefällen abrechenbar. Häufige Zusatzleistungen, die auch abgerechnet werden können, sind

- ⟩Anästhesien,
- ⟩Röntgenleistungen,
- Wundversorgung (eingeschränkt),
- Zuschläge für ambulantes Operieren (nur bei Privatpatienten).

Anästhesien, S. 132
Röntgenleistungen, S. 122

Die Berechnung von Materialien ist ebenfalls sehr eingeschränkt. Bei Kassenpatienten erfolgt dies über den ⟩Sprechstundenbedarfspunktwert. Bei Privatpatienten können Materialien zur Förderung der Blutgerinnung oder zum Verschluss von oberflächlichen Blutungen bei hämorrhagischen Diathesen gesondert berechnet werden.

Sprechstundenbedarfspunktwert, S. 27

1 Entfernen von Zähnen

Beim Entfernen von Zähnen unterscheidet man die klassische Extraktion, die Osteotomie sowie die Besonderheiten Zahnkeimentfernung (Germektomie), Hemisektion und Teilextraktion, außerdem den plastischen Verschluss einer Kieferhöhle. Auch wenn dies nicht bei allen chirurgischen Behandlungen aufgeführt ist, gehört die primäre Wundversorgung immer zur chirurgischen Abrechnungsposition dazu.

1.1 Zahnentfernungen bei Kassenpatienten

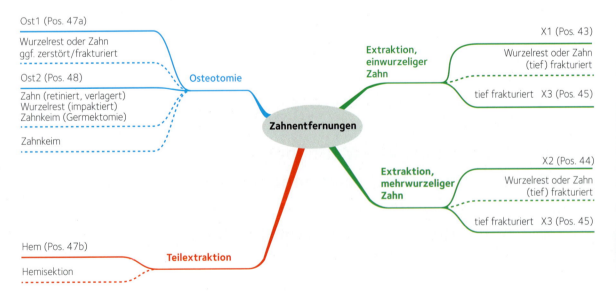

1.1.1 Extraktionen

Ähnlich wie in der Endodontie gibt es auch für Extraktionen eine Richtlinie, die in der chirurgischen Behandlung beachtet werden muss.

Extraktion von Zähnen

43	X1	Entfernen eines einwurzeligen Zahns einschließlich Wundversorgung	10
44	X2	Entfernen eines mehrwurzeligen Zahns einschließlich Wundversorgung	15
45	X3	Entfernen eines tief frakturierten Zahns einschließlich Wundversorgung	40

 Richtlinien zur chirurgischen Behandlung finden Sie unter:

www.g-ba.de/
downloads/62-492-78/
RL-Z_Behandlung_
2006-03-01.pdf

A Grundsätzlich kann nur eine der drei Leistungen pro Zahn einmal abgerechnet werden. Folgende Leistungen sind mit der Extraktion abgegolten:
- komplette Entfernung des Zahnes
- Entfernung von Knochensplittern, Granulationsgewebe, kleinen Zysten (durch die Alveole)
- Glätten von Knochen in kleinem Umfang (ein bis drei Zähne pro Kiefer)
- Wundversorgung einschließlich einer Naht

Die Abrechnung der komplikationslosen Extraktion erfolgt nach einer sogenannten Schema-F-Extraktion. Das bedeutet, dass die bleibenden und die Milchzähne nach den unten stehenden Schemata in ein- und zweiwurzelige Zähne eingeteilt werden und die Abrechnung danach erfolgt (s. Abb. 1, Abb. 2). Dabei spielen anatomische Besonderheiten (z. B. ein einwurzeliger Zahn 14 oder ein zweiwurzeliger Zahn 25) keine Rolle.

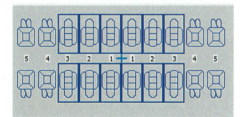

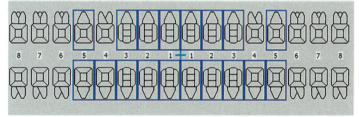

Abb. 1 Milchzähne: Mit blauen Kästen sind einwurzelige Zähne markiert, die anderen Zähne sind mehrwurzelig.

Abb. 2 Bleibende Zähne: Mit blauen Kästen sind einwurzelige bleibende Zähne markiert, die anderen Zähne sind mehrwurzelig.

Die Abrechnung der Position X3 kommt immer dann infrage, wenn ein erhöhter Schwierigkeitsgrad bei der Extraktion vorliegt Es muss für den Zahnarzt ein höherer zeitlicher und instrumenteller Aufwand erforderlich sein, um den Zahn zu extrahieren. Dies ist z. B. der Fall bei der Anwendung weiterer Hilfsmittel wie spezielle Fräsen, um die Wurzeln des zu extrahierenden Zahnes voneinander zu trennen oder Abtragungen der Knochenlamellen der Alveolen (Zahnfächer) vorzunehmen, oder bei Maßnahmen wie einer Durchtrennung des interradikulären Septums oder einer Extraktion durch Hemisektion. Bei der normalen Extraktion nach X1, X2 oder X3 kommt es **nicht** zur Bildung eines Mukoperiostlappens (Schleimhaut-Knochenhaut-Lappen) bzw. zur eigentlichen Osteotomie, d. h. zum Wegfräsen von Knochensubstanz, um den Zahn extrahieren zu können.
Aus einer geplanten X1- oder X2-Extraktion kann sich während des Eingriffs ergeben, dass eine X3 abgerechnet werden kann, weil z. B. ein vorgeschädigter Zahn während des Extraktionsversuches frakturiert und dadurch erschwerte Umstände entstehen, die dem Leistungsinhalt der BEMA-Nr. 45 entsprechen. Ein Unterschied zwischen ein- und mehrwurzeligen Zähnen wird hier nicht gemacht.

> **HINWEIS**
>
> In der theoretischen Abrechnung (z. B. in der Schule) wird der Eindeutigkeit wegen in Übungsaufgaben immer der Begriff „tief frakturierter Zahn" verwendet, wenn die Position X3 abgerechnet werden kann.

Wurzelrestentfernung

Wird eine Wurzelrestentfernung ohne große Komplikationen durchgeführt (z. B. bei einem Notfallpatienten durch eine Fremdpraxis), kann die Entfernung so abgerechnet werden, wie die entsprechende Zahnentfernung abgerechnet werden würde.

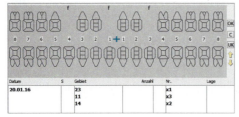

Abb. 1 Eintragung von Extraktionen der Zähne 23, 11 und 14: X1, X2 und X3

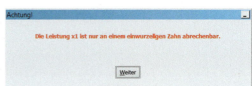

Abb. 2 Fehlermeldung im Abrechnungsprogramm: X1 kann nicht an zweiwurzeligen Zähnen abgerechnet werden.

> **BEISPIEL**
>
> In der Notfallsprechstunde wird **ein** Wurzelrest beim Zahn 24 entfernt.
> **Abrechnung:** 1 x X2

Wird beim Entfernen eines Wurzelrestes der Leistungsinhalt der Position X3 oder der Osteotomie erbracht, kann selbstverständlich diese Ziffer abgerechnet werden.

Folgt die Entfernung eines Wurzelrestes im zeitlichen Zusammenhang (auch in der nächsten Sitzung) mit der Extraktion des betreffenden Zahnes, so ist sie mit dem Ansatz der betreffenden Nummer für die eigentliche Zahnextraktion mit abgegolten.

🚫 Die Erstversorgung der Wunde in der gleichen Sitzung wie die Extraktion (Auskratzung von Granulationsgewebe oder einer kleinen Zyste, Auskratzen der Alveole, Glätten von Knochenkanten, Wundreinigung, Naht, einschließlich einer evtl. normalen Blutstillung) darf nicht gesondert berechnet werden. Ausnahmen sind bei bestimmten ›Wundversorgungen bzw. Nachbehandlungen möglich.

Wundversorgung, S. 174

Wenn ein Zahn mit einer Extraktion nach Position X2 entfernt und abgerechnet wurde, kann eine spätere Wurzelrestentfernung am gleichen Zahn in der gleichen Praxis nicht noch einmal mit Position X2 oder X3 abgerechnet werden.

✏️ Die Erfassung erfolgt immer zahnbezogen. Die Abrechnung einer Extraktion von z. B. Zahn 25 mit Position X2 lässt kein Programm zu. Auch das BEMA-Prüfmodul meldet einen Fehler, wenn man die Abrechnung erzwingt. Im Normalfall können auch keine Zähne extrahiert werden, die im Befund mit f gekennzeichnet sind.

Neben der Abrechnungsposition sollten Besonderheiten der Zahnentfernung dokumentiert werden. Dies ist insbesondere bei der Abrechnung der X3 notwendig. Zum Beispiel ist zu notieren, welche Instrumente verwendet wurden und wie lange die Entfernung gedauert hat. Hilfreich ist u. U. auch ein Verweis auf ein Röntgenbild.

BEISPIELFALL 1

Datum	Zahn	Behandlungsausschnitt	BEMA-Pos.
A	25	Patient kommt mit Schmerzen in den Notdienst, Beratung; Vitalitätsprüfung –; Röntgen: 25 Befund: zwei Wurzelreste Infiltrationsanästhesie, Wurzelreste ohne Aufklappung entfernt, Wundversorgung	Ä 1, O3, ViPr, Rö2 I, X1

BEISPIELFALL 2

Datum	Zahn	Behandlungsausschnitt	BEMA-Pos.
A	23, 24	Vitalitätsprüfung, beide –, Röntgenbild: beide zerstört, Infiltrationsanästhesie palatinal und labial, Extraktion beider Zähne	ViPr, Rö2, I, X1, X2

BEISPIELFALL 3

Datum	Zahn	Behandlungsausschnitt	BEMA-Pos.
A	36	Vitalitätsprüfung: –, Röntgenbild: stark gekrümmte Wurzeln, tief frakturiert, Beratung des Patienten, Leitungsanästhesie, Zahn hemiseziert, Knochenseptum mit Fräse durchtrennt, in Fragmenten entfernt	ViPr, Rö2, Ä 1, L1, X3
B		Patient erscheint mit Schmerzen in der Region 36; Entfernung eines kleinen Wurzelrestes vom Zahn 36, welcher in der Alveole verblieben war	Dokumentation

1.1.2 Osteotomien

Für die Durchführung einer Zahnentfernung durch Osteotomie stehen zwei Abrechnungspositionen zur Verfügung. Die unten aufgeführte Position Ost3 steht dagegen nicht im Zusammenhang mit der Entfernung von Zähnen. Oft wird erst die Osteotomie als operative Zahnentfernung gesehen.

47a	Ost1	Entfernen eines Zahnes durch Osteotomie einschließlich Wundversorgung	58
48	Ost2	Entfernen eines verlagerten und/oder retinierten Zahnes, Zahnkeimes oder impaktierten Wurzelrestes durch Osteotomie einschließlich Wundversorgung	78

A Osteotomie heißt wörtlich übersetzt „Knochenschnitt". Neben der Bildung des Mukoperiostlappens („Aufklappung") müssen zusätzlich zur Manipulation am Zahn mit Knochenfräsen oder Knochenmeißeln am Zahn anliegende Anteile des Alveolarknochens abgetragen werden. Zur Entfernung bedarf es mehrerer selbstständiger Arbeitsschritte inklusive der Wundversorgung. Auch eine ursprünglich geplante Extraktion nach X1, X2 oder X3 kann zu einer Osteotomie nach Ost1 führen. Eine Osteotomie nach Ost2 hingegen wird in den meisten Fällen geplant sein, da im Röntgenbild die Verlagerung oder Retention erkannt wird. ❯Zahnkeime oder impaktierte Wurzelreste werden immer mit einer geplanten Ost2 entfernt.

Zahnkeimentfernung
Germektomie

Die Wundversorgung ist wie bei den Extraktionspositionen X1 bis X3 in der gleichen Sitzung immer in den Abrechnungsziffern enthalten. Pro Zahn kann entweder die Position X1 oder eine der Positionen X2, X3, Ost1 oder Ost2 abgerechnet werden.

Das Zahnarztprogramm verlangt nur die Eingabe des Zahns und der BEMA-Position. Oft erscheint ein Hinweis, dass der Zahn im Befund ein „f" trägt. Die Abrechnung ist aber dennoch möglich, da die Möglichkeit besteht, dass der Zahn im 01-Befund nicht sichtbar war, weil er verlagert oder retiniert ist.

Daneben sollte auch dokumentiert werden, welche Instrumente und Materialien verwendet wurden sowie wie lange die Operation gedauert hat. Bei der Dokumentation empfiehlt sich auch ein Hinweis auf das entsprechende Röntgenbild (s. Abb. 1).

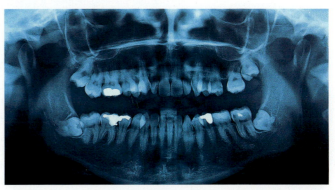

Abb. 1 Retinierte Zähne (hier: Weisheitszähne) werden im Röntgenbild erkannt. Bei der Dokumentation der Ost2 ist ein Hinweis auf die Röntgenaufnahme sinnvoll.

BEISPIELFALL

Datum	Zahn	Behandlungsausschnitt	BEMA-Pos.
A		Eingehende Untersuchung und Beratung; Befund: 18 im Durchbruch; z: 28, 37; f: 38	01
		Röntgenbilder: 18 normaler Wurzelverlauf, 28: tief kariös im Durchbruch und 38 verlagert und teilretiniert, 27 tief frakturiert	Rö5
	18	Medikamentöse Dentio-difficilis-Behandlung	Mu
B	28	Infiltrationsanästhesie, operative Entfernung durch Osteotomie	I Ost1
	38	Leitungsanästhesie, operative Entfernung durch Osteotomie, erneute Leitungsanästhesie: lange Dauer wegen kompaktem Knochen	L1, Ost2, L1
	37	Entfernung mit Hemisektion, Trennung interradikuläres Septum	X3

53	Ost3	Sequestrotomie bei Osteomyelitis der Kiefer	72

A Es muss beim Patienten eine Osteomyelitis (Knochenmarksentzündung) der Kiefer vorliegen, um diese BEMA-Position abzurechnen. Bei dieser Erkrankung kommt es zur „Abspaltung" von Knochenstücken, die im Kiefer verbleiben. Das Entfernen dieser abgestorbenen Knochenstücke (Sequester) wird Sequestrotomie genannt. Diese Behandlung kommt in der normalen Zahnarztpraxis jedoch so gut wie nicht vor.

1.1.3 Hemisektion und Teilextraktion

Es ist manchmal sinnvoll, einen unvollständig zerstörten Zahn zumindest teilweise zu retten, um ihn z. B. als Anker für eine Prothese zu verwenden. Für diese Teilentfernung von Molaren existiert eine weitere Zahnentfernungsziffer.

47b	Hem	Hemisektion und Teilextraktion eines mehrwurzeligen Zahnes	72

A Beim betreffenden Zahn muss es sich um einen mehrwurzeligen Zahn handeln; zumindest eine Wurzel sollte noch vital, d. h. für eine Wurzelbehandlungsmaßnahme geeignet sein. Der andere Teil des Zahnes und seine Wurzel(n) werden nach Teilung des Zahnes (Hemisektion) extrahiert (Teilextraktion). Diese Behandlung stellt einen Ausnahmefall dar, der zum Tragen kommt, wenn der Zahn eine wichtige Rolle im Rahmen der Prothetik spielt (z. B. zum Erhalt einer geschlossenen Zahnreihe und/oder zum Erhalt einer prothetischen Versorgung).

HINWEIS
Die früher geltende parodontologische Indikation zur Prämolarisierung ist entfallen.

Pos. X3, S. 161

Die Position Hem kann nicht abgerechnet werden, wenn der Zahn hemiseziert und dann aber in Teilen insgesamt extrahiert wird. Dies ist mit der Position ›X3 abzurechnen. Die Prämolarisierung muss privat in Rechnung gestellt werden.

Wegen der engen Indikation muss die Dokumentation genau aufzeigen, warum der Zahn hemiseziert wurde: Es ist anzugeben, welcher Teil des Zahns im Mund verblieben ist und wie die weitere geplante Versorgung erfolgt. Gegebenenfalls sollten auch die verwendeten Instrumente und Materialien notiert werden.

1.1.4 Plastischer Verschluss einer eröffneten Kieferhöhle

Kommt es nach einem chirurgischen Eingriff im Oberkiefer zu einer Mund-Antrum-Verbindung (MAV) beim Vorliegen einer gesunden, nicht aus anderen Gründen schon vorinfizierten Kieferhöhle, so sollte der plastische Verschluss möglichst schnell im Laufe einiger Stunden erfolgen.

Dabei werden zwei Abrechnungsziffern für denselben Eingriff unterschieden:

51a	Pla1	Plastischer Verschluss einer eröffneten Kieferhöhle durch Zahnfleischplastik, als selbstständige Leistung oder in Verbindung mit einer Extraktion	80
51b	Pla0	Plastischer Verschluss einer eröffneten Kieferhöhle in Verbindung mit Osteotomie	40

Ⓐ Kommt es bei einer Extraktion nach den Positionen X1 bis X3 zu einer Eröffnung der Kieferhöhle, muss die plastische Deckung durch eine besondere Aufklappung des Zahnfleisches erfolgen. Neben dieser einfachen Zahnfleischplastik können auch Lappen aus Wangen- oder Gaumenschleimhaut gebildet werden. Dies ist gesondert zu berechnen.

Bei Überweisung zur Durchführung der plastischen Deckung an einen Oralchirurgen rechnet dieser immer die Position Pla1 ab.

Erfolgt die plastische Deckung in Zusammenhang mit einer Osteotomie oder Wurzelspitzenresektion, ist bereits eine Aufklappung erfolgt und es kann nur noch die Position Pla0 abgerechnet werden. Pla0 ist zusammen mit Ost1 und Ost2 sowie ▸WR1 bis WR3 am gleichen Zahn in gleicher Sitzung berechenbar.

> **MERKE**
> Eselsbrücke: Pla0 mit O-steotomie

Pos. WR1 bis WR3, S. 181

 Die Position Pla0 ist mit den Positionen X1 bis X3 nicht am gleichen Zahn berechenbar.

 Neben dem Zahn und den bereits erfolgten Leistungen an diesem Zahn sollten die Instrumente und Materialien genau dokumentiert werden.

Plastisches Verschließen der eröffneten Kieferhöhle nach einer …

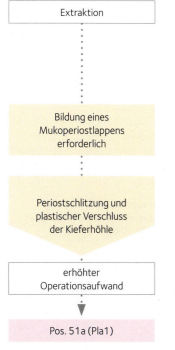
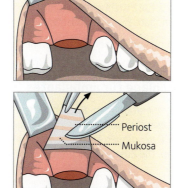
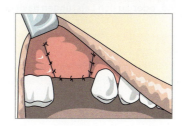
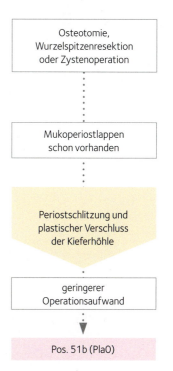

Abb. 1 Abrechnung der Positionen Pla1 und Pla0

BEISPIELFALL

Datum	Zahn	Behandlungsausschnitt	BEMA-Pos.
A	24, 25, 26	Lokale Anästhesien Extraktionen, 24 tief frakturiert, Nasenblastest, Kieferhöhle eröffnet, durch einfache Zahnfleischplastik verschlossen, Wundversorgung	2 x I X1, X2, X3 Pla1
B	36	Röntgenaufnahme: distale Wurzel zerstört und entzündet Vitalitätsprüfung leicht positiv Leitungsanästhesie, Hemisektion und Teilextraktion der distalen Wurzel, Vitalexstirpation der beiden verbliebenen Kanäle mit Wurzelkanalaufbereitung, Röntgenbild und Wurzelkanalfüllung Röntgenkontrollaufnahme Aufbaufüllung zur Überkronung mod (Erhaltung einer geschlossenen Zahnreihe)	Rö2 ViPr L1, Hem, 2 x VitE, 2 x WK, Rö2, 2 x WF, Rö2, F2 (ZE)

1.2 Zahnentfernungen bei Privatpatienten

Grundsätzlich ist der Umfang des Eingriffs für Kassen- und Privatpatienten bei Zahnentfernungen identisch. Ebenso ist die Wundversorgung auch bei der Abrechnung von Behandlungen bei Privatpatienten in den Leistungen der Zahnentfernung enthalten.
Bei Privatpatienten sind im Gegensatz zur Kassenabrechnung jedoch zusätzlich bestimmte **Materialien** in Zusammenhang mit Zahnentfernungen abrechenbar:
- Materialien zur Förderung der Blutgerinnung sowie zum Verschluss von oberflächlichen Blutungen bei hämorrhagischen Diathesen
- atraumatisches Nahtmaterial
- eingebrachtes Knochenersatzmaterial
- eingebrachtes regeneratives Material (z. B. Barrieremembran)
- Material zum Schutz wichtiger anatomischer Strukturen (z. B. Nerven)
- einmal verwendbare Explantationsfräsen

Bei der Abrechnung von Zahnentfernungen bei Privatpatienten erhält die Praxis Zuschläge für ambulantes Operieren.

1.2.1 Zuschläge für ambulantes Operieren

Bei ambulanten Operationen in der Zahnarztpraxis dürfen die folgenden Zuschläge mit dem einfachen Satz zusätzlich zur Operationsziffer einmal je Behandlungstag abgerechnet werden. Werden mehrere Operationen ambulant durchgeführt, rechnet der Zahnarzt den höher bewerteten Zuschlag ab. Die Zuschläge richten sich nach den Punkten, die es für eine Operation gibt.

0500 400 P	Zuschlag bei nicht stationärer Durchführung von zahnärztlich-chirurgischen Leistungen, die mit Punktzahlen von 250 bis 499 Punkten bewertet sind, oder zu den Leistungen nach den Nummern 4090 oder 4130

Pos. 3020, S. 168
Pos. 3030, S. 169
Pos. 3090, S. 171
Pos. 3130, S. 170

BEISPIEL

Der Zuschlag 0500 kann z. B. bei Extraktionen, Osteotomien und plastischen Deckungen nach den ›Pos. 3020, ›3030, ›3090 und ›3130 berechnet werden.

0510 750 P	Zuschlag bei nicht stationärer Durchführung von zahnärztlich-chirurgischen Leistungen, die mit Punktzahlen von 500 bis 799 Punkten bewertet sind

> **BEISPIEL**
>
> Der Zuschlag 0510 kann z. B. bei Osteotomien und Germektomien nach den ❯Pos. 3040, ❯3045 und ❯3270 berechnet werden.

Pos. 3040, S. 169
Pos. 3045, S. 169
Pos. 3270, S. 169

0520 1300 P	Zuschlag bei nicht stationärer Durchführung von zahnärztlich-chirurgischen Leistungen, die mit Punktzahlen von 800 bis 1199 Punkten bewertet sind

0530 2200 P	Zuschlag bei nicht stationärer Durchführung von zahnärztlich-chirurgischen Leistungen, die mit Punktzahlen von 1200 und mehr Punkten bewertet sind

(A) Alle Zuschläge dürfen grundsätzlich nur einfach abgerechnet werden.

Werden Operationen nach der GOÄ (insbesondere von Oralchirurgen) abgerechnet, stehen dort ebenfalls Zuschläge zur Verfügung: Die ❯Positionen Ä 442 bis Ä 445 werden mit der gleichen Systematik und Punktzahl wie in der GOZ berechnet.

Pos. Ä 442 bis Ä 445, S. 186

1.2.2 Extraktionen

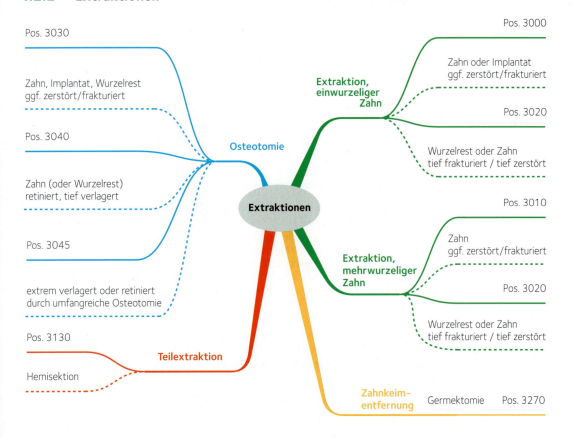

Die der Abrechnung von Extraktionen nach dem BEMA entsprechenden Positionen lauten in der GOZ:

enossal
im Knochen verankert

3000 70 P	Entfernung eines einwurzeligen Zahnes oder eines ⟩enossalen Implantats
3010 110 P	Entfernung eines mehrwurzeligen Zahnes
3020 270 P	Entfernung eines tief frakturierten oder tief zerstörten Zahnes

A Grundsätzlich werden diese Positionen nach der tatsächlichen Anzahl der Wurzeln abgerechnet. Auch anatomische Besonderheiten werden berücksichtigt.
Da Implantate eine Privatleistung sind, erfolgt die Entfernung eines Implantats auch bei Kassenpatienten nach Position 3000.
Werden tief zerstörte und tief frakturierte Zähne entfernt, so ist dies nach Position 3020 abzurechnen; außerdem bei erhöhtem instrumentellem und zeitlichem Aufwand (analog zu den Bestimmungen zu BEMA-Pos. X3 für die Abrechnung). Bei Anwendung der Pos. 3020 kommt der Zuschlag für ambulantes Operieren hinzu.

Entfernung von ⟩Wurzelresten, S. 161

Bei der ⟩Entfernung von Wurzelresten gelten die gleichen Bestimmungen wie in der Abrechnung nach dem BEMA.

> **MERKE**
>
> Die Entfernung eines tief zerstörten oder tief frakturierten Zahnes ist immer mit der Ziffer 3020 abzurechnen.

 Nicht abrechenbar ist Position 3010 bei einem einwurzeligen Zahn 24.
Nicht berechenbar sind außerdem die Positionen 3000, 3010 und 3020 am selben Zahn.

 Neben dem Zahn sollten die verwendeten Instrumente und Materialien genau dokumentiert werden. Dies gilt insbesondere für die Ziffer 3020.

BEISPIELFALL 1

Datum	Zahn	Behandlungsausschnitt	GOZ-/GOÄ-Pos.
A	25	Patient kommt am Samstag mit Schmerzen in den Notdienst, lokale Untersuchung, Beratung unter 10 Minuten; Vitalitätsprüfung –; Röntgenbild: 25 mit zwei Wurzelresten Infiltrationsanästhesie, Wurzelreste ohne Aufklappung entfernt, Wundversorgung	Ä 1, Ä 5, Ä D 0070 Ä 5000 0090 (Mat.) 3020 + 0500

BEISPIELFALL 2

Datum	Zahn	Behandlungsausschnitt	GOZ-/GOÄ-Pos.
A	23, 24	Vitalitätsprüfung, beide –; Röntgenbild: beide nicht erhaltungswürdig, Zahn 24 mit nur einer Wurzel Infiltrationsanästhesie palatinal und labial, Extraktion beider Zähne	0070, Ä 5000 2 x 0090 (Mat.) 2 x 3000

BEISPIELFALL 3

Datum	Zahn	Behandlungsausschnitt	GOZ-/GOÄ-Pos.
A	36	Vitalitätsprüfung: –; Röntgenbild: stark gekrümmte Wurzeln, tief zerstört; Beratung unter 10 Minuten	0070, Ä 5000, Ä 1
		Leitungsanästhesie, Zahn hemiseziert, Knochenseptum mit Fräse durchtrennt, Zahn in Fragmenten entfernt	0100 (Mat.) 3020, 0500
B		Patient erscheint mit Schmerzen in der Region 36; Entfernung eines kleinen Wurzelrestes vom Zahn 36, welcher in der Alveole verblieben war	Dokumentation

1.2.3 Osteotomie und Germektomie

Wenn zu erwarten ist, dass ein Zahn nicht durch eine normale Extraktion zu entfernen ist, oder sich während der Extraktion herausstellt, dass diese nicht durchführbar ist, erfolgt die Entfernung durch Osteotomie. Hierfür stehen drei Abrechnungsziffern zur Verfügung.

Die Abrechnung der Germektomie (Zahnkeimentfernung) ist in einer eigenen Abrechnungsziffer abgebildet.

3030 350 P	Entfernung eines Zahnes oder eines enossalen Implantats durch Osteotomie

○ Bei einer ambulanten Durchführung der Leistung nach Ziffer 3030 kann der Zuschlag 0500 berechnet werden.

3040 540 P	Entfernung eines retinierten, impaktierten oder tief verlagerten Zahnes durch Osteotomie

3045 767 P	Entfernung eines extrem verlagerten und/oder extrem retinierten Zahnes durch umfangreiche Osteotomie bei gefährdeten anatomischen Nachbarstrukturen

3270 590 P	Germektomie

○ Bei der ambulanten Durchführung der Leistungen nach den Ziffern 3040, 3045 und 3270 kann jeweils der Zuschlag 0510 berechnet werden.

Ⓐ Die Einteilung in die unterschiedlichen Abrechnungsziffern entspricht zunächst der BEMA-Unterteilung in Ost1 und Ost2. Die Ziffer 3040 kommt auch bei tief verlagerten oder tief retinierten Zähnen zur Abrechnung. Für die ambulante Operation erhalten beide Leistungen Zuschläge.

Für das Entfernen extrem verlagerter oder extrem retinierter Zähne (z. B. im aufsteigenden Ast des Unterkiefers) durch Osteotomie besteht eine eigene Abrechnungsziffer, ebenfalls mit einem Zuschlag. Eventuell benötigte Verbandplatten können nach GOÄ 2700 abgerechnet werden.

Ebenso ist die Abrechnung der Germektomie als Entfernung eines Zahnkeimes durch Osteotomie in einer besonderen Abrechnungsziffer mit höherer Bewertung als Position 3040 geregelt. Auch hier kommt ein Zuschlag für ambulantes Operieren zum Einsatz.

🚫 Nicht abrechenbar sind mehrere ambulante Zuschläge in einer Sitzung. Es darf der höchstmögliche gewählt werden.

✏️ Die Eingabe im Zahnarztprogramm verlangt nur die Angabe des Zahns und die GOZ-Ziffer. Oft erscheint ein Hinweis, dass der Zahn im Befund ein f trägt. Die Abrechnung ist aber dennoch möglich, weil der Zahn im 01-Befund nicht sichtbar war (verlagert oder retiniert). Daneben sollte auch dokumentiert werden, welche Instrumente und welche Materialien verwendet wurden und wie lange die Operation gedauert hat. Bei der Dokumentation empfiehlt sich auch ein Hinweis auf das entsprechende Röntgenbild, gerade bei Abrechnung der Positionen 3040, 3045 und 3270.

Die Zuschläge werden von allen Programmen pro Sitzung einmal angeboten.

BEISPIELFALL

Datum	Zahn	Behandlungsausschnitt	GOZ-/GOÄ-Pos.
A		Eingehende Untersuchung und Beratung unter 10 Minuten; Befund: 18 im Durchbruch; z: 28, 37; f: 38	0010, Ä 1
		Röntgen: 18 normaler Wurzelverlauf, 28 tief kariös im Durchbruch und 38 tief verlagert und teilretiniert, 27 tief frakturiert und tief zerstört, 48 extrem verlagert	4 x Ä 5000
	18	Medikamentöse Dentio-difficilis-Behandlung	4020
B	28	Infiltrationsanästhesie, operative Entfernung, durch Osteotomie, Wundversorgung	0090 (Mat.) 3030 + 0500
C	38	Leitungsanästhesie, operative Entfernung durch Osteotomie	0100 (Mat.) 3040 + 0510
		erneute Leitungsanästhesie durch lange Dauer wegen kompaktem Knochen, Wundversorgung	0100 (Mat.)
	37	Entfernung mit Hemisektion, Trennung interradikuläres Septum, Wundversorgung	3020
D	48	Leitungs- und Infiltrationsanästhesie, Entfernung des extrem verlagerten Zahnes durch Osteotomie (Gefährdung anatomischer Nachbarstrukturen) unter Einsatz des Operationsmikroskops, Wundversorgung, Naht	0090 (Mat.), 0100 (Mat.) 3045 + 0510 + 0110 (Mat.)

1.2.4 Hemisektion und Teilextraktion

Der Leistungsumfang der GOZ-Abrechnungsposition zur Hemisektion und Teilextraktion entspricht genau der entsprechenden BEMA-Ziffer:

3130 280 P	Hemisektion und Teilextraktion eines mehrwurzeligen Zahnes

🔘 Bei einer ambulanten Durchführung der Leistung nach Position 3130 kann der Zuschlag 0500 berechnet werden.

🚫 Eine Prämolarisierung kann nicht unter dieser Position abgerechnet werden. Sie muss analog (z. B.: 3130a) nach der GOZ abgerechnet werden.

1.2.5 Plastische Deckungen

Zu Leistungen mit plastischen Deckungen stehen zwei Abrechnungsziffern zur Verfügung.

3090	Plastischer Verschluss einer eröffneten Kieferhöhle
370 P	

☐ Bei einer ambulanten Durchführung der Leistung nach Position 3090 kann der Zuschlag 0500 berechnet werden.

3100	Plastische Deckung im Rahmen einer Wundversorgung einschließlich einer Periostschlitzung, je Operationsgebiet (Raum einer zusammenhängenden Schnittführung)
270 P	

☐ Bei einer ambulanten Durchführung der Leistung nach Position 3100 kann der Zuschlag 0500 berechnet werden.

A Der plastische Verschluss einer eröffneten Kieferhöhle wird immer mit der **Position 3090** berechnet. Dabei ist es unerheblich, wodurch die Eröffnung verursacht wurde. Dies kann durch eine Extraktion, eine Osteotomie, durch eine Wurzelspitzenresektion oder spontan durch das Verhalten des Patienten (z. B. durch Druck auf die Wunde beim Essen) bewirkt worden sein.

Die plastische Deckung nach **Position 3100** ist dann angezeigt, wenn ein einfaches Wiederaneinanderfügen der Wundränder für einen ordnungsgemäßen Wundheilungsverlauf nicht ausreichend ist. In diesen Fällen ist eine Verlagerung des Schleimhautlappens erforderlich. Eine Periostschlitzung ist dabei Grundvoraussetzung. Die plastische Deckung gehört nicht zum Leistungsinhalt der primären Wundversorgung.

🚫 Die Positionen 3090 und 3100 sind nicht im gleichen Operationsgebiet berechenbar. Außerdem kann eine einfache Naht nicht als Wundversorgung mit Position 3100 berechnet werden.

✏️ Neben dem Zahn bzw. dem Operationsgebiet sollten die durchgeführten Maßnahmen sowie die Materialien genau dokumentiert werden.

BEISPIELFALL

Datum	Zahn	Behandlungsausschnitt	GOZ-/GOÄ-Pos.
A		Patient erscheint im Notdienst am Sonntag, 10:00 Uhr, lokale Untersuchung wegen Schmerzen in Region 18 und 48, Beratung unter 10 Minuten	Ä D, A 1, Ä 5
		Röntgen: 18 kariös (Kieferhöhlennähe); 48 tief verlagert und retiniert	2 x Ä 5000
	18	Infiltrationsanästhesie, Entfernung durch Osteotomie, Kieferhöhle eröffnet, plastischer Verschluss der Kieferhöhle, Wundversorgung, Naht	0090 (Mat.), 3030, 3090
	48	Leitungsanästhesie, Entfernung des verlagerten Zahnes durch Osteotomie, Wundversorgung durch Periostschlitzung, Naht gelegt	0100 (Mat.), 3040 + 0510, 3100 (Mat.)

2 Entfernen von Kronen, Brücken und Wurzelstiften, Trennen von Brücken und Stegen

2.1 Entfernen von Kronen, Brücken und Wurzelstiften, Trennen von Brücken und Stegen bei Kassenpatienten

Für das Entfernen von Kronen wird die Position 23 (EKr) abgerechnet.

| 23 | EKr | Entfernen einer Krone bzw. eines Brückenankers oder eines abgebrochenen Wurzelstiftes bzw. das Abtrennen eines Brückengliedes oder Steges, je Trennstelle | 17 |

 Bei der Abrechnung der Position EKr muss unterschieden werden:

- **Vollständige Entfernung einer Krone, eines Brückenankers oder eines abgebrochenen Wurzelstiftes:**
  Wird eine Krone entfernt, ist die Position EKr – unabhängig davon, wie die Krone entfernt wurde und wie viele Trennstellen hierfür notwendig waren – immer nur einmal pro entfernter Krone berechenbar. Die Position ist auch für fest einzementierte provisorische Versorgungen abrechenbar. Wird eine Brücke entfernt, kann nur nach der Anzahl der Brückenanker abgerechnet werden, unabhängig von der Anzahl der eventuell notwendigen Trennstellen. Wird ein abgebrochener Wurzelstift entfernt, kann nur pro Wurzelstiftentfernung abgerechnet werden.

  BEISPIELE

  1: Die Krone auf 11 muss entfernt werden, dabei sind zwei Trennstellen notwendig.
  Abrechnung: 1 x EKr
  2: Die einspannige Brücke von 24 auf 21 mit Brückengliedern auf 22 und 23 muss mit drei Trennstellen entfernt werden.
  Abrechnung: 2 x EKr (je Brückenanker)
  3: Die zweispannige Brücke von 23 auf 25 auf 27 mit Brückengliedern auf 24 und 26 muss mit vier Trennstellen entfernt werden.
  Abrechnung: 3 x EKr (je Brückenanker)
  4: Ein gebrochener Wurzelstift bei 21 muss aufwendig in zwei Teilstücken entfernt werden.
  Abrechnung: 1 x EKr

- **Teilentfernungen:**
  Wird eine Brücke nur in Teilen entfernt, z. B. wenn Brückenanker noch erhalten werden sollen (auch als Einzelkrone), oder wird ein Steg ohne die zugehörigen Anker entfernt, kann die Position EKr je erforderlicher Trennstelle abgerechnet werden.

  BEISPIELE

  1: Die einspannige Brücke von 24 auf 26 mit Brückenglied auf 25 wird nur in Teilen entfernt. Der Brückenanker auf 24 soll als Einzelkrone erhalten bleiben. Es ist eine Trennstelle erforderlich, ein Brückenanker (26) wird entfernt.
  Abrechnung: 2 x EKr (eine Trennstelle, ein Brückenanker)
  2: Ein Steg zwischen 23 und 13 soll entfernt werden. Die beiden Kronen auf 13 und 23 bleiben bestehen, weil sie für die prothetische Versorgung gebraucht werden.
  Abrechnung: 2 x EKr (zwei Trennstellen)

  Fortsetzung nächste Seite

Fortsetzung

3: Die zweispannige Brücke von 42 auf 44 auf 46 wird in Teilen entfernt. Auf 42 soll die Krone als Abstützung für eine Prothese erhalten bleiben. 44 muss mit indirekter Überkappung behandelt werden, 46 muss ebenfalls behandelt werden.
Abrechnung: 3 x EKr (eine Trennstelle ist erforderlich, zwei Brückenanker entfernt)

Das Entfernen einer Einlagefüllung (als außervertragliche Leistung) kann nicht mit der Pos. EKr berechnet werden. Die Berechnung von EKr ist ausgeschlossen bei
- Entfernen von Füllungen aus plastischem Füllungsmaterial,
- Entfernen von Aufbaufüllungen,
- Entfernen von provisorischen Kronen oder Brücken.

Neben der Entfernung der entsprechenden Krone bzw. dem Brückenanker muss aus der Dokumentation hervorgehen, warum der Eingriff gewählt wurde. Insbesondere wenn der Pfeilerzahn später extrahiert wird, muss nachgewiesen werden, warum dies nicht in der gleichen Sitzung mit der Berechnung der Pos. EKr geschehen ist.

> **HINWEIS**
>
> Ist von Beginn an klar, dass der Zahn, der die Krone bzw. den Brückenanker trägt, extrahiert werden muss, kann die Position EKr nicht berechnet werden. Die Abrechnung der Extraktion umfasst in diesem Fall die EKr.

2.2 Entfernen von Kronen, Brücken und Wurzelstiften, Trennen von Brücken und Stegen bei Privatpatienten

Bei der Behandlung von Privatpatienten gibt es für die Entfernung der genannten Elemente zwei Gebührenziffern, wobei natürlich die erste etwas erweitert sein muss, um z. B. auch die Entfernung von Inlays abrechnen zu können.

2290 180 P	Entfernung einer Einlagefüllung, einer Krone, eines Brückenankers, Abtrennen eines Brückengliedes oder Steges o. Ä.

2300 270 P	Entfernung eines Wurzelstiftes

 Mit der Position 2290 kann neben der Entfernung von Einlagefüllungen, Kronen und Brückenankern auch das Entfernen von fest zementierten Provisorien, Teilkronen, Veneers und Mesokonstruktionen abgerechnet werden.
Grundsätzlich wird je Krone bzw. Einlagefüllung und Veneer abgerechnet. Wird jedoch eine Brücke entfernt, so kommt es für die Berechnung der Pos. 2290 darauf an, wie häufig das Abtrennen erforderlich ist, um keinen der Pfeilerzähne durch Fehlbelastungen bei der Abnahme zu gefährden. Es können dann die Trennstellen zusätzlich abgerechnet werden.
Pos. 2300 kann neben 2290 berechnet werden, wenn auch noch ein Wurzelstift entfernt wird.

> **HINWEIS**
>
> Bei Privatpatienten kann neben einer Extraktion immer auch die Pos. 2290 berechnet werden.

Die Ziffern 2290 und 2300 können nicht berechnet werden bei
- Entfernen von Füllungen aus plastischem Füllungsmaterial und von Aufbaufüllungen,
- Entfernung von Wurzelfüllungen oder frakturierten Wurzelkanalinstrumenten,
- Entfernen von nur provisorisch befestigtem Zahnersatz oder Restauration.

BEISPIELE

1: Das Inlay an 24 muss wegen Sekundärkaries entfernt werden.
Abrechnung: Unabhängig von der Art der Entfernung wird 1 x 2290 berechnet. Eine längere Dauer kann durch den Faktor ausgeglichen werden.
2: Die Brücke von 21 auf 24 auf 26 mit den Brückengliedern 22, 23 und 25 kann nur mit zwei notwendigen Trennstellen insgesamt entfernt werden.
Abrechnung: 5 x 2290 (3 x je Brückenanker und 2 x je notwendiger Trennstelle)
3: Am Zahn 44 müssen die Krone und ein Wurzelstift entfernt werden. Die Krone wird mit zwei Trennstellen entfernt. Die Entfernung des Wurzelstiftes ist sehr zeitaufwendig.
Abrechnung: 1 x 2290 für die Krone und 1 x 2300 (mit höherem Faktor)

3 Wundversorgung

Grundsätzlich ist die primäre Wundversorgung, d. h. die Wundversorgung unmittelbar nach dem chirurgischen Eingriff in der gleichen Sitzung, immer Bestandteil des operativen Eingriffs. Es bestehen aber auch Ausnahmen.

3.1 Wundversorgung bei Kassenpatienten

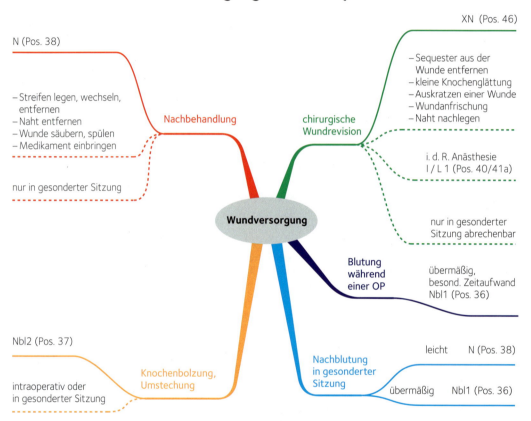

Für die Wundversorgung stehen vier Abrechnungsziffern zur Verfügung, die unmittelbar nach dem operativen Eingriff abgerechnet werden können, wenn eine sehr umfangreiche Wundversorgung notwendig ist (**Nbl1** und **Nbl2**) oder wenn sich die Wundversorgung über mehrere Sitzungen erstreckt (**N** und **XN**).

3.1.1 Nachbehandlung

38	N	Nachbehandlung nach chirurgischem Eingriff oder Tamponieren oder dergleichen, je Kieferhälfte oder Frontzahnbereich, als selbstständige Leistung, je Sitzung	10

A Neben dem Tamponieren können mit dieser Ziffer weitere Leistungen („oder dergleichen") als Nachbehandlung nach chirurgischen Eingriffen abgerechnet werden, z. B.:
- Streifen (für Tamponade oder Dränage) legen
- Streifen wechseln oder entfernen
- Wunde säubern/spülen
- Naht entfernen
- Stillen einer kleinen Blutung
- ›Obturator kürzen

Obturator
Mittel zum Verschluss, z. B. von Gaumendefekten

Die Abrechnung der Position N unterliegt zwei größeren Einschränkungen:
- Die Abrechnung kann **nur in einer gesonderten Sitzung** (als selbstständige Leistung) nach dem chirurgischen Eingriff erfolgen.
- Die Abrechnung kann nur einmal je Kieferhälfte oder Frontzahnbereich je Sitzung berechnet werden.

Von der Formulierung „nach einem chirurgischen Eingriff" besteht eine **Ausnahme**:

Wird bei erschwertem Zahndurchbruch (Dentitio difficilis) ein Streifen unter die Schleimhautkapuze gelegt, so kann Pos. 38 (N) angesetzt werden, obwohl kein chirurgischer Eingriff voranging. Wenn in derartigen Fällen ein haftendes Medikament auf die Schleimhaut aufgebracht wird, ist die 〉Pos. 105 (Mu) anzusetzen.

Für die reine Wundkontrolle ohne eine weitere „Tätigkeit" kann die Pos. N nicht abgerechnet werden. Als Alternative bietet sich eine Ä1 an, wenn die Abrechnungsbestimmungen dies zulassen.

Im gleichen Behandlungsgebiet kann außerdem neben Pos. N in der gleichen Sitzung keine Leistung nach XN, Nbl1 oder Nbl2 abgerechnet werden.

Hier helfen zahnärztliche Programme: Werden die Zähne eingegeben, rechnet das Programm automatisch die Anzahl der abzurechnenden Pos. N aus. Es sollten alle Zahngebiete angegeben werden, an denen eine Nachbehandlung durchgeführt wurde. Außerdem sind die Maßnahmen sowie eventuelle Materialien und Medikamente zu dokumentieren.

3.1.2 Chirurgische Wundrevision

46	XN	Chirurgische Wundrevision (Glätten des Knochens, Auskratzen, Naht), als selbstständige Leistung in einer besonderen Sitzung, je Kieferhälfte oder Frontzahnbereich	21

A Manchmal reichen die einfachen Nachbehandlungen nach Pos. 38 (N) nicht aus, um eine Wunde zur Abheilung zu bringen. Umfangreichere Maßnahmen werden erforderlich, wie z. B.
- das Auskratzen und Anfrischen einer Wunde bzw. Alveole („trockene Alveole"),
- das Nachlegen einer Naht (Sekundärnaht),
- eine kleine Knochenglättung am Rand der vorhandenen Wunde (Abgrenzung von 〉KnR und 〉Alv),
- das Entfernen eines Knochensequesters durch die vorhandene Extraktionswunde (ohne Aufklappung).

Hierbei bestehen u. a. zwei größere Einschränkungen:
- Die Abrechnung kann nur in einer gesonderten Sitzung (als selbstständige Leistung) nach dem chirurgischen Eingriff erfolgen.
- Die Abrechnung kann nur vergleichbar mit der Bestimmung zur 〉Pos. bMF je Kieferhälfte oder Frontzahnbereich je Sitzung einmal erfolgen.

In der Regel erfordert eine XN auch eine Anästhesie.

Neben der Pos. 46 (XN) können Leistungen nach den Positionen N, 〉Nbl1 und Nbl2 an der gleichen Stelle in der gleichen Sitzung nicht erfolgen.

Hier bieten zahnärztliche Programme Unterstützung: Werden die behandelten Zähne eingegeben, rechnet das Programm automatisch die Anzahl der abzurechnenden Pos. XN aus. Es sollten alle Zahngebiete eingetragen werden, an denen die chirurgische Wundrevision durchgeführt wurde. Natürlich sind darüber hinaus die Maßnahmen sowie eventuelle Materialien und Medikamente zu dokumentieren.

B Bei der Abrechnung der Pos. N wie auch bei der XN gilt die Bestimmung, dass die Leistung je Kieferhälfte oder Frontzahnbereich je Sitzung einmal berechnet werden kann. Diese Bestimmung gilt aber nicht für beide Abrechnungspositionen gleichzeitig: Sie dürfen nicht nebeneinander abgerechnet werden, wenn sie an gleicher Stelle (Operationsgebiet) erfolgen.

> **HINWEIS**
> Die Bestimmung „je Kieferhälfte oder Frontzahnbereich" findet sich auch bei der 〉Pos. bMF.

Pos. bMF, S. 93

Pos. 105 (Mu), S. 115

Pos. KnR, S. 194
Pos. Alv, S. 194

Pos. bMF, S. 93

Pos. Nbl.1 und Nbl2, S. 176

> **BEISPIEL**
>
> In einer separaten Sitzung nach dem chirurgischen Eingriff muss an Zahn 26 eine chirurgische Wundrevision durchgeführt und an Zahn 23 eine Tamponade gewechselt werden.
> **Abrechnung:** Für Zahn 26 wird eine XN und für Zahn 23 eine N abgerechnet, weil beide Behandlungsmaßnahmen nicht im gleichen Operationsgebiet (an gleicher Stelle) liegen.

Werden in einer Sitzung die Leistungsinhalte der Positionen N und der XN an gleicher Stelle erbracht, darf die höherwertige XN abgerechnet werden.

> **BEISPIEL**
>
> In separater Sitzung nach der Osteotomie von Zahn 38 muss die Naht erneuert werden (XN) und die Tamponade gewechselt werden (N).
> **Abrechnung:** 1 x XN

BEISPIELFALL

Datum	Zahn	Behandlungsausschnitt	BEMA-Pos.
A		Eingehende Untersuchung und Beratung; Befund: z: 13, 16; f: 38	01
		Röntgen: 38 verlagert und teilretiniert; 27 tief frakturiert und tief zerstört	Rö2
B	38	Leitungsanästhesie, operative Entfernung, durch Osteotomie, Wundversorgung, Naht	L1, Ost2
	27	Infiltrationsanästhesie, Extraktion, Naht	I, X3
	13, 16	jeweils Infiltrationsanästhesie, Extraktionen, Wundversorgung	2 x I, X1, X2
C	38	Infiltrationsanästhesie, Sekundärnaht	I, XN
	13, 16	Wunden gesäubert und desinfiziert	1 x N
	27	Infiltrationsanästhesie, Auskratzen der Wunde, Streifen gewechselt	I, XN
D	13	erneute Wundsäuberung	N
	16	kleine Naht gelegt	XN
	27	Streifenwechsel	N
	38	Nahtentfernung	N
E	13, 16	Wundkontrolle ohne Befund	–
	27	Streifen entfernt	N
	38	gute Wundheilung	–

3.1.3 Nachblutungen

Blutungen sind bei chirurgischen Eingriffen die Regel und können auch einmal übermäßig auftreten. Sie lassen sich in den meisten Fällen aber innerhalb weniger Minuten stillen.
Man unterscheidet zwei Abrechnungsziffern:

36	Nbl1	Stillung einer übermäßigen Blutung	15
37	Nbl2	Stillung einer übermäßigen Nachblutung durch Abbinden oder Umstechen eines Gefäßes oder durch Knochenbolzung	29

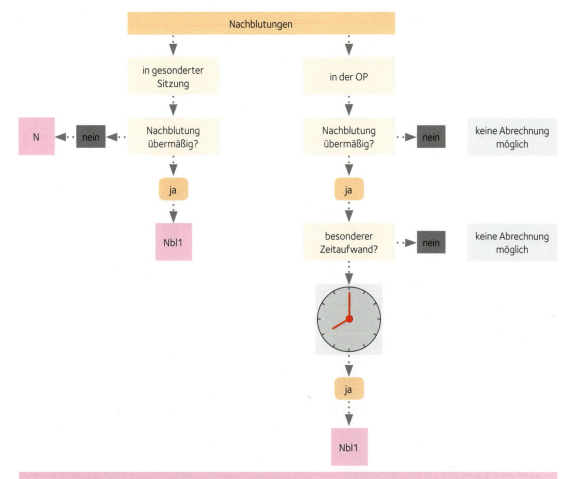

Abb. 1 Abrechnung von Nachblutungen

(A) Die Position Nbl1 kann nur abgerechnet werden, wenn im zeitlichen Zusammenhang mit dem chirurgischen Eingriff ein erheblicher Zeitaufwand für den Zahnarzt entsteht. Es gibt keine festen Zeitangaben; man geht von ca. 10 Minuten und mehr aus. Werden für eine Blutstillung besondere Maßnahmen wie das Umstechen eines Gefäßes oder die Knochenbolzung ergriffen, kann die Position Nbl2 abgerechnet werden. Die Nbl2 kann auch im direkten Zusammenhang mit dem chirurgischen Eingriff abgerechnet werden. Werden verschiedene Leistungen nach den Positionen N, XN, Nbl1 oder Nbl2 im gleichen Wundbereich erbracht, darf die höherwertige Leistung abgerechnet werden.

Das Stillen einer „normalen" Blutung darf nicht als Nbl1 in der gleichen Sitzung wie der chirurgische Eingriff berechnet werden. Daneben ist ausgeschlossen:
- Abrechnung der N oder XN mit Nbl1 oder Nbl2 im gleichen Wundbereich
- Nbl1 und Nbl2 im gleichen Wundbereich

In der Dokumentation sollten die ergriffene Maßnahme und/oder das Medikament festgehalten werden.

(B) Zwischen den Leistungen nach den Positionen N, XN, Nbl1 und Nbl2 gilt nicht die Bestimmung je Kieferhälfte oder je Frontzahnbereich je Sitzung einmal. Das heißt, dass z. B. in einer Sitzung mit der Behandlung von Zahn 18 eine XN, an Zahn 15 eine Nbl2 und an Zahn 12 eine N abgerechnet werden kann, da es sich um drei Wundbereiche handelt.

BEISPIELFALL

Datum	Zahn	Behandlungsausschnitt	BEMA-Pos.
A		Eingehende Untersuchung und Beratung; Befund: 48 durchgebrochen, verlagert; 36 zerstört, tief frakturiert; 45 zerstört	01
B 11:00 Uhr	48	Leitungsanästhesie, Entfernung durch Osteotomie, Blutstillung tamponiert, Naht	L1, Ost2
	45	Zahn entfernt, übermäßige Blutstillung (15 Minuten), Tamponade, Wundversorgung	X2, Nbl1
B 19:00 Uhr	48	Behandlung außerhalb der Sprechzeit, erneute Blutstillung mit Medikament und Tamponade	03, Nbl1
	45	Tamponadenwechsel	N
D	36	Leitungsanästhesie, Entfernung des tief frakturierten Zahnes, Blutstillung durch Knochenbolzung, Wundversorgung: Naht	L1, X3, Nbl2
E	36	Erneute Blutstillung und Legen einer Sekundärnaht	XN
F	48, 45, 36	Wundkontrolle o. B.	--

3.2 Wundversorgung bei Privatpatienten

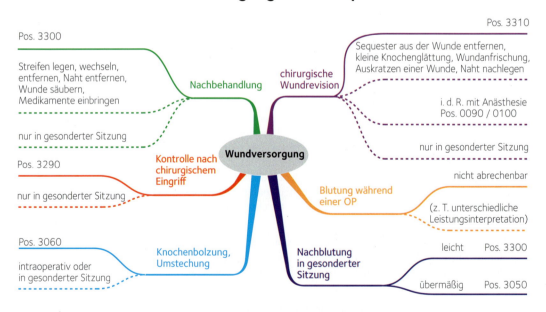

3.2.1 Wundkontrolle, Nachbehandlung, chirurgische Wundrevision

In der GOZ gibt es drei Positionen für die Abrechnung von Wundversorgungen im weitesten Sinn. Darüber hinaus gibt es in der GOÄ eine weitere Position, die verwendet werden kann.

3290 55 P	Kontrolle nach chirurgischem Eingriff, als selbstständige Leistung, je Kieferhälfte oder Frontzahnbereich

3300 65 P	Nachbehandlung nach chirurgischem Eingriff (z. B. Tamponieren), als selbstständige Leistung, je Operationsgebiet (Raum einer zusammenhängenden Schnittführung)
3310 100 P	Chirurgische Wundrevision (z. B. Glätten des Knochens, Auskratzen, Naht), als selbstständige Leistung, je Operationsgebiet (Raum einer zusammenhängenden Schnittführung)
Ä 2007 40 P	Entfernen von Fäden oder Klammern

A Nach der GOZ ist die reine Wundkontrolle ohne Durchführung von Behandlungsmaßnahmen als Pos. 3290 abrechenbar. Dies erfordert keine Tätigkeit des Zahnarztes. Sie kann in einer Sitzung maximal vier Mal und im Laufe der Behandlung öfter abgerechnet werden. Sie ist nur in einer oder mehreren nachfolgenden Sitzungen nach dem operativen Eingriff berechenbar.

Die Nachbehandlungen im Sinne der Tätigkeiten im Rahmen der Leistungen von BEMA-Pos. N entsprechen der **Position 3300** in der GOZ. Die 3300 kann auch nicht im Zusammenhang mit dem chirurgischen Eingriff und nur in gesonderter Sitzung je Operationsgebiet abgerechnet werden.

Die **Position 3310** der GOZ entspricht den Tätigkeiten im Rahmen der Leistungen von BEMA-Pos. XN. Ihre Abrechnungsbestimmung entspricht der der Pos. 3300.

Die **Pos. Ä 2007** kann anstelle einer 3300 für das Entfernen von Fäden abgerechnet werden.

Die Ziffern 3290, 3300, 3310 und Ä 2007 dürfen nicht nebeneinander im gleichen Operationsgebiet abgerechnet werden. Ein Operationsgebiet kann dabei neben einer Alveole auch Kieferabschnitte betreffen.

B Gibt es mehrere Wundgebiete im Mund, kann für jedes Wundgebiet eine Leistung nach den Pos. 3300 oder 3310 abgerechnet werden. Jedoch gibt es eine Begrenzung der Abrechenbarkeit von zweimal je Kieferhälfte oder Frontzahngebiet.

Die Angabe der Ausdehnung des Wundgebietes sowie die durchgeführten Maßnahmen sollten unbedingt dokumentiert werden.

3.2.2 Nachblutungen

Für die Abrechnung von Leistungen zur Stillung übermäßiger Blutungen werden in der GOZ zwei Positionen sowie in der GOÄ eine Position aufgeführt.

3050 110 P	Stillung einer übermäßigen Blutung im Mund- und/oder Kieferbereich, als selbstständige Leistung
3060 140 P	Stillung einer Blutung durch Abbinden oder Umstechen des Gefäßes oder durch Knochenbolzung
Ä 2660 400 P	Operative Behandlung einer konservativ unstillbaren Blutung im Mund-Kiefer-Bereich durch Freilegen und Abbinden oder Umstechen des Gefäßes oder durch Knochenbolzung, als selbstständige Leistung

> **HINWEIS**
> Die Abrechnung von Pos. 3050 in gesonderter Sitzung ist strittig. Manche Bezirkszahnärztekammern sagen, dass sie auch während eines chirurgischen Eingriffs abrechnungsfähig ist, wenn eine Blutung das typische Maß deutlich übersteigt und die Stillung eine Unterbrechung der chirurgischen Leistung erfordert.

A Die **Position 3050** ist nur in einer gesonderten Sitzung berechnungsfähig. Die Abrechnung von Position 3050 erfolgt je Wunde.

Die **Position 3060** kann in der gleichen Sitzung wie der chirurgische Eingriff oder in einer weiteren Sitzung abgerechnet werden (analog zu Nbl2).

Die **Position Ä 2660** ist mit der Leistung von Position 3060 vergleichbar, aber nur in einer gesonderten Sitzung abrechenbar.

LF 8

180 | Chirurgische Leistungen begleiten

Kommt es im Rahmen einer Nachbehandlung bei z. B. infizierten Wunden nach den GOZ-Pos. 3300 bis 3310 zu einer übermäßigen Blutung, kann auch hier die GOZ-Pos. 3050 als selbstständige Leistung berechnet werden.

🚫 Die Positionen 3050, 3060 und Ä 2660 dürfen nicht in der gleichen Sitzung an der gleichen Stelle abgerechnet werden.
Die 3060 ist neben einer Nachbehandlung nach chirurgischem Eingriff (3300) und einer chirurgischen Wundrevision (3310) nicht berechnungsfähig.

✏️ Die Maßnahmen, Materialien und verwendeten Medikamente sollten dokumentiert werden. Die Trennung nach Wundgebieten muss selbst berücksichtigt werden. Die Programme gehen hier von der Anzahl der Alveolen aus.

Ⓜ️ Folgende Materialien sind gesondert berechnungsfähig:
- Materialien zur Förderung der Blutgerinnung sowie zum Verschluss von oberflächlichen Blutungen bei hämorrhagischen Diathesen
- atraumatisches Nahtmaterial
- eingebrachtes Knochenersatzmaterial
- Material zum Schutz wichtiger anatomischer Strukturen (z. B. Nerven)

BEISPIELFALL

Datum	Zahn	Behandlungsausschnitt	GOZ-/GOÄ-Pos.
A		Eingehende Untersuchung und Beratung (unter 10 Minuten); Befund: z: 13,16, 36, 46; verlagert: 48; f: 38 (wundversorgt)	0010, Ä1
	38	Wundkontrolle, gute Heilung	3290
	13–16	Abszesswunde gespült und Streifen gewechselt (zusammenhängend)	3300
B	48	Leitungsanästhesie, Entfernung durch Osteotomie, Blutung gestillt, Wundversorgung mit zwei Nähten	0100 (Mat.), 3040
B	48	Nach der Sprechstunde (20:15 Uhr): übermäßige Blutung durch Knochenbolzung gestillt, Beratung unter 10 Minuten	Ä 1, Ä B, 3060
C	48	Wundkontrolle (gute Wundheilung)	3290
	13, 16	Infiltrationsanästhesien, Extraktion, Wundversorgung, Stillung einer Blutung	2 x 0090 (Mat.), 3000, 3010
D	16	Infiltrationsanästhesie, Wunde angefrischt (durch Auskratzen), dabei Blutstillung durch Umstechen eines Gefäßes	0090 (Mat.), 3060
E	36, 46	Leitungsanästhesien, Entfernung der Zähne (46 tief frakturiert), übermäßige Nachblutung gestillt bei 46	2 x 0100 (Mat.), 3010, 3020, 0500
F	46	Stillung einer übermäßigen Nachblutung	3050
G	36, 46	Wundkontrolle o. B.	2 x 3290

4 Wurzelspitzenresektionen und Zystenoperationen

Oft kann ein Zahn nur dadurch erhalten werden, dass der Zahnarzt die Wurzelspitzen reseziert, wegnimmt, abschneidet und amputiert. Außerdem können sich Zysten im Kiefer ausbilden und den Knochen verdrängen. Um dies zu verhindern, müssen sie entfernt **(Zystektomie)** oder mittels **Zystostomie** „ausgehungert" werden.

4.1 Wurzelspitzenresektion und Zystenentfernung bei Kassenpatienten

4.1.1 Wurzelspitzenresektion

Es gelten im Bereich der Versorgung von Kassenpatienten die Richtlinien des G-BA. Ein Auszug:

Eine Wurzelspitzenresektion ist insbesondere indiziert
- *wenn das Wurzelkanalsystem durch andere Verfahren nicht ausreichend zu behandeln ist,*
- *wenn ein periapikaler Krankheitsprozess besteht, der einer konservierenden Therapie nicht zugänglich ist,*
- *bei Wurzelfrakturen im apikalen Drittel oder aktiver Wurzelresorption.*

Die Wurzelspitzenresektion von Molaren ist in der Regel angezeigt, wenn
- *damit eine geschlossene Zahnreihe erhalten werden kann,*
- *eine einseitige Freiendsituation vermieden wird,*
- *der Erhalt von funktionstüchtigem Zahnersatz möglich wird.*

Die Richtlinien zur Wurzelspitzenresektion finden Sie unter:

www.g-ba.de/downloads/62-492-78/RL-Z_Behandlung_2006-03-01.pdf

Obwohl die Operation im Prinzip immer die gleiche ist, unterscheidet man in der Kassenabrechnung drei Abrechnungsziffern.

54		**Wurzelspitzenresektion**	
54a	WR1	an einem Frontzahn	72
54b	WR2	an einem Seitenzahn, einschließlich der ersten resezierten Wurzelspitze	96
54c	WR3	am selben Seitenzahn, sofern durch denselben Zugang erreichbar, je weitere Wurzelspitze 1. Eine Wurzelspitzenresektion an einer Wurzelspitze in derselben Sitzung an demselben Seitenzahn, die über einen anderen operativen Zugang erfolgt, wird nach Nr. 54b abgerechnet. 2. Eine retrograde Wurzelfüllung an einer Wurzel nach Wurzelspitzenresektion wird nach den Nr. 32 und 35 gesondert abgerechnet.	48

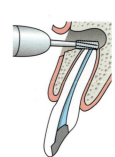

Abb. 1 Wurzelspitzenresektion am wurzelgefüllten Zahn

> **MERKE**
>
> Wurzelspitzenresektionen sind unterschiedlich bewertet, nach
> - Front- und Seitenzähnen,
> - Anzahl der resezierten Wurzelspitzen,
> - Anzahl der Zugänge.

Mit der unterschiedlichen Bewertung soll der tatsächlich sehr unterschiedliche Schwierigkeitsgrad und Zeitaufwand der Operation berücksichtigt werden.

Ⓐ An allen Frontzähnen (13–23, 33–43) wird die Wurzelspitzenresektion als WR1 abgerechnet.
Bei Seitenzähnen (14–18, 24–28, 34–38, 44–48) kommt es auf die Zahl der Wurzelspitzen an, die reseziert werden.

> **BEISPIEL**
>
> Die Zähne 15, 25, 34, 35, 44 und 45 haben in der Regel eine Wurzelspitze. Wird diese reseziert, ist jeweils 1 x WR2 abrechenbar.

Bei den übrigen Seitenzähnen kommt es zunächst auf die tatsächliche Anzahl der resezierten Wurzelspitzen an.

> **BEISPIEL**
>
> An den Zähnen 14 und 24 werden beide Wurzelspitzen durch einen operativen Zugang von vestibulär reseziert.
> **Abrechnung:** jeweils 1 x WR2 und 1 x WR3

Ist ein weiterer operativer Zugang erforderlich, weil man sonst ein größeres Operationsfeld benötigen würde, kann die WR2 erneut berechnet werden.

> **BEISPIEL**
>
> Zahn 16 hat in der Regel drei Wurzeln, zwei nach vestibulär gelegene, eine nach palatinal gelegene Wurzel. In diesem Fall sind zwei operative Zugänge erforderlich, um nicht ein großes Operationsfeld mit Gefährdung der Kieferhöhle zu eröffnen. Die vestibulären Wurzelspitzen werden durch den vestibulären Zugang reseziert, die palatinale Wurzelspitze über den palatinalen Zugang.
> **Abrechnung:** Die beiden vestibulären Wurzelspitzenresektionen (mesiovestibuläre und distovestibuläre Wurzelspitze) werden als WR2 und WR3 berechnet, die Resektion der palatinalen Wurzelspitze als WR2.

Pos. Trep1 (31), S. 148
Pos. WK (32), S. 145
Pos. WF (35), S. 145

Wurzelbehandlungsmaßnahmen nach den Positionen ›Trep1 (31), ›WK (32) und ›WF (35) (orthograd und retrograd) können während der Wurzelspitzenresektion abgerechnet werden. Bei retrograden Maßnahmen entfällt die Trep1 (31), weil der Zahn nicht eröffnet werden muss (s. Abb. 1).

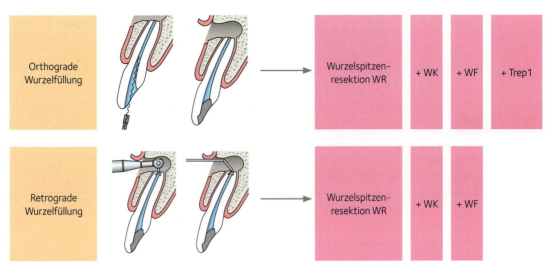

Abb. 1 BEMA-Abrechnungsmöglichkeiten für endodontische Behandlungen während einer Wurzelspitzenresektion

Wurzelspitzenresektionen und Zystenoperationen | 183

🚫 Wird bei einem bereits wurzelbehandelten Zahn im Rahmen der Wurzelspitzenresektion lediglich ein retrograder Verschluss des Wurzelkanals gelegt, ist dieser ein Bestandteil der WR und darf nicht abgerechnet werden. Eine Wurzelspitzenresektion, die nicht den Richtlinien entspricht, darf nicht zu Lasten der Kasse abgerechnet werden.

B Bei der Wurzelspitzenresektion wird das entzündliche und veränderte Gewebe mit entfernt. Hierunter fallen auch kleine Zysten, die keinen zusätzlichen Operationsaufwand erfordern. Die Berechtigung einer zusätzlichen Abrechnung der ›BEMA-Pos. 56 erfordert zusätzliche für Zystenoperationen typische chirurgische Maßnahmen.

Pos. 56, S. 184

 Neben der Angabe der Zähne spielen insbesondere die Anzahl der resezierten Wurzelspitzen und die Anzahl der Zugänge eine wichtige Rolle bei der Dokumentation.

In besonderen Ausnahmefällen kann der Zahnarzt eine Knochentrepanation (auch als Schröder'sche Lüftung bezeichnet) als erste Alternative zur Wurzelspitzenresektion durchführen. Darunter versteht man die Anbohrung des Kieferknochens. Der hierdurch entstehende Bohrkanal dient der Dränage (Ableitung) eines Infektionsherds aus dem Knochen.

| 52 | Trep2 | Trepanation des Kieferknochens | 24 |

HINWEIS

Die Schröder'sche Lüftung war früher im Zeichen voller Wartezimmer und möglichst schneller „Entlastung" des Patienten von den Schmerzen eine Methode der Wahl. Heute kommt sie nur noch in seltenen Fällen zur Anwendung.

BEISPIELFALL

Datum	Zahn	Behandlungsausschnitt	BEMA-Pos.
A	21 21, 23, 24, 16	Eingehende Untersuchung und Beratung; Befund: f: 18, 28, 38, 48; Wurzelfüllung: 23, 24, 16; Keramikkrone: 21 Vitalitätsprüfung – Röntgenbilder, Befunde: 21, 23, 24,16 unvollständige Wurzelfüllungen, Aufhellungen am Apex	01 ViPr Rö5
B	21, 23, 24	Infiltrationsanästhesien wegen Restvitalität; 21: Wurzelspitzenresektion mit retrograder Kanalaufbereitung und Wurzelfüllung; 23 und 24: Wurzelspitzenresektionen aller Wurzelspitzen mit retrograden Verschlüssen, bei 24 durch einen Zugang, Wundversorgung, dabei übermäßige Blutung bei 24 mittels Umstechen gestillt, Rezept ausgestellt	2 x I WR1, WK, WF WR1, WR2 und WR3 Nbl2
B 21:00 Uhr		Telefonische Beratung wegen Nachschmerzen und Medikamenteneinnahme	Ä 1, 03
D	23, 24	Wundsäuberung, gute Wundheilung	N
E	16	Infiltrationsanästhesie, Wurzelspitzenresektion an allen drei Spitzen durch zwei Zugänge, retrograde Verschlüsse, Wundversorgung	I, 2 x WR2 und 1 x WR3
F	16	Stillung einer Nachblutung	Nbl1
	16	Nachschau: gute Wundheilung	--

4.1.2 Zystenentfernung

Bei der Entfernung von Zysten unterscheidet man zwei Operationstechniken, aber vier Abrechnungsziffern.

56		Operation einer Zyste	
56a	Zy1	durch Zystektomie	120
56b	Zy2	durch orale Zystostomie	72
56c	Zy3	durch Zystektomie in Verbindung mit einer Osteotomie oder Wurzelspitzenresektion	48
56d	Zy4	durch orale Zystostomie in Verbindung mit einer Osteotomie oder Wurzelspitzenresektion	48

A Grundsätzlich unterscheidet man also zunächst nach den beiden Operationstechniken Zystektomie und Zystostomie (s. Abb. 1, Abb. 2).

> **HINWEIS**
> Zystektomie und Zystostomie werden auch als Partsch-I- und Partsch-II-Operation bezeichnet.

Die Positionen Zy1 und Zy2 sind immer dann abzurechnen, wenn gleichzeitig keine zusätzliche Operation im Sinne einer Leistung nach WR oder Ost am Zahn erfolgt (s. Tab. 1). Um die Zysten zu entfernen, muss eine Aufklappung des Zahnfleisches erfolgen. Da bei Abrechnung einer WR oder Ost die Aufklappung bereits Bestandteil der Leistung ist, werden die damit verbundenen Zy3 und Zy4 geringer bewertet.

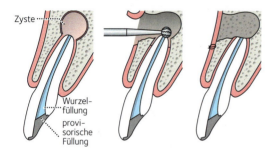

Abb. 1 Zystektomie (Operation nach Partsch II) und Wurzelspitzenresektion: Der Zahn ist in diesem Beispiel bereits wurzelgefüllt.

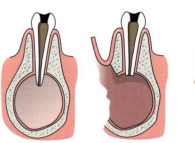

Abb. 2 Zystostomie (Operation nach Partsch I) und Wurzelspitzenresektion: Der Zahn wird in diesem Beispiel während der Wurzelspitzenresektion aufbereitet und mit einer Wurzelfüllung versehen.

> **BEISPIELE**
> **1:** Nach Extraktion des Zahnes 23 muss eine größere Zyste am Apex durch Aufklappung des Zahnfleisches entfernt werden.
> **Abrechnung:** X1 und Zy1
> **2:** Während einer Wurzelspitzenresektion an Zahn 24 (mit nur einem Zugang) muss an einer Wurzelspitze eine größere Zyste durch erweiterte Aufklappung entfernt werden.
> **Abrechnung:** WR2, WR3, Zy3

Operationsverfahren	Zystenentfernung als selbstständige Leistung oder neben einer Extraktion	Zystenentfernung neben einer Wurzelspitzenresektion oder Osteotomie
Zystenentfernung durch Zystektomie	Pos. 56a (Zy1)	Pos. 56c (Zy3)
Zystenentfernung durch Zystostomie	Pos. 56b (Zy2)	Pos. 56d (Zy4)

Tab. 1 BEMA-Abrechnungspositionen für Zystenentfernungen

Die Entfernung von Zysten durch die Alveole bei einer normalen Extraktion oder bei einer Ost oder WR ohne zusätzlichen Aufwand darf nicht als Zy abgerechnet werden.

Neben der Operationstechnik sollte insbesondere bei der Abrechnung der Zy3 und Zy4 der besondere Aufwand für diese Operation neben der Ost und/oder WR deutlich gemacht werden.

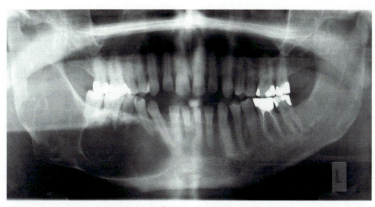

Abb. 1 Im Zusammenhang mit der Entfernung von Zysten sind in der Regel Röntgenaufnahmen notwendig, die zusätzlich berechnet werden können, hier: links unten im Bild große radikuläre Zyste.

BEISPIELFALL

Datum	Zahn	Behandlungsausschnitt	BEMA-Pos.
A		Eingehende Untersuchung und Beratung; Befund: UK Teilprothese 44–48 und 34–38; z: 16	01
	16	Vitalitätsprüfung –	ViPr
	16, 11, 24, 44–45	Röntgen, Befunde: 16 tief frakturiert, apikale Zyste; 11: unvollständige WF mit Zyste; 44–45 Residualzyste; 24 unvollständige WF, große Zyste mit Ausdehnung nach 23–21	Rö5
B	11	Infiltrationsanästhesien wegen Restvitalität, Wurzelspitzenresektion mit Resektion der Zyste, Wundversorgung	I, WR1, Zy3
	16	Infiltrationsanästhesie, Extraktion des tief frakturierten Zahnes, Aufklappung zur Entfernung einer Zyste, Wundversorgung	I, X3, Zy1
B 21:00 Uhr	11, 16	Beratung wegen Nachschmerzen und Medikamenteneinnahme, Wundsäuberung bei 11, Naht nachgelegt bei 16	03 N XN
D	11, 16	Wundsäuberung, gute Wundheilung	N
E	24	Infiltrationsanästhesie, Wurzelspitzenresektionen durch einen Zugang, Zystostomie, Tamponade	I, WR2 und WR3 Zy4
F	24	Röntgenaufnahme, Zyste bildet sich zurück, Tamponade erneuert	Rö2, N
G	44–45	Leitungsanästhesie, Zystostomie, Tamponade	L1, Zy2
H	44–45	Röntgenbild, Zyste bildet sich zurück, Tamponade erneuert	Rö2, N

4.2 Wurzelspitzenresektion und Zystenentfernung bei Privatpatienten

4.2.1 Zuschläge für ambulantes Operieren bei GOÄ-Leistungen

Werden in der Zahnarztpraxis chirurgische GOÄ-Leistungen ambulant durchgeführt, können folgende Zuschläge aus der GOÄ zur Abrechnung kommen.

Ä 442 400 P	Zuschlag zu operativen Leistungen, die mit 250 bis 499 Punkten bewertet sind
Ä 443 750 P	Zuschlag zu operativen Leistungen, die mit 500 bis 799 Punkten bewertet sind
Ä 444 1300 P	Zuschlag zu operativen Leistungen, die mit 800 bis 1199 Punkten bewertet sind
Ä 445 2200 P	Zuschlag zu operativen Leistungen, die mit 1200 und mehr Punkten bewertet sind
Ä 440 400 P	Zuschlag für die Anwendung eines Operationsmikroskops
Ä 441	Zuschlag für die Anwendung eines Lasers (Einfachsatz der betreffenden Leistung)

4.2.2 Wurzelspitzenresektion

Für die Abrechnung von Wurzelspitzenresektionen gibt es in der GOZ nur zwei Positionen:

3110 460 P	Resektion einer Wurzelspitze an einem Frontzahn
3120 580 P	Resektion einer Wurzelspitze an einem Seitenzahn

> **A** Bei beiden Positionen kann der Zuschlag für ambulantes Operieren (0500 oder 0510) abgerechnet werden. Im Vergleich zur BEMA-Abrechnung ist die Berechnung der beiden GOZ-Positionen einfacher: Es wird hier nicht nach Zugängen unterschieden. Bei Seitenzähnen muss nur die Anzahl der resezierten Wurzelspitzen berücksichtigt werden.

> **BEISPIEL**
> Resektion der drei Wurzelspitzen an Zahn 26
> **Abrechnung:** 3 x 3120 sowie Zuschlag 0510, bei Lasereinsatz evtl. auch 0120

Pos. 2390, S. 151
Pos. 2410, S. 151
Pos. 2440, S. 152
Zuschlag 0110, S. 152

Endodontische Maßnahmen (nach den Positionen ›2390, 2410, 2420 und 2440) können zusätzlich berechnet werden. Der retrograde Verschluss kann nach 2050 berechnet werden. Der ›Zuschlag 0110 kann ebenfalls abgerechnet werden, wenn ein Operationsmikroskop zum Einsatz kommt.

 Das Auskratzen von Granulationsgewebe oder kleinen Zysten in Verbindung mit Wurzelspitzenresektionen ist nicht abrechenbar.

 Die Anzahl der resezierten Wurzelspitzen ist anzugeben.

4.2.3 Zystenentfernung

Für die Abrechnung der Entfernung von Zysten stehen in der GOZ die Positionen 3190 und 3200 zur Verfügung. Aus der GOÄ kommt bei größeren Zystenentfernungen die Abrechnung der Positionen Ä 2655 bis Ä 2658 in Betracht.

3190 270 P	Operation einer Zyste durch Zystektomie in Verbindung mit einer Osteotomie oder Wurzelspitzenresektion
3200 500 P	Operation einer Zyste durch Zystektomie, als selbstständige Leistung
Ä 2658 500 P	Operation einer ausgedehnten Kieferzyste – über mehr als drei Zähne oder vergleichbarer Größe im unbezahnten Bereich – durch Zystostomie in Verbindung mit der Entfernung retinierter oder verlagerter Zähne und/oder Wurzelspitzenresektion
Ä 2657 760 P	Operation einer ausgedehnten Kieferzyste – über mehr als drei Zähne oder vergleichbarer Größe im unbezahnten Bereich – durch Zystostomie
Ä 2656 620 P	Operation einer ausgedehnten Kieferzyste – über mehr als drei Zähne oder vergleichbarer Größe im unbezahnten Bereich – durch Zystektomie in Verbindung mit der Entfernung retinierter oder verlagerter Zähne und/oder Wurzelspitzenresektion
Ä 2655 950 P	Operation einer ausgedehnten Kieferzyste – über mehr als drei Zähne oder vergleichbarer Größe im unbezahnten Bereich – durch Zystektomie

(A) Neben der Position 3290 kann der Zuschlag für ambulantes Operieren nach 0500 abgerechnet werden, neben der Position 3200 der Zuschlag 0510 und neben den Positionen Ä 2658, Ä 2656 und Ä 2657 der Zuschlag Ä 443 sowie neben der Position Ä 2655 der Zuschlag Ä 444.

Die GOZ kennt nur die Zystektomie als selbstständige Leistung oder in Verbindung mit einer Osteotomie oder Wurzelspitzenresektion (analog zu Zy1 und Zy3 in der Kassenabrechnung). Die Entfernung größerer Zysten und die Zystostomie über mehr als drei Zähne können nur in unbezahnten Bereichen über die entsprechenden GOÄ-Ziffern abgerechnet werden. Die Zystostomie im bezahnten Bereich – auch kleiner als drei Zähne – kann nur ⟩analog nach § 6 Abs. 1 GOZ abgerechnet werden (s. Tab. 1).

Analogleistung, S. 33

Bei der ambulanten Operation können zusätzlich die jeweiligen Zuschläge berechnet werden.

Operationsverfahren	Zystenentfernung als selbstständige Leistung	Zystenentfernung neben einer Wurzelspitzenresektion oder Osteotomie
Zystenentfernung durch Zystektomie	3200 (Ä 2655)	3190 (Ä 2656)
Zystenentfernung durch Zystostomie	Analoge Abrechnung (Ä 2657)	Analoge Abrechnung (Ä 2658)

Tab. 1 GOZ-/GOÄ-Abrechnungspositionen für Zystenentfernungen

🚫 Die Ziffern 3190, 3200, Ä 2658, Ä 2657, Ä 2656, Ä 2655 können nicht nebeneinander an gleicher Stelle abgerechnet werden. Der Zuschlag wird nur einmal pro Sitzung berechnet.

✏️ Neben der Operationstechnik sollte insbesondere bei der Abrechnung der Ziffer 3190 und der GOÄ-Ziffern der besondere Aufwand für diese Operation neben der Ost und/oder WR deutlich gemacht werden.

BEISPIELFALL

Datum	Zahn	Behandlungsausschnitt	GOZ-/GOÄ-Pos.
A		Eingehende Untersuchung und Beratung unter 10 Minuten; Befund: UK Teilprothese 44–48 und 34–38; z: 16	0010, Ä 1
	16	Vitalitätsprüfung –	0070
	16, 11, 14, 24, 44–47	Röntgen, Befunde: 16 tief frakturiert, apikale Zyste; 11, 14: unvollständige WF; 44–47 große Zyste; 24 unvollständige WF	6 x Ä 5000
B	11	Infiltrationsanästhesie wegen Restvitalität, Wurzelspitzenresektion mit einflächigem Verschluss, Resektion der Zyste, Wundversorgung	0090, 3110, 2050 3190
	14	Infiltrationsanästhesie, Resektion der beiden Wurzelspitzen, jeweils einflächiger Verschluss, Wundversorgung, Stillung einer Blutung	0090, 2 x 3120, 2 x 2050
	16	Infiltrationsanästhesie, Extraktion des tief frakturierten Zahnes, Aufklappung zur Entfernung einer Zyste, Wundversorgung	0090, 3020, 3200 + 0510
B 21:00 Uhr	11, 14, 16	Beratung wegen Nachschmerzen und Medikamenteneinnahme, Wundsäuberung bei 11, Naht nachgelegt bei 14, Wundkontrolle bei 16	Ä 1, Ä B, 3300, 3310 3290
D	11, 16	Wundsäuberung, gute Wundheilung	2 x 3300
E	24	Infiltrationsanästhesie, Wurzelspitzenresektionen durch einen Zugang, Zystektomie, Wundversorgung	0090 (Mat.), 2 x 3120 3190, 0510
F	24	Übermäßige Blutung gestillt	3050
G	44–47	Leitungsanästhesie, mit zwei Infiltrationsanästhesien im Bereich 44 und 46 Zystostomie, Tamponade	0100, 2 x 0090 Ä 2657 + Ä 443
H	44–47	Röntgenbild, Zyste bildet sich zurück, Wundkontrolle, Tamponade erneuert	Ä 5000 3300

5 Eröffnung von Abszessen, Entfernung von Fremdkörpern und Sequestern

Bei entzündlichen Prozessen kommt es häufig zu einer Eiteransammlung im Gewebe. Die Behandlung beginnt in der Regel mit einer Inzision (Abszesseröffnung), damit der Eiter abfließen kann. Dies bringt dem Patienten zunächst Entlastung.
Fremdkörper können beim Essen auch in tiefere Gewebeschicht eindringen und müssen entfernt werden. Unter einem Sequester versteht man einen abgestorbenen Kochenteil, der ebenfalls entfernt werden muss.

5.1 Eröffnung von Abszessen, Entfernung von Fremdkörpern und Sequestern bei Kassenpatienten

5.1.1 Inzisionen

Für die Abrechnung von Inzisionen gibt es zwei Abrechnungspositionen, von denen nur die erste in einer normalen Zahnarztpraxis durchgeführt wird.

Ä 161	Inz 1	Eröffnung eines oberflächlichen, unmittelbar unter der Haut oder Schleimhaut gelegenen Abszesses	15
Ä 2430		Eröffnung eines tief liegenden Abszesses	34

A Die Position Inz1 kann je Abszesseröffnung abgerechnet werden, wenn die Gebiete nicht zusammenhängen. Wie bei allen chirurgischen Leistungen, ist die Wundversorgung immer enthalten. Tief liegende Abszesse sind oft schwer zu erreichen und werden daher nur in chirurgischen Praxen oder Zahnkliniken eröffnet.

Die Eröffnung einer ausgedehnten Weichteilphlegmone wird nach Ä 2432, die Eröffnung eines Zungenabszesses nach Ä 1511 und die Operation einer Mundbodenphlegmone nach Ä 1509 abgerechnet.

Die Wundversorgung wird nicht zusätzlich berechnet.

Bei der Berechnung der Pos. Inz1 sollte die Lage und Ausdehnung des Abszesses genau beschrieben sein.

B Da eine Anästhesie in stark entzündeten Bereichen oft nicht wirkt, wird die Eröffnung auch ohne Anästhesie oder mit einer Oberflächenanästhesie durchgeführt.

5.1.2 Entfernung von Fremdkörpern und Sequestern

Zur Abrechnung der Entfernung von Fremdkörpern stehen nur Positionen aus der für Kassenpatienten gültigen GOÄ zur Verfügung.

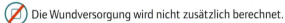

Ä 2009		Entfernung eines unter der Oberfläche der Haut oder der Schleimhaut gelegenen fühlbaren Fremdkörpers	12
Ä 2010		Entfernung eines tief sitzenden Fremdkörpers auf operativem Wege aus Weichteilen und/oder Knochen	43
Ä 1508		Entfernung von eingespießten Fremdkörpern aus dem Rachen oder Mund	11

In den meisten Fällen werden diese Positionen aber von Ärzten abgerechnet. Für die Abrechnung ist die Lage des Fremdkörpers entscheidend.

Die Abrechnung der **Entfernung von toten Knochensplittern (Sequestern)** erfolgt je nach Lage des Materials:

- Das Entfernen von Knochensplittern, die oberflächlich liegen und ohne Anästhesie entfernt werden können, wird im Rahmen der Wundreinigung als ❯Pos. 38 (N) abgerechnet.
- Werden die Splitter aus einer Extraktions-/Operationswunde unter Anästhesie (I oder L) entfernt, wird ❯Pos. 46 (XN) abgerechnet. Solche kleinen Sequester können z. B. entstehen, wenn Knochensplitter in einer Alveole zurückbleiben oder gequetschte Knochenteile nachträglich absterben.
- Wenn tief im Kiefer ein Sequester (z. B. nach einer Osteomyelitis) entfernt werden muss, ist es erforderlich, dafür eigens eine Osteotomie durchzuführen. Für die Abrechnung wird ❯Pos. 53 (Ost3) angesetzt.

Pos. 38 (N), S. 174
Pos. 46 (XN), S. 175
Pos. 53 (Ost3), S. 164

BEISPIELFALL

Datum	Zahn	Behandlungsausschnitt	BEMA-Pos.
A		Patient erscheint im Rahmen der Vorsorge, nachdem vor drei Monaten mehrere Zähne extrahiert wurden; alle Wunden gut verheilt, Schmerzen bei 14, Beratung	Ä 1
	38, 35 26, 27, 18, 14	Röntgen, Befund: 38: teilretiniert; 35: gute Wundheilung; 26, 27: Knochensplitter; 18: gute Wundheilung; 14: Abszess	Rö5
	14	Oberflächenanästhesie, Abszesseröffnung, Tamponade	Inz1
	38	Schleimhautkapuze mit Salbe behandelt	Mu
B	14	Tamponadenwechsel	N
	38	Oberflächenanästhesie, Inzision, Tamponade	Inz1
	26	Infiltrationsanästhesie, Knochensplitter durch die Alveole entfernt	I, XN
C	38	Tamponadenwechsel	N
	14	Nachschau, gute Wundheilung	
	26	Nachschau, gute Wundheilung	
D	38	Leitungsanästhesie, Entfernung durch Osteotomie, übermäßige Nachblutung gestillt (15 Minuten), Wundversorgung	L1 Ost2 Nbl1
E	38	Naht entfernt, Tamponade entfernt	N
F		Eingehende Untersuchung und Beratung, Befund: f: 38, 26, 27, 18, 28; Prothetikplanung erstellt (vier Monate nach letzter 01 im zweiten Halbjahr)	01

5.2 Eröffnung von Abszessen, Entfernung von Fremdkörpern und Sequestern bei Privatpatienten

5.2.1 Inzisionen

Für die Abrechnung von Abszesseröffnungen gibt es in der GOZ keine Positionen. Aus der GOÄ kommen zwei bzw. drei Positionen zur Anwendung:

Ä 2428 80 P	Eröffnung eines oberflächlich unter der Haut oder Schleimhaut liegenden Abszesses

Ä 2430 303 P	Eröffnung eines tief liegenden Abszesses

☐ Zur Position 2430 kann der Zuschlag für ambulantes Operieren nach GOÄ (Ä 442) zusätzlich berechnet werden.

Ä 2008 90 P	Wund- oder Fistelspaltung

 Die Abrechnungsbestimmungen sind identisch mit denen der BEMA-Positionen. Die Wundversorgung ist Bestandteil der chirurgischen Abrechnungsposition.

 Zur Berechnung der obigen Positionen sollte die Lage und Ausdehnung des Abszesses genau beschrieben sein.

5.2.2 Entfernung von Fremdkörpern und Sequestern

Auch hierfür existieren keine Abrechnungspositionen in der GOZ; die GOÄ unterscheidet:

Ä 1508 93 P	Entfernung von eingespießten Fremdkörpern aus dem Rachen oder Mund

Ä 2009 100 P	Entfernung eines unter der Oberfläche der Haut oder der Schleimhaut gelegenen fühlbaren Fremdkörpers

Ä 2010 379 P	Entfernung eines tief sitzenden Fremdkörpers auf operativem Wege aus Weichteilen und/oder Knochen

☐ Zu dieser Position kann der Zuschlag für ambulantes Operieren nach GOÄ (Ä 442) zusätzlich berechnet werden.

Die Abrechnung der **Entfernung von toten Knochensplittern (Sequestern)** erfolgt je nach Lage des Materials:
- Das Entfernen von Knochensplittern, die oberflächlich liegen und ohne Anästhesie entfernt werden können, rechnet man im Rahmen der Wundreinigung als ›Pos. 3300 ab.
- Werden die Splitter aus einer Extraktions- oder Operationswunde unter Anästhesie (0090 oder 0100) entfernt, wird ›Pos. 3310 abgerechnet, z. B. wenn Knochensplitter in einer Alveole zurückgeblieben oder gequetschte Knochenteile nachträglich abgestorben sind.
- Wenn ein tief im Kiefer liegender Sequester (z. B. tote Knochensplitter nach einer Osteomyelitis) entfernt werden muss, ist es erforderlich, dafür eigens eine Osteotomie aus dem Kieferknochen durchzuführen. Hierfür wird Position Ä 2651 angesetzt.

Ä 2651 550 P	Entfernung tief liegender Fremdkörper oder Sequestrotomie durch Osteotomie aus dem Kiefer

☐ Zu dieser Position ist der Zuschlag für ambulantes Operieren nach Ä 443 berechenbar.

> **HINWEIS**
>
> Die Eröffnung einer **ausgedehnten Weichteilphlegmone** wird nach Ä 2432, die Eröffnung eines Zungenabszesses nach Ä 1511, die Operation einer Mundbodenphlegmone nach Ä 1509 abgerechnet.

Pos. 3300, S. 179

Pos. 3310, S. 179

6 Präprothetische Maßnahmen

Unter präprothetischen Maßnahmen fasst man die chirurgischen Maßnahmen zusammen, die erforderlich sind, damit eine prothetische Versorgung erfolgen kann. Das können sein:
- Exzisionen und Entfernung von Schlotterkämmen und störenden Bändern
- Plastiken bei Abbauerscheinungen der Kiefer
- Entfernung von störenden Knochen
- aufbauende Maßnahmen (Implantate)

6.1 Präprothetische Maßnahmen bei Kassenpatienten

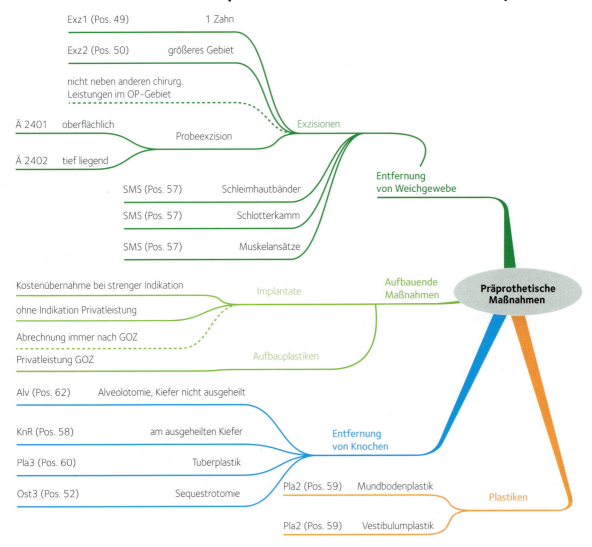

6.1.1 Exzisionen

Falls das Herausschneiden von Gewebe erforderlich ist, stehen für die Abrechnung dieser Leistungen die Positionen 49 (Exz1) und 50 (Exz2) zur Verfügung. Die Exzision eines Schlotterkammes wird nach Pos. 57 (SMS), berechnet.

| 49 | Exz1 | Exzision von Mundschleimhaut oder Granulationsgewebe für das Gebiet eines Zahnes | 10 |

50	Exz2	Exzision einer Schleimhautwucherung (z. B. lappiges Fibrom, Epulis)	37
57	SMS	Beseitigen störender Schleimhautbänder, Muskelansätze oder eines Schlotterkammes im Frontzahnbereich oder in einer Kieferhälfte, je Sitzung	48

A „Kleine" Exzisionen werden für das Gebiet eines Zahnes mit der **Pos. 49 (Exz1)** und größere Schleimhautexzisionen mit der **Pos. 50 (Exz2)** berechnet.
Wird in der Präparationssitzung eine Exzision von Mundschleimhaut oder Granulationsgewebe, wie z. B. eine Papillektomie, durchgeführt, ist die Leistung nach Pos. 49 (Exz1) abrechnungsfähig. Diese Position kann auch für das Durchtrennen von Zahnfleischfasern (auch mittels elektrochirurgischer Maßnahmen) berechnet werden.
Die Pos. 50 (Exz2) ist auch mehrmals je Kiefer abrechnungsfähig, wenn es sich um getrennte Operationsgebiete handelt.

Neben der Pos. 49 (Exz1) ist auch die ❯**Pos. 12 (bMF)** berechenbar. In denjenigen Fällen, in denen zum einen das Verdrängen von Zahnfleisch zum Zweck des Erkennens von unter sich gehenden Stellen oder zur Darstellung der Präparationsgrenze und zum anderen das Entfernen oder Durchtrennen von Zahnfleisch(fasern) indiziert ist, können beide Gebührennummern nebeneinander abgerechnet werden.

Pos. 12 (bMF), S. 93

Für das Exzedieren eines Schlotterkammes oder störender Schleimhautbänder oder Muskelansätze kann die **Pos. 57 (SMS)** abgerechnet werden. Dies muss immer dann erfolgen, wenn eine neue Prothese gefertigt werden soll.

Die Leistungen nach Pos. 49 und 50 sind in derselben Sitzung nicht für dasselbe Gebiet neben einer anderen chirurgischen Leistung abrechnungsfähig.
Die Pos. 49 (Exz1) kann nicht abgerechnet werden für
- das Verdrängen des Zahnfleisches zum Zwecke der Abformung (bMF),
- das Verdrängen des Zahnfleisches zur Darstellung der Präparationsgrenze (bMF).

Für das Verlegen des Lippenbändchens existiert eine eigene Position (❯Dia). Weitere Möglichkeiten zur Berechnung von Exzisionen:
- Ä 2401 Probeexzision aus oberflächlich gelegenem Körpergewebe (z. B. Haut, Schleimhaut, Lippe)
- Ä 2402 Probeexzision aus tief liegendem Körpergewebe (z. B. Fettgewebe, Faszie, Muskulatur) oder aus einem Organ ohne Eröffnung der Körperhöhle (z. B. Zunge)
- Ä 2404 Exzision einer größeren Geschwulst (z. B. Ganglion, Fasziengeschwulst, Fettgeschwulst, Lymphdrüse, Neurom)

Pos. Dia, S. 204

Die Versandkosten zur Untersuchung an das Labor können unter ❯Pos. 602 berechnet werden.

Pos. 602, S. 74

BEISPIELFALL 1

Datum	Zahn	Behandlungsausschnitt	BEMA-Pos.
A	26	Karies m-o-d, Zahnfleischpolyp ist in die Kavität „eingedrungen" Infiltrationsanästhesie, Kauterisation (Herausschneiden des Zahnfleischs), Exkavieren und indirekte Überkappung, provisorischer Verschluss	I, Exz1 Cp
B	26	Vitalitätsprüfung +, Anästhesie, Präparieren der Kavität, Amalgamfüllung m-o-d, dabei Zahnfleisch verdrängt	ViPr, I, F3, bMF

> **BEISPIELFALL 2**

Datum	Zahn	Behandlungsausschnitt	BEMA-Pos.
A		Eingehende Untersuchung und Beratung: Patient möchte eine neue Totalprothese, im Bereich des 48 hat sich eine Epulis gebildet, beide Prothesen „wackeln", sie sitzen auf einem Schlotterkamm	01
B	48	Leitungsanästhesie, Entfernung der Epulis	L1, Exz2
C	18–28 38–48	sechs Infiltrationsanästhesien zwei Leitungsanästhesien Entfernung der Schlotterkämme in beiden Kieferhälften	6 x I, 2 x L1 4 x SMS

6.1.2 Knochenresektionen

Für die Glättung scharfer Knochenkanten – bei umfangreicheren Eingriffen auch Alveolarknochenresektion genannt – stehen zunächst zwei zusätzliche Abrechnungsziffern zur Verfügung:

62	Alv	Alveolotomie	36

58	KnR	Knochenresektion am Alveolarfortsatz zur Formung des Prothesenlagers im Frontzahnbereich oder in einer Kieferhälfte, als selbstständige Leistung, je Sitzung	48

Beide Abrechnungsziffern beschreiben die gleiche zahnmedizinische Behandlung: Es erfolgt eine Aufklappung und die Knochenkanten der Alveolen werden reseziert (geglättet). Die Ziffern unterscheiden sich in ihren verschiedenen Abrechnungsbestimmungen. Daneben existiert noch die Pos. ⟩XN, die für eine Knochenglättung ohne Aufklappung abgerechnet werden kann. Um die richtige Abrechnungsposition zu bestimmen, muss man die klinische Situation genau kennen. Folgende Fragen sind zu beantworten:

Pos. XN, S. 175

- Erfolgt die Knochenglättung in der gleichen Sitzung wie die Operation?
- Muss eine Aufklappung oder eine operative Freilegung des Knochens durchgeführt werden?
- Wie viele Zähne umfasst das Behandlungsgebiet?
- Ist der Kieferkamm bereits ausgeheilt?

Daraus ergeben sich drei unterschiedliche Situationen:

Situation 1	Entfernung scharfer Knochenkanten als chirurgische Nachbehandlung
Abrechnung	Eine kleine Knochenglättung während der OP ist Bestandteil einer Extraktion oder Osteotomie. Hingegen ist eine kleine Knochenglättung ohne besonderen operativen Aufwand (durch eine vorhandene Operationswunde) als Position 46 (XN) abrechenbar. Diese Position ist abrechenbar je Kieferhälfte oder Frontzahnbereich.

Situation 2	Abtragen des Kieferkammes mit besonderem operativen Aufwand (z. B. Aufklappung) am nicht ausgeheilten Kieferkamm
Abrechnung	Der Kieferkamm gilt ca. sechs Wochen nach der Extraktion oder Osteotomie als ausgeheilt. Bis zu diesem Zeitpunkt werden Resektionen des Kieferkammes nach der Pos. 62 (Alv) abgerechnet. In derselben Sitzung wie die Extraktion bzw. Osteotomie ist in einem Gebiet von 1 bis 3 Zähnen keine gesonderte Abrechnung möglich.

Situation 3	Abtragen des Kieferkammes nach Aufklappung am ausgeheilten Kiefer
Abrechnung	Wird am ausgeheilten Kieferkamm eine Knochenglättung durchgeführt, ist Position 58 (KnR) berechenbar.

 Mit der **Pos. Alv** sind folgende Abrechnungsbestimmungen verbunden:
- Die Resektion der Alveolarfortsätze in einem Gebiet von vier und mehr Zähnen in einem Kiefer wird als Alv abgerechnet.
- Die Resektion der Alveolarfortsätze über das Gebiet von mehr als acht Zähnen in einem Kiefer ist zweimal nach Nr. 62 (Alv) abrechnungsfähig.
- Die Resektion der Alveolarfortsätze in einem Gebiet mit bis zu drei Zähnen in einem Kiefer ist nur dann abrechnungsfähig, wenn sie in gesonderter Sitzung erbracht wurde.
- Das Gebiet muss nicht zusammenhängend sein.

Für die Abrechnung der **Pos. KnR** gelten folgende Bestimmungen:
- Die Leistung nach Nr. 58 (KnR) kann nur abgerechnet werden, wenn sie nicht im zeitlichen Zusammenhang mit dem Entfernen von Zähnen oder einer Osteotomie erbracht wird.
- Eine Leistung nach Nr. 58 (KnR) kann nicht abgerechnet werden, wenn eine Osteotomie in derselben Sitzung in derselben Kieferhälfte oder im Frontzahnbereich erbracht wird.

Die Pos. Alv an bis zu drei Zähnen kann nicht in der gleichen Sitzung wie der chirurgische Eingriff (z. B. Extraktion) abgerechnet werden.
Die Pos. KnR ist nur am ausgeheilten Kiefer berechenbar.

Es muss genau dokumentiert werden, in welchem Umfang eine Resektion stattgefunden hat. Es ist außerdem zu notieren, ob sie am ausgeheilten Kiefer erfolgte oder in Zusammenhang mit einer Operation.

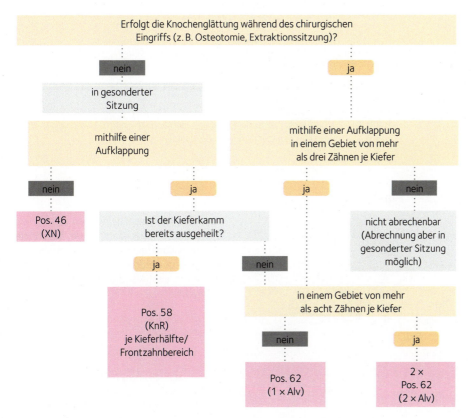

Abb. 1 Entscheidungshilfe für die Abrechnung der Positionen Alv, KnR oder XN

BEISPIELFALL 1

Datum	Zahn	Behandlungsausschnitt	BEMA-Pos.
A	12	Infiltrationsanästhesie, Knochenkante durch Wunde geglättet (Zahn war am Vortag extrahiert worden)	I, XN
B	22, 23, 24	Infiltrationsanästhesien, Extraktion der Zähne, Resektion der Alveolarknochen, Wundversorgung	2 x I, 2 x X1, X2
C	25–28	Infiltrationsanästhesien, Extraktion der Zähne 25–27, 28 durch Osteotomie, Resektion der Alveolarfortsätze, Wundversorgung	2 x I, X1, 2 x X2, Ost1, Alv
D		Teilprothese im UK abgenommen, Leitungsanästhesien, Aufklappung, Knochenresektion im Bereich der Regionen 33–36 und 43–46, Wundversorgung	2 x L1, 2 x KnR

BEISPIELFALL 2

Datum	Zahn	Behandlungsausschnitt	BEMA-Pos.
A	11, 13, 14, 16, 17, 23, 25, 26, 27, 28	Infiltrationsanästhesien, Extraktion der Zähne, Resektion der Alveolarfortsätze, Wundversorgung, Stillung einer übermäßigen Blutung bei 16 und 25	6 x I, 4 x X1, 5 x X2, 2 x Alv, 2 x Nbl1
B	13, 14 16 23, 27	Wundsäuberung Infiltrationsanästhesie, Wunde angefrischt Wundsäuberung	N I, XN N
C	33, 34, 35	Leitungsanästhesie, Zähne extrahiert, Wundversorgung	L1, 3 x X1
D	33, 34, 35	Leitungsanästhesie, Resektion der Alveolarfortsätze unter Aufklappung, Wundversorgung	L1, Alv

6.1.3 Plastiken

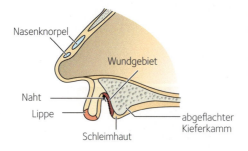

Abb. 1 Kieferkammerhöhung durch eine Vestibulumplastik: OK mit zu geringer Tiefe des Vestibulums

Ist es zu Abbauerscheinungen des Kiefers gekommen, muss durch eine besondere Plastik wieder für ein besseres Prothesenlager gesorgt werden. Zur Abrechnung dieser Leistung existiert die folgende Abrechnungsziffer:

59	Pla2	Mundboden- oder Vestibulumplastik im Frontzahnbereich oder in einer Kieferhälfte	120

Durch diese relative Kieferkammerhöhung erhält die Prothese wieder ein besseres Lager. Die Alternative zu diesem Eingriff stellen aufbauende Maßnahmen, z. B. durch Implantate, dar.

Die Pos. Pla2 ist je Kieferhälfte oder Frontzahnbereich je Sitzung einmal berechenbar.

Ist der Tuber (oder die Tuber) zu stark ausgeprägt, stört er (sie) den Sitz der Prothese und muss deshalb entfernt werden.

| 60 | Pla3 | Tuberplastik, einseitig | 80 |

 Die Pos. Pla3 ist je Tuberplastik einmal abrechenbar.

6.1.4 Aufbauende Maßnahmen (Implantate)

Implantologische Leistungen dürfen im Normalfall von den gesetzlichen Krankenkassen nach § 28 Abs. 2 SGB V nicht bezuschusst werden. Es handelt sich um Privatleistungen, die gemäß der GOZ berechnet werden. Es bestehen jedoch zwei Ausnahmen, die im Folgenden dargestellt werden.

▶ Ausnahmeindikation nach § 92 Abs. 1 SGB V

Dabei handelt es sich um besonders schwere Krankheitsfälle. Diese liegen nach Abschnitt VII, Nr. 2 der Behandlungsrichtlinien des G-BA vor:

- bei größeren Kiefer- oder Gesichtsdefekten, die ihre Ursachen
  - in Tumoroperationen,
  - in Entzündungen des Kiefers
  - in Operationen infolge von großen Zysten (z. B. große follikuläre Zysten oder ›Keratozysten),
  - in Operationen infolge von Osteopathien, sofern keine Kontraindikation für eine Implantatversorgung vorliegt,
  - in angeborenen Fehlbildungen des Kiefers (Lippen-, Kiefer-, Gaumenspalten) oder
  - in Unfällen
  haben,
- bei dauerhaft bestehender extremer Xerostomie (Mundtrockenheit), insbesondere im Rahmen einer Tumorbehandlung,
- bei generalisierter genetischer Nichtanlage von Zähnen,
- bei nicht willentlich beeinflussbaren muskulären Fehlfunktionen im Mund- und Gesichtsbereich (z. B. Spastiken).

Keratozysten
Zysten im Kieferknochen, mit mehrschichtig verhornendem Plattenepithel ausgekleidet

In diesen schweren Fällen übernehmen die gesetzlichen Krankenkassen die Kosten für die implantologische Versorgung und für die Suprakonstruktion (d. h. für die zugehörige prothetische Versorgung). Vor Behandlungsbeginn muss dabei eine spezielle Begutachtung erfolgen. Die Abrechnung der Implantat-Leistungen erfolgt über die GOZ, da es keine BEMA-Pos. für Implantate gibt. Die prothetischen Leistungen werden über einen ›Heil- und Kostenplan (HKP) als i-Leistung (z. B. 97a i) abgerechnet.

Heil- und Kostenplan, S. 249

▶ Ausnahmeindikation nach § 55 Abs. 1 SGB V und Richtlinie 36 zum Zahnersatz

Bei den gesetzlichen Krankenkassen werden **Suprakonstruktionen als Regelversorgung** anerkannt (nach § 55 Abs. 1 SGB V und Richtlinie 36 zum Zahnersatz),
- wenn eine zahnbegrenzte Einzelzahnlücke durch eine Krone auf einem Implantat versorgt wird. Die Nachbarzähne müssen kariesfrei, nicht überkront oder überkronungsbedürftig und parodontal gesund sein.
- bei atrophiertem zahnlosem Kiefer eine ›totale Prothese auf Implantaten angefertigt wird.

Totalprothesen, S. 308

In diesen beiden Fällen muss jedoch der Patient die Kosten für die implantologischen Leistungen selbst tragen.

Für andere Suprakonstruktionen (z. B. Brücken, kombinierte Arbeiten) übernehmen die gesetzlichen Krankenkassen keine Kosten.

6.2 Präprothetische Maßnahmen bei Privatpatienten

6.2.1 Exzisionen

Für das Herausschneiden von Gewebe stehen ähnlich wie bei der BEMA-Abrechnung zunächst zwei Ziffern zur Verfügung:

3070 45 P	Exzision von Schleimhaut oder Granulationsgewebe, als selbstständige Leistung

3080 150 P	Exzision einer Schleimhautwucherung größeren Umfangs (z. B. lappiges Fibrom, Epulis)

Wie bei der Kassenabrechnung gibt es auch bei Privatpatienten für die Exzision eines Schlotterkammes (oder einer Fibromatose) eigene Positionen. Die Abrechnung erfolgt nach GOÄ-Pos. 2670 bzw. nach GOÄ-Pos. 2671, falls gleichzeitig eine Mundboden-, Vestibulum- oder Tuberplastik durchgeführt wird (nach GOÄ-Pos. 2675 oder 2676).

> **HINWEIS**
> Eine Fibromatose wird auch Lappenfibromatose oder Lappenfibrose genannt.

Ä 2670 500 P	Operative Entfernung eines Schlotterkammes oder einer Fibromatose, je Kieferhälfte oder Frontzahnbereich, als selbstständige Leistung

Ä 2671 300 P	Operative Entfernung eines Schlotterkammes oder einer Fibromatose, je Kieferhälfte oder Frontzahnbereich in Verbindung mit Leistungen nach den Pos. Ä 2675 oder Ä 2676

☐ Zusätzlich zu den Pos. Ä 2670 bzw. Ä 2671 sind die Zuschläge Ä 443 bzw. Ä 442 für ambulantes Operieren berechnungsfähig.

Für die reine Beseitigung von Schleimhautbändern gibt es in der GOZ die folgende Position:

3210 140 P	Beseitigung störender Schleimhautbänder, je Kieferhälfte oder Frontzahnbereich

(A) Die Abrechnung der Positionen 3070 und 3080 entspricht im Wesentlichen den BEMA-Bestimmungen zu den Positionen Exz1 und Exz2: Position 3070 wird z. B. für die Papillektomie und die Kauterisation verwendet, Position 3080 für die größere Entfernung einer Epulis oder die Fibromentfernung (lappiges Fibrom).
Wird ein Schlotterkamm oder eine Fibromatose entfernt, rechnet der Zahnarzt die Position Ä 2670 oder gegebenenfalls die Ä 2671 ab, die beide aus der GOÄ entnommen sind.

🚫 Die Positionen 3070 und 3080 dürfen neben einer anderen chirurgischen Leistung nicht für das gleichen Operationsfeld abgerechnet werden. Außerdem sind sie nicht mit den GOZ-Ziffern der parodontologischen Behandlung (z. B. 4070, 4075, 4080) berechenbar, auch wenn diese im Zusammenhang mit den entsprechenden Exzisionen erbracht werden.

> **HINWEIS**
> **Probeexzisionen**, die häufig gemacht werden, um abzuklären, um welches krankhafte Gewebe es sich handelt, müssen nach Ä 2401 und Ä 2402 abgerechnet werden, nicht jedoch nach 3070 oder 3080.

6.2.2 Knochenresektionen

Für die Abrechnung der Knochenresektion gibt es in der GOZ nur eine Position:

3230 440 P	Knochenresektion am Alveolarfortsatz zur Formung des Prothesenlagers, als selbstständige Leistung, je Kiefer

☐ Es ist zusätzlich der Zuschlag Ä 0500 für ambulantes Operieren berechnungsfähig; außerdem ist die Ziffer mit chirurgischen Leistungen nach 3050, 3060, 3090, 3210, 3240, 3250 und 3100 abrechenbar.

(A) Die Abrechnung der Position 3230 ist nur möglich, wenn die Leistung in einer gesonderten Sitzung erbracht wird. Werden umfangreiche Resektionen während des chirurgischen Eingriffs durchgeführt, kann man den Steigerungssatz von 3230 entsprechend erhöhen.

6.2.3 Plastiken

Die beiden GOZ-Positionen zur Abrechnung von Plastiken sind mit den entsprechenden BEMA-Ziffern nahezu identisch:

3240 550 P	Vestibulumplastik oder Mundbodenplastik kleineren Umfangs, je Kieferhälfte oder Frontzahnbereich

3250 270 P	Tuberplastik, einseitig

(A) Die Abrechnungsbestimmungen sind mit den BEMA-Bestimmungen fast identisch; allerdings ist bei der Vestibulum- oder Mundbodenplastik ein **kleiner Umfang** gefordert. Das bedeutet, dass bei größerem Umfang anstelle der Position 3240 besser die Position Ä 2675 verwendet werden sollte oder der Steigerungssatz entsprechend erhöht werden kann.

Bei Pos. 3240 ist zusätzlich der Zuschlag 0510, bei Pos. 3250 der Zuschlag 0500 für ambulantes Operieren berechnungsfähig.

BEISPIEL

Datum	Zahn	Behandlungsausschnitt	GOZ-/GOÄ-Pos.
A		Untersuchung und Beratung unter 10 Minuten, Befund: OK: Teilprothese, z: 13, 14, 16, 17, 23, 25–28, UK Teilprothese verankert auf 33, 34, 35, Zähne sind zerstört, Schlotterkamm	0010, Ä1
	13, 14, 16, 17, 23, 25, 26, 27, 28	Infiltrationsanästhesien, Extraktion der Zähne, Resektion der Alveolarfortsätze, Wundversorgung, Stillung einer übermäßigen Blutung bei 16 und 25	9 x 0090 (Mat.) 3230 + 0500 2 x 3050
	35	Infiltrationsanästhesie, Kauterisation Zahnfleischpolyp (Herausschneiden des Zahnfleischs)	0090 (Mat.), 3070
B	13, 14	Wundsäuberung	3300
	16	Infiltrationsanästhesie, Wunde angefrischt	0090 (Mat.), 3310
	23, 27	Wundsäuberung	2 x 3300
	35	Wundkontrolle o. B.	3290
C	UK	Schlotterkamm regio 43–47 entfernt	Ä 2670 + Ä 443
	33, 34, 35	Leitungsanästhesie, Zähne extrahiert, Wundversorgung	0100 (Mat.), 3 x 3000
D	33, 34, 35	Leitungsanästhesie, Resektion der Alveolarfortsätze unter Aufklappung, Wundversorgung	0100 (Mat.) 3230 + 0500
E		Leitungsanästhesie, Schleimhautbänder regio 43–47 entfernt	0100 (Mat.), 3210
F		Beginn neue prothet. Versorgung	

6.2.4 Aufbauende Maßnahmen (Implantate)

Die Planung, Durchführung und Abrechnung einer Implantation richtet sich sehr stark nach den individuellen Verhältnissen im Mund des Patienten und den persönlichen Einflussfaktoren beim Patienten (z. B. Raucher, Mundhygiene, Risikopatient). Ein fast systematischer Abrechnungsablauf (wie z. B. bei einer Wurzelkanalbehandlung) ist daher nicht so einfach möglich, weil es mittlerweile viele Implantatsysteme auf dem Markt gibt, die unterschiedliche Schritte erfordern. Aus diesem Grund werden hier nur die Positionen vorgestellt, die generell der Abrechnung implantologischer Leistungen dienen. Eine exakte Dokumentation in der Implantation ist deswegen auch unerlässlich.

Die auf den Implantaten verankerten Kronen, Brücken und Prothesen bezeichnet man als **Suprakonstruktionen**. In Ausnahmefällen werden die ›Suprakonstruktionen auch für Kassenpatienten bezuschusst.

Suprakonstruktionen bei Kassenpatienten, S. 197

Für die Implantation gelten auch die allgemeinen Bestimmungen des Abschnitts K in der GOZ:

1. *Die primäre Wundversorgung (z. B. Reinigen der Wunde, Wundverschluss ohne zusätzliche Lappenbildung, ggf. einschließlich Fixieren eines plastischen Wundverbandes) ist Bestandteil der Leistungen nach Abschnitt K und nicht gesondert berechnungsfähig.*
2. *Die bei den Leistungen nach Abschnitt K verwendeten Implantate, Implantatteile und nur einmal verwendbaren Implantatfräsen sind gesondert berechnungsfähig.*
3. *Knochenersatzmaterial sowie Materialien zur Förderung der Blutgerinnung oder der Geweberegeneration (z. B. Membranen), zur Fixierung von Membranen, zum Verschluss von oberflächlichen Blutungen bei hämorrhagischen Diathesen oder, wenn dies zum Schutz wichtiger anatomischer Strukturen (z. B. Nerven) erforderlich ist, atraumatisches Nahtmaterial oder nur einmal verwendbare Explantationsfräsen, sind gesondert berechnungsfähig.*

▶ Diagnostik für implantologische Behandlungen

Die implantologische Behandlung beginnt mit einer speziellen Diagnostik, die vor jeder Implantatversorgung durchgeführt werden muss. Die Vielzahl und Komplexität der Maßnahmen sind in der folgenden Position beschrieben:

9000 884 P	**Implantatbezogene Analyse und Vermessung des Alveolarfortsatzes, des Kieferkörpers und der angrenzenden knöchernen Strukturen sowie der Schleimhaut, einschließlich metrischer Auswertung von radiologischen Befundunterlagen, Modellen und Fotos zur Feststellung der Implantatposition, ggf. mithilfe einer individuellen Schablone zur Diagnostik, einschließlich Implantatauswahl, je Kiefer**

(A) Die Leistungsbeschreibung nach der Position 9000 nennt die vor einer Implantation erforderliche Analyse und Vermessung des Kieferknochens. Die ggf. in diesem Zusammenhang eingesetzte individuelle Schablone wird auch als Röntgen(mess)schablone bezeichnet. Mithilfe dieser Schablone, in die Referenzkörper (z. B. Messkugeln) eingearbeitet sind, können radiologische Abstandsmessungen und Positionierungsbefunde für die individuelle Planung der Implantateinbringung genutzt werden. Die Kosten für die zahntechnische Herstellung dieser Schablone sind gesondert berechnungsfähig. Zusätzliche Schablonen sind nach Position 9003 bzw. 9005 berechenbar.
Die Position 9000 ist grundsätzlich einmal pro Kiefer abrechenbar. Im Falle von zeitgleichen Implantationen im Ober- und im Unterkiefer ist die 9000 also zweimal berechenbar.
Die Berechnung der Position 9000 ist auch dann möglich, wenn keine Implantation nachfolgt. Dies kann z. B. in der ablehnenden Haltung des Patienten begründet sein oder aber in der unter den gegebenen Rahmenbedingungen Unmöglichkeit der Durchführung.

Wird ein CT (Computertomogramm) oder DVT (digitales Volumentomogramm) des Kopfes nach Ä 5370 angefertigt, können die damit verbundenen Analysen (Ä 5377) zusätzlich berechnet werden.

9003 100 P	**Verwendung einer Orientierungsschablone/ Positionierungsschablone zur Implantation, je Kiefer**

9005 300 P	**Verwendung einer auf dreidimensionale Daten gestützten Navigationsschablone/chirurgischen Führungsschablone zur Implantation, ggf. einschließlich Fixierung, je Kiefer**

A Die Leistungen nach den **Positionen 9003 und 9005** bilden die Nutzung spezieller Schablonen für die Einbringung des Implantats in den Kieferknochen ab. Die Leistung nach der Nummer 9003 beschreibt eine Schablone (Orientierungs- oder Positionierungsschablone), die der Positionierung des Implantates nach prothetischen Maßgaben entspricht, d. h., diese Art der Schablone gibt die Implantatposition vor, die für eine nachfolgende Kronenversorgung günstig erscheint.

In Erweiterung hierzu bildet die Leistung nach der Nummer 9005 die Anwendung einer auf dreidimensionale Daten gestützten Schablone (Navigations- oder chirurgische Führungsschablone) ab. Hierbei wird zusätzlich zu der prothetischen Positionierung des Implantates das individuelle Knochenangebot exakt berücksichtigt, sodass diese Art der Schablone z. B. die Tiefenpositionierung und Winkelstellung des Implantates im Knochenlager vorgibt.

Implantatversorgung

Die Hauptziffer für die Abrechnung einer Implantatversorgung ist die folgende:

9010 1545 P	**Implantatinsertion, je Implantat, Präparieren einer Knochenkavität für ein enossales Implantat, Einsetzen einer Implantatschablone zur Überprüfung der Knochenkavität (z. B. Tiefenlehre), ggf. einschließlich Knochenkondensation, Knochenglättung im Bereich des Implantates, Einbringen eines enossalen Implantates einschließlich Verschlussschraube und ggf. Einbringen von Aufbauelementen bei offener Einheilung sowie Wundverschluss**

A Die Leistungsbeschreibung nach der Position 9010 beschreibt die in der Regel im Rahmen einer Implantateinbringung erforderlichen Leistungen (s. Abb. 1). Hierzu gehört bei Implantaten im Rahmen einer offenen Einheilung ggf. auch das Einbringen von einem oder mehreren Aufbauelementen (auch Gingivaformer).

Für die ambulante Implantatinsertion ist der Zuschlag 0530 zusätzlich berechenbar.

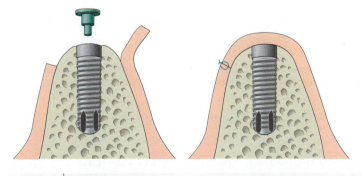

Abb. 1 Die Position 9010 beinhaltet u. a. neben dem Einbringen des Implantats auch den Wundverschluss.

9020 515 P	**Insertion eines Implantates zum temporären Verbleib, auch orthodontisches Implantat**

A Für das temporäre Implantat kann bei ambulanter Behandlung der Zuschlag 0510 zusätzlich berechnet werden. Bei der Leistung nach Ziffer 9020 handelt es sich um eine Übergangslösung. Das Implantat bleibt nur zeitweise im Mund. Zu diesen – in der Regel transgingival eingebrachten – Implantaten gehören auch die im Rahmen kieferorthopädischer Maßnahmen genutzten Implantate und die Implantate zum Halt einer prothetischen Versorgung für eine gewisse Zeit.

9040	Freilegen eines Implantats und Einfügen eines oder mehrerer Aufbauelemente (z. B. Gingivaformer) bei einem zweiphasigen Implantatsystem
626 P	

A Bei einem zweiphasigen Implantatsystem muss das Implantat nach ca. drei bis sechs Monaten nach der Osseointegration wieder freigelegt werden. Die Leistung nach der Nummer 9040 beinhaltet neben dem Freilegen des Implantats auch das Einfügen eines oder mehrerer Aufbauelemente (z. B. Gingivaformer).

9050	Entfernen und Wiedereinsetzen sowie Auswechseln eines oder mehrerer Aufbauelemente bei einem zweiphasigen Implantatsystem während der rekonstruktiven Phase
313 P	

A Die Leistung beschreibt das Auswechseln (auch das Entfernen und Wiedereinbringen) eines oder mehrerer Aufbauelemente bei einem zweiphasigen Implantatsystem. Sie ist nur in der rekonstruktiven Phase (Versorgung mit Kronen, Brücken oder Prothesen) berechnungsfähig. Darüber hinaus kann sie je Implantat insgesamt höchstens dreimal und je Sitzung je Implantat höchstens einmal berechnet werden.

 Neben den Ziffern 9010 und 9040 ist die Nummer 9050 nicht berechnungsfähig. Bei mehr als dreimaligem Entfernen muss dies über den Steigerungssatz ausgeglichen werden.

9060	Auswechseln von Aufbauelementen (Sekundärteilen) im Reparaturfall
313 P	

A Im Verschleißfall kann die Position 9060 einmal je Sitzung und Implantat berechnet werden. Dies kann erst nach längerem Gebrauch der Fall sein (Gebrauchsphase).

▶ Kieferknochenaufbau

In manchen Fällen ist das Knochenangebot für eine Versorgung mit Implantaten zu gering. Die folgenden Positionen sind ggf. abrechenbar, wenn vor der Implantatversorgung der Kieferknochen aus diesen Gründen aufgebaut werden muss.

9090	Knochengewinnung (z. B. Knochenkollektor oder Knochenschaber), Knochenaufbereitung und -implantation, auch zur Weichteilunterfütterung
400 P	

☐ Neben der Position 9090 kann bei ambulanter Behandlung der Zuschlag 0500 zusätzlich berechnet werden.

9100	Aufbau des Alveolarfortsatzes durch Augmentation ohne zusätzliche Stabilisierungsmaßnahmen, je Kieferhälfte oder Frontzahnbereich
2694 P	

☐ Neben der Position 9100 kann bei ambulanter Behandlung der Zuschlag 0530 zusätzlich berechnet werden.

9110	Geschlossene Sinusbodenelevation vom Kieferkamm aus (interner Sinuslift)
1500 P	

☐ Neben der Position 9110 kann bei ambulanter Behandlung der Zuschlag 0530 zusätzlich berechnet werden.

9120	Sinusbodenelevation durch externe Knochenfensterung (externer Sinuslift), je Kieferhälfte
3000 P	

○ Neben der Position 9120 kann bei ambulanter Behandlung der Zuschlag 0530 zusätzlich berechnet werden.

9130 1540 P	Spaltung und Spreizung von Knochensegmenten (Bone Splitting), ggf. mit Auffüllung der Spalträume mittels Knochen oder Knochenersatzmaterial, ggf. einschließlich zusätzlicher Osteosynthesemaßnahmen, ggf. einschließlich Einbringung resorbierbarer oder nicht resorbierbarer Barrieren und deren Fixierung je Kieferhälfte oder Frontzahnbereich, oder vertikale Distraktion des Alveolarfortsatzes einschließlich Fixierung, je Kieferhälfte oder Frontzahnbereich

○ Neben der Position 9130 kann bei ambulanter Behandlung der Zuschlag 0530 zusätzlich berechnet werden.

9140 650 P	Intraorale Entnahme von Knochen außerhalb des Aufbaugebietes, ggf. einschließlich Aufbereitung des Knochenmaterials und/oder der Aufnahmeregion einschließlich der notwendigen Versorgung der Entnahmestelle, je Kieferhälfte oder Frontzahnbereich

○ Neben der Position 9140 kann bei ambulanter Behandlung der Zuschlag 0510 zusätzlich berechnet werden.

9150 675 P	Fixation oder Stabilisierung des Augmentates durch Osteosynthesemaßnahmen (z. B. Schrauben oder Plattenosteosynthese oder Titannetze), zusätzlich zu der Leistung nach der Nummer 9100, je Kieferhälfte oder Frontzahnbereich

○ Neben der Position 9150 kann bei ambulanter Behandlung der Zuschlag 0510 zusätzlich berechnet werden.

9160 330 P	Entfernung unter der Schleimhaut liegender Materialien (z. B. Barrieren – einschließlich Fixierung –, Osteosynthesematerial), je Kieferhälfte oder Frontzahnbereich

○ Neben der Position 9160 kann bei ambulanter Behandlung der Zuschlag 0500 zusätzlich berechnet werden.

9170 500 P	Entfernung im Knochen liegender Materialien durch Osteotomie (z. B. Osteosynthesematerial, Knochenschrauben) oder Entfernung eines subperiostalen Gerüstimplantats, je Kieferhälfte oder Frontzahnbereich

○ Neben der Position 9170 kann bei ambulanter Behandlung der Zuschlag 0510 zusätzlich berechnet werden.

7 Leistungen im Zusammenhang mit kieferorthopädischen Behandlungen

Auch zur Vorbehandlung kieferorthopädischer Behandlungen sind oft chirurgische Maßnahmen erforderlich, insbesondere kommen in Betracht:
- Verlegen des Lippenbändchens
- Freilegung von Zähnen
- Transplantationen und Reimplantation von Zähnen

Andere Abrechnungsmöglichkeiten bei der Versorgung luxierter Zähne ergeben sich aus den Abrechnungspositionen für ›Verletzungen des Gesichtsschädels.

7.1. Leistungen im Zusammenhang mit kieferorthopädischen Behandlungen bei Kassenpatienten

Pos. 57 (SMS), S. 193

Das einfache Durchtrennen eines Lippenbändchens (Frenektomie) und seine erneute Fixation werden mit der ›Position 57 (SMS) abgerechnet. Das echte Verlegen zum Zwecke des Zusammenfügens der beiden Zähne wird mit der Position 61 (Dia) berechnet.

| 61 | Dia | Korrektur des Lippenbändchens bei echtem Diastema mediale | 72 |

A Die Leistung Dia kann nur abgerechnet werden, wenn das Septum, also der Knochen zwischen den betroffenen Zähnen, durchtrennt wird. Das kieferorthopädische Schließen eines Diastemas ist Bestandteil der Positionen 119a bis d als alleinige Leistung oder im Rahmen einer systematischen kieferorthopädischen Behandlung abrechenbar.

Manchmal liegen Zähne so ungünstig im Kiefer, dass keine Möglichkeit besteht, dass sie regelgerecht in die Mundhöhle durchbrechen können. Häufig betrifft dies die Eckzähne im Oberkiefer. Dafür müssen sie auf einem Röntgenbild geortet und anschließend freigelegt werden. Das Freilegen kann mit der Position 63 berechnet werden. In der kieferorthopädischen Behandlung werden die Zähne dann oft mithilfe eines Häkchens in den Zahnbogen gezogen. Abgerechnet wird dies mit der Position 126.

| 63 | Fl | Freilegen eines retinierten oder verlagerten Zahnes zur orthopädischen Einstellung | 80 |

| 55 | RI | Reimplantation eines Zahnes, ggf. einschl. einfacher Fixation an den benachbarten Zähnen | 72 |

A Wird ein in der Alveole befindlicher (ggf. auch stark luxierter) Zahn vom Zahnarzt entfernt und wieder eingesetzt, kann die RI berechnet werden. Neben der Pos. 55 (RI) können ggf. die Entfernung des Zahnes, anschließend die Maßnahmen zur Wurzelkanalbehandlung und die zugehörigen Füllungen nach Pos. 13 (F1 bis F4 und 13e bis 13g) abgerechnet werden, nicht aber die Wurzelspitzenresektion nach Pos. 54 (WR1 bis WR3).

Pos. K4, S. 217

Bei umfassenden Fixationen, z. B. durch Anwendung einer Schiene, kann zusätzlich die Abrechnungsposition ›K4 berechnet werden. Das Anlegen von Drahtligaturen, Drahthäkchen oder dergleichen wird nach Ä 2697 berechnet, Stütz-, Halte- oder Hilfsvorrichtungen und die Verbandplatte nach Ä 2700.

🚫 Transplantationen, z. B. wenn ein Zahn in die Alveole eines anderen eingesetzt wird, wie das Einsetzen eines Achters in die Alveole eines Sechsers, sind keine Reimplantationen und mit den gesetzlichen Krankenkassen nicht abrechenbar. Die einfache Fixation an den Nachbarzähnen kann nicht zusätzlich abgerechnet werden.

> **HINWEIS**
>
> Häufig kommen Patienten mit dem z. B. durch einen Sport- oder Verkehrsunfall herausgeschlagenen Zahn in die Praxis. In diesen Fällen kann der Zahn nach einer Wurzelbehandlung wieder in die Alveole eingesetzt werden. Das ist eine Reposition, die nach Ä 2685 abgerechnet wird.
> Ausgeschlagene **Milchzähne** werden in der Regel nicht reimplantiert.
> Eine ›transdentale Fixation (außervertragliche Leistung) kann nicht zu Lasten der gesetzlichen Krankenkassen abgerechnet werden.

transdentale Fixation
Durch den Wurzelkanal wird eine Schraube im Kieferknochen verankert.

7.2 Leistungen im Zusammenhang mit kieferorthopädischen Behandlungen bei Privatpatienten

In der GOZ finden sich die Leistungsinhalte der BEMA-Leistungen im Zusammenhang mit kieferorthopädischen Behandlungen fast wortgleich.

| 3280 | Lösen, Verlegen und Fixieren des Lippenbändchens und Durchtrennen des Septums bei echtem Diastema |
| 270 P | |

Ⓐ Neben der Ziffer 3280 kann bei ambulanter Behandlung der Zuschlag 0500 zusätzlich berechnet werden.

Die Abrechnungsbestimmungen sind mit denen der BEMA-Pos. 61 identisch. Das einfache Durchtrennen eines Lippenbändchens wird als ›Pos. 3210 abgerechnet, für die ›kieferorthopädischen „Folgeleistungen" sind weitere Positionen berechenbar.

Pos. 3210, S. 198
kieferorthopädische Behandlung bei Privatpatienten, S. 230

| 3260 | Freilegen eines retinierten oder verlagerten Zahnes zur orthopädischen Einstellung |
| 550 P | |

Ⓐ Neben der Ziffer 3260 kann bei ambulanter Behandlung der Zuschlag 0510 zusätzlich berechnet werden.

Auch diese Position ist in ihren Bestimmungen mit BEMA-Pos. 63 identisch: Das Freilegen eines retinierten Zahnes zur orthopädischen Einstellung wird nach Position 3260 berechnet. Für die Befestigung eines Häkchens werden die kieferorthopädischen Leistungspositionen ›6100 bzw. 6120 abgerechnet. Für eine adhäsive Befestigung kann zusätzlich die Position ›2197 berechnet werden. Apparaturen wie z. B. Drahtligaturen können nach Ä 2697 berechnet werden.

Pos. 6100 und 6120, S. 230
Pos. 2197, S. 100

| 3140 | Reimplantation eines Zahnes einschließlich einfacher Fixation |
| 550 P | |

Neben der Ziffer 3140 kann bei ambulanter Behandlung der Zuschlag 0510 zusätzlich berechnet werden.

Die Leistungsbeschreibung der Ziffer 3140 ist mit der entsprechenden BEMA-Bestimmung nahezu gleichlautend: Auch hier gilt die Abrechnungsbestimmung, dass eine endodontische Behandlung zusätzlich abgerechnet werden kann. Wird eine Schiene zur Befestigung eingegliedert, kann z. B. die ›Position 7070 zusätzlich berechnet werden. Eine Befestigung mittels Klebebrackets und eines intraoralen Teilbogens oder mit selbsthärtendem Kunststoff wird nach den Positionen 6100 (Klebebrackets), 6120 (Teilbogen), ›6140 und ›2197. abgerechnet Die Reposition wird nach Ä 2685 abgerechnet. Bei der Anwendung einer Verbandplatte kann die Ä 2700 berechnet werden.

Pos. 7070, S. 234
Pos. 6140, S. 231
Pos. 2197, S. 100

Eine Transplantation kann nur nach 3160 abgerechnet werden. Die transdentale Fixation muss analog nach § 6 Abs.1 GOZ berechnet werden.

8 Chirurgische Privatleistungen bei Kassenpatienten

Die chirurgischen Leistungen sind für Kassenpatienten überwiegend im BEMA abgedeckt. Eine Privatvereinbarung kommt damit nur in denjenigen Fällen vor, wo Richtlinien der gesetzlichen Krankenkassen nicht erfüllt werden, z. B. bei der Durchführung einer Wurzelspitzenresektion an einem nicht erhaltungswürdigen Zahn oder bei der Anwendung von Methoden, die die Kassenrichtlinien überschreiten.

Implantate, Transplantationen, Maßnahmen zum Knochenaufbau, zur endodontischen Stabilisierung und gesteuerten Geweberegeneration (GTR/GBR) sind weitere Beispiele für Privatleistungen.

In allen Fällen sollte eine schriftliche Vereinbarung mit dem Patienten nach § 4 Abs. 5 BMV-Z oder § 7 Abs. 7 EKV-Z geschlossen werden. Damit wird der Kassen- zum Privatpatienten.

AUFGABEN

Entfernung von Zähnen, Kronen, Wurzelstiften, Trennen von Brücken

1. Welche Abrechnungsziffern (oder BEMA-Abkürzungen) werden für Kassen- bzw. Privatpatienten für die folgenden Leistungen in Ansatz gebracht (mit Abrechnung der Anästhesien)?
   a Extraktionen folgender Zähne:
   – 14, 23, 26, 28
   – 38 (dabei Septum mit Hebel geschlitzt)
   – 18 (einwurzelig)
   – 15 (zweiwurzelig)
   – 36 (tief zerstört)
   – 37 (nach Biss auf Kirschkern tief frakturiert)
   b Entfernung eines Wurzelrestes regio 25 ohne Aufklappung
   c Entfernung von drei Wurzelresten des tief zerstörten Zahnes 26 ohne Aufklappung
   d Entfernung der drei Wurzelreste des Zahnes 26 mit Aufklappung (die eigentliche Extraktion des Zahnes bei einem Fremdzahnarzt liegt schon Jahre zurück)
   e Entfernung des verlagerten Zahnes 23, Aufklappung erforderlich, Nachinjektion wegen langer Dauer erforderlich
   f Osteotomien zur Entfernung des Zahnes 36 und des retinierten Zahnes 38
   g Freilegung von Zahn 13 (kieferorthopädische Gründe, anschließende KFO-Behandlung)
   h Entfernung des Zahnkeimes 28
   i Hemisektion und Extraktion der distalen Wurzel des Zahnes 36
   j Prämolarisierung des Zahnes 36
   k Reimplantation des ausgeschlagenen Zahnes 21, einfache Fixierung an Nachbarzähnen
   l Ein Verschluss der eröffneten Kieferhöhle nach Extraktion von 26
   m Ein Verschluss der eröffneten Kieferhöhle nach Osteotomie von 27 und 28
   n Ein Verschluss der eröffneten Kieferhöhle nach Zystektomie (eine Zyste) regio 27–28

2. Wie wird die Entfernung eines Wurzelstiftes bei einem Kassen- bzw. Privatpatienten abgerechnet?

3. Wie wird die Entfernung eines Onlays bei einem Kassen- bzw. Privatpatienten abgerechnet?

4. Wie wird die Entfernung einer Krone im Rahmen einer Extraktion jeweils für Kassen- bzw. Privatpatienten abgerechnet werden?

5. Geben Sie für die folgenden Beispiele die abrechenbaren Positionen für Kassen- bzw. Privatpatienten an:
   a Eine Patientin hat eine Brücke von 23 über 25 auf 27. Der Zahn 25 muss extrahiert werden. Daher wird die Brücke an 23 und 27 getrennt, 23 und 27 verbleiben im Mund.
   b Eine Patientin hat eine Brücke von 13 über 15 auf 17. Der Zahn 15 weist eine tiefe Karies auf. Die Brücke wird insgesamt abgenommen und später wieder eingegliedert.

Wundversorgung

1 Welche Abrechnungspositionen werden für Kassen- bzw. Privatpatienten für die folgenden Leistungen in Ansatz gebracht? (Weitere Leistungen werden in der jeweiligen Sitzung nicht erbracht.)
  a Wunde an 36 ausgekratzt
  b Spülung einer Wunde in regio 23 und 27
  c Kieferkamm im Bereich von zwei Zähnen ohne Aufklappung geglättet in gleicher Sitzung wie die Extraktion
  d Naht an 48 in gesonderter Sitzung nachgelegt und einen Streifen gelegt
  e Wunden in gesonderter Sitzung an 28, 33 und 36 gespült
  f Wunden in gesonderter Sitzung an 18, 13 und 26 gespült und Nähte an 18, 13 und 26 gelegt
  g Legen eines Streifens und medikamentöse Behandlung bei Dentitio difficilis an 48
  h Auskratzen der Alveole von 13 und Entfernung von Fäden in regio 18 und 16 in gesonderter Sitzung
  i Wundkontrolle in gesonderter Sitzung in regio 23 und 26 und Aphthe bei 12 behandelt
  j Entfernung von Fäden in gesonderter Sitzung in regio 14 und 21

2 Zählen Sie drei Leistungen auf, für die
  a die Position 38 (N),
  b die Position 46 (XN) berechnet werden können.

3 Welche Positionen werden für Kassen- bzw. Privatpatienten für die folgenden Leistungen in Ansatz gebracht? (Weitere Leistungen werden in der jeweiligen Sitzung nicht erbracht.)
  a Stillung einer übermäßigen Nachblutung in drei Minuten (die Extraktion erfolgte fünf Stunden vorher)
  b Stillung einer leichten Nachblutung in drei Minuten (die Extraktion erfolgte fünf Stunden vorher)
  c Stillung einer übermäßigen Nachblutung, Behandlungsdauer: 30 Minuten (die Extraktion erfolgte fünf Stunden vorher)
  d Stillung einer übermäßigen Blutung in zehn Minuten während des chirurgischen Eingriffs
  e übermäßige arterielle Blutung in drei Minuten während eines chirurgischen Eingriffes per Knochenbolzung gestillt

Wurzelspitzenresektion und Zystenoperation

1 Welche Positionen werden für Kassen- bzw. Privatpatienten für die folgenden Leistungen in Ansatz gebracht? (Weitere Leistungen werden in der jeweiligen Sitzung nicht erbracht.)
  a je eine Wurzelspitzenresektion an 21 und 22
  b je eine Wurzelspitzenresektion an 11 und 25
  c je eine Wurzelspitzenresektion an 21 und 23
  d je eine Wurzelspitzenresektion an 14 und 15 (bei 14 zwei Zugänge)
  e eine Wurzelspitzenresektion mit retrogradem Verschluss am überkronten Zahn 13
  f eine Wurzelspitzenresektion mit Trepanation, Aufbereitung, Spülung, Ionophorese und Wurzelfüllung an 13 (orthograd)
  g Wurzelspitzenresektion an 15 durchgeführt, dabei Kieferhöhle eröffnet und plastischen Verschluss durchgeführt
  h beide Wurzelspitzen an 14 reseziert, durch einen Zugang
  i Zystektomie in regio 13–16
  j Zystostomie in regio 13–16
  k Zystektomie und Wurzelspitzenresektion mit retrograder Wurzelkanalbehandlung an Zahn 13
  l Zystostomie und Wurzelspitzenresektion mit retrogradem Verschluss an Zahn 23
  m Auskratzen einer Zyste durch die Extraktionswunde von 21
  n Auskratzen einer follikulären Zyste durch die Osteotomiewunde von 28
  o kleine Residualzyste in regio 36 per Operation nach Partsch II entfernt
  p Zystektomie in regio 25–26, dabei Kieferhöhle eröffnet, plastisch verschlossen

Entfernen von Abszessen, Fremdkörpern und Sequestern

1 Welche Abrechnungspositionen werden für Kassen- bzw. Privatpatienten für die folgenden Leistungen in Ansatz gebracht? (Weitere Leistungen werden in der jeweiligen Sitzung nicht erbracht.)
  a am Rande einer Alveole einen oberflächlichen Sequester entfernt
  b aus einer Alveole einen tief liegenden Sequester entfernt
  c aus dem Alveolarknochen einen tief liegenden Sequester per Osteotomie entfernt
  d operative Entfernung eines fühlbaren Splitters aus dem Mundboden
  e operative Entfernung eines tief liegenden Speichelsteines aus dem Mundboden
  f Eröffnung eines submukösen vestibulären Abszesses regio 23
  g Eröffnung eines submukösen vestibulären Abszesses regio 23–27 und Tamponade
  h Eröffnung von zwei submukösen vestibulären Abszessen regio 13 und regio 17
  i Eröffnung eines sublingualen Abszesses und Einlage von zwei Dränagestreifen
  j Entfernung einer Zahnfleischpapille an 13
  k Entfernung einer Epulis regio 34
  l Entfernung von Prothesenrandfibromen regio 13–16 und 23–26
  m Exzision von Zahnfleisch per Elektrotomie zur Darstellung der Präparationsgrenze nach einer Kronenpräparation
  n Durchtrennung von Zahnfleischfasern per Elektrotomie zur Darstellung der Präparationsgrenze nach einer Kronenpräparation

Präprothetische Maßnahmen

1 Welche Positionen werden für Kassen- bzw. Privatpatienten für die folgenden Leistungen in Ansatz gebracht? (Mit Anästhesien abrechnen, weitere Leistungen werden in der jeweiligen Sitzung nicht erbracht.)
  a Knochenglättung mit Aufklappung regio 13–12 und 22–24 in gesonderter Sitzung (zwei Wochen nach den Extraktionen)
  b Knochenglättung mit Aufklappung regio 13–12 und 22–24 am ausgeheilten Kiefer
  c Knochenglättung zwei Tage nach der Extraktion von 16, 17 und 43 am Rande der Alveolen
  d Knochenglättung während einer Operation im Gebiet von drei Zähnen im Oberkiefer
  e Knochenglättung während einer Operation im Gebiet von vier Zähnen im Oberkiefer
  f Knochenglättung direkt nach Extraktion von 16, 17 und 43
  g Knochenglättung mit Aufklappung regio 14–18 und 22–25 in gleicher Sitzung wie die Extraktionen der Zähne
  h Knochenglättung mit Aufklappung regio 14–18 und 22–25 und an 43 in gesonderter Sitzung (zwei Wochen nach den Extraktionen)

Behandlungen von Erkrankungen der Mundhöhle und des Zahnhalteapparats begleiten

LF 10a

1 Abrechnung von Parodontalbehandlungen
2 Abrechnung kieferorthopädischer Behandlungen
3 Abrechnung von Behandlungen bei Kieferbruch, von Aufbisshilfen und Schienen

1 Abrechnung von Parodontalbehandlungen

1.1 Systematische Behandlung von Parodontopathien (PA-Behandlungen) bei Kassenpatienten

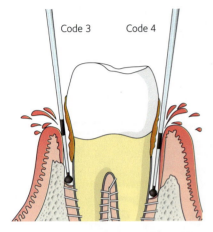

Abb. 1 Messung von PSI-Code 3 und 4

PSI-Code, S. 65

PA-Formblätter, S. 211

Richtlinien des Gemeinsamen Bundesausschusses zur Parodontalbehandlung

www.g-ba.de/downloads/
62-492-78/
RL-Z_Behandlung_
2006-03-01.pdf

Eine der letzten Deutschen Mundgesundheitsstudien zeigte eine hohe Parodontitislast der Bevölkerung. Dies zeigt sich auch in den zunehmenden Abrechnungszahlen von PA-Fällen über die KZV.

Die Abrechnung der systematischen Behandlung von Parodontopathien (Erkrankungen des Zahnhalteapparates) wird durch den BEMA-Teil 4 geregelt. Die dort angegebenen Leistungen sind nur abrechnungsfähig, wenn ein ›PSI-Code von 3 oder 4 oder eine Sondiertiefe von 3,5 mm und mehr festgestellt worden ist (s. Abb. 1). Bei der BEMA-Umstrukturierung 2004 war ursprünglich eine umfassende Änderung des Leistungskataloges überlegt worden. Aufgrund der beschränkten finanziellen Mittel ließ sich eine allumfassende, am neuesten Stand der medizinischen Erkenntnisse ausgerichtete Behandlung nicht realisieren. Insbesondere regenerative und aufwendige chirurgische Verfahren konnten im Leistungskatalog keine Berücksichtigung finden. Die unterstützende Parodontitistherapie sowie professionelle Zahnreinigungsmaßnahmen sind im Leistungskatalog ebenfalls nicht enthalten.

Die systematische PA-Behandlung muss mit zwei ›Formblättern beantragt werden. Die genauen Richtlinien zur Parodontalbehandlung geben den Behandlungsablauf vereinfacht wieder und können unter der nebenstehenden URL angesehen werden. Da sie im Jahr 2004 verfasst sind, unterscheiden sie sich mitunter von der aktuellen Terminologie. Bei allen Behandlungen zu Lasten der gesetzlichen Krankenkassen sind die Richtlinien des G-BA für eine ausreichende, zweckmäßige und wirtschaftliche Versorgung (Behandlungsrichtlinien) sowie die Vorgaben des Patientenrechtegesetzes zur Dokumentation einzuhalten.

Zusammenfassende Übersicht über die Inhalte der Richtlinien:
- Die **Anamnese**, **Diagnostik**, **Befundung** (klinisch, röntgenologisch, intraoral) müssen im Hinblick auf den Parodontalzustand dokumentiert und die Röntgenbilder dürfen in der Regel nicht älter als sechs Monate und auswertbar sein.
- Die **Mitarbeit des Patienten** für die Erreichung des Behandlungszieles muss ausreichend sein. Ist dies nicht der Fall, ist dies zu dokumentieren und das Behandlungsziel neu zu bestimmen.
- Die Voraussetzung für die durchzuführende Parodontitistherapie ist das **Fehlen von Zahnstein** und sonstiger Reizfaktoren sowie die Anleitung des Patienten zur richtigen Mundhygiene.
- **Konservierend-chirurgische Maßnahmen** sind vor der Parodontitistherapie durchzuführen. Krankhafte Befunde, deren erfolgreiche Behandlung ausschlaggebend ist für den Erhalt des Zahnes (z. B. apikale Veränderungen) müssen vor Beginn der PA-Behandlung behandelt werden. Bei Endo-Paro-Läsionen ist die Wurzelkanalbehandlung vor der PA-Behandlung durchzuführen.
- **Krankhafte Befunde**, die das Ergebnis der PA-Behandlung möglicherweise negativ beeinflussen, müssen vorher beseitigt werden (z. B. subgingival reichende kariöse Defekte; teilretinierte Weisheitszähne oder Wurzelreste, die die Gefahr einer Reinfektion bergen). Lehnt der Patient eine entsprechende Therapie ab, ist genau zu überprüfen, ob die PA-Behandlung zu Lasten der gesetzlichen Krankenkasse erbracht werden kann.
- Die **Sondiertiefen** müssen nachvollziehbar sein (Messungen sind nie exakt gleich).
- Die **Nachbehandlungen** sollten anhand der Dokumentation in der Karteikarte nachvollziehbar sein (ggfs. mit Erläuterung).
- Für den Erfolg der Behandlung ist eine regelmäßige Nachsorge erforderlich. Die **Reevaluation** wird im Zeitraum von drei bis sechs Monaten empfohlen.

1.1.1 Parodontalstatus

Vor Beginn der Behandlung erstellt der Zahnarzt die Blätter 1 und 2 des Formblatts Parodontalstatus (s. Abb. 1, S. 212, Abb. 1, S. 213) und sendet diese der Krankenkasse zur Genehmigung zu.
Im Falle einer Begutachtung erhält der Vertragsgutachter beide Blätter des Parodontalstatus für seine gutachterliche Stellungnahme.
Für dieses Verfahren kommt die folgende Position zur Abrechnung:

4	Befundaufnahme und Erstellen eines Heil- und Kostenplanes auf Anforderung oder Wunsch bei Erkrankungen der Mundschleimhaut und des Parodontiums	39

A Die Position 4 (Heil- und Kostenplan) stellt keine zahnärztliche Sonderleistung dar, sondern fällt in die Gruppe der allgemeinen Verrichtungen. Sie kann auch neben der Pos. 01 (U) oder der Ä 1 (Ber) berechnet werden.

Der Parodontalstatus kann mit der Praxissoftware erstellt, gedruckt und archiviert werden. Die Aufbewahrungsfrist beträgt nach § 630f Abs. 3 BGB mindestens 10 Jahre.

> **HINWEIS**
>
> Ändert sich der Punktwert während der Behandlung, ist ein Mischpunktwert zu errechnen: Der alte und der neue Punktwert werden addiert und durch zwei geteilt. Die Behandlung beginnt mit der Erstellung des PA-Status. Je nach KZV-Bezirk gibt es abweichende Regelungen.

▶ Röntgenaufnahmen

Neben dem PA-Status müssen Röntgenaufnahmen angefertigt werden. Röntgenaufnahmen gehören zu den Grundpfeilern der zahnärztlichen Diagnostik, insbesondere im Zusammenhang mit einer PA-Therapie. Es kommen Aufnahmen nach ▶Ä 925 (Röntgendiagnostik der Zähne) und ▶Ä 935d (Orthopantomogramm = Panoramaschichtaufnahme) infrage.

Ä 925, S. 122
Ä 935d, S. 124

Da bei einer systematischen PA-Therapie die röntgenologische Darstellung aller vorhandenen Zähne verlangt wird, fallen unter Umständen sehr viele Röntgenbilder an. Die Richtlinien schreiben kein Röntgenverfahren vor; sie verlangen lediglich auswertbare Röntgenbilder. Auf den Bildern soll der Verlauf des Kieferkammes (Limbus alveolaris) möglichst unverzerrt dargestellt sein. Diese Röntgenaufnahmen sind – ebenso wie andere Begleitleistungen (z. B. Anästhesien) – quartalsweise über den Upload abzurechnen. Sie sind mit der Ziffer 4 im ▶Upload zu kennzeichnen.

Kennzeichnung im Upload, S. 51

▶ Gutachterverfahren

Die Krankenkasse kann vor einer systematischen Parodontalbehandlung einen Gutachter einschalten. In solchen Fällen wird der PA-Status ungenehmigt an die Praxis zurückgeschickt. Der Zahnarzt wird aufgefordert, dem Gutachter alle Behandlungsunterlagen zuzuschicken, also den Parodontalstatus sowie die Röntgenbilder. Dieser prüft die Unterlagen und sendet dann die Röntgenbilder an den Zahnarzt zurück. Den PA-Status schickt der Gutachter mit seiner schriftlichen Stellungnahme zur Genehmigung oder Ablehnung an die Krankenkasse. Von dort erhält dann der Zahnarzt Nachricht. Die Kosten für eine derartige Begutachtung trägt die Krankenkasse.

Der Gutachter beurteilt nicht nur die medizinische Notwendigkeit der geplanten Therapiemaßnahmen, sondern muss diese auch im Zusammenhang mit den gesetzlichen Einschränkungen, Richtlinien und BEMA-Bestimmungen bewerten. Wirtschaftlichkeitsgebot und Zweckmäßigkeit der Behandlung stehen gleichberechtigt neben der medizinischen Notwendigkeit.
Im Falle einer Ablehnung kann der Zahnarzt innerhalb von einem Monat die Einschaltung eines Obergutachters verlangen. Die Kosten für das zu erstellende Obergutachten trägt der Zahnarzt nur, wenn auch der Obergutachter die Behandlung ablehnt.
Die etwaigen Auflagen eines Gutachters – z. B. Extraktionen – müssen beachtet werden.

LF 10a

212 | Behandlungen von Erkrankungen der Mundhöhle und des Zahnhalteapparats begleiten

In diese Felder müssen unbedingt die genauen Diagnosen (i. d. R. *Parodontitis marginalis profunda*) angeben werden.

Mithilfe der elektronischen Gesundheitskarte werden die Patientendaten automatisch eingesetzt.

Hier werden die zu erfragenden Informationen zum allgemeinen Gesundheitszustand nach den Angaben des Patienten eingetragen. Wenn der Verdacht auf eine schwere Allgemeinerkrankung besteht, wird der Zahnarzt eine Untersuchung durch einen Arzt veranlassen.

Die Angaben des Patienten zur Vorgeschichte der Parodontalerkrankung sind in diese Felder einzutragen.

Hier werden Ergebnisse der zahnärztlichen Untersuchungen eingetragen. Die hier eingetragenen Befunde müssen vollständig sein und zu den Angaben auf der Rückseite des PA-Planes passen (z. B. Schliff-Flächen ankreuzen, wenn Beschleifen erforderlich ist).

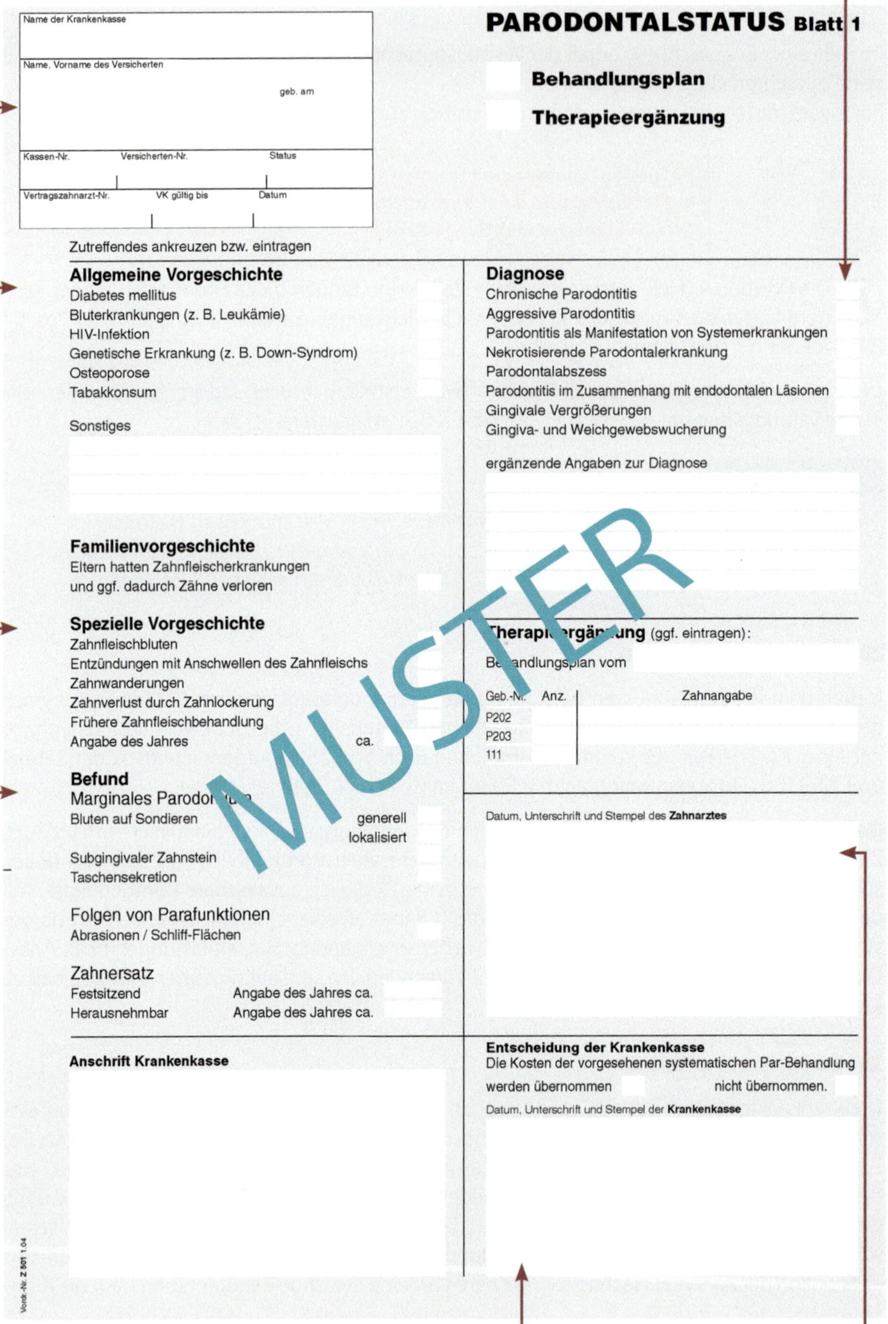

PARODONTALSTATUS Blatt 1

Behandlungsplan
Therapieergänzung

Name der Krankenkasse
Name, Vorname des Versicherten
geb. am
Kassen-Nr. Versicherten-Nr. Status
Vertragszahnarzt-Nr. VK gültig bis Datum

Zutreffendes ankreuzen bzw. eintragen

Allgemeine Vorgeschichte
Diabetes mellitus
Blutekrankungen (z. B. Leukämie)
HIV-Infektion
Genetische Erkrankung (z. B. Down-Syndrom)
Osteoporose
Tabakkonsum

Sonstiges

Familienvorgeschichte
Eltern hatten Zahnfleischerkrankungen und ggf. dadurch Zähne verloren

Spezielle Vorgeschichte
Zahnfleischbluten
Entzündungen mit Anschwellen des Zahnfleischs
Zahnwanderungen
Zahnverlust durch Zahnlockerung
Frühere Zahnfleischbehandlung
Angabe des Jahres ca.

Befund
Marginales Parodontium
Bluten auf Sondieren generell
  lokalisiert
Subgingivaler Zahnstein
Taschensekretion

Folgen von Parafunktionen
Abrasionen / Schliff-Flächen

Zahnersatz
Festsitzend Angabe des Jahres ca.
Herausnehmbar Angabe des Jahres ca.

Anschrift Krankenkasse

Diagnose
Chronische Parodontitis
Aggressive Parodontitis
Parodontitis als Manifestation von Systemerkrankungen
Nekrotisierende Parodontalerkrankung
Parodontalabszess
Parodontitis im Zusammenhang mit endodontalen Läsionen
Gingivale Vergrößerungen
Gingiva- und Weichgewebswucherung

ergänzende Angaben zur Diagnose

Therapieergänzung (ggf. eintragen):
Behandlungsplan vom
Geb.-Nr. Anz. Zahnangabe
P202
P203
111

Datum, Unterschrift und Stempel des **Zahnarztes**

Entscheidung der Krankenkasse
Die Kosten der vorgesehenen systematischen Par-Behandlung
werden übernommen nicht übernommen.
Datum, Unterschrift und Stempel der **Krankenkasse**

MUSTER

Erst wenn die Krankenkasse in diesem Feld der Behandlung zugestimmt hat, darf mit der Behandlung begonnen werden. (Die Unterschrift des Sachbearbeiters der Krankenkasse ist hier – anders als beim HKP – nicht nötig, Datum, Ort und Stempel reichen aus.)

In dieses Feld sollen das Ausstellungsdatum des Planes sowie die Unterschrift des Zahnarztes und der „Kassenstempel" des Zahnarztes eingetragen werden.

Abb. 1 Parodontalstatus Blatt 1

Abrechnung von Parodontalbehandlungen | **213**

Die Eintragungen im Zahnschema erfolgen mithilfe dieser Vorgaben.

Im Zahnschema werden die Befunde an den einzelnen Parodontien eingetragen.

Hier werden die BEMA-Positionen für die geplanten therapeutischen Maßnahmen angegeben.

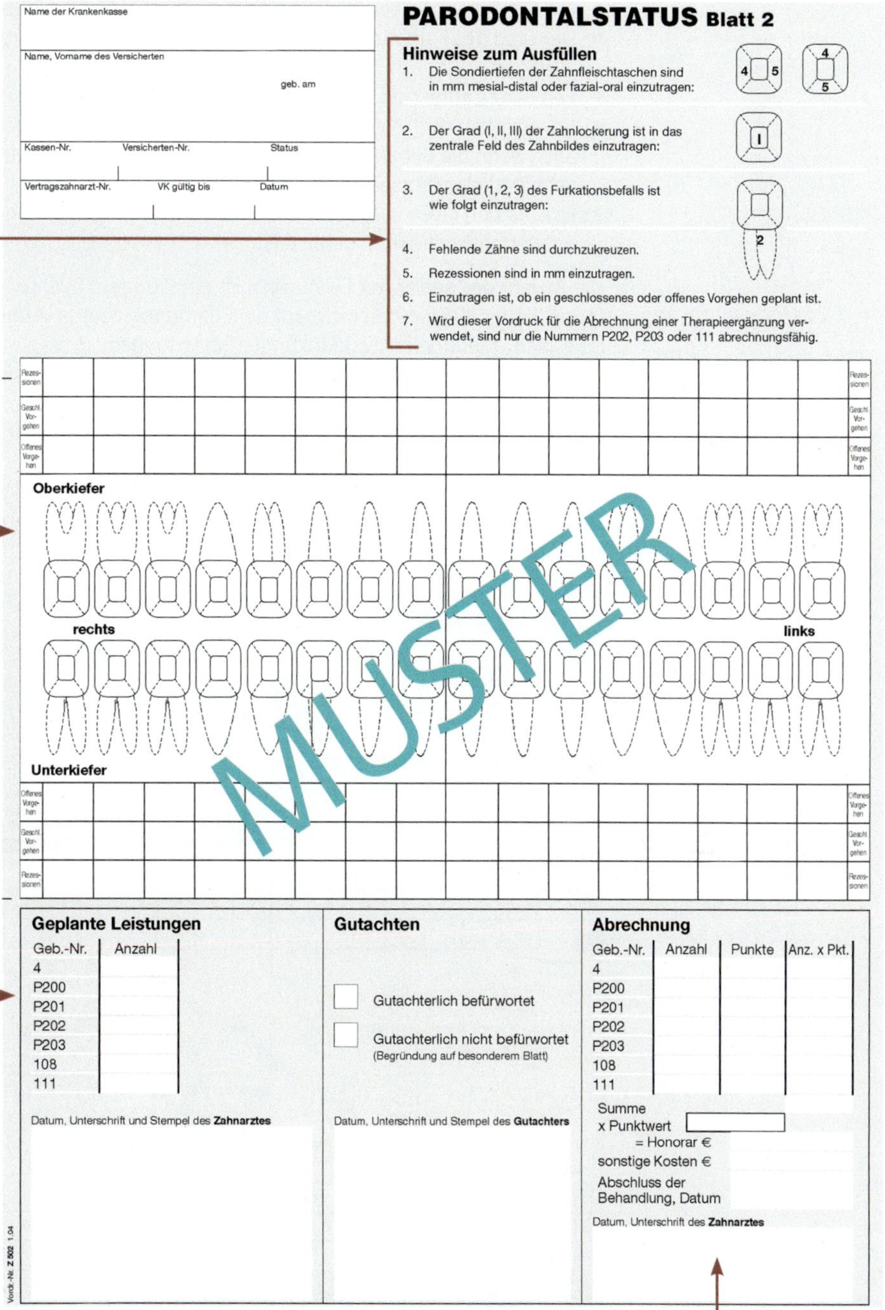

Wenn die gesamte PA-Behandlung abgeschlossen ist, werden die erbrachten Leistungen hier abgerechnet. Wenn sonstige Kosten abgerechnet werden müssen, sind entsprechende Rechnungen beizulegen. Weitere erbrachte Leistungen (z. B. Anästhesien) müssen über den Datenträgeraustausch/Upload abgerechnet werden.

Abb. 1 Parodontalstatus Blatt 2

LF 10a

214 | Behandlungen von Erkrankungen der Mundhöhle und des Zahnhalteapparats begleiten

▶ Hinweise zum Ausfüllen des Parodontalplans

PA-Formblatt 2, S. 213

Die Eintragungen im Zahnschema sind – auch entsprechend den Hinweisen auf ▶Blatt 2 – wie folgt vorzunehmen (s. Abb. 1):

- Die Sondiertiefen werden mesial-distal oder fazial-oral eingetragen.
- Der Grad des Furkationsbefalls und der Grad der Zahnlockerung sind in die Zahnbilder einzutragen.
- Fehlende Zähne sind durchzukreuzen.
- Rezessionen sind in den dafür vorgesehenen Zeilen im Parodontalbefund anzugeben, auch wenn die Behandlung von Rezessionen nach den Richtlinien nicht mehr zur vertragszahnärztlichen Versorgung gehört.
- Es ist in den dafür vorgegebenen Zeilen zahnbezogen anzugeben, ob ein geschlossenes oder offenes Vorgehen geplant ist.

Pos. K1 bis K4, S. 232, 233

Die Anzahl der geplanten Leistungen ist einzutragen. Eventuell erforderliche Aufbissbehelfe (▶Pos. K1 bis K4) werden nicht auf dem Parodontalstatus vermerkt, sondern sind im Behandlungsplan „Kiefergelenkserkrankungen" einzutragen.

Das Blatt 2 des Parodontalstatus beinhaltet auch ein Feld für die Stellungnahme des Gutachters.

Die Abrechnung erfolgt nach dem Abschluss der geplanten Leistungen zu den von den Kassenzahnärztlichen Vereinigungen bestimmten Terminen.

Der Vordruck enthält außerdem das Datum der Planerstellung und des Behandlungsendes. Damit stehen der KZV bei der Abrechnung alle erforderlichen Angaben zur Verfügung, um den korrekten Punktwert zu ermitteln.

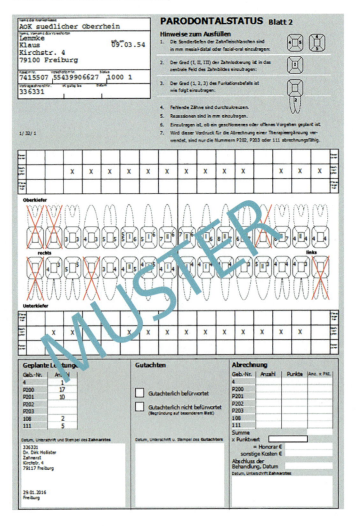

Abb. 1 Beispiel für ein ausgefülltes Blatt 2 eines Parodontalstatus

1.1.2 Abrechnung parodontologischer Leistungen

Überblick über die systematische PA-Behandlung

Planungsbeginn

Voraussetzung für die systematische PA-Therapie ist das Fehlen von bakteriellen Belägen, sonstiger Reizfaktoren sowie die Anleitung zur richtigen Mundhygiene.

- **Grundlage** für die Therapie sind die Anamnese, der PA-Status und Röntgenaufnahmen.
- Eine Therapiebedürftigkeit liegt vor bei PSI-Code 3 oder 4 oder Sondiertiefen von mehr als 3,5 mm und Vorliegen einer Diagnose (s. Abb. 1).
- **Risikofaktoren**, die zu einer ungünstigen Prognose führen:
  - Rauchen, Alkoholabusus, Osteoporose
  - unzureichende Mitarbeit des Patienten
  - Knochenabbau von über 75 %
  - Furkationsbefall und Lockerungsgrad III
- Mit der PA-Therapie darf erst begonnen werden, wenn der **〉Behandlungsplan** genehmigt ist.
- Bei **Schienungsmaßnahmen** ist die vorherige Genehmigung über den HKP-Kieferbruch erforderlich. Die Abrechnung erfolgt über das Abrechnungsformular „Kiefergelenkserkrankungen und Kieferbruch".

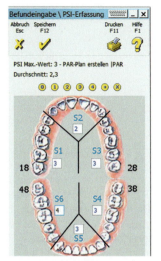

Abb. 1 Eingabe der PSI-Befunde in das Praxisprogramm

PA-Behandlungsplan, S. 213

Das Abrechnungsformular „Kiefergelenkserkrankungen und Kieferbruch" finden Sie unter:

www.kzvb.de/
zahnarztpraxis/
formularemerkblaetter/

Hinweise zu Behandlung

- Die Therapie umfasst nur vier Behandlungsmaßnahmen, die mit den Positionen **P 200 bis P 203** abgerechnet werden können.
- Während der Behandlung ist das **〉Wirtschaftlichkeitsgebot** zu überprüfen.
- Die Positionen P 200 und P 201 sind nach Möglichkeit innerhalb von vier Wochen zu erbringen.
- Bei **Sondiertiefen von mehr als 5,5 mm** kann erst die geschlossene Therapie und dann die chirurgische Therapie (Lappen-OP) an einzelnen Zähnen durchgeführt werden (s. Abb. 2). In diesem Fall ist die chirurgische Therapie über den PA-Status als Therapieergänzung neu zu beantragen. Das ist bis zu drei Monate nach der geschlossenen Therapie möglich.
- In Ausnahmefällen kann bei Sondiertiefen von mehr als 5,5 mm direkt die chirurgische Therapie durchgeführt werden (nach Genehmigung des PA-Status).
- Vor der chirurgischen Therapie (Lappen-OP) ist die Mitarbeit des Patienten zu überprüfen.
- Wenn der Patient nicht mitarbeitet, ist die Behandlung einzuschränken oder zu beenden.
- Bei schweren Formen der Erkrankung können **systemische Antibiotika** verordnet werden. Vor der Verordnung ist die Mitarbeit des Patienten zu überprüfen.
- Die erste **Kontrolluntersuchung** nach den Leistungen zu den Positionen P 200 und P 201 soll nach 6 Monaten erfolgen, die erste Kontrolluntersuchung nach den Leistungen zu den Positionen P 202 und P 203 soll spätestens nach 3 Monaten erfolgen.
- Nicht zur Behandlung gehört u. a. die Behandlung von Rezessionen.

Wirtschaftlichkeitsgebot, S. 21

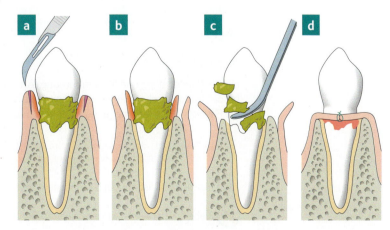

Abb. 2 Offenes Vorgehen nach P 202: Dabei wird ein Mukoperiostlappen nach einem Schnitt abgeklappt, die Kürettage unter Sicht durchgeführt und durch eine Naht die Wunde verschlossen.

Systematische PA-Behandlung

Die systematische Behandlung der Parodontopathien wird nach vier Positionen abgerechnet. Entscheidend ist, ob es sich bei dem behandelten Zahn um einen einwurzeligen oder mehrwurzeligen Zahn handelt und ob die Behandlung offen oder geschlossen erfolgt.

P 200	Systematische Behandlung von Parodontopathien (supra- und subgingivales Debridement), geschlossenes Vorgehen je behandeltem einwurzeligem Zahn	14
P 201	Systematische Behandlung von Parodontopathien (supra- und subgingivales Debridement), geschlossenes Vorgehen je behandeltem mehrwurzeligem Zahn	26

A Die Leistungen nach den Positionen P 200 und P 201 umfassen Maßnahmen der systematischen Behandlung der Parodontopathien. Mit diesen Leistungen sind während und unmittelbar nach der systematischen Behandlung erbrachte Leistungen nach den Positionen 105 (Mu) und 107 (Zst) abgegolten.

Die geschlossene Kürettage, die Gingivektomie oder Gingivoplastik sind nach P 200 oder P 201 abrechnungsfähig. Mit der Bewertungszahl sind alle Sitzungen abgegolten. Anästhesien sind zusätzlich abrechnungsfähig. Sie werden mit der Ziffer 4 im ⟩Upload gekennzeichnet.

Kennzeichnung im Upload, S. 51

P 202	Systematische Behandlung von Parodontopathien (chirurgische Therapie), offenes Vorgehen je behandeltem einwurzeligem Zahn	22
P 203	Systematische Behandlung von Parodontopathien (chirurgische Therapie), offenes Vorgehen je behandeltem mehrwurzeligem Zahn	34

A Die Leistungen nach den Positionen P 202 und P 203 setzen chirurgische Maßnahmen der systematischen Behandlung der Parodontopathien voraus. Diese umfassen die Lappenoperation sowie die offene Kürettage (einschließlich Naht und/oder Schleimhautverbände) sowie das supra- und subgingivale Debridement. Mit Leistungen nach den Nrn. P 202 oder P 203 sind während und unmittelbar nach der systematischen Behandlung erbrachte Leistungen nach den Nrn. 105 (Mu) und 107 (Zst) abgegolten.

Mit der Bewertungszahl sind alle Sitzungen abgegolten. Die Anästhesien sind zusätzlich abrechnungsfähig. Sie werden mit der Ziffer 4 im Upload gekennzeichnet.

	Geschlossenes Vorgehen	Offenes Vorgehen
Einwurzeliger Zahn	P 200	P 202
Mehrwurzeliger Zahn	P 201	P 203

Tab. 1 Übersicht über die Abrechnung unterschiedlicher Vorgehensweisen bei PA-Behandlung

Nachbehandlung

Für Nachbehandlung und Nahtentfernung (Art und Umfang sind genau zu dokumentieren) ist bei der systematischen Parodontalbehandlung die Position 111 zu verwenden. Weiterhin dient die Position 108 zur Abrechnung weiterer parodontologischer Leistungen.

111	Nachbehandlung im Rahmen der systematischen Behandlung von Parodontopathien, je Sitzung	10

A Position 111 ist nur bei Nachbehandlungen im Rahmen einer PA-Therapie abrechenbar.

 Neben dieser Leistung kann nicht zusätzlich die Position N (38) abgerechnet werden.

| 108 | Einschleifen des natürlichen Gebisses zum Kauebenenausgleich und zur Entlastung, für jede Sitzung | 12 |

 Die Leistung nach Pos. 108 kann nur im Rahmen einer PA-Therapie berechnet werden.

 Die Leistung kann nicht im Zusammenhang mit konservierenden, prothetischen und chirurgischen Leistungen abgerechnet werden.

▶ Mukogingivale Chirurgie

Zusätzlich zur Behandlung der einzelnen Parodontien kann es notwendig sein, dafür zu sorgen, dass die Mundschleimhaut oder einstrahlende Bänder keinen Zug auf die Gegend des Zahnbettes ausüben. Diese Maßnahmen sind nicht Bestandteil der Positionen P 200 bis 203. Wenn diese Operationen ortsgetrennt und zusätzlich zur systematischen PA-Behandlung durchgeführt werden, sind sie gesondert abrechenbar. Dabei kommen z. B. folgende Positionen zur Abrechnung:

- Verlegen von Bändern nach ▶Pos. 57 (SMS)   Pos. 57, S. 193
- Mundbodenplastik nach ▶Pos. 59 (Pla2)   Pos. 59, S. 196
- Vestibulumplastik nach Pos. 59 (Pla2)

Unter bestimmten Bedingungen können auch weitere chirurgische Positionen zum Ansatz kommen, z. B. Schleimhauttransplantate nach den Positionen Ä 2380, 2381 und 2382.

Für die Abrechnung von Nachbehandlungen bei mukogingivalen Eingriffen stehen die BEMA-▶Positionen 38 (N) und ▶46 (XN) zur Verfügung.

Pos. 38, S. 174
Pos. 46, S. 175

▶ Schienungen

Parodontologisch behandelte Zähne weisen direkt nach der Behandlung oft einen erhöhten Lockerungsgrad auf. Um zusätzliche Belastungen der betroffenen Parodontien zu vermeiden, werden Schienen eingegliedert. Für Leistungen im Zusammenhang mit dem Eingliedern von Schienen kommen zwei Positionen zur Abrechnung:

| K1 | Eingliedern eines Aufbissbehelfs mit adjustierter Oberfläche b) als Aufbissschiene bei der Parodontalbehandlung | 106 |

| K4 | Semipermanente Schienung unter Anwendung der Ätztechnik, je Interdentalraum | 11 |

 Die Abrechnung der Positionen K1b und K4 unterliegt verschiedenen Bestimmungen:

- Das Eingliedern eines Aufbissbehelfs mit adjustierter Oberfläche zur Unterbrechung der Okklusionskontakte kann angezeigt sein bei Kiefergelenksstörungen, Myoarthropathien und zur Behebung von Fehlgewohnheiten. Angezeigt sind nur
  - individuell adjustierte Aufbissbehelfe,
  - Miniplastschienen mit individuell geformtem Kunststoffrelief,
  - Interzeptoren sowie
  - spezielle Aufbissschienen, die alle Okklusionsflächen bedecken, z. B. Michigan-Schiene.
- Eine Leistung nach der Nr. K1 ist auch für die Versorgung mit Zahnersatz und Zahnkronen abrechnungsfähig.
- Das Eingliedern eines Daueraufbissbehelfs ist mit der Nr. K1 abgegolten.
- Leistungen nach den Nrn. K1 (K1a, K1b und K1c) bis K4 sind nur dann abrechnungsfähig, wenn eine Kostenübernahmeerklärung der Krankenkasse vorliegt. Die Gesamtvertragspartner auf Landesebene können Abweichendes vereinbaren.
- Leistungen nach den Nrn. K1 und K4 sind auch für die PA-Behandlung abrechnungsfähig.
- Im zeitlichen Zusammenhang ist nur eine der Leistungen nach den Nrn. K1 bis K3 abrechnungsfähig. Die Entfernung eines Schienenverbandes ist nach Ä 2702 abrechenbar.

Für Änderungen, Reparaturen oder Wiederanbringung von Schienungen steht eine Ziffer aus der GOÄ zur Verfügung:

Ä 2702	Wiederanbringung einer gelösten Apparatur oder kleine Änderungen, teilweise Erneuerung von Schienen oder Stützapparaten – auch Entfernung von Schienen oder Stützapparaten –, je Kiefer	4

Nachsorge

Die Verträge und Richtlinien für die systematische PA-Behandlung sehen eine regelmäßige Nachuntersuchung des ehemaligen PA-Patienten vor:
- Pos. P 200 oder P 201 nach 6 Monaten
- Pos. P 202 oder P 203 spätestens nach 3 Monaten

In der Nachsorge gibt es zwei Möglichkeiten:
- **Erhaltungsfall:** Wenn das Parodontium ausgeheilt ist, werden bei der Nachkontrolle eine Remotivation und eine Hygienekontrolle durchgeführt. Eventuell aufgetretene Reizfaktoren (Zahnstein, ggf. Mundkrankheit) werden beseitigt und überempfindliche Zahnhälse behandelt. Sollten vereinzelte entzündete Parodontien vorliegen, so kann ggf. eine lokale Behandlung erfolgen.
- **Rezidiv (erneute Erkrankung):** Liegt ein erneuter Erkrankungsfall vor, z. B. wenn die Taschen bei der Sondierung bluten, ein Sekret austritt und ein PSI-Code von 3 oder 4 vorliegt, so erfolgt eine erneute Initialbehandlung. Nach Abschluss dieser erneuten Vorbehandlung – sollte bei der Motivation und Mundhygiene nochmals angesprochen werden – wird ein Rezidiv-PA-Antrag gestellt. Es schließt sich eine erneute PA-Behandlung an.

> **MERKE**
> Im BEMA gibt es keine gesonderte Position für die Abrechnung einer parodontologischen Nachsorge.

Therapieergänzung

Trotz sorgfältiger Planung der PA-Behandlung kann z. B. zusätzlich zum geschlossenen Vorgehen später ein offenes chirurgisches Vorgehen an einzelnen Zähnen erforderlich werden. Derartige Therapieergänzungen sind innerhalb eines Zeitraumes von drei Monaten nach dem Abschluss der zunächst geplanten PA-Behandlung möglich. Bei der Planung der Therapieergänzungen wird der Vordruck „Parodontalstatus Blatt 1" verwendet. Die Felder Vorgeschichte, Befund und Diagnose werden hierbei nicht ausgefüllt. Das Datum der Erstellung des ursprünglichen PA-Status muss angegeben werden. Die Krankenkasse kann eine Therapieergänzung begutachten lassen. Reagiert die Krankenkasse innerhalb von 14 Tagen nicht, gilt die Therapieergänzung als genehmigt. Die Abrechnung der ergänzenden Leistungen erfolgt getrennt von den ursprünglich geplanten Maßnahmen auf einem Vordruck „Parodontalstatus Blatt 2". Dabei sind nur die Positionen P 202, P 203 oder 111 abrechnungsfähig.

> **BEISPIEL**
> Bei einem Kassenpatienten wird eine PA-Behandlung durchgeführt.
> Im vorderen Teil des PA-Status müssen die I. Allgemeine und II. Spezielle Vorgeschichte eingetragen werden. Dies kann z. B. sein: Patient ist starker Raucher und er litt schon mehrmals an einer Gingivitis (Entzündungen mit Anschwellen des Zahnfleisches). Es besteht Zahnfleischbluten usw. Sonstige gegenwärtige Erkrankungen werden nachfolgend eingetragen, z. B. Knirschen und/oder Pressen sowie Abrasionen, Hinweise auf generelle Entzündungen des marginalen Parodontiums, Taschensekretion und Konkremente. Daraufhin folgt eine Diagnose, z. B. chronische Parodontitis, sowie eine ergänzende Diagnose, z. B. Parodontitis marginalis profunda. Anschließend werden die speziellen Befunde auf der Rückseite des PA-Status eingetragen. In der Abbildung 1 ist das Ergebnis der Taschentiefen und der Lockerungsgrade zu sehen: marktote Zähne, freiliegende Trifurkationen und Extraktionen usw. Auch die Knochenlinie (der ungefähre Lauf des Limbus alveolaris nach dem Röntgenbild) ist erkennbar. Es erfolgt dann der Eintrag weiterer vorgesehener Maßnahmen: Welche (möglichen) erkrankten Parodontien sollen systematisch behandelt werden? Wie viele Nachbehandlungen sind vorgesehen? Ebenso sind das
>
> Fortsetzung nächste Seite

> **BEISPIEL**
>
> Fortsetzung
>
> Einschleifen des Gebisses sowie eine Aufbissschiene mit adjustierter Oberfläche für einen Kiefer vorgesehen. Die Schiene wird über KBR-Formular abgerechnet (hier nicht dargestellt). Nach der Planung und Genehmigung der Krankenkasse wird die Behandlung durchgeführt. Die Abrechnung erfolgt auf dem gleichen Formular (s. Abb. 2: die Abrechnung findet sich in der rechten Spalte). Anästhesien und sonstige Zusatzleistungen werden über den Upload abgerechnet.

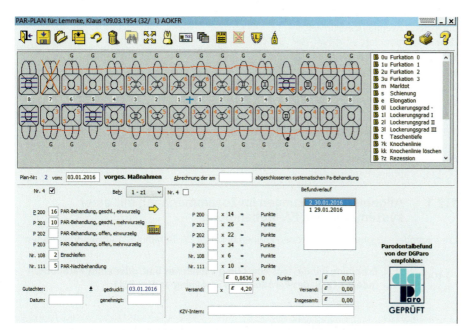

Abb. 1 Erstellung des PA-Status mithilfe des zahnärztlichen Abrechnungsprogramms

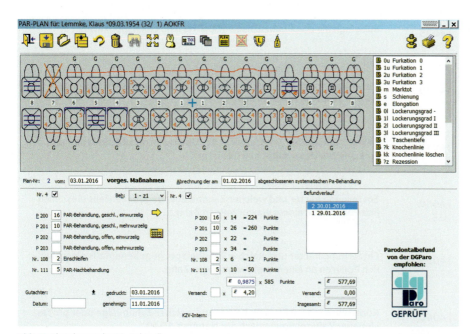

Abb. 2 Abrechnung der PA-Behandlung

1.2 Parodontalbehandlungen bei Privatpatienten

Zahnsteinentfernung, S. 113
Mundschleimhautbehandlung, S. 115
scharfe Zahnkanten, S. 114

Im Teil E der GOZ werden einerseits die parodontologischen Leistungen im engeren Sinne dargestellt, wie z. B. Position 4000. Andererseits finden sich hier auch alle Leistungen zur ⟩Zahnsteinentfernung, ⟩Mundschleimhautbehandlung und zur Beseitigung ⟩scharfer Kanten.

4000	Erstellen und Dokumentieren eines Parodontalstatus
160 P	

A Die Leistung nach Pos. 4000 ist innerhalb eines Jahres höchstens zweimal berechnungsfähig. Als Formblatt wird hier der Parodontalstatus verwendet, der auch bei den gesetzlich versicherten Patienten Anwendung findet. Ein Parodontalstatus muss nur für eine systematische PA-Behandlung angefertigt werden. Einzelne Positionen aus Teil E der GOZ können dagegen auch ohne vorherigen PA-Status abgerechnet werden.

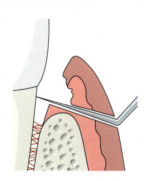

Abb. 1 Im Rahmen einer Parodontalbehandlung kann eine Gingivektomie erforderlich sein, die mit der Position 4080 abgerechnet werden kann

1.2.1 Allgemeine Leistungen im Zusammenhang mit einer systematischen PA-Behandlung

Die folgenden allgemeinen Positionen können bei einer PA-Behandlung Anwendung finden:

Pos.		Beschreibung
Pos. 4005, S. 80	⟩4005 80 P	Erhebung mindestens eines Gingivalindexes und/oder eines Parodontalindexes (z. B. des Parodontalen Screening-Index, PSI)
Pos. 4020, S. 119	⟩4020 45 P	Lokalbehandlung von Mundschleimhauterkrankungen ...
Pos. 4025, S. 120	⟩4025 15 P	Subgingivale medikamentöse antibakterielle Lokalapplikation ...
Pos. 4030, S. 264	⟩4030 35 P	Beseitigung von scharfen Zahnkanten, störenden Prothesenrändern und Fremdreizen am Parodontium ...
Pos. 4040, S. 264	⟩4040 45 P	Beseitigung grober Vorkontakte der Okklusion und Artikulation durch Einschleifen des natürlichen Gebisses ...
Pos. 4050, S. 117	⟩4050 10 P	Entfernung harter und weicher Zahnbeläge, gegebenenfalls einschließlich Polieren an einem einwurzeligen Zahn ...
Pos. 4055, S. 117	⟩4055 13 P	Entfernung harter und weicher Zahnbeläge, gegebenenfalls einschließlich Polieren an einem mehrwurzeligen Zahn
Pos. 4060, S. 117	⟩4060 7 P	Kontrolle nach Entfernung harter und weicher Zahnbeläge oder professioneller Zahnreinigung nach der Nummer 1040 ...

Die **professionelle Zahnreinigung** wird nach Position ❯1040 abgerechnet. Die Leistung nach 1040 umfasst das Entfernen der supragingivalen/gingivalen Beläge auf Zahn- und Wurzeloberflächen einschließlich Reinigung der Zahnzwischenräume, das Entfernen des Biofilms, die Oberflächenpolitur und geeignete Fluoridierungsmaßnahmen, je Zahn oder Implantat oder Brückenglied (s. Abb. 1). Die Leistung nach der Position 1040 ist jedoch neben den Leistungen nach den Nummern 1020, 4050, 4055, 4060, 4070, 4075, 4090 und 4100 nicht berechnungsfähig.

Pos. 1040, S. 242

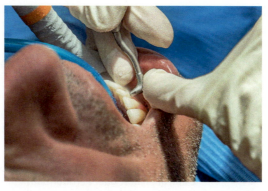

Abb. 1 Professionelle Zahnreinigung: Entfernen von Belägen mittels Pulverstrahl

1.2.2 Besondere Leistungen im Rahmen einer systematischen PA-Behandlung

Über die genannten allgemeinen Leistungen hinaus erfolgt die Abrechnung parodontologischer Leistungen bei Privatpatienten über folgende Leistungspositionen:

4070 100 P	Parodontalchirurgische Therapie (insbesondere Entfernung subgingivaler Konkremente und Wurzelglättung) an einem einwurzeligen Zahn oder Implantat, geschlossenes Vorgehen
4075 130 P	Parodontalchirurgische Therapie (insbesondere Entfernung subgingivaler Konkremente und Wurzelglättung) an einem mehrwurzeligen Zahn, geschlossenes Vorgehen
4080 45 P	Gingivektomie, Gingivoplastik, je Parodontium
4090 180 P	Lappenoperation, offene Kürettage, einschließlich Osteoplastik an einem Frontzahn, je Parodontium
4100 275 P	Lappenoperation, offene Kürettage, einschließlich Osteoplastik an einem Seitenzahn, je Parodontium

Die Leistungen nach den Positionen 4070, 4075, 4090 und 4100 entsprechen inhaltlich in etwa den Leistungen nach den Pos. P 200 bis P 203 bei Kassenpatienten.

> Neben den Leistungen nach den Positionen 4090 und 4100 sind Leistungen nach 4050 bis 4080 nicht in der gleichen Sitzung abrechnungsfähig.

4110 180 P	Auffüllen von parodontalen Knochendefekten mit Aufbaumaterial (Knochen- und/oder Knochenersatzmaterial), auch Einbringen von Proteinen zur regenerativen Behandlung parodontaler Defekte, ggf. einschließlich Materialentnahme im Aufbaugebiet, je Zahn oder Parodontium oder Implantat
4120 275 P	Verlegen eines gestielten Schleimhautlappens, je Kieferhälfte oder Frontzahnbereich
4130 180 P	Gewinnung und Transplantation von Schleimhaut, gegebenenfalls einschließlich Versorgung der Entnahmestelle, je Transplantat

4133 \ 880 P	Gewinnung und Transplantation von Bindegewebe einschließlich Versorgung der Entnahmestelle, je Zahnzwischenraum
4136 \ 200 P	Osteoplastik, auch Kronenverlängerung, Tunnelierung o. Ä. je Zahn oder Parodontium, auch Implantat, als selbstständige Leistung
4138 \ 220 P	Verwendung einer Membran zur Behandlung eines Knochendefektes einschließlich Fixierung, je Zahn, je Implantat
4150 \ 7 P	Kontrolle/Nachbehandlung nach parodontalchirurgischen Maßnahmen, je Zahn, Implantat oder Parodontium

A Diese Gebühr kann nach parodontalchirurgischen Eingriffen (GOZ-Pos. 4070 bis 4138) auch für die reine Kontrolle abgerechnet werden.

1.3 Privatleistungen bei Kassenpatienten

Wenn ein Kassenpatient eine Parodontaltherapie wünscht, die nicht den Richtlinien der gesetzlichen Krankenkassen (zweckmäßige, ausreichende und notwendige Behandlung) entspricht, muss die gesamte PA-Behandlung privat liquidiert werden. Dies ist z. B. der Fall bei genereller Zahnbeweglichkeit, ungünstigen Prognosen für die Zähne, fortgeschrittenem Knochenabbau und ausgeprägten Parafunktionen. Es muss dann zunächst eine ❯Vereinbarung nach § 4 Abs. 5 BMV-Z bzw. § 7 Abs. 7 EKV-Z geschlossen werden. Dadurch wird der Kassenpatient zum Privatpatienten. Die Leistungen werden dann über eine ❯Privatrechnung – u. U. mit Analogleistungen – abgerechnet.

Privatvereinbarung, S. 43

Privatrechnung, S. 34

AUFGABEN

1. Bei welchen Diagnosen darf die PA-Behandlung bei Kassenpatienten abgerechnet werden?
2. Welche Befunde werden im Rahmen des PA-Status erhoben?
3. Welche grundsätzlichen Behandlungen müssen in der parodontologischen Behandlung von Kassenpatienten unterschieden werden?
4. Bei einem gesetzlich versicherten PA-Patienten muss ein Aufbissbehelf mit adjustierter Oberfläche als Aufbissschiene eingegliedert werden. Wie wird das abgerechnet?
5. Wie werden die folgenden Behandlungsmaßnahmen bei Kassen- bzw. Privatpatienten abgegolten?
   a Erstellung eines PA-Status
   b Geschlossene Kürettage an 11 und 16
   c Lappenoperation an 11
   d Offene Kürettage an 46
   e Gingivektomie an 21
   f Gingivoplastik bei 26
   g Nachbehandlung
6. Wie wird die gesteuerte Geweberegeneration bei Kassen- bzw. Privatpatienten abgerechnet?

2 Abrechnung kieferorthopädischer Behandlungen

2.1 Kieferorthopädische Behandlungen bei Kassenpatienten

Ähnlich wie bei der Zahnersatzabrechnung gelten auch für die KFO-Behandlung und Abrechnung von Kassenpatienten gesetzliche Vorgaben sowie spezielle Richtlinien.

Grundsätze zur KFO-Behandlung finden sich im § 28 SGB V:

> (…) Nicht zur zahnärztlichen Behandlung gehört die kieferorthopädische Behandlung von Versicherten, die zu Beginn der Behandlung das achtzehnte Lebensjahr vollendet haben. Dies gilt nicht für Versicherte mit schweren Kieferanomalien, die ein Ausmaß haben, das kombinierte kieferchirurgische und kieferorthopädische Behandlungsmaßnahmen erfordert. Ebenso gehören funktionsanalytische und funktionstherapeutische Maßnahmen nicht zur zahnärztlichen Behandlung; sie dürfen von den Krankenkassen auch nicht bezuschusst werden.

> **HINWEIS**
>
> Schwere Kieferanomalien in diesem Sinne liegen nach Maßgabe der dortigen Anlage 3 zu diesen Richtlinien vor bei
> - angeborenen Missbildungen des Gesichts und der Kiefer,
> - skelettalen Dysgnathien und
> - verletzungsbedingten Kieferfehlstellungen.

Der § 29 SGB V regelt dann die kieferorthopädische Behandlung:

> (1) Versicherte haben Anspruch auf kieferorthopädische Versorgung in medizinisch begründeten Indikationsgruppen, bei denen eine Kiefer- oder Zahnfehlstellung vorliegt, die das Kauen, Beißen, Sprechen oder Atmen erheblich beeinträchtigt oder zu beeinträchtigen droht.
> (2) Versicherte leisten zu der kieferorthopädischen Behandlung nach Absatz 1 einen Anteil in Höhe von 20 vom Hundert der Kosten an den Vertragszahnarzt. Satz 1 gilt nicht für im Zusammenhang mit kieferorthopädischer Behandlung erbrachte konservierend-chirurgische und Röntgenleistungen. Befinden sich mindestens zwei versicherte Kinder, die bei Beginn der Behandlung das 18. Lebensjahr noch nicht vollendet haben und mit ihren Erziehungsberechtigten in einem gemeinsamen Haushalt leben, in kieferorthopädischer Behandlung, beträgt der Anteil nach Satz 1 für das zweite und jedes weitere Kind 10 vom Hundert.
> (3) Der Vertragszahnarzt rechnet die kieferorthopädische Behandlung abzüglich des Versichertenanteils nach Absatz 2 Satz 1 und 3 mit der Kassenzahnärztlichen Vereinigung ab. Wenn die Behandlung in dem durch den Behandlungsplan bestimmten medizinisch erforderlichen Umfang abgeschlossen worden ist, zahlt die Kasse den von den Versicherten geleisteten Anteil nach Absatz 2 Satz 1 und 3 an die Versicherten zurück.

> **MERKE**
>
> Kieferorthopädische Behandlungen von Erwachsenen über 18 Jahre werden in der Regel nicht von der gesetzlichen Krankenkasse bezuschusst.
> Ein Anspruch auf kieferorthopädische Versorgung besteht nur im Rahmen medizinisch begründeter Indikationsgruppen.

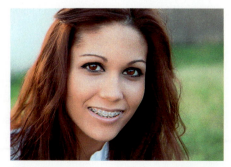

Abb. 1 Bei Erwachsenen sind kieferorthopädische Behandlungen meist Privatleistungen.

2.1.1 Kriterien zur Anwendung der kieferorthopädischen Indikationsgruppen (KIG)

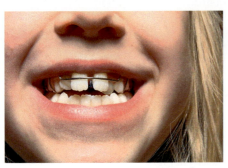

Abb. 1 Zahnfehlstellungen, wie z. B. bei dieser Patientin, werden in Indikationsgruppen eingeteilt.

Der Zahnarzt hat anhand der kieferorthopädischen Indikationsgruppen festzustellen, ob der Grad einer Fehlstellung vorliegt, für deren Behandlung der Versicherte einen Leistungsanspruch gegen die Krankenkasse hat. Mit dem KIG-System soll der Zahnarzt bei der klinischen Untersuchung die Fehlstellung mit dem größten Behandlungsbedarf erkennen. Die kieferorthopädischen Indikationsgruppen (Befunde) sind in fünf Behandlungsbedarfsgrade eingeteilt. Nur bei den Graden 5, 4 und 3 hat der Versicherte einen Leistungsanspruch. Die Indikationsgruppen sind nach dem Behandlungsbedarf geordnet.

Die Fehlstellung mit dem am höchsten bewerteten Behandlungsbedarf zeichnet der Zahnarzt auf. Dabei sind die Indikationsgruppe und der Behandlungsbedarfsgrad anzugeben. Wenn bei einem Befund der Behandlungsbedarfsgrad 3 gegeben ist, gehören weitere Behandlungsbedarfsgrade ab 1 auch zur vertragszahnärztlichen Versorgung.

Die Einteilung erfolgt gemäß folgender Erkrankungsgruppen (Tab. 1). In jeder Gruppe sind exakte Kriterien für die Behandlungsbedarfsgrade 1–5 festgelegt.

Gruppenkennziffer	Gruppe
A	Lippen-Kiefer-Gaumen-Spalte bzw. kraniofaziale Anomalie
U	Unterzahl
S	Durchbruchstörungen (Retention/Verlagerung)
D	Sagittale Stufe – distal
M	Sagittale Stufe – mesial
O	Vertikale Stufe – offen (auch seitlich)
T	Vertikale Stufe – tief
B	Transversale Abweichung: Bukkal-/Lingualokklusion
K	Transversale Abweichung: beid- bzw. einseitiger Kreuzbiss
E	Kontaktpunktabweichung, Engstand
P	Platzmangel

Tab. 1 Kriterien der Erkrankungsgruppen in der kieferorthopädischen Behandlung

Meistens ergeben sich mehrere Befunde bei einem Patienten. Dann wird der Befund, der in die höchste Indikationsgruppe gehört, als Grundlage für die Behandlung betrachtet, alle leichteren Symptome werden dann mitbehandelt.
- Behandlungen der Gruppen 3 bis 5 fallen in die Leistungspflicht der gesetzlichen Krankenkassen.
- Behandlungen der Gruppen 1 bis 2 fallen nicht in die Leistungspflicht der gesetzlichen Krankenkassen. Es sind Privatleistungen, die nach der GOZ liquidiert werden.

2.1.2 Überblick über die kieferorthopädischen Behandlungspositionen für Kassenpatienten

Vorbereitung der kieferorthopädischen Behandlung

Jede kieferorthopädische Behandlung beginnt mit der Planung und Diagnostik.

Abrechnung kieferorthopädischer Behandlungen | 225

A Hierunter versteht man die Entwicklung eines befundorientierten Therapiekonzepts sowie die Aufklärung des Patienten und die Dokumentation, einschließlich Erstellung eines Behandlungsplanes. Die Dokumentation ist dem Patienten anzubieten und auf Wunsch auszuhändigen. Sie kann nur abgerechnet werden, wenn der Behandler beim Patienten den Behandlungsbedarfsgrad 3, 4 oder 5 festgestellt hat, die Behandlungsplanung auf einem Vertragsformular niedergeschrieben und dieses zur Zuschussfestsetzung der Kasse ausgehändigt wurde.

Das Formular für den Behandlungsplan zur KFO-Behandlung finden Sie unter:

https://www.kzvb.de/
zahnarztpraxis/
formularemerkblaetter/

Eine Leistung nach Nr. 5 ist nicht abrechnungsfähig

- bei Verlängerungsanträgen,
- bei Therapieänderungen und Ergänzungen zum Behandlungsplan oder zur Retentionsplanung.

Auf dem KFO-Plan muss der beantragende Zahnarzt im Teil B alle Maßnahmen eintragen. Darunter befindet sich auch eine Rubrik für die BEMA-Nr. 5. Dies zeigt, dass nicht nur vorgesehene, sondern auch bereits ausgeführte Leistungen einzutragen sind; denn zum Zeitpunkt der Aufstellung des Behandlungsplanes sind bereits einige Maßnahmen erfolgt, ohne die ein Behandlungsplan nicht erstellt werden kann. Dies können z. B. Leistungen nach folgenden Positionen sein: ❭01k und ❭Ä1 sowie die im Folgenden aufgeführten Positionen 7a, 116, 117 und 118, außerdem Röntgenleistungen nach ❭Ä925, ❭Ä928 und ❭Ä934. Die Leistungen sind somit zum Zeitpunkt der Antragstellung an die Krankenkasse bereits ausgeführt und können auch dann bereits abgerechnet werden, wenn zum Zeitpunkt der nächstfolgenden Quartalsabrechnung der KFO-Plan noch nicht genehmigt ist.

Pos. 01k, S. 62
Pos. Ä1, S. 76
Pos. Ä925, S. 122
Pos. Ä928, S. 124
Pos. Ä934, S. 124

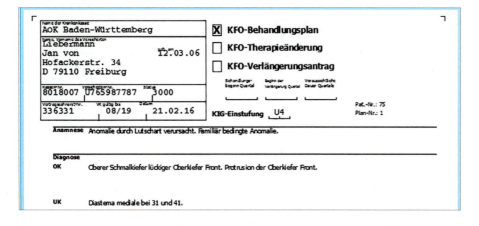

Abb. 1 Ausschnitt aus dem KFO-Behandlungsplan

| 7a | Abformung, Bissnahme in habitueller Okklusion für das Erstellen von dreidimensional orientierten Modellen des Ober- und Unterkiefers zur diagnostischen Auswertung und Planung sowie schriftliche Niederlegung | 19 |

A Die Position 7a ist nur im Rahmen einer kieferorthopädischen Behandlung abrechnungsfähig. Sie ist bis zu dreimal im Verlauf einer kieferorthopädischen Behandlung und bei kombiniert kieferorthopädisch/kieferchirurgischer Behandlung bis zu viermal abrechnungsfähig.

| 116 | Fotografie, Profil- oder En-face-Fotografie mit diagnostischer Auswertung, je Aufnahme | 15 |

A Eine Leistung nach Position 116 ist im Verlauf einer kieferorthopädischen Behandlung bis zu viermal abrechnungsfähig.

| 117 | Modellanalyse: Zusätzliche Anwendung von Methoden zur Analyse von Kiefermodellen (dreidimensionale Analyse, grafische oder metrische Analyse, Diagramme), je Nr. 7a | 3 |

(A) Eine Leistung nach Position 117 ist bis zu dreimal im Verlauf einer kieferorthopädischen Behandlung und bei einer kombiniert kieferorthopädisch/kieferchirurgischen Behandlung bis zu viermal abrechnungsfähig. Dies gilt nicht bei der frühen Behandlung einer Lippen-Kiefer-Gaumen-Spalte oder anderer kraniofazialer Anomalien, z. B. eines skelettal-offenen Bisses, einer Progenie oder verletzungsbedingter Kieferfehlstellungen.

118	Kephalometrische Auswertung: Untersuchung des Gesichtsschädels, einmal je Fernröntgenseitenbild einschließlich Dokumentation	29

(A) Eine Leistung nach Position 118 kann im Verlauf einer kieferorthopädischen Behandlung höchstens zweimal, in begründeten Ausnahmefällen dreimal abgerechnet werden.
Eine Leistung nach Position 118 ist außerdem bei Frühbehandlung mit verkürzter Behandlungsdauer nur bei skelettalen Dysgnathien im Verlauf einer kieferorthopädischen Behandlung einmal abrechnungsfähig.

▶ Kieferorthopädische Behandlung

Es folgen die beiden Hauptabrechnungspositionen für die KFO-Behandlung.

119	Maßnahmen zur Umformung eines Kiefers einschl. Retention	
a)	einfach durchführbarer Art	132
b)	mittelschwer durchführbarer Art	204
c)	schwierig durchführbarer Art	276
d)	besonders schwierig durchführbarer Art	336

Die Zuordnung zu den Buchstaben a) bis d) erfolgt nach folgendem Bewertungssystem:

I. Zahl der bewegten Zähne bzw. Zahngruppen	1–2 Zähne 1 P	1–2 Zahngruppen 2 P	alle Zahngruppen 3 P
II. Größe der Bewegung	1–2 mm 1 P	3–5 mm 3 P	mehr als 5 mm 5 P
III. Art und Richtung der Bewegung	kippend günstig* 1 P	kippend ungünstig** 2 P	körperlich 5 P
IV: Verankerung	einfach 1 P	mittelschwer 2 P	schwierig 5 P
V. Reaktionsweise (Alter, Konstitution, Früh- und Spätbehandlung)	sehr günstig 1 P	gut 2 P	ungünstig 5 P

Die Summe der einzelnen Punkte ergibt die Bewertung für Schwierigkeit und Umfang der vorgesehenen Kieferumformung nach folgendem Schema:
5 bis 7 Punkte = a)
8 bis 10 Punkte = b)
11 bis 15 Punkte = c)
16 und mehr Punkte = d)

*) Als günstige kippende Bewegung gelten: Bukkalbewegung der Seitenzähne bei der Dehnung, Protrusionsbewegung der Frontzähne und Retrusionsbewegung der Frontzähne, Mesialbewegung der Seitenzähne
**) Als ungünstige kippende Bewegung gelten: Palatinalbewegung und Distalbewegung der Seitenzähne, Lateralbewegung von Frontzähnen, Drehung, Verlängerung und Verkürzung von Zähnen (auf direktem Weg)

120	**Maßnahme zur Einstellung des UK in den Regelbiss in sagittaler oder lateraler Richtung einschl. Retention**	
a)	einfach durchführbarer Art	204
b)	mittelschwer durchführbarer Art	228
c)	schwierig durchführbarer Art	276
d)	besonders schwierig durchführbarer Art	336

Die Zuordnung zu den Buchstaben a) bis d) erfolgt nach folgendem Bewertungssystem:

I. Größe der Bissverlagerung	1–2 mm 1 P	½ Prämolarenbreite 2 P	Über ½ bis 1 Prämolarenbreite 3 P
II. Lokalisation	einseitig 1 P		beiderseitig 3 P
III. Richtung der durchzuführenden Bissverschiebung	mesial 1 P	lateral 2 P	distal 5 P
IV. Reaktionsweise (Alter, Konstitution, Früh- und Spätbehandlung)	sehr günstig 1 P	gut 3 P	ungünstig 10 P

Die Summe der einzelnen Punkte ergibt die Bewertung für Schwierigkeit und Umfang der vorgesehenen Bissverlagerung:
4 bis 8 Punkte = a)
9 und 10 Punkte = b)
11 und 12 Punkte = c)
13 und mehr Punkte = d)

(A) Für die **Positionen 119 und 120** gelten als die wichtigsten Bestimmungen:
- Im Verlauf einer kieferorthopädischen Behandlung ist die Abrechnung von Leistungen der Nrn. 121 bis 124 neben einer Leistung der Positionen 119/120 nicht möglich.
- Der Zahnarzt erhält für die Positionen 119 und 120 (je nach Einstufung in a–d) quartalsweise Abschlagszahlungen. Für Kalenderquartale, in denen keine kieferorthopädischen Leistungen erbracht wurden, entfällt die Abrechnung der Abschlagszahlung. In diesen Fällen verlängert sich die Behandlungszeit entsprechend. Insgesamt können nicht mehr als 12 Abschlagszahlungen abgerechnet werden.
- Mit den Gebühren nach den Positionen 119 und 120 ist eine Behandlungszeit bis zu 16 Behandlungsquartalen abgegolten. Bei vorzeitigem Behandlungsabschluss können in den Fällen nach den Pos. 119a und b sowie 120a und b die restlichen Abschlagszahlungen bei Ende der Behandlung abgerechnet werden. Soweit nach den Pos. 119c und d sowie 120c und d eingestufte Behandlungen vor 10 Behandlungsquartalen beendet werden, erhält der Zahnarzt die bis zu diesem Zeitpunkt fällig gewordene Vergütung.
- Über das 4. Behandlungsjahr hinausgehende noch erforderliche Leistungen sind mit Begründung und Angabe der voraussichtlichen weiteren Behandlungszeit und der Neuzuordnung aufgrund des Befundes am Ende des 4. Behandlungsjahres zu den Buchstaben a–d der Pos. 119 und 120 schriftlich zu beantragen.
- Wird die Behandlung abgebrochen, so erhält der Zahnarzt die bis zu diesem Zeitpunkt fällig gewordene Vergütung.
- Belehrende und ermahnende Informationen in einem Brief an die Patienten oder deren Erziehungsberechtigte sind mit den Gebühren nach den Pos. 119 und/oder 120 abgegolten.

- Maßnahmen zur Retention können bis zu zwei Jahren nach dem Ende des Kalenderquartals, für das die letzte Abschlagszahlung nach den Positionen 119 und/oder 120 geleistet worden ist, abgerechnet werden, längstens bis zum Abschluss der Behandlung. Der Zahnarzt hat den Abschluss der Behandlung einschließlich der Retention schriftlich zu bestätigen.
- Die Abrechnung von Leistungen nach den Positionen 119 und/oder 120 beginnt mit der therapeutischen Phase. Das ist in der Regel die erste Maßnahme zur Herstellung eines Behandlungsgerätes oder das Extrahieren, Separieren und Einschleifen von Zähnen im engen zeitlichen Zusammenhang mit der Eingliederung des Behandlungsgerätes.

Mit den Positionen 119 und 120 ist die Ausstellung der Abschlussbescheinigung abgegolten.

121	Beseitigung von Habits bei einem habituellen Distalbiss oder bei einem habituell offenen Biss, je Sitzung	17

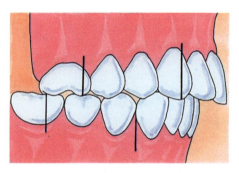

Abb. 1 Distalbiss: Die UK-Zähne haben weiter distal Kontakt mit den OK-Zähnen.

(A) Eine Leistung nach Position 121 kann pro Patient bis zu sechsmal während eines Zeitraums von sechs Monaten abgerechnet werden.

(⌀) Zur Befundung und/oder Behandlung nach Position 121 sind Röntgenaufnahmen nicht abrechnungsfähig.
Für eine Leistung nach Pos. 121 ist kein Behandlungsplan nach Pos. 5 abrechnungsfähig.
Nach einem Zeitraum von sechs Monaten ist die Abrechnung einer Leistung nach Pos. 121 ausgeschlossen. Neben Leistungen nach den Nrn. 119/120 ist eine Leistung nach der Pos. 121 nicht abrechnungsfähig.

122	Kieferorthopädische Verrichtungen als alleinige Leistung	
a)	Kontrolle des Behandlungsverlaufs einschließlich kleiner Änderungen für Behandlungsmittel, für jede Sitzung	21
b)	Vorbereitende Maßnahmen zur Herstellung von kieferorthopädischen Behandlungsmitteln, je Kiefer	43
c)	Einfügen von kieferorthopädischen Behandlungsmitteln, je Kiefer	27

(⌀) Die Eingliederung einer Mundvorhofplatte kann nicht nach den Positionen 119 und 120 abgerechnet werden. Nach den Positionen 122a bis c kann sie nur abgerechnet werden, wenn sie individuell gefertigt wurde.
Neben Leistungen nach den Positionen 119 und 120 sind Leistungen nach den Positionen 122a bis c nicht abrechnungsfähig

123a	Kieferorthopädische Maßnahmen mit herausnehmbaren Geräten zum Offenhalten von Lücken infolge vorzeitigen Milchzahnverlustes, je Kiefer	40
123b	Kontrolle eines Lückenhalters, je Behandlungsquartal	14

(⌀) Neben Leistungen nach den Positionen 119 und 120 sind Leistungen nach den Positionen 123a oder 123b nicht abrechnungsfähig.
Für eine Leistung nach Pos. 123a ist kein Behandlungsplan nach Pos. 5 abrechnungsfähig.

(M) Neben einer Leistung nach Position 123a sind Material- und Laboratoriumskosten abrechnungsfähig.

○ Neben einer Leistung nach Pos. 123a kann ein Orthopantomogramm abgerechnet werden, wenn es nicht bereits erbracht wurde. Andere Röntgenaufnahmen sind daneben nicht abrechnungsfähig.

124	Einschleifen von Milchzähnen bei Kreuz- oder Zwangsbiss, je Sitzung	16

A Eine Leistung nach Position 124 ist bis zu zweimal abrechnungsfähig.

⊘ Neben Leistungen nach den Positionen 119 und 120 ist eine Leistung nach Pos. 124 nicht abrechnungsfähig.

125	Maßnahmen zur Wiederherstellung von Behandlungsmitteln einschließlich Wiedereinfügen, je Kiefer	30

A Eine Leistung nach Position 125 kann neben Leistungen nach den Positionen 119 und 120 abgerechnet werden, wenn ein Behandlungsmittel wiederhergestellt wird.
Die Wiederherstellung nach Pos. 125 bezieht sich nur auf Draht- oder Basisteile je Behandlungsgerät. Die Änderung von Behandlungsmitteln ist mit den Gebühren nach den Pos. 119 und 120 abgegolten. Die Aktivierung von Behandlungsmitteln, z. B. Nachstellen von Schrauben und Federelementen, kann nicht nach Pos. 125 abgerechnet werden.

126a	Eingliederung eines Brackets oder eines Attachments einschließlich Material- und Laboratoriumskosten	18

A Die Leistung beinhaltet die Klebeflächenreinigung, das Konditionieren, die Trockenlegung, das Positionieren, das Kleben und die Überschussentfernung. Für die Eingliederung eines fest sitzenden Unterkiefer-Frontzahn-Retainers sind einmalig bis zu sechsmal die Position 126a und einmal die Position 127a (Eingliederung eines Teilbogens) abrechnungsfähig.

⊘ Wiedereingliederung und/oder Ersatz sowie die Pos. 127b (Ausgliedern eines Teilbogens) sind nicht abrechnungsfähig.

126b	Eingliederung eines Bandes einschließlich Material- und Laboratoriumskosten	42

A Die Leistung beinhaltet die Vorauswahl am Modell, die Klebeflächenreinigung, das Vorbeschleifen, die Einprobe, das Adaptieren, das Finishing, das Konturieren, die Trockenlegung, das Zementieren und die Überschussentfernung. In der Regel soll an einem Zahn im Laufe einer Behandlung nur einmal ein Band oder ein Bracket befestigt werden.

126c	Wiedereingliederung eines Bandes	30

126d	Entfernung eines Bandes, eines Brackets oder eines Attachments	6

A Die Leistung beinhaltet das Abnehmen, das Entfernen von Kleberesten und das Polieren. Leistungen nach den Pos. 126 bis 131 können neben Leistungen nach den Pos. 119 und/oder 120 abgerechnet werden.
Eine Leistung nach Pos. 126d ist bzgl. eines Retainers nur abrechnungsfähig, wenn sie innerhalb der vertraglich festgelegten Retention anfällt.

2.2 Kieferorthopädische Behandlungen bei Privatpatienten

2.2.1 Kieferorthopädische Leistungen im Überblick

Im Folgenden werden die KFO-Leistungen für Privatpatienten im Überblick dargestellt.

Nr.	Leistung
6000 80 P	Profil- oder En-face-Fotografie einschließlich kieferorthopädischer Auswertung
6010 180 P	Anwendung von Methoden zur Analyse von Kiefermodellen (dreidimensionale, grafische oder metrische Analysen, Diagramme), je Leistung nach Nummer 0060
6020 360 P	Anwendung von Methoden zur Untersuchung des Gesichtsschädels (zeichnerische Auswertung von Röntgenaufnahmen des Schädels, Wachstumsanalysen)
6030 1350 P	Maßnahmen zur Umformung eines Kiefers einschließlich Retention, geringer Umfang
6040 2100 P	Maßnahmen zur Umformung eines Kiefers einschließlich Retention, mittlerer Umfang
6050 3600 P	Maßnahmen zur Umformung eines Kiefers einschließlich Retention, hoher Umfang
6060 1800 P	Maßnahmen zur Einstellung der Kiefer in den Regelbiss während der Wachstumsphase einschließlich Retention, geringer Umfang
6070 2600 P	Maßnahmen zur Einstellung der Kiefer in den Regelbiss während der Wachstumsphase einschließlich Retention, mittlerer Umfang
6080 3600 P	Maßnahmen zur Einstellung der Kiefer in den Regelbiss während der Wachstumsphase einschließlich Retention, hoher Umfang
6090 700 P	Maßnahmen zur Einstellung der Okklusion durch alveolären Ausgleich bei abgeschlossener Wachstumsphase, einschließlich Retention, je Kiefer
6100 165 P	Eingliederung eines Klebebrackets zur Aufnahme orthodontischer Hilfsmittel
6110 70 P	Entfernung eines Klebebrackets einschließlich Polieren und gegebenenfalls Versiegelung des Zahnes
6120 230 P	Eingliederung eines Bandes zur Aufnahme orthodontischer Hilfsmittel
6130 20 P	Entfernung eines Bandes einschließlich Polieren und gegebenenfalls Versiegelung des Zahnes

6140	Eingliederung eines Teilbogens
210 P	

6150	Eingliederung eines ungeteilten Bogens, alle Zahngruppen umfassend, je Kiefer
500 P	

6160	Eingliederung einer intra-/extraoralen Verankerung (z. B. Headgear)
370 P	

6170	Eingliederung einer Kopf-Kinn-Kappe
500 P	

6180	Maßnahmen zur Wiederherstellung der Funktionsfähigkeit und/oder Erweiterung von herausnehmbaren Behandlungsgeräten, einschließlich Abformung und Wiedereinfügen, je Kiefer und je Sitzung einmal berechnungsfähig
270 P	

6190	Beratendes und belehrendes Gespräch mit Anweisungen zur Beseitigung von schädlichen Gewohnheiten und Dysfunktionen
140 P	

6200	Eingliedern von Hilfsmitteln zur Beseitigung von Funktionsstörungen (z. B. Mundvorhofplatte), einschließlich Anweisung zum Gebrauch und Kontrollen
450 P	

6210	Kontrolle des Behandlungsverlaufs oder Weiterführung der Retention, einschließlich kleiner Änderungen der Behandlungs- oder Retentionsgeräte; Therapiekontrolle der gesteuerten Extraktion, je Sitzung
90 P	

6220	Vorbereitende Maßnahmen zur Herstellung von kieferorthopädischen Behandlungsmitteln (z. B. Abformung, Bissnahme), je Kiefer
180 P	

6230	Eingliederung von kieferorthopädischen Behandlungsmitteln, je Kiefer
180 P	

6240	Maßnahmen zur Verhütung von Folgen vorzeitigen Zahnverlustes (Offenhalten einer Lücke)
270 P	

6250	Beseitigung des Diastemas, als selbstständige Leistung
450 P	

6260	Maßnahmen zur Einordnung eines verlagerten Zahnes in den Zahnbogen, als selbstständige Leistung
1100 P	

2.2.2 Materialmehrkostenvereinbarung

Die Leistungen nach den Positionen 6100, 6120, 6140, 6150 und 6160 beinhalten auch die Material- und Laborkosten für sogenannte Standardmaterialien. Werden darüber hinausgehende Materialien verwendet, können die Mehrkosten für diese Materialien gesondert berechnet werden, wenn dies vor Beginn der Behandlung mit dem Zahlungspflichtigen nach persönlicher Absprache schriftlich vereinbart worden ist. Es sind die §§ 2 und 10 GOZ zu beachten.

3 Abrechnung von Behandlungen bei Kieferbruch, von Aufbisshilfen und Schienen

3.1 Abrechnung von Behandlungen bei Kieferbruch, von Aufbisshilfen und Schienen bei Kassenpatienten

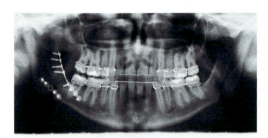

Abb. 1 Zustand nach Versorgung der Unterkieferfraktur mittels Platten und Schienen

Ähnlich der Zahnersatz- und der kieferorthopädischen Behandlung ist auch bei der Kieferbruch-Behandlung (KBR) eine Planung nötig, die die Krankenkasse begutachten muss. Ebenso bestehen Richtlinien. Wenn es sich um Leistungen bei Kiefergelenkserkrankungen handelt, darf der Zahnarzt erst mit der Behandlung beginnen, wenn die Genehmigung der Krankenkasse vorliegt. In manchen KZV-Bezirken bestehen mit bestimmten Krankenkassen für die Schienentherapie nach K1 bis K4 Verzichtsvereinbarungen auf das Genehmigungsverfahren. Die unten genannte Pos. 2 ist dennoch berechenbar.

Bei Kieferbruch-Leistungen sind die Behandlungsmaßnahmen der Krankenkasse unverzüglich anzuzeigen. Da es sich wegen der Beseitigung akuter Schmerzen um notwendige Behandlungen handelt, die sofort geleistet werden müssen, können diese auch ohne schriftliche Genehmigung der Krankenkasse umgehend begonnen werden. **Vor der Abrechnung** dieser Kieferbruch-Leistungen muss der Behandlungsplan aber dem Kostenträger vorgelegt worden.
In jedem Fall wird ein Heil-und Kostenplan nach einem vorgegebenen Muster erstellt.

2	Schriftliche Niederlegung eines Heil- und Kostenplanes	20

A Die Position kann nur für die Aufstellung eines HKP im Bereich KBR berechnet werden.

7	Vorbereitende Maßnahmen	19
a)	Abformung, Bissnahme in habitueller Okklusion für das Erstellen von dreidimensional orientierten Modellen des Ober- und Unterkiefers zur diagnostischen Auswertung und Planung sowie schriftliche Niederlegung	
b)	Abformung, Bissnahme für das Erstellen von Modellen des Ober- und Unterkiefers zur diagnostischen Auswertung und Planung sowie schriftliche Niederlegung	

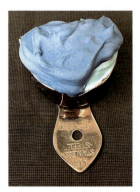

Abb. 2 Erstellen eines Gipsmodells

A Eine Leistung nach den **Positionen 7a oder b** ist bei allen nach der Planung notwendig werdenden Abformungsmaßnahmen nur dann abrechnungsfähig, wenn mit der Herstellung der Modelle eine diagnostische Auswertung und Planung verbunden ist. Für die Erstellung von Arbeitsmodellen können nur Material- und Laborkosten abgerechnet werden.
Die vorbereitenden Maßnahmen **nach Pos. 7a** sind nur im Rahmen einer kieferorthopädischen Behandlung abrechnungsfähig.
Die vorbereitenden Maßnahmen **nach Pos. 7b** sind nur im Rahmen der Versorgung mit Zahnersatz und Zahnkronen sowie der Behandlung von Verletzungen und Erkrankungen des Gesichtsschädels abrechnungsfähig.

K1	Eingliedern eines Aufbissbehelfs mit adjustierter Oberfläche	106
a)	zur Unterbrechung der Okklusionskontakte	
b)	als Aufbissschiene bei der Parodontalbehandlung	
c)	als Bissführungsplatte bei der Versorgung mit Zahnersatz	

Ⓐ Das Eingliedern eines Aufbissbehelfs mit adjustierter Oberfläche zur Unterbrechung der Okklusionskontakte kann angezeigt sein bei Kiefergelenksstörungen, Myoarthropathien und zur Behebung von Fehlgewohnheiten. Angezeigt sind nur
- individuell adjustierte Aufbissbehelfe,
- Miniplastschienen mit individuell geformtem Kunststoffrelief,
- Interzeptoren,
- spezielle Aufbissschienen, die alle Okklusionsflächen bedecken (z. B. Michigan-Schienen).

Eine Leistung nach der Pos. K1 ist auch für die Versorgung mit Zahnersatz und Zahnkronen abrechnungsfähig.
Das Eingliedern eines Daueraufbissbehelfs ist mit der Pos. K1 abgegolten.

K2	Eingliedern eines Aufbissbehelfs zur Unterbrechung der Okklusionskontakte ohne adjustierte Oberfläche	45

Ⓐ Das Eingliedern eines Aufbissbehelfs ohne adjustierte Oberfläche kann bei akuten Schmerzzuständen angezeigt sein.

K3	Umarbeitung einer vorhandenen Prothese zum Aufbissbehelf zur Unterbrechung der Okklusionskontakte mit adjustierter Oberfläche	61

Ⓐ Die Umarbeitung einer vorhandenen Prothese zum Ausbissbehelf kann bei Kiefergelenksstörungen, Myoarthropathien und nach chirurgischen Behandlungen angezeigt sein.

K4	Semipermanente Schienung unter Anwendung der Ätztechnik, je Interdentalraum	11

Ⓐ Die semipermanente Schienung kann zur Stabilisierung gelockerter Zähne und bei prä- bzw. postchirurgischen Fixationsmaßnahmen angezeigt sein.

K6	Wiederherstellung und/oder Unterfütterung eines Aufbissbehelfs	30

K7	Kontrollbehandlung, ggf. mit einfachen Korrekturen des Aufbissbehelfs oder der Schienung	6

K8	Kontrollbehandlung mit Einschleifen des Aufbissbehelfs oder der Schienung (subtraktive Methode)	12

K9	Kontrollbehandlung mit Aufbau einer neuen adjustierten Oberfläche (additive Methode)	35

Ⓐ Für die Leistungen nach den Positionen K1 bis K9 gelten folgende Abrechnungsbestimmungen:
- Leistungen nach den Positionen K1 bis K4 sind nur dann abrechnungsfähig, wenn eine Kostenübernahmeerklärung der Krankenkasse vorliegt.
- Leistungen nach den Positionen K1 und K4 sind auch für die Parodontalbehandlung abrechnungsfähig.
- Im zeitlichen Zusammenhang ist nur eine der Leistungen nach K1 bis K3 abrechnungsfähig.
- Je Sitzung ist nur eine der Leistungen nach den Positionen K6 bis K9 abrechnungsfähig.

3.2 Abrechnung von Behandlungen bei Kieferbruch, von Aufbisshilfen und Schienen bei Privatpatienten

Die folgenden Abrechnungspositionen geben einen Überblick über die privaten Leistungen zum Teil H (Eingliederung von Aufbissbehelfen und Schienen) der GOZ.

7000 270 P	Eingliederung eines Aufbissbehelfs ohne adjustierte Oberfläche
7010 800 P	Eingliederung eines Aufbissbehelfs mit adjustierter Oberfläche
7020 450 P	Umarbeitung einer vorhandenen Prothese zum Aufbissbehelf
7030 370 P	Wiederherstellung der Funktion eines Aufbissbehelfs, z. B. durch Unterfütterung
7040 65 P	Kontrolle eines Aufbissbehelfs
7050 180 P	Kontrolle eines Aufbissbehelfs mit adjustierter Oberfläche: subtraktive Maßnahmen, je Sitzung
7060 410 P	Kontrolle eines Aufbissbehelfs mit adjustierter Oberfläche: additive Maßnahmen, je Sitzung
7070 90 P	Semipermanente Schiene unter Anwendung der Ätztechnik, je Interdentalraum
7080 600 P	Versorgung eines Kiefers mit einem festsitzenden laborgefertigten Provisorium (einschließlich Vorpräparation) im indirekten Verfahren, je Zahn oder je Implantat, einschließlich Entfernung
7090 270 P	Versorgung eines Kiefers mit einem laborgefertigten Provisorium im indirekten Verfahren, je Brückenglied, einschließlich Entfernung
7100 200 P	Maßnahmen zur Wiederherstellung der Funktion eines Langzeitprovisoriums, je Krone, Spanne oder Freiendbrückenglied

Die zahnärztlich-chirurgischen Eingriffe sind auf Seite 205 beschrieben. Die chirurgischen Positionen im Rahmen der Kieferbruchabrechnung finden sich im Abschnitt L IX Mund-, Kiefer- und Gesichtschirurgie in der Gebührenordnung für Ärzte (Ä 2680 bis Ä 2706).

Prophylaxemaßnahmen planen und durchführen

LF 11

1 **Abrechnung von Prophylaxemaßnahmen bei Kassenpatienten**
2 **Abrechnung von Prophylaxemaßnahmen bei Privatpatienten**
3 **Abrechnung von umfangreicher individueller Prophylaxe bei Kassenpatienten**

1 Abrechnung von Prophylaxemaßnahmen bei Kassenpatienten

Die Abrechnung der Prophylaxeleistungen ist bei Kassen- und Privatpatienten unterschiedlich geregelt. Der Hauptunterschied besteht darin, dass bei Kassenpatienten spezielle Leistungen zur Früherkennung von Karies und vorbeugende Leistungen nur für Kinder und Jugendliche vorgesehen sind.

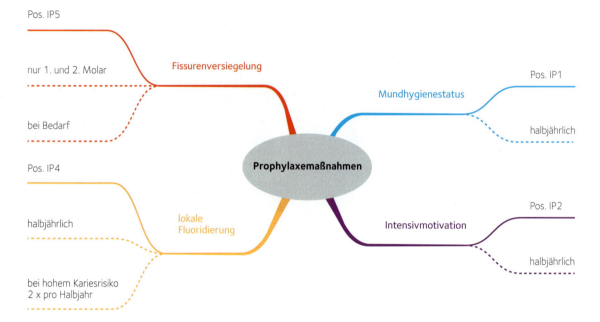

Früherkennungs-untersuchungen, S. 62
Pos. 01, S. 56
Pos. 107, S. 113
Pos. Ä 925, S. 122
Pos. 8, S. 112
Pos. 106, S. 114
Pos. 105, S. 115

Bei der Behandlung von Kassenpatienten lassen sich im Bereich der Prophylaxe für Kinder und Jugendliche drei große Leistungsgruppen unterscheiden:
- **individuelle** Prophylaxeleistungen
- 〉**Früherkennungsuntersuchung** (FU) bei Kleinkindern
- **begleitende Leistungen zur Prophylaxe**, z. B. 〉01 (U), 〉107 (Zst), 〉Ä 925 (Bissflügel-aufnahmen), 〉8 (ViPr), 〉106 (sK) oder 〉105 (Mu)

Weitere Prophylaxeleistungen, wie z. B. die professionelle Zahnreinigung (PZR) und Ernährungslenkung zur Kariesprophylaxe, gehören nicht in die Leistungspflicht der gesetzlichen Krankenkassen.

Alle Individualprophylaxeleistungen können auf speziell fortgebildete Mitarbeiterinnen delegiert (übertragen) werden.

Als gesetzliche Grundlage der Individualprophylaxe im SGB V gilt: Versicherte, die mindestens sechs Jahre alt sind und das 18. Lebensjahr noch nicht vollendet haben, haben Anspruch auf die vorbeugenden individuellen Leistungen nach den Abrechnungspositionen IP1, IP2, IP4 und IP5, die im Folgenden dargestellt werden. Gruppenprophylaxe fällt nicht darunter.

1.1 Mundhygienestatus IP1

Mit der Leistung zur Position IP1 verschafft sich der Zahnarzt einen Überblick über die Situation im Mund des jungen Patienten.

IP1	Mundhygienestatus	20

Abrechnung von Prophylaxemaßnahmen bei Kassenpatienten | **237**

Ⓐ Die Erhebung des Mundhygienestatus umfasst die **Beurteilung der Mundhygiene sowie des Gingivazustands** anhand eines geeigneten Indexes (z. B. Approximalraum-Plaque-Index, Quigley-Hein-Index, Papillen-Blutungs-Index; der einmal gewählte Index ist beizubehalten), die Feststellung und Beurteilung von Plaqueretentionsstellen und ggf. das Anfärben der Zähne.

Es gilt außerdem:
- Eine Leistung nach Pos. IP1 kann **je Kalenderhalbjahr einmal** abgerechnet werden.
- Leistungen nach den Positionen IP1 bis IP5 können nur für Versicherte abgerechnet werden, **die das sechste, aber noch nicht das 18. Lebensjahr vollendet haben**. Für andere Versicherte können Leistungen nach den Positionen IP4 und IP5 nur abgerechnet werden, soweit dies in den Abrechnungsbestimmungen ausdrücklich vereinbart ist.

Als Kalenderhalbjahr werden die Zeiträume vom 1. Januar bis zum 30. Juni und vom 1. Juli bis zum 31. Dezember verstanden. Nach der Erhebung eines Mundhygienestatus sollen mindestens vier Monate vergehen, ehe ein zweiter Mundhygienestatus erhoben wird. Wird dieser Zeitraum unterschritten, ist es sinnvoll, den Grund dafür in der Patientenakte zu vermerken.

Das Datum jeder Prophylaxeleistung nach IP1, die bei 12- bis 17-jährigen Patienten durchgeführt wird, sollte im **Bonusheft** eingetragen und mit Stempel und Unterschrift versehen werden (s. Abb. 1, Abb. 2). Legt der Patient sein Bonusheft nicht vor, so erhält er auf Wunsch eine Ersatzbescheinigung (ggf. auch ein zweites Bonusheft).

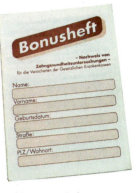

Abb. 1 Bonusheft

Abb. 2 Im Bonusheft können sowohl die Individualprophylaxe als auch zahnärztliche Untersuchungen eingetragen werden.

✏️ Der festgestellte Status sowie der verwendete Index müssen genau dokumentiert werden, um die Entwicklung des Mundhygienestatus aufzeigen zu können. Dies kann mit Formblättern oder mit einem entsprechenden Programm erfolgen (s. Abb. 1, S. 215).

1.2 Individualprophylaxe IP2 bis IP5

Oft muss ein junger Patient zur Mundhygiene zusätzlich motiviert werden. Dafür steht folgende Leistungsziffer zur Verfügung:

IP2	Mundgesundheitsaufklärung bei Kindern und Jugendlichen	17

Ⓐ Die Position beinhaltet die Aufklärung des Versicherten und ggf. dessen Erziehungsberechtigten über Krankheitsursachen sowie deren Vermeidung, Motivation und Remotivation.

Die Mundgesundheitsaufklärung umfasst folgende Leistungen:
- Aufklärung über Ursachen von Karies und Gingivitis sowie deren Vermeidung
- ggf. Ernährungshinweise und Mundhygieneberatung, auch unter Berücksichtigung der Messwerte der gewählten Mundhygiene-Indizes
- Empfehlungen zur Anwendung geeigneter Fluoridierungsmittel zur Schmelzhärtung (z. B. fluoridiertes Speisesalz, fluoridierte Zahnpasta, fluoridierte Gelees); ggf. Abgabe/Verordnung von Fluoridtabletten
- praktische Übung von Mundhygienetechniken, auch zur Reinigung der Interdentalräume

Der Zahnarzt soll Inhalt und Umfang der notwendigen Prophylaxemaßnahmen nach den individuellen Gegebenheiten des Einzelfalles festlegen. Dabei gelten folgende Bestimmungen:
- Eine Leistung nach Pos. IP2 kann **je Kalenderhalbjahr einmal** abgerechnet werden.
- Die Abrechnung der Pos. IP2 setzt die Einzelunterweisung voraus.

Zusätzlich zu den motivierenden Maßnahmen ist eine Fluoridierung aller Zähne in regelmäßigen Abständen sinnvoll. Nach den Richtlinien über Maßnahmen zur Verhütung von Zahnerkrankungen gilt:

Die Richtlinien über Maßnahmen zur Verhütung von Zahnerkrankungen finden Sie unter:

www.g-ba.de/
informationen/
richtlinien/31/

(…)
11. Als begleitende Maßnahme ist die lokale Fluoridierung zur Schmelzhärtung mit Lack, Gel o. Ä. angezeigt. Dabei sind häusliche Fluoridierungsmaßnahmen (z. B. mit fluoridiertem Speisesalz, Fluoridspülungen und Fluoridgelee) und der Wunsch des Patienten zu berücksichtigen. Voraussetzung für die lokale Fluoridierung ist die gründliche Beseitigung von Zahnbelägen und die Trockenlegung der Zähne, um eine gleichmäßige Benetzung des Zahnschmelzes mit Fluorid zu gewährleisten. Die erste lokale Fluoridierung soll während der Motivationsphase innerhalb von vier Monaten nach der Prophylaxeuntersuchung durchgeführt werden. Die weiteren Fluoridierungen sollen in regelmäßigen Abständen von ca. sechs Monaten erfolgen. (…)

IP4	Lokale Fluoridierung der Zähne	12

Die Leistungen nach Position IP4 umfassen die lokale Fluoridierung zur Zahnschmelzhärtung mit Lack, Gel o. Ä. einschließlich der Beseitigung von weichen Zahnbelägen und der Trockenlegung der Zähne. Außerdem gelten folgende Bestimmungen:

Pos. 107, S. 113
- Das Entfernen harter Zahnbeläge ist nach Pos. ›107 (Zst) abzurechnen.
- Eine Leistung nach Pos. IP4 kann bei vorzeitigem Durchbruch der 6-Jahr-Molaren auch bei Kindern bis zur Vollendung des 6. Lebensjahres abgerechnet werden.
- Eine Leistung nach Pos. IP4 kann **je Kalenderhalbjahr einmal** abgerechnet werden.

dmft-Index, S. 62
- Bei Versicherten, deren hohes Kariesrisiko mittels ›dmft-Index festgestellt wurde, kann ab dem 30. Lebensmonat bis zur Vollendung des 18. Lebensjahres die Pos. IP4 je Kalenderhalbjahr zweimal berechnet werden.

In den Fissuren der Zähne ist auch bei bester Mundhygiene eine Reinigung nicht möglich. Die Fissuren sind so fein, dass sie nicht mit einer Zahnbürste erreicht werden können. So entsteht hier besonders leicht Karies. Eine Versiegelung vermeidet dies.

IP5	Versiegelung von kariesfreien Fissuren der bleibenden Molaren (Zähne 6 und 7) mit aushärtenden Kunststoffen, je Zahn	16

Eine Leistung nach Position IP5 umfasst die Versiegelung der Fissuren und der Grübchen einschließlich der gründlichen Beseitigung der weichen Zahnbeläge und der Trockenlegung der zu versiegelnden Zähne. Es gelten hier folgende Bestimmungen:
- Das Entfernen harter Zahnbeläge ist nach Pos. 107 (Zst) abrechnungsfähig.
- Eine Leistung nach Pos. IP5 kann auch bei Durchbruch der 6-Jahr-Molaren bei Kindern bis zur Vollendung des 6. Lebensjahres abgerechnet werden.
- Das Versiegelungsmaterial ist mit der Bewertung abgegolten.

> **HINWEIS**
>
> Eine genaue Abrechnungsbestimmung, wie oft Pos. IP5 pro Jahr abgerechnet werden kann, existiert nicht. Die Häufigkeit richtet sich nach ihrer Notwendigkeit.

Die Fissurenversiegelung wird von den gesetzlichen Krankenkassen nur für die ersten und zweiten bleibenden Molaren (die Zähne 6 und 7) übernommen. Natürlich haben auch die Prämolaren, die Weisheitszähne und die Milchmolaren kariesanfällige Fissuren. Patienten, die die Versiegelung weiterer Zähne wünschen, müssen dies privat nach der GOZ bezahlen.

Pos. bMF, S. 93
Häufig wird eine Versiegelung – wie jede andere Kompositfüllung – unter Kofferdam gelegt. Das Anlegen von Kofferdam (Spanngummi) ist auch im Zusammenhang mit der Pos. IP5 als ›bMF abrechenbar.

Abrechnung von Prophylaxemaßnahmen bei Kassenpatienten | **239**

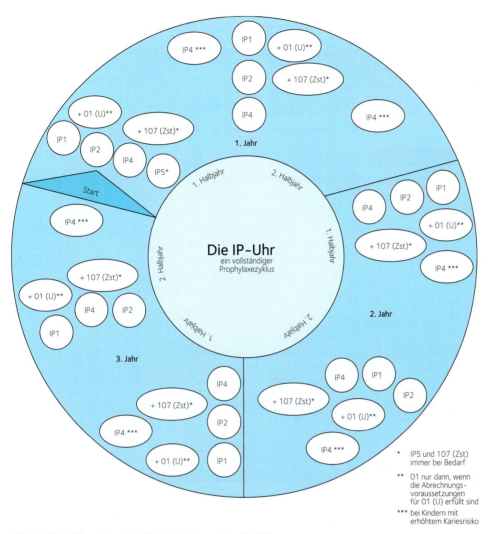

Abb. 1 Die IP-Uhr zeigt beispielhaft die Abrechnung eines IP-Zyklus.

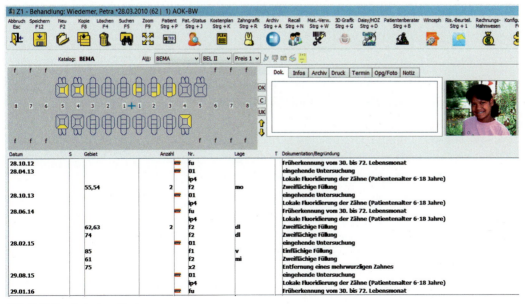

Abb. 2 IP-Eingabe in einem Praxisprogramm

Zusätzlich zu IP-Leistungen können Leistungen, die aus anderen Gründen erbracht werden müssen, abgerechnet werden:
- 01 – eingehende Untersuchung
- Zst – Entfernen harter Zahnbeläge
- Rö2, Rö5 – Bissflügelaufnahmen
- ViPr – Vitalitätsprüfung
- sK – Beseitigen scharfer Zahnkanten
- Mu – medikamentöse Behandlung von Mundschleimhauterkrankungen

BEISPIEL

Die Patientin ist 9 Jahre alt und gesetzlich versichert.

Datum	Zahn	Behandlungsausschnitt	BEMA-Pos.
A		Eingehende Untersuchung und Beratung, Befund: c: 16, 26, 34; f: alle Achter; z: 85 Zahnstein vorhanden, Wechselgebiss	01
	17–55, 47–85, 27–65, 37–75	zwei Bissflügelaufnahmen, Begründung: Kariessuche, 36: Approximalkaries	Rö2
		Erhebung des Mundhygienestatus, Dokumentation (s. Abb. 1)	IP1
		Intensive Motivation, Aufklärungsgespräch, Demonstration der Mundhygiene	IP2
		Fluoridierung der Zähne mit Lack,	IP4
		Zahnstein entfernt	Zst
B	16	Füllung distal (zervikal)	F1
	26	Füllung do	F2
	34	Füllung m (zervikal)	F1
	85	muldenförmig ausgeschliffen	sK
	17, 27, 37, 47	Entfernung weicher Zahnbeläge und Versiegelung der Fissuren unter absoluter Trockenlegung (Kofferdam)	4 x IP5 4 x bMF
C (2. KH)		Überprüfung des Übungserfolges, Remotivation	IP2

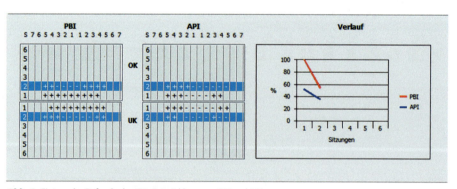

Abb. 1 Eintrag der Befunde der IP1: Entwicklung von PBI und API

2 Abrechnung von Prophylaxemaßnahmen bei Privatpatienten

Bei Privatpatienten gibt es in der GOZ für die Prophylaxe fünf Positionen, die ermöglichen, Prophylaxeleistungen bei Patienten aller Altersgruppen abzurechnen. Einen besonderen Bereich stellt die „große Prophylaxe" mit der professionellen Zahnreinigung (PZR) dar, hinzu kommt der Bereich der zusätzlichen prophylaktisch-diagnostischen Leistungen.
Darüber hinaus gibt es noch die Versiegelung von Fissuren, die aus dem Bereich Konservierende Zahnheilkunde stammt.

2.1 Mundhygienestatus und weitere prophylaktische Leistungen

Die ersten beiden Ziffern ähneln den Kassenziffern IP1 und IP2. Auch die hier verwendeten Ziffern 1000 und 1010 gelten nur für die Einzelunterweisung und nicht im Rahmen der Gruppenprophylaxe.

1000 200 P	Erstellen eines Mundhygienestatus und eingehende Unterweisung zur Vorbeugung gegen Karies und parodontale Erkrankungen, Dauer mindestens 25 Minuten

1010 100 P	Kontrolle des Übungserfolges einschließlich weiterer Unterweisung, Dauer mindestens 15 Minuten

 Die Leistung nach der Position 1000 ist **innerhalb eines Jahres einmal**, die Leistung nach der Position 1010 **innerhalb eines Jahres dreimal** berechnungsfähig.

Neben den Positionen 1000 oder 1010 sind auch die eingehende Untersuchung ⟩0010 und ⟩Beratungen nach der GOÄ abrechenbar.
Im Zusammenhang mit den Leistungen nach den Nummern 1000 und 1010 sind Leistungen nach den Nummern 0010, ⟩4000 und ⟩8000 sowie Beratungen und ⟩Untersuchungen nach der GOÄ nur dann berechnungsfähig, wenn diese Leistungen anderen Zwecken dienen und dies in der Rechnung begründet wird. Dabei ist es gleichgültig, wie viele Zähne gleichzeitig behandelt werden.

Pos. 0010, S. 75
Beratungen nach GOÄ, S. 76
Pos. 4000, S. 220
Pos. 8000, S. 341
Untersuchungen nach GOÄ, S. 75

1020 50 P	Lokale Fluoridierung mit Lack oder Gel als Maßnahme zur Verbesserung der Zahnhartsubstanz, je Sitzung

 Die Leistung nach der Nummer 1020 ist **innerhalb eines Jahres höchstens viermal** berechnungsfähig.

Anders als bei der Position IP5 des BEMA können nach der GOZ an allen betroffenen Zähnen Versiegelungen von Fissuren und Grübchen abgerechnet werden.

Die Abrechnung der Fissurenversiegelung unterscheidet sich von der Abrechnung der Füllungen dadurch, dass die Versiegelung immer nur **je Zahn** berechnet wird. Das gilt auch dann, wenn gleichzeitig Fissuren und Grübchen an einem Zahn an unterschiedlichen Flächen versiegelt werden.

Eine lokale Fluoridierung bei stark abradierten Zähnen zur Verkieselung der Dentinkanälchen kann entweder nach Pos. 1020 oder Pos. ⟩2010 berechnet werden.

Pos. 2010, S. 117

☐ Bei Verwendung von Kofferdam wird die Position ⟩2040 zusätzlich abgerechnet.

Pos. 2040, S. 103

1030 90 P	Lokale Anwendung von Medikamenten zur Kariesvorbeugung oder initialen Kariesbehandlung mit einer individuell gefertigten Schiene als Medikamententräger, je Kiefer

(A) In der Regel kann die Position **viermal in einem Jahr** abgerechnet werden. Mit der Gebühr sind die Kosten für das verwendete Medikament abgegolten.

(B) Die Herstellung einer individuell angefertigten Schiene als Medikamententräger (z. B. Tiefziehschiene) ist gesondert berechnungsfähig.

> **HINWEIS**
>
> Die Anpassung und Eingliederung einer Schiene als Medikamententräger erfolgt über die analoge Berechnung nach § 6 Abs. 1 GOZ.

Die Anwendung eines konfektionierten Löffels als Medikamententräger erfüllt nicht den Inhalt der Leistung nach der Nummer 1030. Auch bei Anwendung einer individuell gefertigten Schiene als Medikamententräger für Fluoridierungsmittel ist die mehr als viermalige Berechnung der Leistung nach der Nummer 1030 innerhalb eines Jahres in der Rechnung zu begründen.

1040	Professionelle Zahnreinigung
28 P	

Pos. 4050, S. 117
Pos. 4055, S. 117
Pos. 4060, S. 117
Pos. 4070, S. 221
Pos. 4075, S. 221
Pos. 4090, S. 221
Pos. 4100, S. 221

(A) Die Leistung umfasst das Entfernen der supragingivalen/gingivalen Beläge auf Zahn- und Wurzeloberflächen einschließlich der Reinigung der Zahnzwischenräume, das Entfernen des Biofilms, die Oberflächenpolitur und geeignete Fluoridierungsmaßnahmen. Sie ist **je Zahn** oder Implantat oder Brückenglied anrechenbar. Die Häufigkeit der Abrechnung von Pos. 1040 ist nicht beschränkt.

 Die Leistung nach der Nummer 1040 ist neben den Leistungen nach den Positionen 1020, ›4050, ›4055, ›4060, ›4070, ›4075, ›4090 und ›4100 nicht berechnungsfähig.

2000	Versiegelung von kariesfreien Zahnfissuren mit aushärtenden Kunststoffen, auch Glattflächenversiegelung, je Zahn
90 P	

(A) Die Leistung kann **je Zahn** berechnet werden.

 Ätzgel ist nicht berechenbar. Das Versiegelungsmaterial darf im Zusammenhang mit Versiegelungen nicht berechnet werden. Eine Ausnahme stellt die Zumutbarkeitsregel dar.

> **HINWEIS**
>
> Die zusätzliche Berechnung von Versiegelungsmaterial ist im Rahmen der **Zumutbarkeitsgrenze** nicht möglich. Nach dem BGH-Urteil vom 27.05.2004 (III ZR 264/03) ist jedoch die Zumutbarkeitsgrenze in jedem Fall dann überschritten, wenn bereits die unmittelbar entstehenden Materialkosten die Gebühren nach dem Einfachsatz der GOZ überschreiten.

2.2 Umfangreiche individuelle Prophylaxe

Die Möglichkeiten, Zähne durch prophylaktische Maßnahmen umfangreich zu schützen, haben in den letzten Jahren sehr zugenommen. Zu diesen vorbeugenden Schutzmaßnahmen gehören folgende Behandlungen:
- Bestimmung der Keimbelastung
- Ernährungslenkung
- prophylaktische Behandlung gefährdeter Dentinflächen

Die genannten Behandlungen können bei Privatpatienten abgerechnet werden.

2.2.1 Bestimmung der Keimbelastung

Um die individuelle Belastung des Patienten mit pathogenen Keimen einschätzen zu können, sind mikroskopische Untersuchungen und mikrobiologische Testverfahren angezeigt.

Für die **Entnahme des zu untersuchenden Abstrichmaterials** ist die Position Ä 298 abrechenbar.

Ä 298	Entnahme und ggf. Aufbereitung von Abstrichmaterial zur mikrobiologischen Untersuchung – ggf. einschließlich Fixierung
40 P	

Ⓘ Falls das zu untersuchende Material angefärbt wird, kann dessen lichtmikroskopische Untersuchung zum Nachweis von Bakterien ggf. mit den Positionen Ä 4506 und Ä 4508 (je 90 Punkte) berechnet werden.

Speicheltests sollten nach der Vorgabe der Bundeszahnärztekammer folgendermaßen abgerechnet werden:
- Speichelfließrate: Ä 3712 gem. § 6 Abs. 2 GOÄ
- pH-Wert-Bestimmung des Speichels: Ä 3714
- Pufferkapazitätsbestimmung: Ä 3715 gem. § 6 Abs. 2 GOÄ
- Test auf Streptococcus mutans (SM-Test): Ä 4538 (reduzierter Gebührenrahmen) zzgl. Entnahme zur mikrobiologischen Untersuchung (Ä 298)
- Pilznachweis mit Oricult: Ä 4715 (reduzierter Gebührenrahmen) zzgl. Entnahme zur mikrobiologischen Untersuchung (Ä 298)

Falls andere Untersuchungsverfahren durchgeführt werden, können weitere Gebührenpositionen zur Abrechnung kommen.

Ⓐ Die Kosten der Abstrichentnahme sind in der Gebührenposition enthalten. Der Ersatz von Auslagen gem. § 3 GOZ in Verbindung mit § 10 GOÄ für mit einmaliger Anwendung verbrauchte Medikamente/Materialien ist zusätzlich berechenbar.

2.2.2 Ernährungslenkung

Falls eine Ernährungslenkung mit dem Ziel einer zahngesunden Ernährung notwendig wird, so sind häufig folgende Leistungen erforderlich:
- Ernährungsberatung: Abrechnung möglich nach ❭Ä 3, nach § 2 Abs. 3 GOZ oder nach § 6 Abs. 1 GOZ.
- Auswertung von Ernährungstagebüchern oder -fragebögen: Abrechnung möglich nach § 2 Abs. 3 GOZ oder nach § 6 Abs. 1 GOZ.
- Diätplan: Abrechnung nach Ä 76

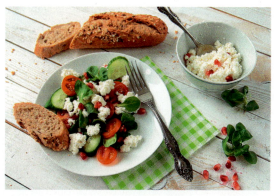

Abb. 1 Eine vollwertige, zuckerarme Ernährung trägt zur Zahngesundheit bei.

Pos. Ä 3, S. 76

BEISPIEL

Der Patient ist privat versichert und 20 Jahre alt.

Datum	Zahn	Behandlungsausschnitt	GOZ-/GOÄ-Pos.
A		Eingehende Untersuchung und Beratung, unter 10 Minuten zu anderen Zwecken	0010, Ä 1
		Erstellung des Mundhygienestatus auf Formblatt, Mundhygieneaufklärung (30 Minuten)	1000
		lokale Fluoridierung sämtlicher Zähne	1020
B		Kontrolle und Remotivation (20 Minuten)	1010
	16, 26, 35, 36, 45, 46	Zahnbeläge entfernt	4 x 4055 2 x 4050
	35, 36, 45, 46	Fissurenversiegelung unter Kofferdam	4 x 2000 2 x 2040
C		Weitere Behandlung	

3 Abrechnung von umfangreicher individueller Prophylaxe bei Kassenpatienten

Die in Kap. 2 beschriebenen Leistungen entsprechen bei Versicherten der gesetzlichen Krankenkassen nicht den für sie geltenden Kriterien und Richtlinien. Dies betrifft folgende Leistungen:

- Fluoridierung zur Prophylaxe bei nicht IP4-berechtigten Patienten
- prophylaktische Fissurenversiegelung an nicht IP5-fähigen Zähnen
- professionelle Zahnreinigung (manche gesetzlichen Kassen gewähren ihren Versicherten hierfür Zuschüsse)
- Speicheltests
- Entnahme von bakteriologischem Material
- Ernährungsberatung
- Diätplan
- antimikrobielle Therapie
- Dentinversiegelung

Privatvereinbarung, S. 43

Sollen diese Leistungen erbracht werden, sollten Kassenpatienten eine Vereinbarung nach ›§ 4 Abs. 5 BMV-Z bzw. § 7 Abs. 7 EKV-Z mit der Zahnarztpraxis vereinbaren. Dadurch wird der Patient für diese Leistung zum Privatpatienten.

§ 2 Abs. 1, 2 und 3 GOZ, S. 31
§ 6 Abs. 1 GOZ, S. 33
Analogleistung, S. 33

Die Abrechnung erfolgt dann nach GOZ-Positionen mit Vereinbarungen nach ›§ 2 Abs. 1, 2 und 3 GOZ oder nach ›§ 6 Abs. 1 GOZ als ›Analogleistung.

AUFGABEN

1. Warum sollte ein einmal gewähltes Index-Verfahren bei Erstellung des Mundhygienestatus beibehalten werden?
2. Wie oft kann ein Mundhygienestatus bei einem Kassenpatienten und wie oft bei einem Privatpatienten pro Jahr abgerechnet werden?
3. Begründen Sie, ob bei einem Kassenpatienten neben der IP1 eine Untersuchung nach 01 abgerechnet werden kann.
4. Welche (Kassen-)Patienten haben Anspruch auf IP-Leistungen?
5. Kann bei einem Privatpatienten neben der Pos. 1000 eine Beratung nach Pos. Ä 1 abgerechnet werden?
6. Wie oft kann die Position IP2 bei einem Kassenpatienten pro Jahr berechnet werden?
7. Wie wird die professionelle Zahnreinigung bei Privatpatienten, wie bei Kassenpatienten abgerechnet?
8. Vergleichen Sie folgende Positionen: IP5 bei Kassenpatienten und 2000 bei Privatpatienten. Welche Unterschiede erkennen Sie?
9. Wie oft ist die Pos. 1030 bei Privatpatienten pro Jahr berechnungsfähig?
10. Für welche Patienten dürfen im Rahmen der GOZ Prophylaxeleistungen abgerechnet werden?
11. Welche Leistungen werden bei Kassenpatienten im Rahmen der Prophylaxebehandlung häufig zusätzlich abgerechnet?
12. Wie gehen Sie vor, wenn ein Kassenpatient außervertragliche Leistungen im Rahmen der Prophylaxe wünscht?

Prothetische Leistungen begleiten

LF 12

1. **Grundlagen der Abrechnung prothetischer Leistungen bei Kassenpatienten**
2. **Grundlagen der Abrechnung prothetischer Leistungen bei Privatpatienten**
3. **Einzelkronen, Provisorien und Stiftaufbauten**
4. **Privatleistungen bei Kassenpatienten: Mehrkostenberechnung**
5. **Brückenzahnersatz**
6. **Totalprothesen, Teilprothesen und Kombinationszahnersatz**
7. **Teilleistungen, Wiederherstellungen und Reparaturen bei Kronen, Brücken und Prothesen**
8. **Privatleistungen zur Prothetik bei Kassenpatienten**

Prothetische Leistungen begleiten

Unter Prothetik versteht man die Zahnersatzkunde, oft als ZE-Behandlung abgekürzt. Hierzu gehört die Herstellung von Brücken und Prothesen. Kronen gehören eigentlich nicht in diesen Bereich. Sie dienen nicht zum Ersatz, sondern zum Erhalt von Zähnen. In der GOZ werden Einzelkronen daher als konservierende Leistungen betrachtet und entsprechend abgerechnet.

Im Rahmen der gesetzlichen Krankenkassen ist jedoch das Abrechnungsverfahren für Kronen, Brücken und Prothesen identisch. Die Kronen werden bei Kassenpatienten wie prothetische Leistungen behandelt. Deswegen wird die Abrechnung der Herstellung von Kronen in diesem Buch im Lernfeld Prothetik eingeführt.

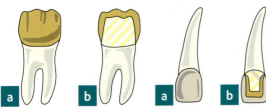

Das Lernfeld umfasst die Versorgung mit
- Einzelkronen und Stiftaufbauten (s. Abb. 1),
- Brücken (s. Abb. 2),
- Teilprothesen (s. Abb. 3),
- totalen Prothesen (s. Abb.4),
- Epithesen (zur Versorgung von Gesichtsdefekten) sowie
- die Wiederherstellung der Funktion oder ggf. die Erweiterung vorhandener prothetischer Arbeiten.

Abb. 1 Vollgusskrone und Metallkeramikkrone

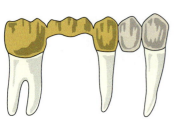
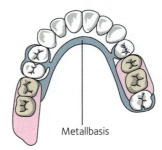
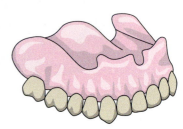

Abb. 2 Zweispannige Brücke mit Schwebe- und Basisglied   **Abb. 3** Modellgussprothese   **Abb. 4** Totale Oberkieferprothese

1 Grundlagen der Abrechnung prothetischer Leistungen bei Kassenpatienten

1.1 Grundlagen

Für die prothetische Versorgung und die Versorgung mit Einzelkronen von gesetzlich Krankenversicherten sind vor allem folgende rechtliche Grundlagen zu beachten:
- das geltende SGB V (insbesondere §§ 55 und 56)
- Anlage A BEMA-Teil 5 zum BMV-Z und EKV-Z
- Richtlinien über die Versorgung mit Zahnersatz und Zahnkronen
- Festzuschussrichtlinien
- Beschlüsse des G-BA (Gemeinsamer Bundesausschuss)

Heil- und Kostenplan, S. 249

Das vorgeschriebene Abrechnungsformular für diese Leistungen ist der ›**Heil- und Kostenplan (HKP) Teil 1 und 2**. Dieser ist für alle prothetischen Versorgungen und Kronenversorgungen auszufüllen. Teil 2 gilt nur für gleichartige und andersartige Versorgungen. Die HKPs werden monatlich (in manchen KZV-Bereichen auch öfter) abgerechnet. In manchen KZV-Gebieten kann die Praxis auch die Sofortauszahlung wählen. Zudem ist eine tägliche Abrechnung möglich.

Für die Abrechnung der Pläne gilt ein bundeseinheitlicher Punktwert.

Grundlagen der Abrechnung prothetischer Leistungen bei Kassenpatienten | 247

1.1.1 Festzuschüsse

Prothetische Leistungen werden von der Krankenkasse nicht vollständig bezahlt, sondern in der Regel nur mit **Festzuschüssen** bezuschusst. Der Patient muss daher in der Regel etwa die Hälfte der statistischen Durchschnittskosten der Regelversorgung selbst übernehmen. Um nachweisen zu können, dass der Patient über die ihm entstehenden Kosten informiert ist, hat es sich als sehr sinnvoll erwiesen, den Patienten eine Kostenübernahmeerklärung (Verpflichtungserklärung) unterschreiben zu lassen (siehe auch HKP-Formular).

Die gesetzlichen Krankenkassen gewähren den bei ihnen versicherten Patienten **gemäß §§ 55 und 56 SGB V** einen befundorientierten Festzuschuss in Höhe von **50 % der Durchschnittskosten** für
- die Vergütung zahnärztlicher Leistungen inklusive Materialkosten,
- die Vergütung zahntechnischer Leistungen inklusive Materialkosten.

Berechnungsgrundlage dafür ist der Heil- und Kostenplan.

Für Kassenpatienten gilt eine **Bonusregelung**:
- Weist der Patient in den vergangenen fünf Kalenderjahren eigene Bemühungen zur Gesunderhaltung der Zähne nach, so erhält er von der Krankenkasse einen **Bonus von 20 %**. Dazu muss der Gebisszustand regelmäßige Zahnpflege erkennen lassen und der Patient muss nachweisen (Bonusheft), dass er wenigstens einmal in jedem Kalenderjahr zahnärztlich untersucht wurde.
- Der Patient erhält von der Krankenkasse einen Bonus von **weiteren 10 %**, wenn er nachweisen kann, dass er in den vergangenen zehn Kalenderjahren wenigstens einmal in jedem Kalenderjahr zahnärztlich untersucht wurde und der Gebisszustand regelmäßige Zahnpflege erkennen lässt. (Für Versicherte, die nach dem 31. Dezember 1978 geboren sind, gilt der Nachweis für eigene Bemühungen zur Gesunderhaltung der Zähne für die Jahre 1997 und 1998 als erbracht.)
- Im Zusammenhang mit Zahnkronen und Zahnersatz erbrachte konservierend-chirurgische und Röntgenleistungen werden vollständig von der Krankenkasse bezahlt. Die Abrechnung erfolgt i. d. R. über den Upload.

Bonus	Durchschnittskosten
0 %	50 % der statistischen Durchschnittskosten der Regelversorgung als Festzuschuss (Zahnarzt und Labor)
20 %	60 % der statistischen Durchschnittskosten der Regelversorgung als Festzuschuss (Zahnarzt und Labor)
30 %	65 % der statistischen Durchschnittskosten der Regelversorgung als Festzuschuss (Zahnarzt und Labor)
100 % (Härtefall)	100 % bei Patienten mit geringem Einkommen nach § 62 und § 55 Abs. 2 SGB V als Festzuschuss (bei Verwendung von ›NEM-Legierungen), sonst nur doppelter Festzuschuss (Zahnarzt und Labor)

Tab. 1 Bonusregelung für Kassenpatienten: Unabhängig von der Versorgung erhält der Kassenpatient die aufgeführten Boni.

NEM-Legierung
Nicht-Edelmetall-Legierung

BEISPIEL

Ein Patient muss an Zahn 16 mit einer Einzelkrone als metallische Vollkrone versorgt werden. Er erhält bei dem beschriebenen Befund unter 1.1 den folgenden Festzuschuss, unabhängig von der tatsächlichen Versorgung (Stand 2016): Der Befund wird vom Zahnarzt festgestellt.

Festzuschuss Befund-Nr.	Ohne Bonus	20 % Bonus	30 % Bonus	100 % (Härtefall), doppelter FZ
1.1 Erhaltungswürdiger Zahn mit weitgehender Zerstörung der klinischen Krone oder unzureichender Retentionsmöglichkeit, je Zahn	139,33	167,20	181,13	278,66

Stellt also der Zahnarzt bei einem Patienten den Befund unter 1.1 fest, erhält der Patient je nach seiner Bonusstufe den aufgeführten Festzuschuss in € bei der Versorgung mit Zahnersatz (z. B. einer Einzelkrone).

LF 12

248 | Prothetische Leistungen begleiten

Die aktuellen Festzuschüsse finden Sie unter:

http://www.kzbv.de/festzuschussbetraege-2015.662.de.html

Festzuschüsse sind nach den unterschiedlichen Befunden in **acht Befundklassen** beschrieben und unterteilt sowie entsprechend dieser Klassen nummeriert. Die folgenden Tabellen geben einen ersten vereinfachten Überblick über die Zuordnung von BEMA-Zahnersatzabrechnungsziffern zu den entsprechenden Festzuschüssen bei Regelversorgung. Wiederherstellungen, Suprakonstruktionen und Interimsersatz sind hier nicht aufgeführt.

Einzelkronen

BEMA-Pos.	Kurztext	Festzuschüsse
20 a	Vollkrone	1.1
20 b	Verblendkrone	1.1 + 1.3
20 c	Teilkrone	1.2
18 a	Konfektionierter Stiftaufbau	1.4
18 a	Gegossener Stiftaufbau	1.5

Tab. 1 Festzuschüsse bei Einzelkronen (Festzuschussklasse 1)

Brücken

BEMA-Pos.	Kurztext	Festzuschüsse
2 x 91 1 x 92	Einspannig, ein Zahn ersetzt	2.1 (bei 91 b + 2.7)
2 x 91 1 x 92	Einspannig, zwei Nachbarzähne ersetzt	2.2 (bei 91 b + 2.7)
2 x 91 1 x 92	Einspannig, drei Nachbarzähne ersetzt	2.3 (bei 91 b + 2.7)
3 x 91 2 x 92	Zweispannig, jeweils ein Zahn pro Spanne ersetzt	2.1 + 2.5 (bei 91 b + 2.7)
3 x 91 2 x 92	Zweispannig, ein Zahn und zwei Zähne ersetzt	2.2 + 2.5 (bei 91 b + 2.7)
3 x 91 2 x 92	Zweispannig, ein Zahn und drei Zähne ersetzt	2.3 + 2.5 (bei 91 b + 2.7)
2 x 91 b 1 x 92	Einspannig Front, vier Nachbarzähne ersetzt	2.4 + 6 x 2.7

Tab. 3 Festzuschüsse bei Brücken (Festzuschussklasse 2)

Total-/Cover-Denture-Prothesen bis drei Zähne

BEMA-Pos.	Kurztext	Festzuschüsse
97 a	OK Totale	4.2
97 a	OK Cover Denture	4.1
97 b	UK Totale	4.4
97 b	UK Cover Denture	4.3
98 e	Stützstiftregistrierung	4.5
98 d	Metallbasis Totale	4.5
91 d	Teleskopkrone	4.6
90	Wurzelstiftkappe	4.8
90	Verblendung Tele	4.7

Tab. 2 Festzuschüsse bei Total- oder Cover-Denture-Prothesen (Festzuschussklasse 4)

Partieller / Kombizahnersatz mehr als drei Zähne

BEMA-Pos.	Kurztext	Festzuschüsse
96 a–c 98 g	Partiell mit Modellguss	3.1
96 a–c 98 g 91 c	Teleskopprothese mit maximal zwei Teles auf 3 oder 4	3.1 + 3.2 (x 2)
	Verblendung der Teles	+ 4.7 (x 2)

Tab. 4 Festzuschüsse bei partiellem oder Kombinationszahnersatz (Festzuschussklasse 3)

> **MERKE**
>
> Bis zum Restzahnbestand von drei Zähnen gilt immer die Festzuschussklasse 4. Die Festzuschussklasse 3 übernimmt von 4 lediglich den Festzuschuss 4.7.

1.1.2 Regelversorgung

Bei prothetischen Versorgungen gibt es hochwertige Alternativen zu der vertragszahnärztlichen Versorgung. In derartigen Fällen gelten die §§ 55 und 56 SGB V.

Versorgungsanspruch

Versicherte haben Anspruch auf eine medizinisch notwendige, ausreichende, zweckmäßige und wirtschaftliche Versorgung mit Zahnkronen und Zahnersatz, d. h. zahnärztliche Behandlung und zahntechnische Leistungen.

Das Ziel einer prothetischen Versorgung nach den Richtlinien der gesetzlichen Krankenkasse ist die Wiederherstellung der Funktionstüchtigkeit des Kauorgans. Hierfür kommen folgende Versorgungsmöglichkeiten in Betracht:

- **Einzelkronen** werden bei pflichtversicherten Patienten wie Zahnersatz behandelt, da sie genauso wie dieser beantragt werden müssen. Zur Regelversorgung gehören die vestibulären Verblendungen von 15 bis 25 und von 34 bis 44.
- **Brücken** werden vornehmlich zum Ersatz einzelner Zähne verwendet. Bei großen Brücken ist die Regelversorgung auf den Ersatz von bis zu vier fehlenden Zähnen je Kiefer und bis zu drei fehlenden Zähnen je Seitenzahnbereich begrenzt. Bei zweispannigen Brücken darf der zweite Teil der Brücke nur einen ersetzten Zahn umfassen. Mehr als zweispannige Brücken gehören nicht zur Regelversorgung.
- **Teilprothesen** werden zum Ersatz von mehreren Zähnen in einem Kiefer und für den Ersatz ganzer Zahngruppen benötigt. Die Regelversorgung soll dabei die Modellgussprothese mit gegossenen Klammern sein. Kunststoffteilprothesen mit gebogenen Klammern werden heute nur noch als Interimsersatz (provisorische Prothese) und in medizinisch begründeten Einzelfällen eingegliedert.
- Falls eine funktionell sinnvolle Lösung mit einer Modellgussprothese nicht erreicht werden kann oder wenn diese auf die Dauer nicht wirtschaftlich ist, kommt auch **kombinierter Zahnersatz** in Betracht. Dabei werden Kronen oder Kappen mit einer Prothese kombiniert. Bei Kombinationsversorgungen ist die Regelversorgung auf zwei Verbindungselemente je Kiefer begrenzt. Ausnahme: Bei Versicherten mit einem Restzahnbestand von höchstens drei Zähnen je Kiefer ist die Regelversorgung auf drei Verbindungselemente je Kiefer begrenzt.
- Zahnlose Patienten werden nach der Regelversorgung mit **totalen Prothesen** versorgt. Daneben gibt es die Ausnahmeindikation für ⟩Suprakonstruktionen.

Suprakonstruktionen bei Kassenpatienten, S. 197

Mehrkosten

Wählen Versicherte einen Zahnersatz, der über die Regelversorgung hinausgeht, so müssen sie die Mehrkosten selbst tragen (§ 55 Abs. 4 SGB V). Die befundorientierten Festzuschüsse bleiben dem Patienten aber auch bei gleichartigem und andersartigem Zahnersatz erhalten. Die ⟩Berechnung der Mehrkosten berücksichtigt diese.

Berechnung der Mehrkosten, S. 42

1.2 Heil- und Kostenplan

Als Grundlage für die prothetische Versorgung muss ein einheitlicher Heil- und Kostenplan (HKP, auch HuK, Teil 1 und Teil 2) nach der Anlage 3 zum BMV-Z bzw. Anlage 4 zum EKV-Z erstellt werden.

> **HINWEIS**
> Für Reparaturen und/oder Erweiterungen gelten teilweise andere Bestimmungen.

Der Zahnarzt hat vor Beginn der Behandlung einen **kostenfreien** (§ 87 Abs. 1a SGB V), die gesamte Behandlung umfassenden Heil- und Kostenplan zu erstellen. Auch bei aufwendigen Versorgungen gibt es keine Abrechnungsziffer hierfür. In diesem HKP werden sowohl die Regelversorgung (R) als auch die darüber hinausgehenden Leistungen (Therapieplanung, TP) dokumentiert.

Die allgemeinen Bestimmungen zum HKP lauten:
- Der Heil- und Kostenplan ist von der Krankenkasse vor Beginn der Behandlung insgesamt zu prüfen.
- Die im Heil- und Kostenplan vorgesehene Gesamtversorgung mit Zahnersatz (auch gleichartige und andersartige Versorgung) bedarf vor Beginn der Behandlung der Genehmigung.
- Die Zahnarztpraxis trägt die befundabhängigen Festzuschüsse und deren Anzahl ein und die Krankenkasse genehmigt durch Eintrag die bonusabhängigen Euro-Beträge der Festzuschüsse **(Zuschussfestsetzung)**.
- Die Krankenkasse kann einen Gutachter bei bestimmten Versorgungen einschalten, z. B. wenn ein Patient aus finanziellen Gründen zunächst nur einen Kiefer versorgen lassen will.
- Nach Abschluss der Behandlung rechnet der Vertragszahnarzt die von der Krankenkasse zu übernehmenden Kosten (Festzuschüsse) für die Regelversorgung mit der Kassenzahnärztlichen Vereinigung ab. Ausnahme: Bei andersartigem Zahnersatz muss der Versicherte selbst die Festzuschüsse von der Krankenkasse einfordern. Der HKP ist mit „D" (Direktabrechnung) zu kennzeichnen.
- Im Fall einer Abrechnungsberichtigung gegenüber der Kassenzahnärztlichen Vereinigung unterrichtet die Krankenkasse die Versicherten.
- Die Versicherten können die Gesamtrechnung von der Krankenkasse prüfen lassen. Die Versicherten zahlen ihren Eigenanteil für die Regelversorgung sowie die entstandenen Mehrkosten (für gleichartige und andersartige Versorgung) an den Vertragszahnarzt.
- Der Vertragszahnarzt hat bei Rechnungslegung eine Durchschrift der Rechnung des gewerblichen oder des praxiseigenen Labors über zahntechnische Leistungen beizufügen.
- Bei gleichartigen und andersartigen Versorgungen werden die Leistungen der Zahnarztpraxis nach GOZ/GOÄ, die zahntechnischen Leistungen nach BEB Zahntechnik® abgerechnet.

Formular HKP, S. 252

Teil 2 HKP, S. 259

Für die Erstellung des HKPs ist das betreffende rosa gefärbte ❯Formblatt zu verwenden, wenn die Abrechnung über Primärkassen und Ersatzkassen (Sozialhilfeträger, Versorgungsämter oder Knappschaft-Bahn-See siehe Verträge) erfolgen soll. ❯Teil 2 des HKPs muss nur bei gleichartigen und andersartigen Versorgungen ausgefüllt werden. Manche Abrechnungsprogramme können die Heil- und Kostenpläne einschließlich der Formularvordrucke selbstständig erstellen (generieren). Diese HKPs sind nicht rosa, sondern grau gefärbt.

> **HINWEIS**
> Sonstige Kostenträger verwenden teilweise andere Formulare, z. B. die Berufsgenossenschaft.

Für die Prothetik ist auch eine EDV-Abrechnung möglich (ZE-Upload), wenn das beteiligte Labor in der Lage ist, eine XML-Datei der Laborrechnung für die Zahnarztpraxis zu erstellen.

1.2.1 Stationen des Heil- und Kostenplanes

Wenn der Zahnarzt die ordnungsgemäße Beantragung der geplanten prothetischen Versorgung vorgenommen hat, die Festzuschüsse und deren Anzahl eingetragen sind und der Patient die Übernahme der für ihn entstehenden Kosten zugesagt hat, muss die Höhe der Festzuschüsse von der Krankenkasse, bei der der Patient versichert ist, festgesetzt werden (Bonus und Euro-Beträge).
Der HKP wird dem Patienten mitgegeben und von ihm zur Krankenkasse geschickt ①.
Der Sachbearbeiter der Krankenkasse prüft den HKP auf sachliche Richtigkeit, setzt die Zuschüsse fest und genehmigt die geplante Versorgung (Regelversorgung, gleichartige oder andersartige Versorgung).
In bestimmten Versorgungsfällen wird ein anderer Zahnarzt als Gutachter bestellt Ⓐ. Der Gutachter fordert die Behandlungsunterlagen an und untersucht möglicherweise den Patienten. Auf der Basis des Gutachtens wird von der Krankenkasse entschieden, ob die Versorgung genehmigt oder abgelehnt wird Ⓑ.
In der Regel schickt die Krankenkasse den HKP an den Versicherten zurück, und dieser legt ihn dann in der Praxis vor ②. Sobald der genehmigte HKP in der Praxis vorliegt, führt der Zahnarzt die Behandlung durch.

Grundlagen der Abrechnung prothetischer Leistungen bei Kassenpatienten | **251**

Der HKP wird dann abgerechnet und an die zuständige KZV geschickt ③. (Ausnahme: Bei andersartigem Zahnersatz erfolgt die direkte Abrechnung mit dem Versicherten ⑤a.) Hier wird die Richtigkeit der zahntechnischen und der zahnärztlichen Abrechnung geprüft. Die geprüften Pläne werden sortiert und den einzelnen Kostenträgern übersandt ④. Diese überweisen den entsprechenden Geldbetrag an die KZV. Die KZV zieht ihre Verwaltungskosten ab und überweist den Zahnärzten das Geld.

Gleichzeitig mit der Abrechnung des HKPs wird die zahnärztliche Rechnung über den Eigenanteil und die entstandenen Mehrkosten (bei gleichartigem und andersartigem Zahnersatz) für den Patienten erstellt. Der Versicherte zahlt diesen Anteil direkt an den Zahnarzt ⑤.

Bei andersartigem Zahnersatz stellt die Zahnarztpraxis die gesamten Kosten dem Versicherten in Rechnung. Dieser reicht die Rechnungen bei seiner Krankenkasse ein und erhält die Festzuschüsse ausbezahlt ⑤a.

> **HINWEIS**
>
> Es ist unbedingt erforderlich, dass die Zahntechnikerrechnung in allen abgerechneten ›BEL-Positionen den BEMA-Positionen des HKPs entspricht, da sonst mit Kürzungen der Zahlungen durch die KZV gerechnet werden muss.

BEL
Bundeseinheitliches Leistungsverzeichnis Zahntechnik

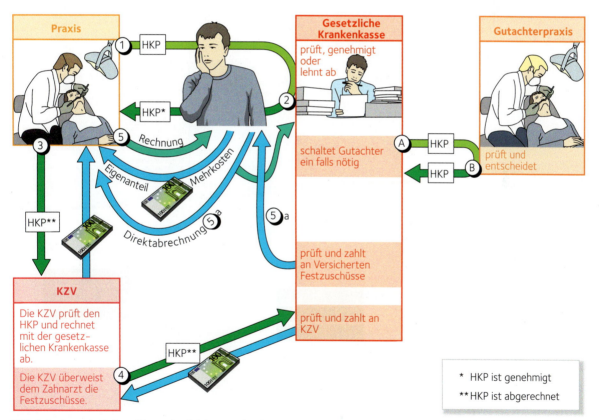

Abb. 1 Stationen des Heil- und Kostenplans bei der KZV-Abrechnung

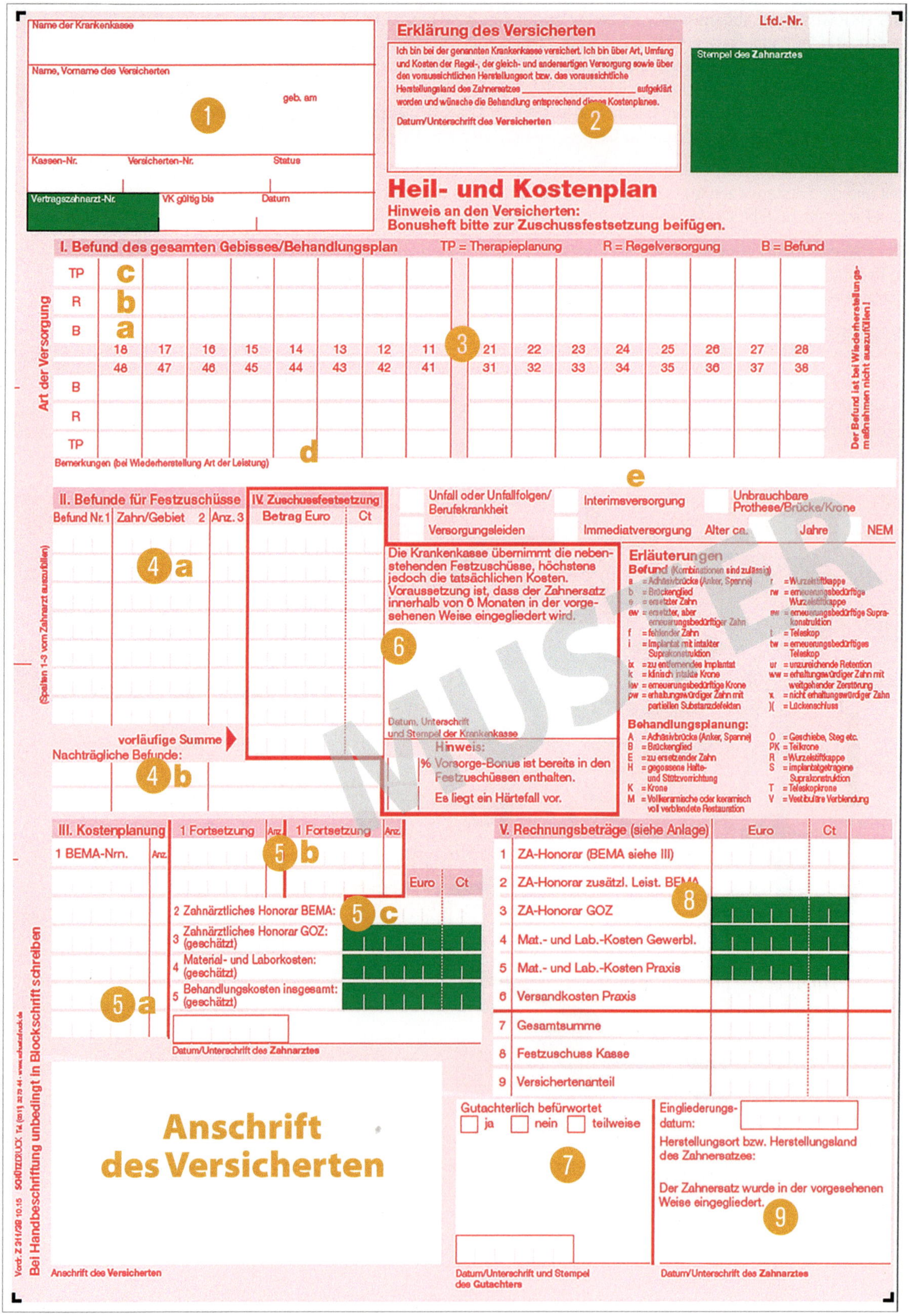

Abb. 1 Aufbau des Heil- und Kostenplans

1.2.2 Erläuterungen zum Heil- und Kostenplan

1 Die Daten der elektronischen Gesundheitskarte werden mit dem Lesegerät in das Adressfeld übertragen.

2 Wenn der HKP ohne vorherige Bewilligung durch die Krankenkasse als Abrechnungsformular verwendet wird, muss der Versicherte das Formular im vorgesehenen Feld unterschreiben. Zum Beispiel können Maßnahmen zur Wiederherstellung der Funktion von Kronen, Brücken und Prothesen sowie Erweiterungen von Prothesen ohne Genehmigung durchgeführt werden, wenn bestimmte Beträge (z. B. 200,00 €) nicht überschritten werden oder wenn bestimmte 〉Befundklassen betroffen sind (z. B. 6.0, 6.9, 6.8 in Verbindung mit 1.4 und 1.5, 7.3, 7.4 und 7.7). Dies ist oft bei verschiedenen gesetzlichen Kassen je nach KZV-Gebiet unterschiedlich geregelt.
Ebenfalls bestätigt der Versicherte hier, dass er über den Herstellungsort oder über das Herstellungsland des Zahnersatzes sowie die Behandlungskosten aufgeklärt wurde.

> **HINWEIS**
> Ausnahmen von der Genehmigungspflicht erfahren Sie auf Nachfrage in der zuständige KZV.
>
> Befundklassen der Festzuschüsse, S. 248

3 Im Feld **I. Befund des gesamten Gebisses/Behandlungsplan** müssen folgende Eintragungen vorgenommen werden:

a Der **Befund (B)** des gesamten Gebisses vor Behandlungsbeginn ist einzutragen. Dafür werden ausschließlich die auf dem HKP vorgegebenen Kleinbuchstaben verwendet. Werden Reparaturen oder Erweiterungen durchgeführt, so wird der Befund nicht ausgefüllt. Wichtige Kürzel:
- **ew:** ersetzter, aber erneuerungsbedürftiger Zahn; wird verwendet, wenn eine Prothese neu angefertigt werden muss
- **ur:** unzureichende Retention; wird verwendet, wenn ein gesunder Zahn mit einer Krone zur Abstützung einer Konstruktion „gebraucht" wird
- **ww:** wird immer verwendet, wenn ein erneuerungsbedürftiger Zahn mit weitgehender Zerstörung vorliegt

b Der Behandlungsplan für die gesamte geplante **Regelversorgung (R)** ist auszufüllen, ggf. können dazu auch mehrere HKPs erforderlich sein. Hierfür werden ausschließlich die auf dem HKP vorgegebenen Großbuchstaben verwendet. Für verblendete Kronen und Brückenglieder und die Teilkrone müssen zwei Buchstaben verwendet werden.

c Hier wird die tatsächliche Planung eingetragen **(Therapieplanung, TP)**, wenn sie von der Regelversorgung abweicht.

d Alle weiteren vertraglich notwendigen Informationen über die Versorgung, auch der Hinweis auf den 〉Teil 2, sind unter **Bemerkungen** zu verzeichnen.

HKP Teil 2, S. 259

e Ein Unfall ist als Behandlungsursache zu kennzeichnen. Spezielle Versorgungsarten sind nach Angabe des Zahnarztes einzutragen. Ob eine NEM-Legierung verwendet wurde, ist für Härtefallpatienten sehr wichtig. Unbrauchbarkeit muss vermerkt werden.

4 a Im Feld **II. Befunde für Festzuschüsse** sind die Festzuschüsse einzutragen: in Spalte 1 die Festzuschussnummer, in Spalte 2 der Zahn oder das Gebiet und in Spalte 3 die Anzahl der Festzuschüsse.

4 b Hier werden Festzuschüsse nachträglich festgestellter Befunde bei der Abrechnung des HKPs eingetragen (nur das Eintragen der Festzuschüsse 1.4 und 1.5 ist möglich).

5 a/b Im Feld **III. Kostenplanung** werden die zu beantragenden BEMA-Positionen eingetragen. Zudem wird dort angegeben, wie oft diese Position benötigt wird.

5 c Die Multiplikation der Bewertungszahlen des BEMA mit der Anzahl und dem bundeseinheitlichen Punktwert ergibt in der Summe das zahnärztliche Honorar nach dem BEMA in Zeile 2.
Zeile 3 wird nur ausgefüllt, wenn gleichartiger oder andersartiger Zahnersatz vorliegt, der nach der 〉GOZ/BEB 97 abgerechnet wird. Dies kann nur geschätzt werden. Die Abrechnungsprogramme liefern hierfür Hilfen. In 〉HKP Teil 2 muss die Summe aufgeschlüsselt sein.
Zeile 4 enthält die geschätzten Material- und Laborkosten, die auch aus dem Programm oder nach Erfahrung gewonnen werden.

BEB 97
Bundeseinheitliche Benennungsliste Zahntechnik

HKP Teil 2, S. 259

Zeile 5 enthält die geschätzten Gesamtkosten. Hierbei sind die Festzuschüsse nicht berücksichtigt. Den geschätzten Eigenanteil des Patienten enthält der Teil 2 des HKPs oder eine Information aus Ihrem Abrechnungsprogramm.
Das Datum des Antragstages wird eingetragen; der Zahnarzt unterschreibt die Kostenplanung.

Der HKP wird dem Patienten mitgegeben. Dieser sendet ihn mit seinem Bonusheft zur Genehmigung an die Krankenkasse. In einigen KZV-Bereichen kann der Zahnarzt den HKP auch direkt an die Krankenkasse senden. Diese schickt ihn dann an den Zahnarzt zurück.

> **MERKE**
> Der HKP hat eine Gültigkeit von sechs Monaten ab dem Tag der Zuschussfestsetzung. Wenn die Behandlung bis zu diesem Zeitpunkt nicht abgeschlossen ist, muss eine Nachbeantragung erfolgen.

6 Das Feld **IV. Zuschussfestsetzung** wird von der Krankenkasse ausgefüllt. Hier werden die Festzuschussbeträge in Euro sowie die Bonusprozentsätze (0 %, 20 % oder 30 %) eingetragen oder „Härtefall" angekreuzt. Mit der Unterschrift des Sachbearbeiters auf dem Plan ist dieser genehmigt. Erst wenn die Genehmigung vorliegt, darf mit der Behandlung begonnen werden (Ausnahme: Reparaturen).

7 Falls von der Krankenkasse ein Gutachter eingeschaltet wurde, erscheint hier dessen Befürwortung.

8 Im Feld **V. Rechnungsbeträge** erfolgt die Abrechnung des HKPs. In Zeile 1 steht der Betrag aus der Kostenplanung, Zeile 2. Fallen im Verlauf der Behandlung sogenannte zusätzliche (nachträgliche) Leistungen an (das können nur die Positionen ⟩18, ⟩19, ⟩21, ⟩95d und ⟩24c sein), werden die Bewertungszahlen für diese Leistungen berechnet, mit dem Punktwert multipliziert und als Summe in Zeile 2 eingetragen. In Zeile 3 wird das tatsächliche Honorar des Zahnarztes nach der GOZ (nur bei gleichartigem und andersartigem Zahnersatz) eingetragen. Zeile 4 und 5 zeigen die tatsächlichen Laborkosten. In Zeile 6 können die in der Praxis angefallenen Versandkosten erfasst werden; normalerweise aber führt das Labor die Versandgänge durch, wodurch sich die Pauschale in der Laborrechnung findet. Zeile 7 gibt die Gesamtkosten wieder. In Zeile 8 werden die Festzuschüsse der Krankenkasse eingetragen. Sie können um die nachträglichen Befunde bei **4 b** (nur 1.4 und 1.5 sind möglich) von der Zahnarztpraxis korrigiert sein. Zeile 9 enthält den Versichertenanteil (Eigenanteil).

Pos. 18, S. 271
Pos. 19, S. 268
Pos. 21, S. 268
Pos. 95d, S. 269
Pos. 24c, S. 330

9 Hier muss das Eingliederungsdatum und der Herstellungsort bzw. das Herstellungsland des Zahnersatzes eingetragen werden. Der Zahnarzt bestätigt durch seine Unterschrift, dass der Zahnersatz eingegliedert wurde. Ab diesem Zeitpunkt gelten genaue Fristen für bestimmte BEMA-Positionen (z. B. ⟩sK, ⟩Mu) sowie für die ⟩Gewährleistung.

sK, S. 114
Mu, S. 115

1.2.3 Auszüge aus dem Heil- und Kostenplan

Gewährleistung
Diese bezeichnet die Ansprüche bei mangelhafter Leistung. Beim Zahnersatz beträgt die Frist wie bei Füllungen zwei Jahre.

Unter **II. Befunde** (s. Abb. 1) werden die Festzuschüsse je nach Befund des Versicherten eingetragen. Dies ist unabhängig von der Art der Versorgung (Regelversorgung, gleich- oder andersartige Versorgung). Die Festzuschüsse sind nicht an **eine** BEMA-Leistung gekoppelt. Die Tabelle auf S. 248 zeigt, dass hinter einem Festzuschuss meist mehrere BEMA-Leistungen stehen. Nicht alle dort verzeichneten BEMA-Leistungen müssen bzw. können erbracht werden.

> **BEISPIEL**
> **1:** Bei einer metallischen Vollkrone als Einzelkrone auf Zahn 26 fällt der Festzuschuss 1.1 an. Voraussichtlich werden die BEMA-Positionen 20a und 19 sowie später eventuell 24c und erneut 19 berechnet. Ebenso können unterschiedlich viele Laborpositionen hinter einem Festzuschuss stehen. Die BEMA-Positionen 98a und/oder 7b können bei einer Einzelkrone nicht anfallen. Dagegen löst die BEMA-Position 18a oder 18b an diesem Zahn einen weiteren Festzuschuss aus (1.4 bzw. 1.5). Diese können auch als nachträgliche Befunde anfallen (Eintrag bei **4 b**).
>
> **2:** Für eine vestibulär verblendete Einzelkrone an Zahn 21 fällt neben 1.1 ein weiterer Festzuschuss 1.3 an. Es können die BEMA-Leistung 20b sowie Leistungen wie in Beispiel 1 anfallen.

Abb. 1 Ausschnitt aus dem HKP: Abschnitt II. Befunde für Festzuschüsse

Unter **III. Kostenplanung** (s. Abb. 1) werden die BEMA-Leistungen und deren Anzahl eingetragen (**5 a** mit Fortsetzung bei **5 b**).

Durch Multiplikation mit dem bundeseinheitlichen Punktwert wird der Euro-Betrag in **5 c** in Zeile 2 (Zahnärztliches Honorar BEMA) ermittelt. Bei gleich- und andersartigem Zahnersatz stehen hier nur geringere Beträge, da diese Versorgungen zum (Groß-)Teil nach der GOZ abgerechnet werden. Dies ist dann in Zeile 3 (Zahnärztliches Honorar GOZ, geschätzt) erfasst.

Unter **V. Rechnungsbeträge** (s. Abb. 2) erscheinen die tatsächlichen Rechnungsbeträge. In Zeile 1 muss der Betrag aus dem Abschnitt III. (Zeile 2) stehen. Zeile 2 führt die zusätzlichen Leistungen in einer Euro-Summe auf (BEMA-Positionen nicht ersichtlich). In Zeile 3 ist nur dann ein Betrag erfasst, wenn eine gleichartige oder andersartige Versorgung abgerechnet wurde. Die Zeilen 4 bzw. 5 führen die Fremd- oder Eigenlaborkosten für BEL/BEB-Positionen, Metallkosten, Zähne, Spezialmaterial, Versandkosten und Mehrwertsteuer (zzt. 7 %) auf. In Zeile 6 dürfen nur Versandkosten berechnet werden, wenn die Praxis den Versand zum Fremdlabor bezahlt (Pauschalen sind mit der KZV vereinbart). Von der Gesamtsumme in Zeile 7 wird der in Zeile 8 angegebene Festzuschuss abgezogen. Der Festzuschuss Kasse kann noch um die Festzuschüsse 1.4 und 1.5 (nachträgliche Befunde) erhöht sein. In Zeile 9 ergibt sich der Versichertenanteil (Eigenanteil des Versicherten). Es empfiehlt sich, eine detaillierte zahnärztliche Rechnung, die dem Versicherten die Zusammensetzung des Betrages in Zeile 9 erklärt.

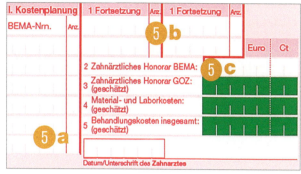

Abb. 1 Ausschnitt aus dem HKP: Abschnitt III. Kostenplanung

Abb. 2 Ausschnitt aus dem HKP: Abschnitt V. Rechnungsbeträge

1.2.4 Material- und Laborkostenabrechnung

Zusätzlich zu den in der Praxis erbrachten Leistungen, die bei Patienten der gesetzlichen Krankenkassen durch die BEMA-Positionen vergütet werden, können noch **Materialkosten** berechnet werden. Bei bestimmten Materialien, z. B. Einmalspritzen und Lokalanästhetika, ist die gesonderte Berechnung in den Verträgen ausgeschlossen. Jedoch können dem Versicherten die tatsächlichen Kosten für Materialien, die mit der einmaligen Anwendung verbraucht sind, z. B. Abformmaterial, in Rechnung gestellt werden.

Praxismaterialkosten setzen sich aus effektiven Materialkosten, Finanzierung und Beschaffung zusammen. In den Beispielen im Buch wird dies durch den Hinweis auf einen Eigenlaborbeleg vorgegeben. Die Preise für Praxismaterialkosten werden in der Praxis errechnet, indem man den Preis der Packung inkl. MwSt. und Zuschlägen durch die Anzahl der entnommenen Portionen teilt. Viele KZV geben zur Orientierung Erfahrungslisten mit Minimal- und Maximalwerten für Praxismaterialkosten an ihre Mitglieder ab.

Werden **zahntechnische Arbeiten** im Zahnarztlabor ausgeführt, wird dafür eine gesonderte Eigenlaborrechnung angefertigt. Der Rechnungsbetrag wird mit dem Betrag der Praxismaterialkosten zusammengefasst und in Zeile 5 des Feldes V. Rechnungsbeträge des HKPs eingetragen (s. Abb. 1, S. 256).

Meistens werden die zahntechnischen Arbeiten in Fremdlaboren gefertigt. Es liegt dann eine entsprechende Fremdlaborrechnung vor. Der Betrag dieser Rechnung wird in Zeile 4 des Feldes V. Rechnungsbeträge eingetragen (s. Abb. 2, S. 256) bzw. als XML-Datei dort automatisch eingefügt.

V. Rechnungsbeträge (siehe Anlage)	Euro	Ct
1 ZA-Honorar (BEMA siehe III)		
2 ZA-Honorar zusätzl. Leist. BEMA		
3 ZA-Honorar GOZ		
4 Mat.- und Lab.-Kosten Gewerbl.		
5 Mat.- und Lab.-Kosten Praxis	45	20

Abb. 1 Praxislaborkosten eintragen

V. Rechnungsbeträge (siehe Anlage)	Euro	Ct
1 ZA-Honorar (BEMA siehe III)		
2 ZA-Honorar zusätzl. Leist. BEMA		
3 ZA-Honorar GOZ		
4 Mat.- und Lab.-Kosten Gewerbl.	1385	40
5 Mat.- und Lab.-Kosten Praxis		

Abb. 2 Fremdlaborkosten eintragen

Fallen neben Fremdlaborkosten geringe Eigenlaborkosten an, so wird häufig auf eine gesonderte Eigenlaborrechnung verzichtet und stattdessen ein Eigenbeleg erstellt. Auf diesem Beleg werden z. B. die erstellten Modelle sowie all die Materialien, die dauerhaft im Munde des Patienten verbleiben, abgerechnet. Auch der Betrag eines Eigenbeleges wird in Zeile 5 des Feldes V. Rechnungsbeträge eingetragen. Ob die Eigenlaborrechnung bzw. der Eigenbeleg die MwSt. enthält, ist vom Umsatz des Zahnarztlabors abhängig.

▶ Zahntechnische Leistungen (BEL II)

Die zahntechnischen Leistungen, die bei Versicherten der gesetzlichen Krankenversicherungen zu Lasten dieser Versicherungen erbracht werden dürfen, werden durch das jeweils gültige Bundeseinheitliche Verzeichnis der abrechnungsfähigen zahntechnischen Leistungen (BEL; § 88 SGB V) bestimmt. Die Preise werden regelmäßig aktualisiert. Die gültigen Preise erfahren Sie durch Rundschreiben Ihrer KZV. Für die Rechenbeispiele werden hier im Buch die Preise der KZV Baden-Württemberg verwendet (s. Tab. 1). Die zahntechnischen Leistungen nach dem BEL dürfen bundesweit nur um 5 % voneinander abweichen.

Zahntechnische Leistungen, die im BEL nicht verzeichnet sind, dürfen nur privat erbracht werden. Sie werden nach der Bundeseinheitlichen Benennungsliste für zahntechnische Leistungen, dem „Privat"-Gebührenverzeichnis für Zahntechniker (BEB Zahntechnik®), errechnet.

BEL-Nr.	Zahntechnische Leistung	Zahnarztlabor Preis in €	Fremdlabor Preis in €
Arbeitsvorbereitung			
001-0	Modell	5,92	6,23
002-4	Galvanisieren	11,92	12,55
005-2	Einzelstumpfmodell	9,17	9,65
005-5	Fräsmodell	9,17	9,65
012-0	Mittelwertartikulator	8,68	9,14
021-1	Individueller Löffel	19,28	20,29
021-3	Basis für Bissregistrierung	19,28	20,29
021-5	Basis für Aufstellung	19,28	20,29
Kronen/Brücken			
101-3	Wurzelstiftkappe	66,06	69,54
102-1	Vollkrone, Metall	74,57	78,49
102-2	Teilkrone	74,57	78,49
105-0	Stiftaufbau	47,15	49,63
110-0	Brückenglied	50,82	53,49
120-0	Teleskopierende Krone	224,68	236,51

BEL-Nr.	Zahntechnische Leistung	Zahnarztlabor Preis in €	Fremdlabor Preis in €
Kombinierter Zahnersatz			
120-1	Tel. Primär- o. Sekundärkrone	144,96	152,96
134-1	Konfektions-Geschiebe	89,18	93,87
Verblendungen			
160-0	Vestibuläre Verblendung Kunststoff	39,14	41,20
161-0	Zahnfleisch Kunststoff	12,45	13,11
162-0	Vestibuläre Verblendung Keramik	84,41	88,85
Modellguss			
201-0	Metallbasis	122,70	129,17
204-1	Zweiarmige Klammern/Auflage	24,76	26,06
205-0	Bonwillklammer	45,28	47,66
301-0	Aufstellung Grundeinheit	25,84	27,20
302-0	Aufstellen Wachs je Zahn	1,56	1,64
361-0	Fertigstellung Grundeinheit	43,41	45,69
401-1 bis 770-0 Schienen und Kieferorthopädie			
Instandsetzungen			
801-0	Grundeinheit Instands. ZE	16,73	17,61
802-1	LE Sprung	7,20	7,58
802-2	LE Bruch	7,20	7,58
802-3	LE Einarbeiten Zahn	7,20	7,58
802-5	LE Klammer einarbeiten	7,20	7,58
803-0	Retention, gebogen	7,20	7,58
807-0	Metallverbindung/Wiederherstellung	15,70	16,53
808-0	Teilunterfütterung	30,73	32,35
809-0	Vollständige Unterfütterung	49,17	51,76
820-0	Reparatur Krone/Brückenglied	30,93	32,56
933-0	Versandkosten	4,20	4,20

Tab. 1 Auszug aus dem BEL II (2016, Preisverzeichnis der KVZ Baden-Württemberg)

1.2.5 Mehrkosten und Privatvereinbarungen

Wünscht ein Kassenpatient mehr als eine notwendige, ausreichende, zweckmäßige und wirtschaftliche Versorgung mit Zahnersatz, muss er nach § 55 Abs. 4 SGB V die Mehrkosten selbst tragen. Dies geschieht nach differenzierten Abrechnungsverfahren **(Heil- und Kostenplan Teil 1 und 2)**; oder man schließt mit dem Patienten eine Privatvereinbarung. Es sind die folgenden Situationen zu unterscheiden.

▶ Gleichartiger Zahnersatz

Von einer gleichartigen Versorgung spricht man, wenn zusätzlich zur Regelversorgung zusätzliche Leistungen hinzukommen.

> **BEISPIEL**
>
> Ein Patient wünscht im Frontzahnbereich eine voll verblendete Keramikkrone. Die Festzuschüsse für die vestibulär verblendete Keramikkrone (1.1 und 1.3) bleiben gleich. Die Mehrkosten für die zahnärztliche Behandlung nach der GOZ und die zahntechnische Behandlung nach der BEB 97 muss der Patient allein tragen. Der Teil 2 des HKPs wird ausgefüllt, um die voraussichtlichen Kosten für den Patienten zu ersehen; der Patient und der Zahnarzt unterschreiben die Anlage. Die prothetischen Begleitleistungen (z. B. Provisorien und Anproben) werden weiter nach dem BEMA abgerechnet. Die Abrechnung der Festzuschüsse geschieht über die KZV. Die Abrechnung des Eigenanteils und der privaten Leistungen dagegen erfolgt direkt mit dem Patienten.

Andersartiger Zahnersatz

Eine andersartige Versorgung liegt vor, wenn die für den jeweiligen Befund festgestellte Regelversorgung nicht durchgeführt wird.

> **BEISPIEL**
>
> Bei einem Patienten müssen fünf Zähne im Oberkiefer ersetzt werden. Die vorgesehene Regelversorgung ist eine Modellgussprothese, z. B. mit dem Festzuschuss 3.1. Der Patient wünscht aber eine fest sitzende Versorgung mit einer Brücke. Zahnarzt und Labor rechnen die fest sitzende Versorgung ausschließlich nach der GOZ und der BEB 97 direkt mit dem Patienten ab. Der Teil 2 des HKPs muss ausgefüllt werden, damit dem Patienten seine voraussichtlichen Kosten vorgelegt werden können. Patient und Zahnarzt unterschreiben die Anlage. Der Patient reicht die Rechnung bei seiner Kasse ein, um den Festzuschuss (z. B. 3.1) zu erhalten. Der Heil- und Kostenplan erhält die Kennzeichnung „D" (= Direktabrechnung) im Feld V., Zeile 8.

Mischfälle

Erfolgen Regelleistungen und/oder gleichartige Leistungen in Verbindung mit andersartigen Leistungen, spricht man von Mischfällen. Wenn mehr als 50 % der zahnärztlichen Leistungen auf die Regel- und/oder gleichartige Versorgung entfallen, wird der HKP mit der KZV abgerechnet. Ansonsten erfolgt die Direktabrechnung mit dem Patienten.

Privatvereinbarung

Es handelt sich bei Privatvereinbarungen (früher: Abdingungen) um Fälle, bei denen der Patient eine Leistung wünscht, die nicht von der Kasse übernommen wird (z. B. funktionsanalytische Leistungen, FAL), bzw. vom Gutachter der Krankenkasse (auch teilweise) abgelehnte ZE-Behandlungsfälle. Hier empfiehlt es sich, mit dem Patienten eine Privatvereinbarung nach dem Muster auf Seite 44 zu schließen. Der Kassenpatient wird dadurch für diese Behandlung zum Privatpatienten. In beiden Fällen gibt es für die Leistungen keine Festzuschüsse.

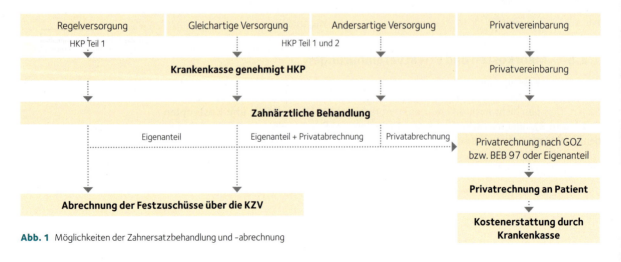

Abb. 1 Möglichkeiten der Zahnersatzbehandlung und -abrechnung

Hinweise zum Ausfüllen von Teil 2 des Heil- und Kostenplanes

A Eintrag der persönlichen Daten von Zahnarzt und Patient

B Eintrag von Zahn/Gebiet, GOZ-Nummern und Leistungsbeschreibung sowie Anzahl und Gesamtbetrag der zahnärztlichen Leistungen nach der GOZ; der Steigerungsfaktor muss nicht angegeben werden.

1 Das geschätzte Gesamthonorar wird in Teil 1, bei III. Kostenplanung, Zeile 3 eingetragen.

2 Eintrag des zahnärztlichen Honorars nach dem BEMA aus Teil 1 unter III. Kostenplanung, Zeile 2

3 Eintrag der geschätzten Material- und Laborkosten aus Teil 1, III. Kostenplanung, Zeile 4

4 Eintrag der geschätzten Gesamtkosten aus Teil 1, III. Kostenplanung, Zeile 5.

5 Die errechneten Festzuschüsse der Praxis aus II. Befunde für Festzuschüsse werden abgezogen.

6 Hier ergibt sich der voraussichtliche Eigenanteil des Patienten.

7 Dieser Abschnitt enthält den Hinweis auf zusätzliche Leistungen nach der GOZ und die mögliche Erhöhung des Faktors durch unvorhergesehene Schwierigkeiten sowie den Zeitaufwand.

C Unterschrift von Patient und Zahnarzt

D Informationen über die Kosten der Regelversorgung als Vergleich zu den Kosten der geplanten Versorgung

Der Teil 2 wird unter „Bemerkungen" im HKP erwähnt. Er wird mit dem HKP zur Genehmigung an die Krankenkasse geschickt (nur bei gleichartigem und andersartigem Zahnersatz).

HINWEIS

Alle Abrechnungsprogramme können Formulare wie HKP Teil 2 erzeugen.

Zahnarzt (Briefkopf)

A

Patient (Adresse)

Heil- und Kostenplan Teil 2

Anlage zum Heil- und Kostenplan vom ____________

Für Ihre prothetische Behandlung werden entsprechend nachfolgender Aufstellung voraussichtlich folgende Kosten/Eigenanteile anfallen:

Zahn/Gebiet	GOZ	Leistungsbeschreibung	Anzahl	Betrag EUR
		B		

MUSTER

Zahnärztliches Honorar GOZ (entsprechend Zeile III/3 HKP): .... EUR ____ 1

Zahnärztliches Honorar BEMA (entsprechend Zeile III/1 und 2 HKP): .... EUR ____ 2

Material und Laborkosten (entsprechend Zeile III/4 HKP): .... EUR ____ 3

Gesamtkosten (entsprechend Zeile III/5 HKP): .... EUR ____ 4

abzüglich Festzuschüsse: .... EUR ____ 5

Ihr voraussichtlicher Eigenanteil wird hiernach betragen EUR ____ 6

Kosten für allgemeine und konservierend-chirurgische Leistungen nach der GOZ sind in den Beträgen nicht enthalten. Unvorhersehbare Leistungen, die sich im Rahmen der Behandlung ergeben, werden gesondert berechnet. Unvorhersehbare Veränderungen der Schwierigkeit sowie des Zeitaufwandes der einzelnen Leistungen, der Umstände bei der Ausführung oder der Methode können zu Kostenveränderungen führen. 7

Ich wünsche eine Versorgung entsprechend des Heil- und Kostenplans nebst dieser Anlage.

C

Datum / Unterschrift des **Zahnarztes** — Datum / Unterschrift des **Versicherten**

Informationen über die Kosten der Regelversorgung

Die Kosten für eine dem Befund entsprechende Regelversorgung liegen voraussichtlich in Höhe des doppelten Festzuschusses.

D

doppelter Festzuschuss .... EUR ____

abzüglich von der Kasse festgesetzter Festzuschüsse .... EUR ____

Ihr Eigenanteil würde im Falle der Regelversorgung daher voraussichtlich .... EUR ____
zzgl. der möglicherweise anfallenden Edelmetallkosten betragen.

Abb. 1 Heil- und Kostenplan Teil 2

1.3 Vorbereitende Maßnahmen

1.3.1 Modelle

Im Zusammenhang mit der Herstellung von prothetischen Arbeiten sind immer wieder vorbereitende Maßnahmen erforderlich. Oftmals kann es sinnvoll sein, Modelle zur Diagnose und/oder Planung von prothetischen Arbeiten herzustellen. Mitunter sind Modelle nötig, damit der Zahnarzt die Situation im Mund richtig beurteilen kann.

Planungsmodelle können vom Zahnarzt abgerechnet werden. Dadurch wird die Diagnose- und Planungsleistung vergütet.

> **MERKE**
>
> Arbeitsmodelle, die keine Planungsmodelle sind, können nicht gesondert berechnet werden. Das erforderliche Abformungsmaterial und die notwendigen zahntechnischen Leistungen sind jedoch berechnungsfähig.

Die Position 7b ist Bestandteil von Teil 2 des BEMA. Sie wird hier eingeführt, weil sie im Zusammenhang mit prothetischen Leistungen häufig vorkommt.

7b	Vorbereitende Maßnahmen Abformung, Bissnahme für das Erstellen von Modellen des Ober- und Unterkiefers zur diagnostischen Auswertung und Planung sowie schriftliche Niederlegung	19

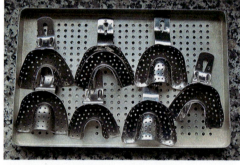

A Eine Leistung nach 7b ist bei allen nach der Planung notwendig werdenden Abformungsmaßnahmen nur dann abrechnungsfähig, wenn mit der Herstellung der Modelle eine diagnostische Auswertung und Planung verbunden ist.

Planungsmodelle dürfen über den HKP abgerechnet werden. Wird der HKP später von der Krankenkasse abgelehnt, sind die Planungsmodelle trotzdem abrechenbar.

Abb. 1 Konfektionierte Abformlöffel auf einem Sterilisationstablett

🚫 Im Rahmen der Versorgung mit Zahnersatz und Zahnkronen sind Leistungen nach der Position 7b neben alleinigen Maßnahmen nach Positionen 20 (Einzelkronen) und 100 (Reparaturen) in der Regel nicht abrechnungsfähig.

 Die Planungsmodelle sollten heute – aufgrund der nach § 135 Abs. 4 SGB V festgelegten zweijährigen Gewährleistungspflicht – mindestens zwei Jahre aufbewahrt werden.

1.3.2 Einschleifmaßnahmen

Häufig kommt es vor, dass grobe Artikulations- oder Okklusionsstörungen eine prothetische Versorgung oder eine Erweiterung behindern. Dann muss vor der Herstellung der prothetischen Arbeit ein Einschleifen erfolgen.

Bei der Abrechnung von Einschleifmaßnahmen im BEMA gibt es unterschiedliche Abrechnungssituationen:
- Einschleifen an
  - natürlichen Zähnen,
  - fest sitzenden Kronen und Brücken,
  - fest sitzenden Schienen

  Diese Leistungen können nach Position 89 berechnet werden.
- Einschleifen an Prothesenzähnen

Sollte es erforderlich sein, Prothesenzähne einer alten Prothese einzuschleifen, so steht dafür die ›Pos. 106 (sK) zur Verfügung.

Pos. 106 (sK), S. 114

 Die Position 106 (sK) für das Einschleifen kann nicht neben Position 89 für denselben Kiefer in derselben Sitzung berechnet werden.

89	Beseitigung grober Artikulations- und Okklusionsstörungen vor Eingliederung von Prothesen und Brücken	16

A Eine Leistung nach Nr. 89 kann nur einmal je Heil- und Kostenplan abgerechnet werden. Sie kann auch neben Leistungen nach den Nrn. 91 und 92 (Brückenpositionen) abgerechnet werden.

Die Position 89 kann nicht für das Einschleifen zur Aufnahme von Halte- und Stützvorrichtungen abgerechnet werden. Sie kann ebenso nicht berechnet werden, wenn im Rahmen der prothetischen Versorgung nur Einzelkronen (Pos. 20) hergestellt werden. Für das Einschleifen von Auflagemulden der Klammern von Modellgussprothesen darf die Position 89 nicht berechnet werden.

Die Beantragung und Abrechnung der Position 89 erfolgen auf dem HKP immer im Feld III. Kostenplanung. Die Abrechnung unter „zusätzliche Leistungen" (Nachtragsleistungen) bei V. Rechnungsbeträge, Zeile 2 ist also nicht möglich.

1.3.3 Abformungen

Normalerweise sind die Abformungen in den Hauptpositionen für den Zahnersatz (z. B. Einzelkronenanfertigung, Brücke) enthalten. Besondere Abdrücke können jedoch abgerechnet werden, z. B. bei Abformungen mit individuellem Löffel (s. Abb. 1).

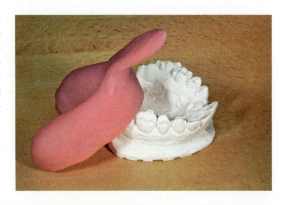

Abb. 1 Individueller Abformlöffel mit Gipsmodell

98a	Abformung mit individuellem oder individualisiertem Löffel, je Kiefer	29

A Diese Abformung kann abgerechnet werden, wenn die konfektionierten Löffel nicht ausreichen.

 Bei einer Einzelkrone ist diese Position nicht abrechnungsfähig.

> **MERKE**
>
> Alle vorbereitenden Maßnahmen nach den Positionen 7b, 89 und auch 98a lösen keinen Festzuschuss aus.

2 Grundlagen der Abrechnung prothetischer Leistungen bei Privatpatienten

2.1 Grundlagen bei Privatpatienten

Vor dem Erbringen von prothetischen Leistungen im Rahmen der Privatabrechnung kann ein Heil- und Kostenplan erstellt werden, wenn der Patient dies wünscht oder der Zahnarzt dies für notwendig erachtet. Viele Privatkrankenkassen lehnen das bei einfacher prothetischer Versorgung ab. Anders als im Rahmen der gesetzlichen Krankenversicherungen gibt es keine vorgeschriebenen Formulare für den HKP. In den gängigen Abrechnungsprogrammen finden sich unterschiedliche Vorlagen, die alle eingesetzt werden dürfen.

Die GOZ kennt zwei verschiedene Heil- und Kostenpläne, die für unterschiedliche Behandlungssituationen angewendet werden:
- Der **HKP nach Position 0030** wird verwendet, wenn ein Patient einen HKP für Behandlungsmaßnahmen nach den Abschnitten
    - A. Allgemeine zahnärztliche Leistungen,
    - B. Prophylaktische Leistungen,
    - C. Konservierende Leistungen,
    - D. Chirurgische Leistungen,
    - E. Leistungen bei Erkrankung der Mundschleimhaut und des Parodontiums,
    - F. Prothetische Leistungen,
    - H. Eingliederung von Aufbissbehelfen und Schienen,
    - K. Implantologische Leistungen

  oder für medizinisch nicht notwendige Leistungen nach § 2 Abs. 3 GOZ erhalten möchte.
- Ein HKP für parodontologische Leistungen nach 0030 kann auch neben einem Parodontalstatus nach Position 4000 abgerechnet werden.
- Der **HKP nach Position 0040** wird erstellt, wenn ein Patient Leistungen im Rahmen kieferorthopädischer Behandlung oder bei funktionsanalytischen und funktionstherapeutischen Maßnahmen erhält und einen HKP wünscht oder wenn der Zahnarzt das wünscht.

Nach eingehender Untersuchung werden folgende Maßnahmen geplant:

Befund und Behandlungsplan

f					KM w	BM f	KM w	BM f	BM f	KM w		PKM w		f
18	17	16	15	14	13	12	11	21	22	23	24	25	26	27	28
48	47	46	45	44	43	42	41	31	32	33	34	35	36	37	38
f														f

BEFUND:
a = Adhäsivbrücke
b = Brückenglied
e = ersetzter Zahn
f = fehlender Zahn
i = Implantat / Suprakonstr.
k = Krone
r = Wurzelstiftkappe

pw = partiell erhaltungswürdig
sw = ern. Suprakonstruktion
t = Teleskop
ur = unruhige Retention
w = erneuerungsbedürftig
x = zu extrahieren
)(= Lückenschluss
p/p = Implantate

BEHANDLUNGSPLAN:
A = Adhäsivbrücke
B = Brückenglied
E = zu ersetzender Zahn
H = gegossenes Halteelement
I = Inlay
K = Krone
M = keramische Verblendung

O/G = Geschiebe
PK = Teilkrone
R = Wurzelstiftkappe
S = Suprakonstruktion
T = Teleskopkrone
V = Vestibuläre Verblendung
-/= = Verblockung/Steg

Gebiet	Anz.	Nr.	Leistungsbeschreibung	Faktor	Betrag
	1	0030	Aufstellung schrift. Heil- u. Kostenplan nach Befundaufnahme	2,3000	25,87
26	1	2220	Versorgung eines Zahnes durch eine Teilkrone oder Veneer	2,3000	267,38
26	1	2270	Provisorium im direkten Verfahren mit Abformung	2,3000	34,93
13,11,23	3	5010	Ankerkrone, Hohlkehl- od. Stufenpräparation od. Einlagefllg.	2,3000	575,52
12,21,22	2	5070	Versorgung e. Lückengebisses durch eine Brücke oder Prothese	2,3000	103,48
13,11,23	3	5120	Provisorische Brücke im direkten Verfahren	2,3000	93,15
12,21,22	2	5140	Provisorische Brückenspanne im direkten Verfahren	2,3000	20,70
12,21,22	1	5170	Abformung des Kiefers mit individuellem Löffel	2,3000	32,34

voraussichtliche Gesamtsumme der Honorarleistungen €: 1.153,37
voraussichtliche Gesamtsumme der Material- und Laborkosten €: 1.253,16
voraussichtlicher Endbetrag €: 2.406,53

Der vorliegende Heil- und Kostenplan ist aufgrund derzeitiger diagnostischer Unterlagen erstellt. Laborkosten können nur geschätzt werden. Der Umfang notwendiger konservierender und chirurgischer Maßnahmen ist nicht vorsehbar, da er sich erst im Verlauf der Behandlung ergibt.
Bei Leistungen, die den 2,3fachen Satz (GOZ) überschreiten, werden entsprechende medizinische Begründungen in der Liquidation ausgewiesen.

Abb. 1 Ausschnitt einer Heil- und Kostenplanung

Es gibt keine Verpflichtung, für Privatpatienten einen HKP zu erstellen. Häufig möchte jedoch der Patient oder seine private Versicherung vor Behandlungsbeginn einen Kostenüberblick erhalten. Bei gleichzeitiger Planung von konservierend-chirurgischen und prothetischen oder kieferorthopädischen Behandlungen kann nur eine Planung abgerechnet werden. Es kann dann die höherwertige Position nach 0040 verwendet werden.

Es gibt in der GOZ keine Vorschriften zu Aufbewahrungsfristen für HKPs. Allgemein wird eine mindestens zweijährige Aufbewahrung der Kopien nach Abschluss der Behandlung empfohlen.

Die Abrechnung der zahntechnischen Arbeiten für private Leistungen (nach der GOZ) erfolgt gemäß BEB Zahntechnik®.

0030 200 P	Aufstellung eines schriftlichen Heil- und Kostenplans nach Befundaufnahme und gegebenenfalls Auswertung von Modellen

0040 250 P	Aufstellung eines schriftlichen Heil- und Kostenplans bei kieferorthopädischer Behandlung oder bei funktionsanalytischen und funktionstherapeutischen Maßnahmen nach Befundaufnahme und Ausarbeitung einer Behandlungsplanung

2.2 Vorbereitende Maßnahmen bei Privatpatienten

2.2.1 Modelle

Für die Abrechnung von Planungsmodellen gibt es in der GOZ zwei Positionen:

0050 120 P	Abformung oder Teilabformung eines Kiefers für ein Situationsmodell, einschließlich Auswertung zur Diagnose oder Planung

0060 120 P	Abformung beider Kiefer für Situationsmodelle und einfache Bissfixierung einschließlich Auswertung zur Diagnose oder Planung

A Die Positionen 0050 und 0060 sind berechnungsfähig im Zusammenhang mit **Abdrucknahmen** für Situationsmodelle einschließlich der Auswertung zur Diagnose **oder** Planung. Dies ist z. B. der Fall bei
- Einzelkronen (ohne Einschränkungen bei Einzelkronen wie im BEMA),
- Brückenzahnersatz,
- Prothesen,
- Wiederherstellung von Zahnersatz und Zahnkronen,
- funktionsanalytischen und funktionstherapeutischen Planungen,
- implantologischen Planungen,
- parodontaltherapeutischen Planungen,
- kieferorthopädischen Planungen (z. B. zu Beginn, im Verlauf, zur Therapieänderung).

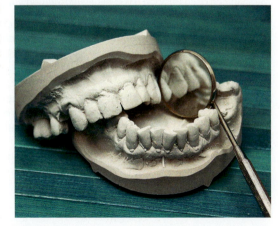

Abb. 1 Situationsmodell aus Gips zur Diagnose und Planung von Behandlungen

HINWEIS

Im Unterschied zum BEMA können beide Positionen zur Diagnose **oder** Planung abgerechnet werden. Die BEMA-Pos. 7b erfordert dagegen die Auswertung der Situationsmodelle zur Diagnose **und** Planung.

264 | Prothetische Leistungen begleiten

 Die einfache Bissfixierung ist als Bestandteil der Leistung nach der GOZ-Position 0060 nicht gesondert berechnungsfähig.

Pos. 8010 ff., S. 341

(A) Werden jedoch funktionsanalytische und funktionstherapeutische Leistungen erbracht, sind diese Leistungen nicht mehr Bestandteil der Gebühr nach Position 0060, sondern nach den GOZ-Positionen ⟩8010 ff. gesondert berechnungsfähig. Insbesondere bei Planungsmodellen, die aus funktionsanalytischen und -therapeutischen Gründen erstellt werden, ist die Kombination der GOZ-Position 0060 mit den Positionen 8010 ff. die Regel.

✎ Die erstellten Diagnosen oder Ergebnisse der Planung müssen dokumentiert werden.

2.2.2 Einschleifmaßnahmen

Einschleifmaßnahmen bei Kassenpatienten, S. 260

Die Möglichkeiten zur Abrechnung von ⟩Einschleifmaßnahmen wurden bereits erläutert. Hier sind die möglichen Positionen noch einmal im Überblick dargestellt. Unabhängig vom gewählten Okklusionskonzept versteht man hierunter das gezielte systematische Einschleifen in Okklusion und Artikulation.

4030 35 P	**Beseitigung von scharfen Zahnkanten, störenden Prothesenrändern und Fremdreizen am Parodontium, je Kieferhälfte oder Frontzahnbereich**
4040 45 P	**Beseitigung grober Vorkontakte der Okklusion und Artikulation durch Einschleifen des natürlichen Gebisses oder bereits vorhandenen Zahnersatzes, je Sitzung**
8100 20 P	**Systematische subtraktive Maßnahmen am natürlichen Gebiss, am fest sitzenden und/oder herausnehmbaren Zahnersatz, je Zahnpaar**

(A) Unabhängig vom gewählten Okklusionskonzept versteht man unter den systematischen subtraktiven Maßnahmen das gezielte systematische Einschleifen in Okklusion und Artikulation. Die Maßnahmen setzen deshalb in der Regel funktionsanalytische Maßnahmen voraus, denn im Gegensatz zur Entfernung grober Störungen nach Position 4040 dienen die Maßnahmen nach Position 8100 der Feinjustierung von Okklusion und Artikulation.

 Okklusale Korrekturen im Zusammenhang mit der Eingliederung von Zahnersatz können allerdings nicht nach Position 8100 berechnet werden.

2.2.3 Abformungen

5170 250 P	**Anatomische Abformung des Kiefers mit individuellem Löffel bei ungünstigen Zahnbogen- und Kieferformen und/oder tief ansetzenden Bändern oder spezielle Abformung zur Remontage, je Kiefer**

(A) Diese Leistung einer anatomischen Abformung entspricht der Position 98a im BEMA. Es gibt jedoch in der Privatabrechnung keine Einschränkungen in ihrer Abrechenbarkeit: Sie ist auch neben einer Einzelkrone berechenbar.

3 Einzelkronen, Provisorien und Stiftaufbauten

3.1 Einzelkronen, Provisorien und Stiftaufbauten bei Kassenpatienten

3.1.1 Einzelkronen

Für die Abrechnung der Versorgung mit Einzelkronen sind meist mindestens zwei BEMA-Positionen erforderlich, weil der Patient nach der Präparation provisorisch versorgt werden muss. In seltenen Ausnahmefällen kann die Krone direkt eingegliedert werden.

> **HINWEIS**
>
> Der Anspruch im Rahmen der Regelversorgung ist bei zahnbegrenzten Einzelzahnlücken entsprechend der **Richtlinien Zahnersatz, Nummer 36** Buchstabe a auf die Versorgung mit Einzelzahnkronen und bei atrophiertem zahnlosem Kiefer nach Nummer 36 Buchstabe b auf die Versorgung mit Totalprothesen als vertragszahnärztliche Leistungen begrenzt.

Für die unterschiedlichen Kronen stehen die unten folgenden Ziffern für die Regelversorgung zur Verfügung. Im Gegensatz zur Privatabrechnung spielt die Präparationsart keine Rolle. Die Ziffern werden ebenfalls berechnet, wenn der Befund „kw" lautet. Dies bedeutet, dass der Zahn mit einer erneuerungsbedürftigen Krone versorgt ist. In diesem Fall ist eine alte prothetische Versorgung vorhanden, was im HKP durch ein Kreuz im Feld „Unbrauchbare Prothese/Brücke/Krone" vermerkt werden muss. Darunter wird das Alter der unbrauchbaren Versorgung (hier Kronen) eingetragen.

Die Positionen für die Provisorien sind ab Seite 268 dargestellt.

20	Versorgung eines Einzelzahnes durch	
a)	eine metallische Vollkrone	148
b)	eine vestibulär verblendete Verblendkrone	158
c)	eine metallische Teilkrone	187

Mit der Abrechnung der entsprechen Position sind jeweils folgende Leistungen mit abgegolten: Präparation, ggf. Farbbestimmung, Bissnahme, Abformung (Ausnahme: ❭vorbereitende Maßnahmen), Einprobe, Einzementieren, Kontrolle und Adjustierung der statischen und dynamischen Okklusion.

Vorbereitende Maßnahmen zum Zahnersatz bei Kassenpatienten, S. 260

Ⓐ Alle Einzelkronen als Schutz- und Stützkronen sind nach **Position 20** abzurechnen. Einzelkronen auf Implantaten sind in den vom Bundesausschuss der Zahnärzte und Krankenkassen festgelegten Ausnahmefällen gem. §§ 55, 56 SGB V analog nach den Positionen 20a/20b abrechnungsfähig und bei der Abrechnung mit „i" zu kennzeichnen.
Die Präparation einer Teilkrone erfordert die Überkupplung aller Höcker eines Zahnes. Die Präparation einer Teilkrone ist überwiegend supragingival und bedeckt die gesamte Kaufläche und somit sämtliche Höcker.

 Die Beseitigung von Okklusionsstörungen ist im Leistungsumfang der Position 20 enthalten, die Position 89 kann nicht berechnet werden.

Ⓑ Kronen, die miteinander verblockt sind, werden nach der Position 20 abgerechnet.

 Teleskop- und Konuskronen werden nach ❭Position 91d abgerechnet. Sollten umfangreiche Einschleifmaßnahmen erforderlich werden, die über den Antagonisten hinausgehen, so wird die Position 106 (sK) berechnet.

Pos. 91d, S. 291

Verblendungen im Seitenzahnbereich

Die Regelversorgung umfasst vestibuläre Verblendungen nur im Bereich der Zähne 15 bis 25 und 34 bis 44 (s. Abb. 1). Dies gilt auch dann, wenn ein anderer Zahn durch Zahnwanderung (z. B. wegen Nichtanlage) nach vorne gewandert ist. Wünscht ein Patient darüber hinaus eine Verblendung im Seitenzahnbereich, muss er die entstehenden Kosten dieser ⟩gleichartigen Versorgung selbst tragen, die über den HKP Teil 2 abgerechnet wird.

gleichartige Versorgung, S. 286

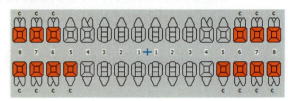

Abb. 1 Regelversorgung: Verblendungen sind nur bei den hell dargestellten Zähnen möglich.

Festzuschüsse

Die einzelnen Kronenpositionen richten sich nach den unterschiedlichen Befunden und lösen unterschiedlich Festzuschüsse aus. Häufig treten folgende Befunde auf:
- ww = erhaltungswürdiger Zahn mit weitgehender Zerstörung
- kw = erneuerungsbedürftige Krone
- pw = erhaltungswürdiger Zahn mit partiellen Substanzdefekten

Sobald diese Befunde in die Befundzeile des HKPs im Abrechnungsprogramm eingegeben sind, rechnet das Programm die Regelversorgung „automatisch" für den Patienten aus. Damit stehen ebenfalls die Festzuschüsse bereits fest. (Dies kann immer individuell abgeändert werden.) Die Abrechnungsprogramme erkennen dabei, ob sich ein Zahn innerhalb oder außerhalb der Verblendgrenzen befindet. Folgende Eingaben sind möglich:

	Befundeingabe	HKP-Bezeichnung	BEMA-Pos.	BEL-Nr.	Festzuschuss
Metallische Vollkrone	ww oder kw (außerhalb Verblendgrenze)	K (metallische Vollkrone)	20a	102-1	1.1 Erhaltungswürdiger Zahn mit weitgehender Zerstörung der klinischen Krone oder unzureichender Retentionsmöglichkeit, je Zahn
Metallkeramikkrone, vestibulär verblendet	ww oder kw (innerhalb Verblendgrenze)	KV (vestibulär metallkeramisch verblendete Krone)	20b	102-4 162-0	1.1 und 1.3 Erhaltungswürdiger Zahn mit weitgehender Zerstörung der klinischen Krone oder unzureichende Retentionsmöglichkeit im Verblendbereich (15–25 und 34–44) je Verblendung für Kronen (auch implantatgestützte)
Kunststoffverblendkrone, vestibulär verblendet	ww oder kw (innerhalb Verblendgrenze)	KV (vestibulär kunststoffverblendete Krone)	20b	102-4 160-0	1.1 und 1.3
Metallische Teilkrone	pw (außerhalb Verblendgrenze)	PK (metallische Teilkrone)	20c	102-2	1.2 Erhaltungswürdiger Zahn mit großen Substanzdefekten, aber erhaltener vestibulärer und/oder oraler Zahnsubstanz, je Zahn

Tab. 1 Zusammenhang zwischen HKP-Eintrag, BEMA-Ziffern und Festzuschüssen

Bei einer metallischen Vollkrone fällt lediglich der Festzuschuss 1.1 an. Bei vestibulär verblendeten Kronen erhält der Patient neben dem Festzuschuss für die Krone einen weiteren Festzuschuss für die Verblendung. Diese Fälle unterscheiden sich lediglich durch die Art der Verblendung, welches nur auf der Laborrechnung erkennbar ist. Bei der Versorgung eines Zahnes mit einer metallischen Teilkrone erhält der Patient den Festzuschuss 1.2.

In den Festzuschüssen sind vorbereitende Maßnahmen sowie die Provisorien und die Laborkosten mit einem durchschnittlichen Satz enthalten. Der Festzuschuss für den jeweiligen Patienten fällt nach ›Bonusregelung in unterschiedlicher Höhe aus.

Bonusregelung, S. 247

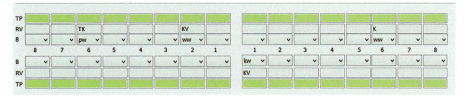

Abb. 1 Befundeingabe und Planung im Abrechnungsprogramm

In vielen Abrechnungsprogrammen gibt es andere Buchstaben für die Kronen, damit die Programme exakter „rechnen" können. So muss z. B. eine Kunststoffverblendkrone von einer Keramikverblendkrone in einem Programm anders dargestellt werden, weil sich die Laborkosten unterscheiden (s. Abb. 1). Der Ausdruck auf dem HKP muss allerdings nach den vereinbarten Kürzeln erfolgen (s. Abb. 2).

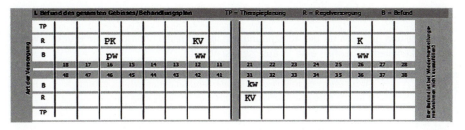

Abb. 2 Ausdruck der obigen Planung auf dem HKP

Wünscht der Patient eine über die obigen Fälle hinausgehende Versorgung, z. B. eine verblendete Teilkrone, eine Vollverblendung oder eine Verblendung außerhalb der Verblendgrenzen, so sind dies ›gleichartige Versorgungen, die auf andere Weise abgerechnet werden. Die obigen Festzuschüsse gelten aber auch für diesen Patienten.

gleichartige Versorgung, S. 286

▶ Zahntechnik

Für die Herstellung der Kronen fallen im Labor diverse zahntechnische Leistungen an (s. Abb. 3). Die Kontrolle der BEL-Rechnung auf Übereinstimmung mit den BEMA-Positionen ist unbedingt erforderlich, da die BEL-Positionen von den Krankenkassen zur Überprüfung der BEMA-Positionen herangezogen werden. Bei Diskrepanzen kommt es oft zu Streichungen der höherwertigen BEMA-Position. Die BEL-Positionen, die direkt für die Kronenherstellung erforderlich sind, sind in der Übersicht den BEMA-Positionen zugeordnet (s. Tab. 1, S. 266).
Die übrigen BEL-Positionen, die bei der Kronenherstellung häufig erforderlich sind, lassen sich dem Abrechnungsprogramm in der Schätzung der Laborpositionen entnehmen.

> **HINWEIS**
>
> Obwohl die Präparation der Kronen für die kassenzahnärztliche Abrechnung keine Rolle spielt, geht man davon aus, dass eine metallische Vollkrone entweder tangential, als Hohlkehlpräparation oder mit Stufe präpariert werden kann. Eine Verblendkrone wird in den meisten Fällen mit Hohlkehle oder mit Stufe präpariert. Teilkronen werden immer mit einer Stufenpräparation „versorgt".

0010	1	Modell	1	5,97	2	3	F
0051	2	Sägemodell	1	9,24	2	3	F
0120	1	Mittelwertartikulator	1	8,76	2	3	F
1021	1	Vollkrone/Metall	1	75,19	2	3	F
1022	1	Teilkrone/Metall	1	75,19	2	3	F
1024	2	Krone für vestibuläre Verblendung	1	73,12	2	3	F
1620	2	Vestibuläre Verblendung Keramik	1	87,44	2	3	F
mabf2	2	Abformmaterial	1	0,00	7	1	E
mela	2	Abformmaterial Elastomer	1	0,00	7	1	E
mhül	4	Hülse	1	0,00	7	1	E
g1	11,5	Hochkarätige Legierung: Degudent	1	26,50	8	3	F

Abb. 3 Beispiel für Laborpositionsvorschläge der obigen Planung

3.1.2 Provisorien

Herstellung von Provisorien

Provisorien können auf unterschiedliche Weise hergestellt werden. Sie dienen unterschiedlichen Funktionen in der Zahnersatzbehandlung. Für die Abrechnung kommt es lediglich darauf an festzustellen, um welchen der folgenden Fälle es sich handelt:

- eine Hülse (konfektioniertes Provisorium)
- ein individuelles Provisorium im direkten Verfahren (in der Praxis hergestellt)
- eine provisorische Stiftkrone: Diese wird benötigt, wenn eine Zahnkrone nicht mehr erhalten werden kann und der Zahn einen Aufbau erhalten muss. Wird der Aufbau eingegliedert, kann dieses Provisorium nicht mehr verwendet werden und u. U. muss noch ein weiteres individuelles Provisorium angefertigt werden.
- ein laborgefertigtes Provisorium (BEL-Position 031-0)

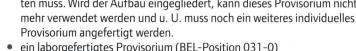

Abb. 1 Abrechnung des Provisoriums für die abgebildete Brücke

Eine konfektionierte Hülse kann in der Kassenabrechnung nicht als Provisorium abgerechnet werden.

Folgende Abrechnungsziffern stehen bei der Herstellung von Provisorien bereit:

19	Schutz eines beschliffenen Zahnes und Sicherung der Kaufunktion durch eine provisorische Krone oder provisorischer Ersatz eines fehlenden Zahnes durch ein Brückenglied	19

Diese Position gilt auch für die Abrechnung von individuellen provisorischen Brücken, wobei die Brückenglieder ebenfalls eine 19 auslösen (s. Abb. 1).

21	Schutz eines beschliffenen Zahnes und Sicherung der Kaufunktion durch eine provisorische Krone mit Stiftverankerung	28

> **MERKE**
> Alle Provisorien können einmal pro Zahn beantragt und zusätzlich einmal pro Zahn als zusätzliche Leistungen berechnet werden. Werden weitere Provisorien hergestellt, können die Materialkosten immer berechnet werden, auch wenn die Provisorien nicht mehr abgerechnet werden können.
>
> gleichartige Versorgung, S. 286

A Leistungen nach den **Positionen 19 und 21** können höchstens zweimal je Zahn abgerechnet werden. Im Heil- und Kostenplan können sie in der Kostenplanung je Zahn nur einmal angesetzt werden. Für die provisorische Versorgung nach den Nrn. 19 und 21 ist grundsätzlich ein im direkten Verfahren hergestelltes Provisorium ausreichend. Das Material für die Herstellung der provisorischen Kronen ist zusätzlich abrechenbar.

Neben Leistungen nach den **Positionen 19 und 21** ist eine Leistung nach Pos. 23 für das Entfernen des provisorischen Schutzes nicht abrechnungsfähig. Dies gilt nicht für das Entfernen eines provisorischen Schutzes, der wie bei einer definitiven Versorgung fest einzementiert werden musste.

B Provisorische Versorgungen in den vom Bundesausschuss der Zahnärzte und Krankenkassen festgelegten Ausnahmefällen gem. §§ 55, 56 SGB V sind nach Position 19 abrechnungsfähig und bei der Abrechnung als 19 i zu kennzeichnen. Laborgefertigte Langzeitprovisorien gehören zur ›gleichartigen Versorgung.

Provisorien abnehmen und wieder befestigen (Anprobe)

Bei der Versorgung mit Zahnersatz kann es vorkommen, dass der endgültige Zahnersatz einmal „anprobiert" wird. Häufig wird das Metallgerüst des Zahnersatzes eingepasst (Rohbrandeinprobe). Dazu muss die provisorische Versorgung abgenommen und wieder eingesetzt werden. Hier gibt es zwischen einer Einzelkronenanprobe und einer Brückenanprobe einen wichtigen Unterschied:

24c	Maßnahmen zur Wiederherstellung der Funktion von Kronen: Abnahme und Wiederbefestigung einer provisorischen Krone nach der Nr. 19 oder 21	7

| 95d | Maßnahmen zum Wiederherstellen der Funktion von Brücken und provisorischen Brücken: Abnahme und Wiedereinsetzen einer provisorischen Brücke | 18 |

A Eine Leistung nach **Position 24c** kann höchstens dreimal je Krone abgerechnet werden. Im Heil- und Kostenplan kann sie in der Kostenplanung nicht angesetzt werden. Dies gilt auch für die **Position 95d**.
Maßnahmen zur Wiederherstellung der Funktion von Einzelkronen auf Implantaten sind in den vom Bundesausschuss der Zahnärzte und Krankenkassen festgelegten Ausnahmefällen gem. §§ 55 ff. SGB V abrechnungsfähig und bei der Abrechnung als 24c i zu kennzeichnen. Für die 95d gibt es keine Ausnahmeindikation.

Die **Positionen 24c und 95d** dürfen nicht berechnet werden

- neben einer Neuanfertigung von Provisorien nach den Positionen 19 und 21,
- für das Wiedereinsetzen eines herausgefallenen Provisoriums bei einem eigenen Patienten.

Falls in Sonderfällen ein Provisorium fest einzementiert wird, darf ausnahmsweise die Pos. 23 (EKr) für die Entfernung dieses Provisoriums berechnet werden. Wird ein Provisorium beim Abnehmen, z. B. im Rahmen einer Gerüsteinprobe, zerstört, so kann für einen Zahn in einer Sitzung nur entweder das neue Provisorium (z. B. Pos. 19) oder das Abnehmen und Wiederbefestigen berechnet werden.
Im Bereitschaftsdienst kann bei einem fremden Patienten das Wiedereinsetzen eines herausgefallenen Provisoriums nach den Positionen 24c und 95d oder nach der GOZ privat berechnet werden.

BEISPIELFALL

Bei einem Kassenpatienten ergibt sich aus dem Befund die Planung der Einzelkronen aus dem HKP (s. Abb. 1):

Abb. 1 Einzelkronenplanung

Befunde: pw: 16; kw: 21; ww: 25 und 35; die Krone auf 21 ist 10 Jahre alt und unbrauchbar. Daraufhin wird eine Teilkrone auf Zahn 16 geplant. Der Patient möchte Kunststoffverblendkronen: um Kosten zu sparen, soweit möglich, eine vestibulär verblendete Kunststoffverblendkrone auf 21 und 25 sowie eine Vollgusskrone auf 35. Es werden individuelle Provisorien für alle Kronen geplant.

Folgende Leistungen werden abgerechnet:
Die Verblendkronen werden alle zweimal anprobiert, das Provisorium auf 16 musste einmal erneuert werden.

Zähne	BEMA-ZE-Planung	Befund, FZ
21, 25	2 x 20b	2 x 1.1 + 2 x 1.3
35	20a	1.1
16	20c	1.2
21, 25, 35, 16	4 x 19	---

Zähne	Zusätzliche Behandlung	Nachträgliche Befunde: FZ
21, 25	4 x 24c	---
16	19	---

LF 12

270 | Prothetische Leistungen begleiten

Prothetische Leistung	Zahnärztliches Honorar	Materialkosten
Erstversorgung	**Kostenplanung**	**Eigenlabornachweis**
Individuell angefertigtes Einzelprovisorium	1 x 19	Abformmaterial und Kunststoff
Individuelles Brückenprovisorium: K-B-K	3 x 19	Abformmaterial und Kunststoff
Provisorische Stiftkrone	1 x 21	Abformmaterial und Kunststoff + Material für provisorischen Stift
Nach Eingliederung eines Aufbaus zusätzlich provisorische Krone	1 x 19	Abformmaterial und Kunststoff
Neuanfertigung bei Verlust oder Zerstörung	**Zusätzliche (nachträgliche) Leistung)**	**Eigenlabornachweis**
Individuell angefertigtes Einzelprovisorium	höchstens 1 x 19	Kunststoff
Individuelles Brückenprovisorium: K-B-K	höchstens 3 x 19	Kunststoff
Provisorische Stiftkrone	höchstens 1 x 21	Kunststoff + Material für provisorischen Stift
Abnehmen und wieder befestigen	**Zusätzliche (nachträgliche Leistung**	
Individuell angefertigtes Einzelprovisorium	höchstens 3 x 24c	
Individuelles Brückenprovisorium: K-B-K	höchstens 3 x 95d	
Provisorische Stiftkrone	höchstens 3 x 24c	

Abb. 1 Abrechnung von Provisorien im Überblick

3.1.3 Stiftaufbauten

Soll ein Zahn mit einer neuen Krone versorgt werden, ist es manchmal erforderlich, den Zahnstumpf so weit aufzubauen, dass eine Krone darauf befestigt werden kann. Dies geschieht durch eine ⟩Aufbaufüllung. Zur zusätzlichen Stabilisierung können auch ⟩parapulpäre Stifte verwendet werden.

Aufbaufüllung, S. 84
parapulpäre Stifte, S. 84

Werden jedoch intrakanaläre Schraubenaufbauten oder gegossene Stiftaufbauten verwendet, finden andere Abrechnungspositionen Anwendung, die entweder ein einzeitiges oder ein zweizeitiges Vorgehen berücksichtigen:
- **Einzeitig** bedeutet, dass der Stift als konfektionierter Stift in der Praxis vorhanden ist und nach der Präparation eingegliedert werden kann. Die provisorische Versorgung erfolgt mit einer provisorischen Krone (Pos. 19).

Einzelkronen, Provisorien und Stiftaufbauten | **271**

- **Zweizeitig** bedeutet, dass der gegossene Stift nach Abdruck im Labor hergestellt und in einem zweiten Termin eingegliedert wird. Die provisorische Versorgung erfolgt zunächst mit einer provisorischen Stiftkrone (Pos. 21). Hier kann nach Eingliederung des Aufbaus ein zusätzliches individuelles Provisorium gefertigt und abgerechnet werden. Beide können auch zusammen in der Kostenplanung eingetragen werden.

18	**Vorbereiten eines endodontisch behandelten Zahnes zur Aufnahme einer Krone, mit Verankerung im Wurzelkanal,**	
a)	durch einen konfektionierten Stift- oder Schraubenaufbau, einzeitig	50
b)	durch einen gegossenen Stiftaufbau, zweizeitig	80

(A) Eine Leistung nach **Position 18** kann nur einmal je Zahn abgerechnet werden. Neben einer Leistung nach **Position 18a** können Leistungen nach den Pos. 13a oder b und 13e oder f (als Aufbaufüllungen) für das Vorbereiten eines zerstörten Zahnes zur Aufnahme einer Krone abgerechnet werden.

(☐) Eine Leistung nach Position 18 kann nur in Verbindung mit Leistungen nach den Positionen 20 (Einzelkronen) und 91 (Brückenanker) abgerechnet werden.

> **HINWEIS**
>
> Eine Leistung nach Position 18 kann, wenn die Voraussetzungen erfüllt sind, abgerechnet werden, auch wenn sie im Heil- und Kostenplan im Abschnitt III. Kostenplanung nicht angegeben war. Sie wird dann als zusätzliche (nachträgliche) Leistung abgerechnet.

(M) Die Materialkosten für die Stifte können über einen Eigenlabornachweis (konfektionierte Stifte) oder über eine Fremdlaborrechnung abgerechnet werden.
Die Abformmaterialkosten werden ebenfalls zusätzlich abgerechnet.

▶ Festzuschüsse

Für beide Positionen können sich unterschiedliche Festzuschüsse ergeben. Die Festzuschüsse können sowohl im Feld II. Befunde für Festzuschüsse als auch als nachträgliche Befunde abgerechnet werden.

Befundeingabe	HKP-Bezeichnung	BEMA-Pos.	BEL-Nr.	Festzuschuss
Nur im Abrechnungsprogramm einzugeben, z. B. SK (Stiftaufbau konfektioniert)	(nicht ersichtlich)	18a	Eigenlabornachweis	1.4 Endodontisch behandelter Zahn mit Erfordernis eines konfektionierten metallischen Stiftaufbaus mit herkömmlichen Zementierungsverfahren, je Zahn
Nur im Abrechnungsprogramm einzugeben, z. B. als SG (Stiftaufbau gegossen) oder SK (Stiftaufbau konfektioniert)	(nicht ersichtlich)	18b	105-0	1.5 Endodontisch behandelter Zahn mit Erfordernis eines gegossenen metallischen Stiftaufbaus mit herkömmlichen Zementierungsverfahren, je Zahn

Tab. 1 Festzuschüsse bei Stiftaufbauten

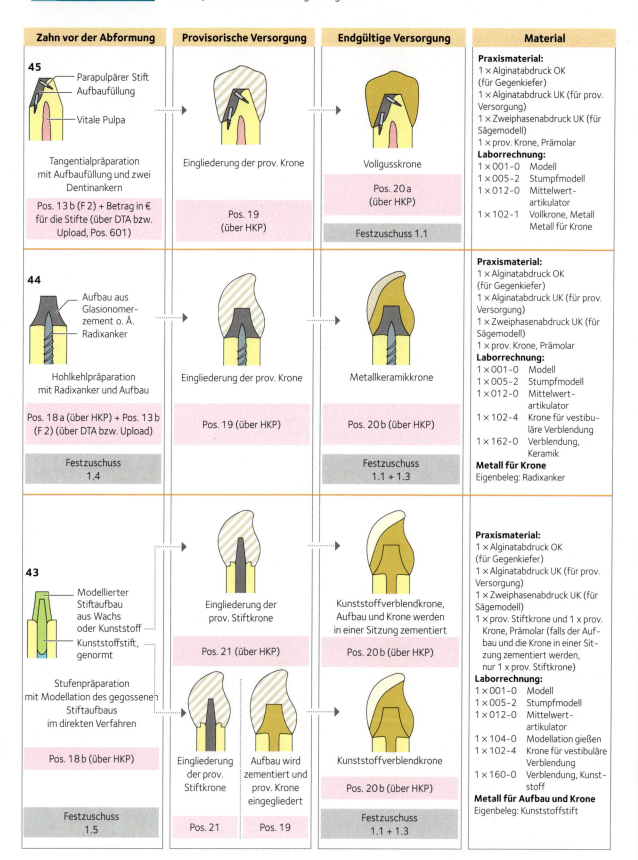

Tab. 1 Typische Versorgungsmöglichkeiten mit Einzelkronen, Stiften und Provisorien

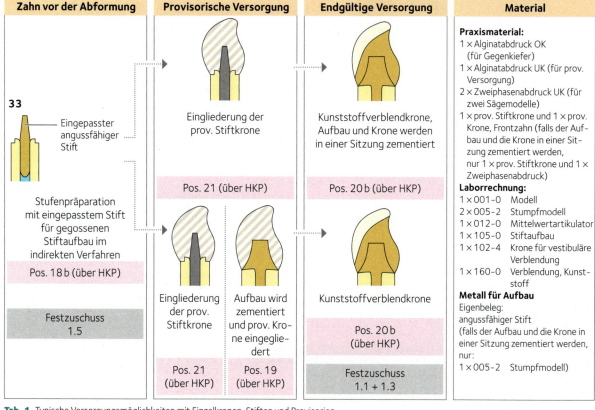

Tab. 1 Typische Versorgungsmöglichkeiten mit Einzelkronen, Stiften und Provisorien

BEISPIELFALL

Für den gesetzlich versicherten Patienten Reifsteck soll ein Heil- und Kostenplan aufgestellt und abgerechnet werden. Anschließend wird die zahnärztliche Eigenanteilsrechnung des ZE angefertigt. Der Patient hat einen Bonus von 30 %.

Befund: pw: 24, 47; ww: 13, 16; kw: 21, 34, 35; k: 43, 31; f: 18, 28, 38, 48; Kronen sind 9 Jahre alt, unbrauchbar

Behandlungsplan: Regelversorgung: 24, 21, 13, 34: VMK-(Verblend-Metall-Keramik-)Kronen, 47: Teilkrone in Stufenpräparation (Metall), 35, 16: Vollgusskronen (metallische Vollkrone), 34 Aufbaufüllung m-o-d, 16, 35: jeweils gegossener Aufbau mit Stiftverankerung und Stiftprovisorien sowie anschließend individuelle Provisorien, für alle anderen nur individuelle Provisorien (s. Abb. 1, Abb. 2, S. 274)

Geschätzte Laborkosten: 1800,00 € mit hochkarätiger Legierung

Tatsächliche Behandlung: Provisorien auf 35 einmal, auf 13 zweimal erneuert, zwei Gerüstanproben der VMK-Kronen, Teilkrone viermal anprobiert, 34: konfektionierter Stiftaufbau mit Aufbaufüllung

Endgültige Laborkosten: 1888,50 € (Fremdlabor)
Eigenlaborabrechnung: Abformmaterial: 26,50 €; Material für Provisorien: 1,00 € pro Provisorium = 12 x 1,00 € = 12,00 €

Abrechnung: s. Abb. 4, S. 274, Abb. 1, S. 275, Abb. 1, S. 276

Zähne	BEMA-ZE-Plan	Befund, FZ
24, 21, 13, 34	4 x 20b	4 x 1.1 4 x 1.3
47	20c	1.2
35, 16	2 x 20a	2 x 1.1
34	F2 ZE (nicht über HKP)	---
16, 35	2 x 18b	2 x 1.5
16, 35	2 x 21	---
24, 21, 13, 34, 47, 35, 16	7 x 19	---

Zähne	Zusätzl. Behandlung	Nachträgl. Befunde, FZ
35, 13	2 x 19	---
24, 21, 13, 34	8 x 24c	---
47	3 x 24c	---
34	1 x 18a	1.4

LF 12

274 | Prothetische Leistungen begleiten

> **HINWEIS**
>
> Die Leistungen aus dem KCH-Bereich, die in die KCH-Upload-Datei eingehen, z. B. die F2 ZE oder die Anästhesien, werden hier im obigen Beispiel nicht aufgeführt.

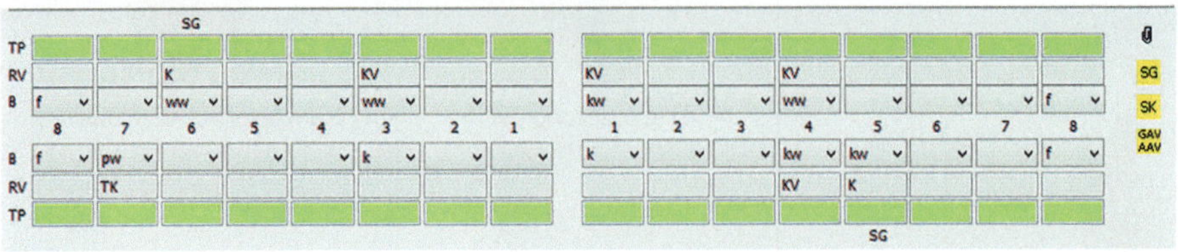

Abb. 1 Planung im Abrechnungsprogramm mit den gegossenen Aufbauten an Zahn 35 und 16 für den Patienten Reifsteck

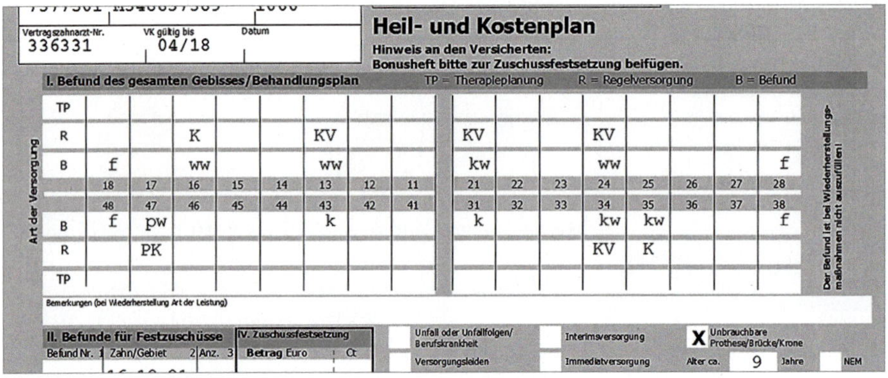

Abb. 2 Planung für den Patienten Reifsteck auf dem HKP durch das Abrechnungsprogramm (Aufbauten nicht ersichtlich)

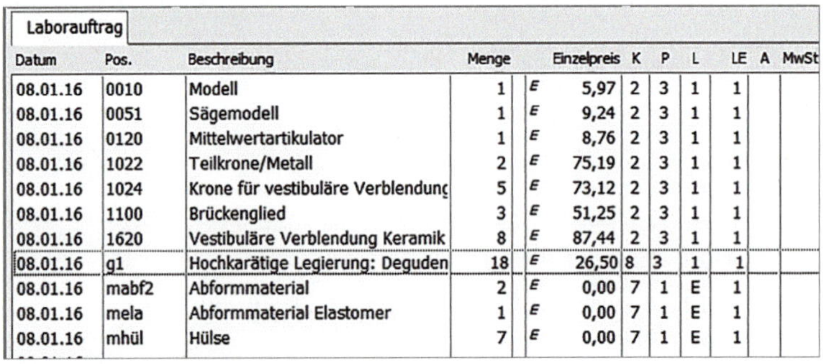

Abb. 3 Laborkostenvoranschlag zur Planung für den Patienten Reifsteck

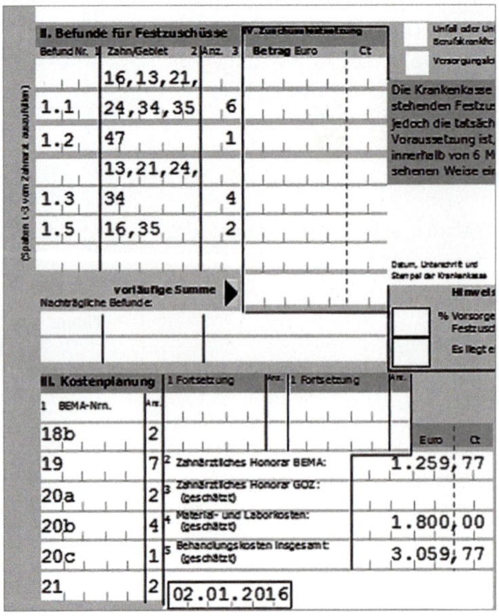

Abb. 4 Korrekte Kostenplanung für den Patienten Reifsteck auf dem HKP durch das Abrechnungsprogramm

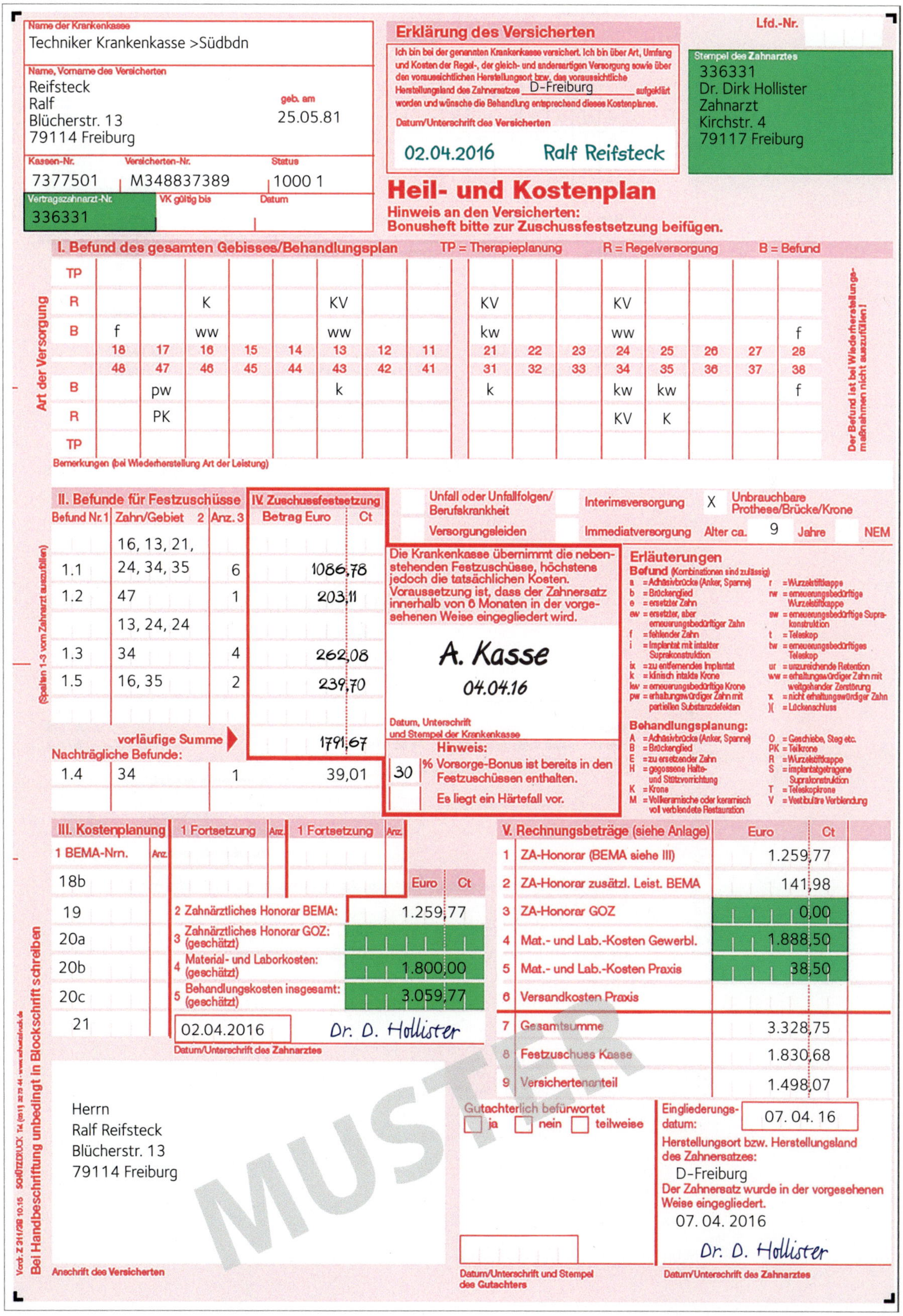

Einzelkronen, Provisorien und Stiftaufbauten | **275**

Abb. 1 Abgerechneter HKP für den Patienten Reifsteck

zu berechnen:

Befund und Behandlungsplan

	18	17	16	15	14	13	12	11	21	22	23	24	25	26	27	28	
f		K ww			KV ww			KV kw			KV ww				f	
	48	47	46	45	44	43	42	41	31	32	33	34	35	36	37	38	
f		pw PK				k			k			kw KV	kw K			f	

BEFUND:
a = Ankerkrone
b = Brückenglied
a = ersetzter Zahn
f = fehlender Zahn
i = Implantat
k = Krone
r = Wurzelstiftkappe

pw = partiell erneuerungsbedürftig
sw = am. Suprakonstruktion
t = Teleskop
ur = unzureichende Retention
w = erneuerungsbedürftig
ww = erhaltungswürdig
x = zu extrahieren
X = Lückenschluss

BEHANDLUNGSPLAN:
A = Ankerkrone
B = Brückenglied
E = zu ersetzender Zahn
M = gegossenes Metallelement
I = Inlay
K = Krone
M = keramische Verblendung

O/G = Geschiebe
PK = Teilkrone
R = Wurzelstiftkappe
S = Suprakonstruktion
T = Teleskopkrone
V = Vestibuläre Verblendung
-/- = Verblockung/Steg

Datum	Gebiet	Anz.	Nr.	Leistungsbeschreibung/Auslagen	Faktor / Punkte	EUR
07.04.16	16,35	2	18b	Gegossener Stiftaufbau zweizeitig	160,00	
	16,13,21, 24,47,34, 35	7	19	Provisorische Krone/Brückenglied	133,00	
	16,35	2	20a	Metallische Vollkrone	296,00	
	13,21,24, 34	4	20b	Vestibulär verblendete Verblendkrone	632,00	
	47	1	20c	Metallische Teilkrone	187,00	
	16,35	2	21	Provisorische Krone mit Stiftverankerung	56,00	
	34	1	18a	Konfektionierter Stift- oder Schraubenaufbau einzeitig	50,00	
	13,35	2	19	Provisorische Krone/Brückenglied	38,00	
	13,21,24, 47,34	11	24c	Abnahme und Wiederbefestigung von prov. Kronen	77,00	
		1		Laborkosten des Fremdlabors		1.888,50
				Zahnärztliches Honorar BEMA (1.464,00 + 165,00 Pkt. x 0,8605 EUR/Pkt.):		1.401,75

Commerzbank Freiburg IBAN DE43 6808 0030 0461 8774 03 BIC: DREDEFF680

Dr. Dirk Hollister
Zahnarzt

Kirchstr. 4 - 79117 Freiburg
Tel. 0761 2017855 Fax 0761 2017850

Rechnung 07.04.2016
für: Herrn Ralf Reifsteck, geb. am: 24.05.1981 Seite 2

Material- und Laborkosten Fremdlabor:	1.888,50
Material- und Laborkosten Praxislabor:	38,50
Gesamtkosten:	3.328,75
abzgl. Festzuschuss Kasse:	-1.830,68
Zu zahlender Betrag:	**1.498,07**

Bitte zahlen Sie den Rechnungsbetrag unter Angabe des Rechnungsdatums und der Rechnungsnummer bis zum 21.04.2016.

Abb. 1 Ausschnitte aus der Eigenanteilsrechnung für den Patienten Reifsteck

3.2 Einzelkronen, Provisorien und Stiftaufbauten bei Privatpatienten

3.2.1 Einzelkronen

Die Abrechnungspositionen für Einzelkronen finden sich im Privatbereich im Abschnitt Konservierende Leistungen der GOZ und nicht unter Prothetischen Leistungen (wie bei Kassenpatienten). Bei der Abrechnung von Einzelkronen wird bei Privatpatienten nach der Präparationsart eingeteilt. Man unterscheidet drei verschiedene Positionen.

2200 1322 P	Versorgung eines Zahnes oder Implantats durch eine Vollkrone (Tangentialpräparation)
2210 1678 P	Versorgung eines Zahnes durch eine Vollkrone (Hohlkehl- oder Stufenpräparation)
2220 2076 P	Versorgung eines Zahnes durch eine Teilkrone mit Retentionsrillen oder -kasten oder mit Pinledges einschl. Rekonstruktion der gesamten Kaufläche, auch Versorgung eines Zahnes durch ein Veneer

Durch die Beschreibung der Kronen und der Präparationsart sind die jeweils abrechenbaren Positionen für die Abrechnung von Kronen bei Privatpatienten definiert (s. Tab. 1).

Kronentyp	Vollgusskrone			Metallkeramikkrone		Mantelkrone	Teilkrone, auch Veneers
Präparationsart	Tangentialpräparation	Hohlkehlpräparation	Stufenpräparation	Hohlkehlpräparation	Stufenpräparation	Stufenpräparation	Aufwendige Stufen
Abrechenbare Position	Pos. 2200	Pos. 2210					Pos. 2220

Tab. 1 Abrechnungsmöglichkeiten von Einzelkronen bei Privatpatienten

A Durch die Formulierungen in den Leistungstexten, die sich im Wesentlichen nur nach der Präparationsart unterscheiden, ergeben sich für die Abrechnung von Einzelkronen zahlreiche Möglichkeiten, z.B. die Abrechnung von Galvanokronen, Vollkeramikkronen (Jacketkrone), Vollverblendkronen (über die vestibuläre Fläche hinaus), Dicor-Kronen und verblendete Teilkronen sowie kosmetische Kronen, Optek-Kronen, Vita-Hi-Ceram-Kronen und weitere. Daneben gibt es auch die Möglichkeit, Schalenkronen (Veneers) abzurechnen.

Mit den Positionen 2200, 2210 und 2220 sind folgende zahnärztliche Leistungen abgegolten:
- Präparieren eines Zahnes oder Implantats
- Relationsbestimmung
- Abformungen
- Einproben
- provisorisches Eingliedern
- festes Einfügen der Krone
- Nachkontrolle und Korrekturen

Die Leistung nach Nummer 2200 (bei Implantatversorgung) umfasst auch die Verschraubung und Abdeckung mit Füllungsmaterial.

🚫 Neben den Leistungen nach den Positionen 2200 bis 2220 sind Leistungen nach den Positionen 2050 bis 2130 (definitive Füllungen) sowie 2150 bis 2170 (Einlagefüllungen) nicht berechnungsfähig.

☐ Als häufige Zusatzleistungen kommen bei der Privatkronenabrechnung in Betracht:
- optisch-elektronische Abformung (Pos. 0065)
- adhäsive Befestigung von Krone, Teilkrone und Veneer usw. (Pos. 2197)
- Erstellen eines Heil- und Kostenplanes (Pos. 0030)
- Planungsmodelle (Pos. 0050 oder 0060)
- individueller Löffel (Pos. 5170)

(M) Folgende Materialien dürfen im Zusammenhang mit Kronen berechnet werden:
- Material- und Laborkosten für die Kronen und laborgefertigte Provisorien (Pos. 7080)
- Abformmaterial

3.2.2 Provisorien

▶ Einzelkronenprovisorien

Obwohl die Herstellung der Provisorien gleich ist, unterscheidet sich die Abrechnung der Provisorien stark von der Kassenabrechnung. Zudem ist die Abrechnung für Einzelkronen und Brückenzahnersatz unterschiedlich.

Bei der Einzelkronenabrechnung unterscheidet man zwei Positionen:

2260 100 P	Provisorium im direkten Verfahren ohne Abformung, je Zahn oder Implantat, einschließlich Entfernung

(A) Diese Provisorien können im Kassenbereich nicht mehr abgerechnet werden. Es handelt sich hierbei um konfektionierte Kronen (auch konfektionierte Hülse), die in der Praxis vorrätig sind.

☐ Die Kosten für die vorgefertigten provisorischen Kronen dürfen gesondert berechnet werden.

2270 270 P	Provisorium im direkten Verfahren mit Abformung, je Zahn oder Implantat, einschließlich Entfernung

(A) Diese Position entspricht der Kassenposition 19. Hierunter versteht man ein individuell für einen Patienten hergestelltes Provisorium, was über einen Abdruck gewonnen wird. Die Materialkosten für das Provisorium sind nicht berechnungsfähig.

☐ Diese Position kann auch für eine provisorische Einlagefüllung, einschließlich Entfernung und ggf. Wiedereingliederung desselben provisorischen Inlays abgerechnet werden.
Für provisorische Kronen im Brückenverband, die nicht dem Brückenglied benachbart sind, wird ebenfalls eine 2270 abgerechnet.

> **HINWEIS**
>
> Die Abrechnung eines Provisoriums für eine Krone mit Stiftverankerung (wie BEMA-Pos. 21) ist in der GOZ nicht vorgesehen und muss analog nach § 6 Abs. 1 GOZ berechnet werden. Es ist z. B. möglich, die Position 2270a mit erhöhtem Faktor zu wählen.

Das Wiedereingliedern derselben provisorischen Krone (im BEMA die Position 24c) nach Pos. 2260 oder 2270, ggf. auch mehrfach, einschließlich Entfernung, ist mit den Gebühren nach den Pos. 2260 und 2270 abgegolten. Sollten mehrere Anproben erforderlich sein, empfiehlt sich eine Erhöhung des Faktors.

▶ Brückenprovisorien

Da die Abrechnungen von Provisorien für Kronen und Brücken sehr eng zusammenhängen, wird die Berechnung der Brückenprovisorien schon hier dargestellt. Es kommen folgende Positionen zur Abrechnung.

5120 240 P	Provisorische Brücke im direkten Verfahren mit Abformung, je Zahn oder Implantat, einschließlich Entfernung
5140 80 P	Provisorische Brücke im direkten Verfahren mit Abformung, je Brückenspanne oder Freiendsattel, einschließlich Entfernung

> **HINWEIS**
>
> Man erkennt an den Ziffern, dass diese beiden 5000er Positionen aus dem Prothetikbereich der GOZ (Teil F) stammen, im Gegensatz zu den 2000er Positionen aus Teil C, Konservierende Leistungen.

Ⓐ Für die provisorische Versorgung präparierter Brückenpfeiler und für provisorische Brückenspannen werden die Positionen 5120 und 5140 berechnet (s. Abb. 1). Dabei gelten abrechnungstechnisch nur solche Kronen als **Brückenanker**, die direkt neben einer Brückenspanne stehen.

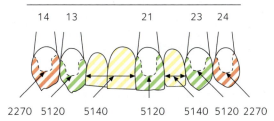

Abb. 1 Beispiel für Abrechnungsziffern bei Provisorien: zweispannige provisorische Brücke mit zwei Doppelverankerungen

Unter einer **Brückenspanne** versteht man den Bereich der fehlenden Zähne, der durch Brückenglieder überbrückt wird.

Ⓑ Das **Wiedereinsetzen** derselben provisorischen Brücke (BEMA-Pos. 95d), ggf. auch mehrmals, einschließlich Entfernung, ist mit den Gebühren nach den Nummern 5120 und 5140 abgegolten. Wird ein Brückenprovisorium erneuert, können jedes Mal die entsprechenden Positionen berechnet werden.

Sollten mehrere Anproben erforderlich sein, empfiehlt sich eine Erhöhung des Faktors.

Muss ein provisorischer Brückenanker mit Stiftverankerung gefertigt werden, ist dies analog nach § 6 Abs. 1 GOZ abzurechnen.

> **BEISPIELFALL**
>
> Bei einem Privatpatienten soll folgende Kronenversorgung durchgeführt werden:
>
> 17 erhält eine Vollgusskrone in Tangentialpräparation, 16 erhält eine Teilkrone in Stufenpräparation, 21 eine Vollkeramikkrone in Stufenpräparation, 25 und 35 erhalten voll verblendete Keramikkronen in Hohlkehlpräparation. Als provisorische Versorgung erhalten 17 und 16 je eine konfektionierte Hülse und die anderen präparierten Zähne jeweils ein individuelles Provisorium.
>
> | Zähne | Anzahl | GOZ-Planung |
> |---|---|---|
> | | 1 | 0030 |
> | 17 | 1 | 2200 |
> | 16 | 1 | 2220 |
> | 21, 25, 35 | 3 | 2210 |
> | 17, 16 | 2 | 2260 |
> | 21, 25, 35 | 3 | 2270 |

3.2.3 Stiftaufbauten

Die Abrechnung der Stiftaufbauten in der GOZ weicht stark von der Kassenabrechnung ab. Man unterscheidet verschiedene Varianten für Aufbauten im Zusammenhang mit prothetischen Versorgungen:

Pos. 2180, S. 101

- plastische Aufbauten **ohne zusätzliche Verankerung**: Sie werden nach ❯Position 2180 abgerechnet.
- plastische Aufbauten, die **mit parapulpären Stiften** oder Wurzelstiften (nicht Schrauben) zusätzlich am Zahn verankert werden: Diese können nur analog abgerechnet werden, z. B. mit 2190a oder 2195a.

Für die Aufbauten im Wurzelkanal unterscheidet man zwei Abrechnungsziffern:

| 2190 | Vorbereitung eines zerstörten Zahnes durch gegossenen Aufbau mit Stift- |
| 450 P | verankerung zur Aufnahme einer Krone |

(A) Diese Position entspricht weitgehend der Position 18b im Kassenbereich. Unabhängig vom Herstellungsverfahren (direkt oder indirekt) wird dieser Aufbau nach Pos. 2190 berechnet.
Die Leistung nach der Nummer 2190 ist je Zahn nur jeweils einmal berechnungsfähig.

| 2195 | Vorbereitung eines zerstörten Zahnes durch einen Schraubenaufbau oder |
| 300 P | Glasfaserstift o. Ä. zur Aufnahme einer Krone |

(A) Diese Position entspricht teilweise der 18a im Kassenbereich. Sie wird z. B. für Radixanker inkl. Verkleidung des Aufbaus mit plastischem Material verwendet und die Leistung nach Position 2195 und 2180 berechnet.
Die Leistung nach der Nummer 2195 ist je Zahn nur jeweils einmal berechnungsfähig.
Im Unterschied zur Kassenabrechnung können unter dieser Position auch besondere konfektionierte Stifte, wie z. B. Glasfaserstifte, Zirkonstifte und Keramikstifte zur Anwendung kommen.

(M) Falls in der Praxis konfektionierte Stifte (auch Kunststoff- oder Keramikstifte) u. ä. Materialien für die Aufbauten verwendet werden, sind sie gesondert berechenbar.

(☐) Die adhäsive Befestigung kann zusätzlich nach Pos. 2197 berechnet werden.

Tab. 1 Typische Versorgungsmöglichkeiten mit Einzelkronen, Stiften und Provisorien (Teil 1)

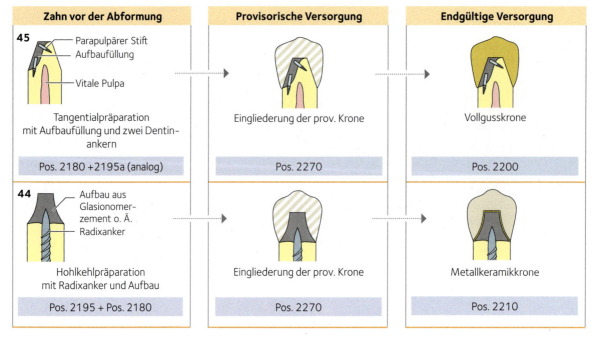

Einzelkronen, Provisorien und Stiftaufbauten | 281

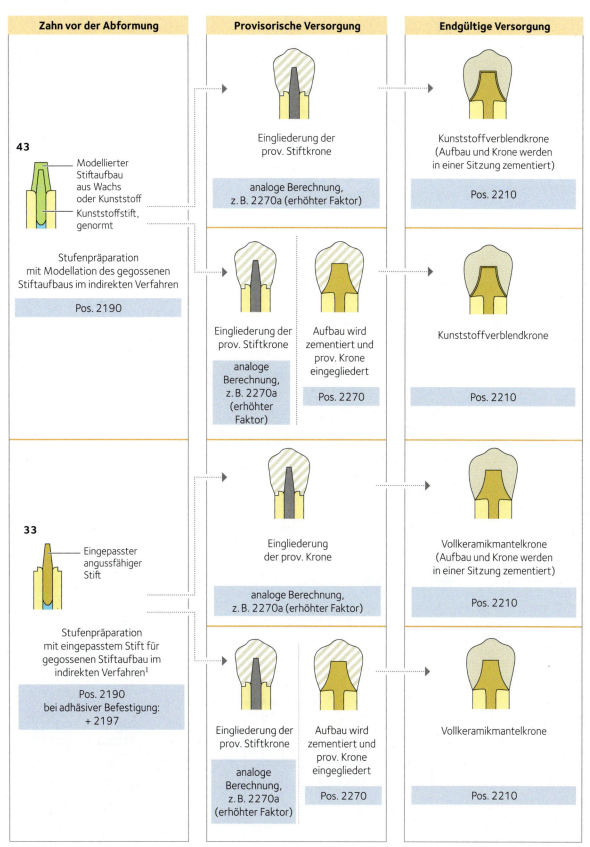

Tab. 1 Typische Versorgungsmöglichkeiten mit Einzelkronen, Stiften und Provisorien (Teil 2)

LF 12

BEISPIELFALL

Für die privat versicherte Patientin von Wittgenstein soll auf Wunsch ein Heil- und Kostenplan für die ZE-Leistungen aufgestellt und abgerechnet werden.

Befund und Behandlungsplan: Alle zu überkronenden Zähne sind erhaltungswürdig.

Planung HKP mit 2,3fachem Satz:
46: metallische Teilkrone in Stufenpräparation
14: Keramikteilkrone in Stufenpräparation
21: Vollkeramikkrone (Jacketkrone) in Stufenpräparation, adhäsive Befestigung
33, 42: voll verblendete Metallkeramikkronen (VMK) in Hohlkehlpräparation, adhäsive Befestigung
42: gegossener Aufbau mit Stiftverankerung, adhäsive Befestigung
27: Vollgusskrone in Tangentialpräparation, plastischer Aufbau mod mit konfektioniertem Stiftschraubenaufbau im Wurzelkanal
Individuelle Provisorien für alle Präparationen, Ausnahme: 27: Hülse

Geschätzte Laborkosten: 2000,00 € mit hochkarätiger Legierung

Tatsächliche Behandlung: Provisorien auf 46 einmal, auf 14 und 21 zweimal erneuert; drei Gerüstanproben der beiden VMK-Kronen (Faktor für Provisorien: 2,8); 33 Aufbaufüllung m-o-d

Endgültige Laborkosten: 2134,33 € (Fremdlabor)

Eigenlaborabrechnung: Abformmaterial: 30,00 € inklusive Hülse auf Zahn 27

Zähne	Anzahl	GOZ-Planung
	1	0030
46, 14	2	2220
21, 42, 33	3 3	2210 2197
27	1	2200
42	1 1	2190 2197
27	1 1	2195 2180
14, 21, 46, 42, 33	5	2270
27	1	2260

Zähne	Anzahl	zusätzliche GOZ-Positionen
46, 14, 21	5	2270
33, 42	2 x 2,8	2270
33	1	2180

HINWEIS

Die Leistungen aus dem KCH-Bereich sind nicht enthalten; der Plan enthält einen entsprechenden Hinweis.

Im Folgenden ist die Planung für die Patientin und/oder die Privatversicherung dargestellt (s. Abb. 1 sowie Abb. 1 und 2, S. 283, und Abb. 1, S. 284).

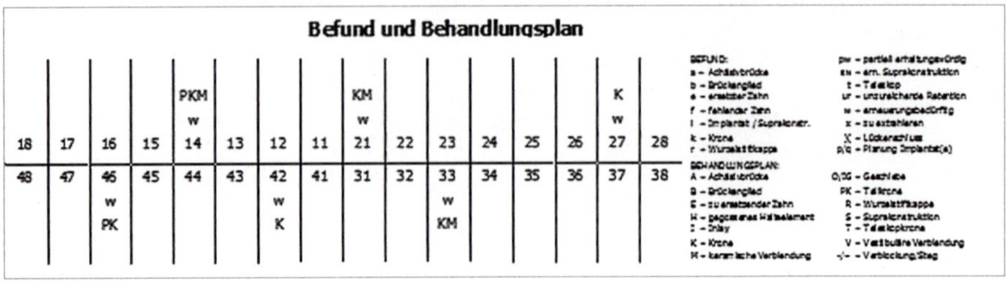

Abb. 1 Befund und Behandlungsplan der privat versicherten Patientin von Wittgenstein

Abb. 1 Privatplanung der Patientin von Wittgenstein

Abb. 2 Vermerk auf Seite 2 des privaten HKPs der Patientin von Wittgenstein

284 | Prothetische Leistungen begleiten

Nr.	Leistungsbeschreibung	Anzahl	Art
0010	Modell	1,00	
0051	Sägemodell	2,00	
0120	Mittelwertartikulator	1,00	
1021	Vollkrone/Metall	1,00	
1022	Teilkrone/Metall	1,00	
1620	Vestibuläre Verblendung Keramik	1,00	
0001	Modell aus Hartgips	1,00	
0021	Modell für das Sägen von Stümpfen	2,00	
0103	Stumpf sägen und vorbereiten	6,00	
0402	Modellmontage in Mittelwertartikulator	1,00	
2101	Gusskrone	1,00	
2105	Gusskrone für Keramikverblendung	1,00	
2304	Gussfüllung, mehrflächig / Onley / Teilkrone	1,00	
2307	Teilkrone für Keramikverblendung	1,00	
2501	Mantelkrone, Frontzahn, Keramik	2,00	
2702	Verblendung Keramik	2,00	
g1	Hochkarätige Legierung: Degudent H	9,50	

Abb. 1 Voraussichtliche Laborpositionen für Privatfall

Die folgenden Abbildungen zeigen die abschließende Rechnung nach erfolgter Behandlung (s. Abb. 2 sowie Abb. 1, S. 283).

Dr. Dirk Hollister
Zahnarzt

Kirchstr. 4 - 79117 Freiburg
Tel. 0761 2017855 Fax 0761 2017850

Dr. Dirk Hollister - Kirchstr. 4- 79117 Freiburg

Frau
Freifrau Gundula von Wittgenstein
Wilhelm-Busch-Str. 3
79859 Schluchsee

Telefon: 0761-692182
Fax: 0761-635381
E-Mail: dirk.hollister@t-online.de

Rechnung
Rechnungsnummer: 1/30/1
(bei Zahlungen bitte angeben)

Rechnungsdatum: 20.11.2015

Behandelte Person: Freifrau Gundula von Wittgenstein
Geburtsdatum: 27.11.1973

Kostenplan: 1 vom 02.11.2015
Zeitraum: 20.11.15 - 20.11.15

Sehr geehrte Frau Freifrau von Wittgenstein,

für die zahnärztliche Behandlung erlaube ich mir, nach den zur Zeit geltenden Bestimmungen zu berechnen:

Datum	Region	Nr.	Leistungsbeschreibung/Auslagen	Bgr.	Faktor	Anz.	EUR
20.11.15		0030	Aufstellung schrift. Heil- u. Kostenplan nach Befundaufnahme		2,3	1	25,87
	27	2200	Vollkrone nach Tangentialpräparation, je Zahn / Implantat		2,3	1	171,01
	21,42,33	2210	Vollkrone, Hohlkehl- oder Stufenpräparation		2,3	3	651,18
	14,46	2220	Versorgung eines Zahnes durch eine Teilkrone oder Veneer		2,3	2	534,76
	14,21,46	2270	Provisorium im direkten Verfahren mit Abformung		2,3	3	104,79
	27	2195	Schraubenaufbau oder Glasfaserstift zur Aufn. einer Krone		2,3	1	38,81
	27	2180	Plastische Aufbaufüllung vor Überkronung		2,3	1	19,40
	42	2190	gegossener Aufbau mit Stiftverankerung		2,3	1	58,21
	42	2197	Adhäsive Befestigung		2,3	1	16,82
	21,42,33	2197	Adhäsive Befestigung		2,3	3	50,46
	27	2260	Provisorium im direkten Verfahren ohne Abformung		2,3	1	12,94
	14,21,46	2270	Provisorium im direkten Verfahren mit Abformung		2,3	5	174,65
	42,33	2270	Provisorium im direkten Verfahren mit Abformung Zeitaufwand wegen behandlungsbedigter, häufiger Abnahme und Wiederbefestigung von provisorischen Kronen / Brücken		2,8	2	85,04
	33	2180	Plastische Aufbaufüllung vor Überkronung		2,3	1	19,40

Commerzbank Freiburg IBAN DE43 6808 0030 0461 8774 03 BIC: DREDEFF680

Seite 1 von 2

Abb. 2 Schlussrechnung der Patientin von Wittgenstein

Dr. Dirk Hollister
Zahnarzt

Kirchstr. 4 - 79117 Freiburg
Tel. 0761 2017855 Fax 0761 2017850

Rechnung 20.11.2015
für: Frau Freifrau Gundula von Wittgenstein, geb. am: 27.11.1973

Zwischensumme Honorar: 1.963,34

Datum	Region	Nr.	Leistungsbeschreibung/Auslagen	Bgr.	Faktor	Anz.	EUR
20.11.15		9242	Eigenlaborkosten Abdrücke und Hülse			1	30,00

Auslagen nach § 9 GOZ gemäß Praxislaborbeleg: 30,00
Auslagen nach § 9 GOZ gemäß Fremdlaborrechnung: 2.134,33
Rechnungsbetrag: 4.127,67

Der Berechnung der Honorarleistungen liegt die Gebührenordnung für Zahnärzte (GOZ) vom 22.10.1987 und die Gebührenordnung für Ärzte (GOÄ) vom 01.01.1996 zugrunde. Diese Rechnung ist zahlbar bis zum 04.12.2015.
Bei Überweisung des Rechnungsbetrages geben Sie bitte die Rechnungsnummer an.

Abb. 1 Seite 2 der Schlussrechnung für die Patientin von Wittgenstein

Für die KCH-Leistungen erhält die Patientin eine zweite Rechnung.

4 Privatleistungen bei Kassenpatienten: Mehrkostenberechnung

Ein Kassenpatient hat die Möglichkeit, auch eine gleich- oder andersartige Versorgung zu wählen. Er behält dann trotzdem die Festzuschüsse der gesetzlichen Krankenkasse. Einen Überblick über gleichartige Versorgungen bei Einzelkronen gibt die folgende Übersicht.

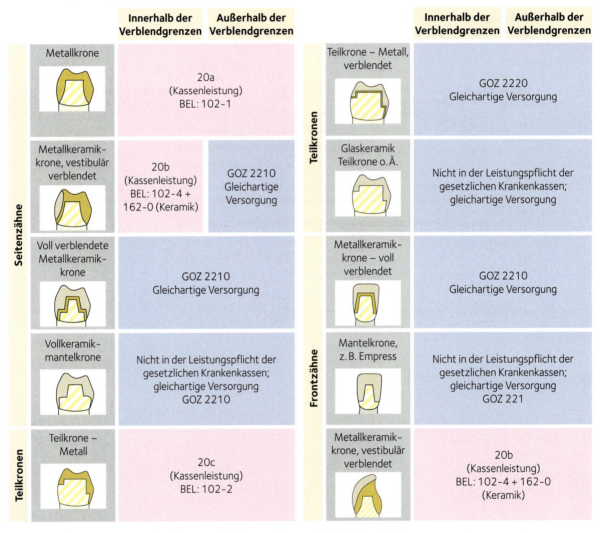

Abb. 1 Gleichartige Versorgungen: Abrechnungsmöglichkeiten von Kronen nach BEMA, BEL und GOZ

Festzuschüsse zur Position 20, S. 266

› Die Positionen für die Versorgung mit Einzelkronen 20a, 20b und 20c lösen unterschiedliche Festzuschüsse für den Patienten aus. Diese erhält der Patient also auch bei einer gleichartigen Versorgung, orientiert an der eigentlichen Regelversorgung.

BEISPIEL

Eine verblendete metallische Teilkrone auf 16 löst den Festzuschuss 1.2 aus. Wegen der gleichartigen Versorgung wird die GOZ-Position 2220 berechnet. Auf dem HKP ist nur die Position 19 in der Spalte III eingetragen.

Der folgende Beispielfall zeigt, wie die Privatleistungen bei Kassenpatienten im Falle einer gleichartigen Versorgung bei Einzelkronen abgerechnet werden.

BEISPIELFALL

Bei dem Kassenpatienten Vossler werden ein Heil- und Kostenplan und eine Mehrkostenberechnung nach § 55 Abs. 4 SGB V durchgeführt. Gleichzeitig wird der Fall abgerechnet und eine Rechnung für den Patienten erstellt. Der Patient hat einen Bonus von 20 %.

Befund: kw: 36, 47, 21; ww: 42, 43

Behandlungsplan: Patient wünscht an Zahn 36 und 47 VMK-Kronen (Hohlkehlpräparation).
36: Schraubenaufbau mit Verankerung im Wurzelkanal (einzeitig)
21: Patient wünscht Vollkeramikkrone (Jacketkrone)
42, 43: vestibulär metallkeramisch verblendete Kronen in Hohlkehlpräparation individuellen Provisorien für alle Kronen

Geschätzte Laborkosten: 1600,00 €

Zusätzliche (nachträgliche) Leistungen: Provisorium an 36 vom Patient zweimal verloren
zweimal Anprobe der VMK-Kronen 36, 47
eine Anprobe der VMK-Kronen 42, 43

Endgültige Laborkosten: 1647,45 € (Fremdlabor)

Praxislabor: 35,00 € (Abformungen, Provisorien)

Versandgänge der Praxis: zwei

Zähne	Bema-ZE-Planung	Befund, FZ
36, 47	---	2 x 1.1
36	18a	1.4
21	---	1.1 + 1.3
42, 43	2 x 20b	2 x 1.1 + 2 x 1.3
36, 47, 21, 42, 43	5 x 19	---

Zähne	Zusätzliche Behandlung	Nachträgliche Befunde, FZ
36	19	---
36, 47, 42, 43	6 x 24c	---

Zunächst erfolgt die Planung des Zahnersatzes für den Patienten Vossler (s. Abb. 1, Abb. 2).

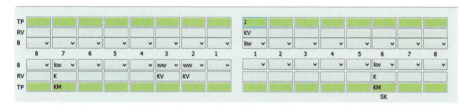

Abb. 1 Planung im Abrechnungsprogramm

Abb. 2 Planung auf dem HKP durch das Abrechnungsprogramm

Die Planung im Abrechnungsprogramm unterscheidet sich vom Ausdruck auf dem HKP, weil die Programme exakter planen müssen. Dabei werden in den Programmen andere Kürzel verwendet.

II. Befunde für Festzuschüsse

Befund Nr.	Zahn/Gebiet	Anz.
	21,47,43,	
1.1	42,36	5
1.3	21,43,42	3
1.4	36	1

vorläufige Summe

Nachträgliche Befunde:

III. Kostenplanung

1 BEMA-Nrn.	Anz.
18a	1
19	5
20b	2

	Euro	Ct
2 Zahnärztliches Honorar BEMA:	396,	69
3 Zahnärztliches Honorar GOZ: (geschätzt)	651,	18
4 Material- und Laborkosten: (geschätzt)	1.600,	00
5 Behandlungskosten insgesamt (geschätzt)	2.647,	87

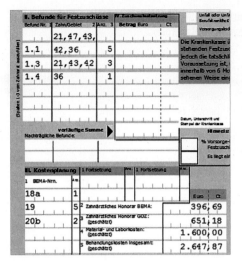

Abb. 1 Planungsziffern auf dem HKP für den Patienten Vossler (erzeugt mit dem Abrechnungsprogramm)

Auf dem HKP sind die drei außervertraglichen Leistungen (Pos. 21 Vollkeramikkrone sowie Pos. 36 und Pos. 47 als Verblendkrone) nicht erfasst. Deren Festzuschüsse sind jedoch auf dem HKP eingetragen (s. Abb. 1). Auf der Anlage zum HKP erklärt der Patient, dass er mit der von ihm gewünschten Versorgung einverstanden ist (s. Abb. 2).
Dort werden die drei Kronen nach GOZ 2210 abgerechnet.
Damit der Patient über die Kosten informiert ist, werden die zusätzlichen Kosten nach der GOZ sowie die BEMA-Kosten mit den geschätzten Laborkosten addiert und die Festzuschüsse dann wieder abgezogen.
Weiterhin muss der Patient eine Information über die Kosten der Regelversorgung erhalten, wenn er diese gewählt hätte.

Dr. Dirk Hollister
Zahnarzt
Kirchstr. 4 - 79117 Freiburg
Tel. 0761 2017855 Fax 0761 2017850

Dr. Dirk Hollister - Kirchstr. 4 - 79117 Freiburg
Herrn
Gerd Vossler
Walter-Eucken-Weg 12
79115 Freiburg

02.04.2016
Seite 1

Anlage zum Heil- und Kostenplan Nr. 1/ 58/ 2 vom 02.04.2016
für: Herrn Gerd Vossler, geb. am: 02.10.1975 / 58

Für Ihre prothetische Behandlung werden entsprechend nachfolgender Aufstellung voraussichtlich folgende Kosten/Eigenanteile anfallen:

Gebiet	GOZ	Leistungsbeschreibung	Anz.	Betrag
21,47,36	2210	Vollkrone, Hohlkehl- oder Stufenpräparation	3	651,18

Summe der GOZ-Honorarleistungen (entsprechend Zeile III/3 HKP):	EUR	651,18
Zahnärztliches Honorar BEMA (entsprechend Zeilen III/1 und 2 HKP):	EUR	396,69
Material- und Laborkosten (entsprechend Zeile III/4 HKP):	EUR	1.600,00
Gesamtkosten (entsprechend Zeile III/5 HKP):	EUR	2.647,87
abzüglich Festzuschüsse:	EUR	1.053,45
Ihr voraussichtlicher Eigenanteil wird hiernach betragen:	EUR	**1.594,42**

Kosten für allgemeine und konservierend-chirurgische Leistungen nach der GOZ sind in den Beträgen nicht enthalten. Unvorhersehbare Leistungen, die sich im Rahmen der Behandlung ergeben, werden gesondert berechnet. Unvorhersehbare Veränderungen der Schwierigkeit sowie des Zeitaufwandes der einzelnen Leistungen, der Umstände bei der Ausführung oder der Methode können zu Kostenveränderungen führen.

Ich wünsche eine Versorgung entsprechend des Heil- und Kostenplans nebst dieser Anlage.

Unterschrift des Zahnarztes

Datum/Unterschrift Versicherter

Information über die Kosten der Regelversorgung
Die Kosten für eine dem Befund entsprechende Regelversorgung liegen voraussichtlich in Höhe des doppelten Festzuschusses.

doppelter Festzuschuss	EUR	1.755,90
abzüglich von der Kasse festgesetzter Festzuschüsse	EUR	1.053,45
Ihr Eigenanteil würde im Falle der Regelversorgung daher voraussichtlich zzgl. der möglicherweise anfallenden Edelmetallkosten betragen.	EUR	702,45

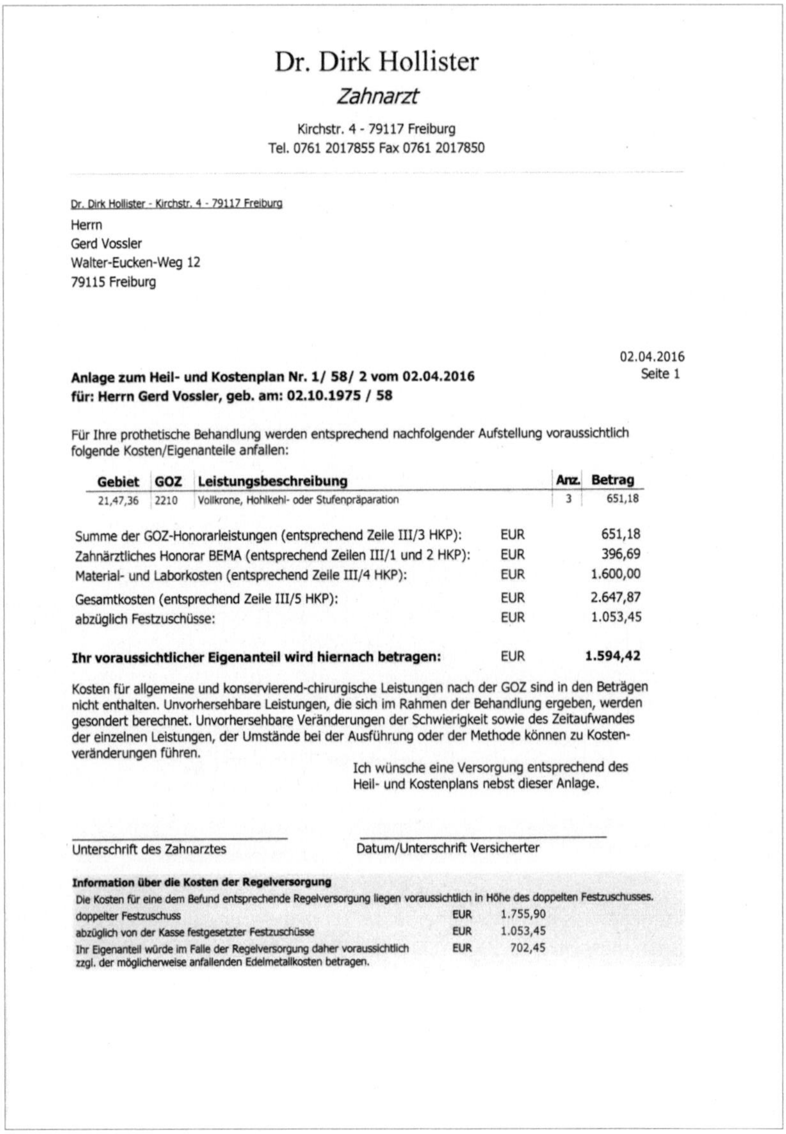

Abb. 2 Anlage zum HKP des Patienten Vossler

Nach Abschluss der Behandlung erfolgt die Abrechnung des HKPs (s. Abb. 1).

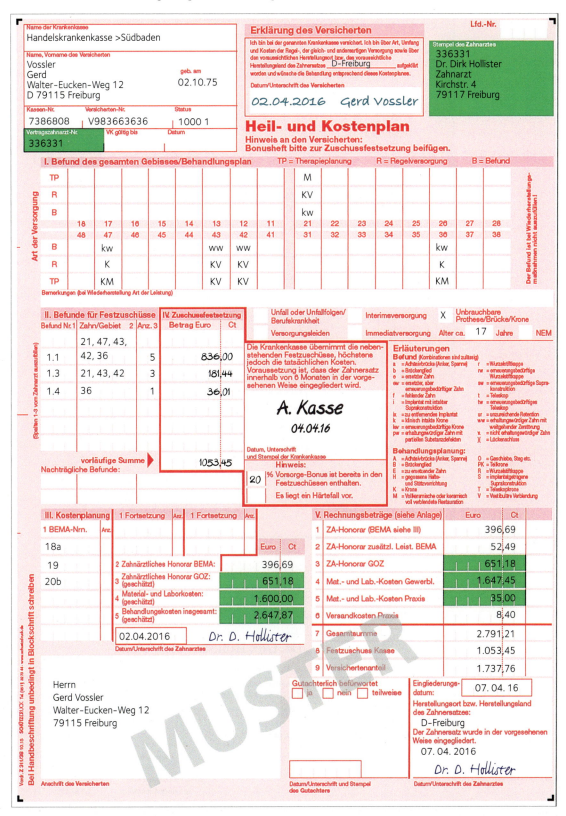

Abb. 1 Abrechnung des HKPs des Patienten Vossler

Dr. Dirk Hollister
Zahnarzt
Kirchstr. 4 - 79117 Freiburg
Tel. 0761 2017855 Fax 0761 2017850

Dr. Dirk Hollister - Kirchstr. 4 - 79117 Freiburg

Herrn
Gerd Vossler
Walter-Eucken-Weg 12
79115 Freiburg

Zeitraum:	02.-07.04.16
Rechnungsnummer: (bei Zahlungen bitte angeben)	1/58/1
Kostenplan 2 / 02.01.2016	
Eingliederungsdatum: 07.01.2016	

07.04.2016

Rechnung
für: Herrn Gerd Vossler, geb. am: 02.10.1975

Sehr geehrter Herr Vossler,

für die prothetische Behandlung erlaube ich mir, nach den zurzeit geltenden Bestimmungen zu berechnen:

Befund und Behandlungsplan

18	17	16	15	14	13	12	11	K lw 21	22	23	24	25	26	27	28
48	47 lw KM	46	45	44	43 ww KV	42 ww KV	41	31	32	33	34	35	36 lw	37	38

BEFUND:
a – Abhaltebrücke   pw – partiell erhaltungswürdig
b – Brückenglied   s – sm. Suprakonstruktion
e – ersetzter Zahn   t – Teleskop
f – fehlender Zahn   ur – unzureichende Retention
i – Implantat   w – erneuerungsbedürftig
k – Krone   ww – erhaltungswürdig
r – Wurzelstiftkappe   x – zu extrahieren
                           X – Lückenschluss

BEHANDLUNGSPLAN:
A – Adhäsivbrücke   O,OL – Geschiebe
B – Brückenglied   PK – Teilkrone
E – zu ersetzender Zahn   R – Wurzelstiftkappe
H – gegossenes Halteelement S – Suprakonstruktion
I – Inlay   T – Teleskopkrone
K – Krone   V – Vestibuläre Verblendung
M – kunststoffliche Verblendung -/– Verblockung/Steg

Datum	Gebiet	Anz.	Nr.	Leistungsbeschreibung/Auslagen	Faktor / Punkte	EUR
07.04.16	36	1	18a	Konfektionierter Stift- oder Schraubenaufbau einzeitig	50,00	
	21,47,43, 42,36	5	19	Provisorische Krone/Brückenglied	95,00	
	43,42	2	20b	Vestibulär verblendete Verblendkrone	316,00	
	21,47,36	3	2210	Vollkrone, Hohlkehl- oder Stufenpräparation	2,3	651,18
	36	1	19	Provisorische Krone/Brückenglied	19,00	
	47,43,42, 36	6	24c	Abnahme und Wiederbefestigung von prov. Kronen	42,00	
		1		Laborkosten des Fremdlabors		1.647,45
		2		Versandkosten		8,40
				Zahnärztliches Honorar BEMA (461,00 + 61,00 Pkt. x 0,8605 EUR/Pkt.):		449,18
				GOZ-Honorarleistungen:		651,18
				Material- und Laborkosten Fremdlabor:		1.647,45
				Material- und Laborkosten Praxislabor:		35,00

Commerzbank Freiburg IBAN DE43 6808 0030 0461 8774 03 BIC: DREDEFF680

Abb. 1 Rechnung für den Patienten Vossler

Dr. Dirk Hollister
Zahnarzt
Kirchstr. 4 - 79117 Freiburg
Tel. 0761 2017855 Fax 0761 2017850

Rechnung   07.04.2016
für: Herrn Gerd Vossler, geb. am: 02.10.1975   Seite 2

Versandkosten:	8,40
Gesamtkosten:	2.791,21
abzgl. Festzuschuss Kasse:	-1.053,45
Zu zahlender Betrag:	**1.737,76**

Bitte zahlen Sie den Rechnungsbetrag unter Angabe des Rechnungsdatums und der Rechnungsnummer bis zum 20.04.2016.

Abb. 2 Seite 2 der Rechnung für den Patienten Vossler

5 Brückenzahnersatz

Brücken gehören grundsätzlich zum festsitzenden Zahnersatz. Es gibt jedoch auch sogenannte (bedingt) abnehmbare Brücken. Sie dienen häufig zur Versorgung kleinerer Zahnlücken. In der Abrechnungstechnik werden die Bestandteile einer Brücke wie in der Abbildung 1 angegeben bezeichnet:

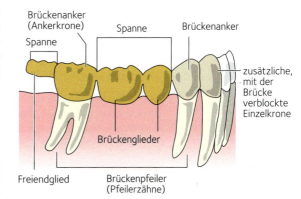

Abb. 1 Bezeichnung der Brückenteile

5.1 Brücken bei Kassenpatienten

5.1.1 Normale Brückenabrechnung

In der kassenzahnärztlichen Versorgung ist die Abrechnung von Brücken durch den § 56 SGB V, die Richtlinien Zahnersatz und die Beschlüsse des G-BA stark eingeschränkt. Der folgende Auszug gibt zentrale Aspekte wieder:

- Eine Brücke dient in der Regel der Schließung zahnbegrenzter Lücken. Brücken sind angezeigt und wirtschaftlich, wenn dadurch in einem Kiefer die **geschlossene Zahnreihe** wiederhergestellt wird.
- Brücken sind nicht angezeigt bei ungenügender parodontaler Belastbarkeit und Allgemeinerkrankungen, die das parodontale Gewebe ungünstig beeinflussen.
- Bei großen Brücken ist die Leistungspflicht der Krankenkasse auf den Ersatz von **bis zu vier fehlenden Zähnen je Kiefer** und bis zu **drei fehlenden Zähnen je Seitenzahngebiet** begrenzt.
- Bei einem Lückenschluss durch eine geteilte Brücke bei disparallelen Pfeilerzähnen kann ein Geschiebe angezeigt sein.
- Für Brücken gelten die gleichen Verblendungsrichtlinien wie für Kronen.
- Freiendbrücken sind möglich zur Erhaltung einer **geschlossenen Zahnreihe**, nicht jedoch bei **Freiendsituationen** (bis Prämolarenbreite, nie bei Eckzähnen).
- Die Einbeziehung des Weisheitszahnes als Brückenanker ist nach allgemeiner Auffassung besonders kritisch zu sehen.
- Zweispannige Brücken gehören nur zur Regelversorgung, wenn neben der ersten Spanne **ein** weiterer Zahn ersetzt wird.
- **Sonderfall Klebebrücke:** Bei Versicherten im Alter zwischen 14 und 20 Jahren können adhäsiv befestigte einspannige Brücken mit Metallgerüst im Frontzahnbereich angezeigt sein. Die Pfeilerzähne sollen dabei karies- und füllungsfrei sein. Die zu überbrückende Spanne soll grundsätzlich nicht mehr als einen Zahn umfassen.

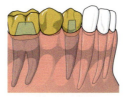
einspannige Brücke

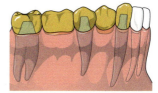
mehrspannige Brücke

Abb. 2 Einspannige und mehrspannige Brücke

Man unterscheidet im BEMA die folgenden Hauptpositionen für die Abrechnung von Brücken:

91	Versorgung eines Lückengebisses durch eine Brücke, bei Verwendung von Teleskopkronen im Zusammenhang mit einer herausnehmbaren Prothese, je Pfeilerzahn	
a)	Metallische Vollkrone	118
b)	Vestibulär verblendete Verblendkrone	128
c)	Metallische Teilkrone	136
d)	Teleskop-/Konuskrone	190
e)	Verwendung eines Geschiebes bei geteilten Brücken mit disparallelen Pfeilern zusätzlich zu den Nrn. 91a bis c	43

LF 12 — Prothetische Leistungen begleiten

Es kommt jeweils zusätzlich folgende Abrechnungsposition hinzu:

92	Versorgung eines Lückengebisses durch eine Brücke je Spanne	62

Pos. 20a bis c, S. 265
Prothesen, S. 291
besondere Brücken, S. 297

Der BEMA-Text zur **Position 91** entspricht zunächst dem Leistungsinhalt der Einzelkronenpositionen ▸20a bis c. Die Bewertungszahlen für die Brückenpositionen sind etwas niedriger, da eine weitere Position (Nr. 92) hinzukommt. Die Position 91d wird im Zusammenhang mit ▸Prothesen erläutert. Die Position 91e spielt bei ▸besonderen Brücken eine Rolle.

Die Position 91 dient der Abrechnung der **Ankerkronen**. Prinzipiell wird jede Krone, die eine Spanne trägt, mit Pos. 91 abgerechnet (s. Abb. 1). Kronen, die keine Spanne tragen, gelten als Einzelkronen und werden nach Pos. 20a bis c abgerechnet (gilt nicht für Doppelkronen bei Freiendbrücken).

> **MERKE**
>
> **Ankerkronen**, die nicht direkt mit einem Brückenglied verbunden sind, werden nach Position 20 abgerechnet.

Die **Position 92** dient der Abrechnung der **Brückenspannen** (s. Abb. 1). Eine Spanne ist die überbrückte Strecke zwischen zwei Ankerkronen. Auch ein Freiendglied zählt als Spanne.

A Mit den Leistungen nach den Positionen 91 und 92 sind wie bei Einzelkronen folgende weitere Leistungen abgegolten: Präparation, ggf. Farbbestimmung, Bissnahme, Abformung, Einprobe, Einzementieren, Kontrolle und Adjustierung der statischen und dynamischen Okklusion.

🚫 Gegossene Einlagefüllungen als Brückenanker sind nicht abrechnungsfähig. Damit fallen Inlaybrücken nicht in die Leistungspflicht gesetzlicher Krankenkassen. Es gibt keinen Festzuschuss.

B Für die Erneuerung des Primär- oder Sekundärteils einer Teleskop- oder Konuskrone ist bei Neuanfertigung oder Wiederherstellung einer Prothese oder abnehmbaren Brücke die halbe Gebühr der Nr. 91d abzurechnen.

☐ Im Zusammenhang mit Brücken werden häufig folgende BEMA-Positionen abgerechnet:

- **18:** Stift- oder Schraubenaufbau
- **19:** provisorische Krone
- **21:** provisorische Stiftkrone
- **95d:** Abnehmen und Wiederbefestigen einer provisorischen Brücke
- **89:** Beseitigen grober Artikulationsstörungen
- **98a:** Abdruck mit individuellem Löffel
- In Ausnahmefällen **7b:** Abdruck beider Kiefer, Planungsmodelle

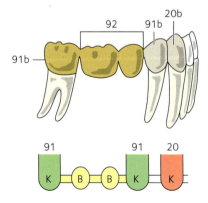

Abb. 1 Berechnung der BEMA-Positionen bei der Brückenversorgung

BEISPIELFALL

Bei der Brückenplanung in Abbildung 1 handelt es sich um zwei Brückenverbände.

I. Befund des gesamten Gebisses/Behandlungsplan							TP = Therapieplanung		R = Regelversorgung		B = Befund			
TP														
R		K	K	BV	KV	BV	BV	KV						
B		kw	ur	x	ur	x	x	kw						
	18	17	16	15	14	13	12	11	21	22	23	24	25	26	27	28
	48	47	46	45	44	43	42	41	31	32	33	34	35	36	37	38
B												kw	f	kw	f	ur
R												KV	BV	K	B	K
TP																
Bemerkungen (bei Wiederherstellung Art der Leistung)																

Abb. 1 Brückenplanung auf dem HKP

Die erste Brücke im OK geht von Zahn 17 auf 11:

Befunde: Zahn 11 trägt eine defekte Krone. Die Zähne 12, 13 und 15 müssen extrahiert werden. Zahn 14 muss beschliffen werden, weil sonst keine Brücke möglich ist (unzureichende Retention). Zahn 17 trägt eine defekte Krone.

Planung: Es wird eine zweispannige Brücke zum Ersatz von drei Zähnen durch Brückenglieder (11, 12, 15 verblendet) geplant: eine erste Spanne von 11 auf 14 sowie eine zweite Spanne von 14 auf 16 und 17 (Doppelanker). Die Ankerkronen auf 11 und 14 werden vestibulär verblendet. Die Doppelanker werden nicht verblendet (Regelversorgung).

Die zweite Brücke im UK geht von Zahn 33 auf 35:

Befunde: Die Zähne 33 und 35 tragen defekte Kronen. Die Zähne 34 und 36 fehlen. Zahn 37 muss beschliffen werden, um eine Brücke fest zu konstruieren (eine Freiendlösung wäre auch möglich).

Planung: Es wird eine zweispannige Brücke zum Ersatz von zwei Zähnen durch Brückenglieder geplant (34 verblendet, 36 unverblendet). Der Brückenanker auf 33 wird vestibulär verblendet. Die Anker auf 35 und 37 werden nicht verblendet (Regelversorgung).

BEMA-Abrechnung:

OK-Brücke: Ankerkronen 11, 15   = 2 x 91b
                        16   = 1 x 91a
                        17   = 1 x 20a (weil kein benachbartes Brückenglied)
           Spannen: 11–15   = 1 x 92
                        15–16   = 1 x 92

UK-Brücke: Ankerkronen 33   = 1 x 91b
                        35, 37   = 2 x 91a
           Spannen: 33–35   = 1 x 92
                        35–37   = 1 x 92

Zusammenfassung: 3 x 91b + 3 x 91a + 1 x 20a + 4 x 92

Festzuschüsse

Die einzelnen Brückenpositionen richten sich nach den unterschiedlichen Befunden und lösen unterschiedliche Festzuschüsse aus. Häufige Befunde bei Brückenzahnersatz sind:
- ww = erhaltungswürdiger Zahn mit weitgehender Zerstörung
- kw = erneuerungsbedürftige Krone
- pw = erhaltungswürdiger Zahn mit partiellen Substanzdefekten
- x = nicht erhaltungswürdiger Zahn
- f = fehlender Zahn
- ew = ersetzter, aber erneuerungsbedürftiger Zahn
- ur = unzureichende Retention (Zahn wird als Anker benötigt, weil die Konstruktion sonst nicht hält)

Sobald diese Befunde in die Befundzeile des HKPs im Abrechnungsprogramm eingegeben werden, wird die Regelversorgung für den Patienten automatisch berechnet. Ebenso stehen die Festzuschüsse damit bereits fest, können jedoch auch immer individuell abgeändert werden. Die Abrechnungsprogramme erkennen dabei, ob sich ein Zahn innerhalb oder außerhalb der Verblendgrenzen befindet.

Für Brücken gilt die sogenannte **Festzuschussklasse 2**, die wie folgt definiert ist: **Zahnbegrenzte Lücken von höchstens vier fehlenden Zähnen je Kiefer bei ansonsten geschlossener Zahnreihe unter der Voraussetzung, dass keine Freiendsituation vorliegt (Lückensituation I).**

Ein fehlender Zahn 7 löst eine Freiendsituation aus. Dies gilt nicht, wenn Zahn 8 vorhanden ist und dieser als möglicher Brückenanker verwendbar ist. Soweit Zahn 7 einseitig oder beidseitig fehlt und hierfür keine Versorgungsnotwendigkeit besteht, liegt keine Freiendsituation vor. Auch nicht versorgungsbedürftige Freiendsituationen werden für die Ermittlung der Anzahl der fehlenden Zähne je Kiefer berücksichtigt. Ein fehlender Weisheitszahn ist nicht mitzuzählen.

Für lückenangrenzende Zähne nach den Befunden von Festzuschussklasse 2 sind Befunde nach den Festzuschussnummern 1.1 bis 1.3 nicht ansetzbar. Das Gleiche gilt bei einer Versorgung mit Freiendbrücken für den Pfeilerzahn, der an den lückenangrenzenden Pfeilerzahn angrenzt.

Befundeingabe	HKP-Bezeichnung	BEMA-Pos.	Festzuschuss
ww oder kw und x, f, b, ew (außerhalb Verblendgrenze)	2 x K (metallische Ankervollkrone) und 1 x B (Brückenglied)	2 x 91a + 1 x 92	2.1 Zahnbegrenzte Lücke mit einem fehlenden Zahn, je Lücke
ww oder kw und x, f, b, ew (innerhalb Verblendgrenze)	KV BV KV (vestibulär metallkeramisch verblendete Brücke)	2 x 91b + 1 x 92	2.1 + 2.7 Fehlender Zahn in einer zahnbegrenzten Lücke im Verblendbereich je Verblendung für einen ersetzten Zahn, auch für einen der Lücke angrenzenden Brückenanker im Verblendbereich (1 x 2.1 + 3 x 2.7)
ww oder kw und x, f, b, ew	KV BV BV KV (vestibulär metallkeramisch verblendete Brücke)	2 x 91b + 1 x 92	2.2 Zahnbegrenzte Lücke mit zwei nebeneinander fehlenden Zähnen, je Lücke + 4 x 2.7
ww oder kw und x, f, b, ew	KV BV BV BV KV (vestibulär metallkeramisch verblendete Brücke)	2 x 91b + 1 x 92	2.3 Zahnbegrenzte Lücke mit drei nebeneinander fehlenden Zähnen, je Kiefer + 5 x 2.7
ww oder kw und x, f, b, ew nur im Frontzahnbereich	KV BV BV BV BV KV (nur Frontzähne; vestibulär metallkeramisch verblendete Brücke)	2 x 91b + 1 x 92	2.4 Frontzahnlücke mit vier nebeneinander fehlenden Zähnen, je Kiefer + 6 x 2.7
ww oder kw und x, f, b, ew	KV BV BV KV BV KV (zweispannige vestibulär metallkeramisch verblendete Brücke)	3 x 91b + 2 x 92	2.5 An eine Lücke unmittelbar angrenzende weitere zahnbegrenzte Lücke mit einem fehlenden Zahn + 2.2 + 6 x 2.7

Tab. 1 Zusammenhang zwischen HKP-Eintrag, BEMA-Position und Festzuschüssen

Um zu den richtigen Zuschüssen zu gelangen, wird zuerst die Zahl der durch Brückenglieder zu ersetzenden Zähne bestimmt. Hierdurch ergibt sich der „Grundzuschuss" (siehe oben). Werden z. B. drei nebeneinanderliegende Zähne durch Brückenglieder ersetzt, gilt der Grundzuschuss 2.3. Für jede Verblendung innerhalb der Verblendgrenzen kommt zusätzlich der Zuschuss 2.7 hinzu. Handelt es sich um eine zweispannige Brücke, darf eine Spanne nur einen Zahn durch ein Brückenglied ersetzen. Zum Grundzuschuss kommt dann noch der Zuschuss 2.5 hinzu.

> **BEISPIEL**
>
> Für das Beispiel auf Seite 293 gelten entsprechend folgende Festzuschüsse:
>
> **OK-Brücke** von Zahn 11 auf Zahn 17: Grundzuschuss 2.2 (11–14), angrenzende Lücke: 2.5 + 5 x 2.7 (Verblendbereich) + 1.1 (27, weil als Einzelkrone abgerechnet)
>
> **UK-Brücke** von Zahn 33 auf Zahn 37: Grundzuschuss 2.1 (33–35), angrenzende Lücke 2.5 + 2 x 2.7 (Verblendbereich)
>
> **Zusammenfassung:** 1 x 2.1 + 1 x 2.2 + 2 x 2.5 + 7 x 2.7 + 1 x 1.1

▶ Provisorien sowie Abnehmen und Wiederbefestigen von Brückenprovisorien

Das Abrechnen der Erstellung von ▶**Brückenprovisorien** wurde bereits im Kapitel 3.2.2 gezeigt. Die Position 19 kann für jeden Anker und für jedes Brückenglied berechnet werden.

Brückenprovisorien, S. 279

> **BEISPIEL**
>
> Im Beispiel auf Seite 293 ergibt sich damit folgende Abrechnung:
>
> für das OK-Brückenprovisorium = 7 x Position 19
>
> sowie für das UK-Brückenprovisorium = 5 x Position 19.

Auf dem HKP darf die Position 19 nur maximal zweimal pro Krone, Ankerkrone oder Brückenglied abgerechnet werden. Daraus folgt, dass sie einmal in der Kostenplanung sowie in den zusätzlichen Leistungen nur noch ein weiteres Mal pro Krone, Ankerkrone oder Brückenglied abgerechnet werden kann.

> **BEISPIEL**
>
> Das obige OK-Provisorium geht im Laufe der Behandlung dreimal kaputt. Es ergäbe sich die Rechnung: 3 x 7 x Position 19, also 21 x Pos. 19. Durch die Begrenzung darf die Position 19 aber nur 14-mal auf dem HKP abgerechnet werden. Unabhängig davon darf das Material für das Provisorium aber dreimal berechnet werden, die Materialkosten also für 21 Provisorien.

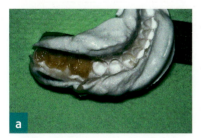
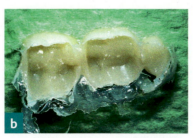
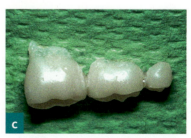

Abb. 1 Herstellung eines Freiendbrückenprovisoriums: a) Befüllen der Abformung, b) Kunststoffprovisorium vor der Ausarbeitung, c) fertiges Freiendbrückenprovisorium

Privatleistung bei Kassenpatienten, S. 41

> **HINWEIS**
>
> Laborgefertigte Langzeitprovisorien gehören zur gleichartigen Versorgung. Sie werden als Interimsersatz beantragt und der Patient erhält einen Festzuschuss, z. B. im OK nach 5.1. Im BEL II gibt es dafür eine Abrechnungsposition. Der Zahnarzt berechnet sein Honorar nach der GOZ (>Privatleistungen bei Kassenpatienten).

Das **Abnehmen und Wiederbefestigen von Brückenprovisorien** (Anprobe) wurden bereits im Kapitel 3.2.2 auf Seite 279 betrachtet. Für eine Anprobe kann einmal Position 95d pro Brückenprovisorium abgerechnet werden. Befindet sich im Brückenprovisorium ein Brückenanker, der nach Position 20 (Einzelkrone) abgerechnet wird, kann hierfür die Position 24c als Anprobe berechnet werden (s. Abb. 1).

Es gilt eine Obergrenze von dreimaliger Anprobe pro Brückenprovisorium. In der Kostenplanung darf die Anprobe nicht abgerechnet werden. Die Position 95d darf nur in den zusätzlichen Leistungen aufgeführt werden.

> **BEISPIEL**
>
> Im Beispiel auf Seite 293 wird die OK-Brücke zweimal und die UK-Brücke einmal anprobiert. Folgende Anprobeziffern können abgerechnet werden:
>
> OK: 2 x 95d + 2 x 24c
>
> UK: 1 x 95d

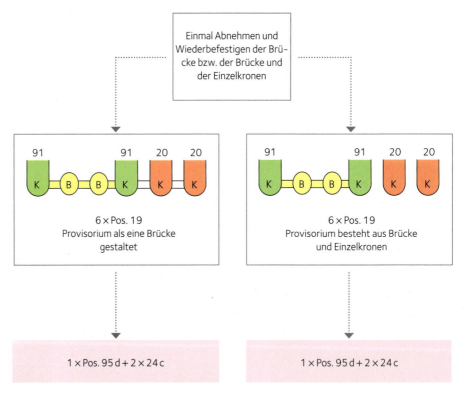

Abb. 1 Anprobe bei Brücken

5.1.2 Sonderfälle bei der Brückenabrechnung

▶ Inlay- oder Onlaybrücken

Hierunter versteht man, dass eine oder mehrere Spannen auf einem Inlay oder einem Onlay verankert sind. Diese Brücken gehören nicht in die Leistungspflicht der gesetzlichen Krankenkasse. Sie gelten als andersartig; es gibt keinen Festzuschuss.

▶ Geteilte Brücken bei Disparallelität der Pfeilerzähne

Kann eine Brücke nicht insgesamt eingegliedert werden, weil die Pfeilerzähne zu stark gekippt sind, spricht man von Pfeilerdivergenz. Die Brücke wird dann in zwei Teilen eingegliedert und mit einem Geschiebe versehen (s. Abb. 1).

Für das Geschiebe in der Brücke gibt es eine eigene BEMA-Position ▶91e zusätzlich zu 91a bis c und einen eigenen Festzuschuss:

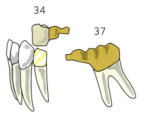

Abb. 1 Geteilte Brücke mit Geschiebe

34	35	36	37	38
w	f	f	w	f
K	B	o B	K	

Pos. 91e, S. 291

Befundeingabe	HKP-Bezeichnung	BEMA-Pos	Festzuschuss
ww oder kw und x, f, b, ew (außerhalb Verblendgrenze)	K B O B K Brücke durch Geschiebe getrennt	91e + 2 x 91a + 1 x 92b	2.6 Disparallele Pfeilerzähne zur fest sitzenden Zahnersatzversorgung, Zuschlag je Lücke + 2.2

Tab. 1 Zusammenhang zwischen HKP-Eintrag, BEMA-Position und Festzuschüssen

▶ Freiendbrücken

Freiendbrücken sind nur bis zur Prämolarenbreite und unter Einbeziehung von mindestens zwei Pfeilerzähnen angezeigt. In Schaltlücken, also Lücken aus zwei oder mehr fehlenden Zähnen, die davor und dahinter durch Zähne begrenzt sind, ist der Ersatz von Molaren und Eckzähnen durch Freiendbrücken ausgeschlossen. Doppelverankerungen müssen nach Position 91 berechnet werden. Folgende Beispiele von Freiendbrücken gehören damit zur Regelversorgung:

BEISPIELE

– Doppelanker auf 23–24 (s. Abb. 2):

BEMA: 2 x 91b
1 x 92

FZ: 1 x 2.1
3 x 2.7

Abb. 2 Freiendbrücke 23–24

– Doppelanker auf 31–41 (s. Abb. 3):

BEMA: 2 x 91b
1 x 92

FZ: 1 x 2.1
3 x 2.7

Abb. 3 Freiendbrücke 31–41

HINWEIS

Genauere Beschreibungen zur Berechnung von Sonderfällen finden Sie auch in den Richtlinien Zahnersatz.

Adhäsivbrücken (Klebebrücken)

Diese Art von Brücke wird auch als Marylandbrücke bezeichnet. Die Indikation ergibt sich daraus, dass die gesunden Nachbarzähne geschont werden und ein einzelner Zahn ersetzt wird. Die Pfeilerzähne sollten karies- und füllungsfrei sein. Die Nachbarzähne werden anpräpariert und das Brückengerüst dort angeklebt.

93	Adhäsivbrücke mit Metallgerüst im Frontzahnbereich einschließlich der Präparation von Retentionen an den Pfeilerzähnen, Abformung, Farbbestimmung, Bissnahme, Einprobe und Befestigung in Säure-Ätz-Technik, Kontrolle und ggf. Korrekturen der Okklusion und Artikulation	335

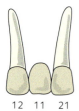
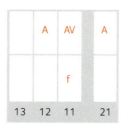

Abb. 1 Klebebrücke bei einem 18-Jährigen

A Adhäsivbrücken mit Metallgerüst können nur im Frontzahnbereich abgerechnet werden bei Versicherten im Alter zwischen 14 und 20 Jahren. Mit der Abrechnung der Position 93 sind alle zahnärztlichen Leistungen abgegolten (s. Abb. 1).
Die Brücke darf in der Regel nur eine Spanne umfassen.
Hauptindikation: Ein Jugendlicher verliert bei einem Unfall einen Zahn.
Es kommt damit der Festzuschuss 2.1 zur Abrechnung sowie der Festzuschuss 2.7, da die Festzuschussrichtlinien klarstellen, dass Festzuschüsse für Verblendungen unabhängig von der tatsächlich gewählten Versorgung immer dann gewährt werden, wenn die Regelversorgung diese vorsieht.

> **BEISPIEL**
> Verliert ein Jugendlicher bei einem Unfall einen Zahn, ergeben sich folgende Festzuschüsse:
> 1 x 2.1 und 3 x 2.7.

gleichartige Versorgung, S. 286 — Einspannige Adhäsivbrücken mit Metallgerüst im Frontzahnbereich bei Versicherten, die das 20. Lebensjahr vollendet haben, gelten als ›gleichartige Versorgung.

Brücken bei Zahnwanderungen und Diastema

Wenn eine durch Zahnwanderung oder durch ein Diastema entstandene Lücke durch ein Brückenglied verschlossen wird, so ist dieser „zusätzliche" Zahn als Spanne abrechenbar. Andererseits sind bei Einengung einer großen Lücke nur die wirklich ersetzten Spannen abzurechnen (s. Abb. 2). Zwei bauchige verblockte Kronen (bei starker Einengung) ohne eine Spanne sind als Einzelkronen nach Pos. 20 abrechenbar (s. Abb. 3).

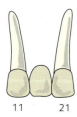
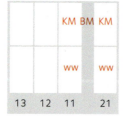
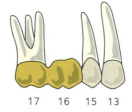
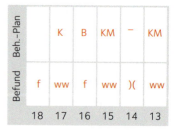

Abb. 2 Brücke bei Diastema; es wird abgerechnet: BEMA 2 x 91b, 1 x 92; FZ 2.1 und 3 x 2.7

Abb. 3 Brücke bei Einengung einer Lücke; es wird abgerechnet: BEMA 1 x 91a, 1 x 91b, 1 x 92, 1 x 20b; FZ 1 x 2.1, 1 x 2.7, 1 x 1.1, 1 x 1.3

Brückenzahnersatz | 299

> **BEISPIELFALL**
>
> Im nachfolgenden Behandlungsfall wird einen Heil- und Kostenplan erstellt und für die Abrechnung über die KZV fertiggestellt. Anschließend wird die private Rechnung erstellt. Die Patientin hat keinen Bonus.
>
> **Befund:** ww: 14, 12, 11, 23; pw: 16, 26
> nicht erhaltungswürdig: 21; fehlende Zähne: 24, 25, 38, 48; ur: 22
>
> **Behandlungsplan:** Modelle zur Planung und Dokumentation; Einschleifmaßnahmen sind erforderlich; Verwendung eines individuellen Abdrucklöffels
>
> 16: metallische Teilkrone (Stufenpräparation)
> 14: Schraubenaufbau mit Verankerung im Wurzelkanal, VMK-Krone in Hohlkehlpräparation
> 12: Verblendkrone Keramik (Stufenpräparation)
>
> Keramisch verblendete Brücke von 11 auf 22:
> 11: VMK-Krone (Hohlkehlpräparation)
> 22: VMK-Krone (Hohlkehlpräparation)
> 21: Brückenglied verblendet
>
> Brücke von 23 auf 26 nach Richtlinien:
> 23: VMK-Krone (Hohlkehlpräparation)
> 26: metallische Teilkrone (Stufenpräparation)
> 24, 25: Brückenglieder
>
> Individuelle Provisorien für Kronen und Brücken
>
> **Geschätzte Laborkosten:** 2350,00 €
>
> **Zusätzliche (nachträgliche) Leistungen:**
> 11: gegossener Aufbau mit Stiftverankerung
> Stiftprovisorium zusätzlich
>
> Die provisorische Brücke 23–26 wird zweimal neu angefertigt, alle individuellen Provisorien und Brückenprovisorien werden zweimal abgenommen und wieder befestigt (Stiftprovisorium jedoch nicht).
>
> **Eigenlaborbeleg:** Abformmaterial 31,40 € sowie Material für Provisorien 18,80 €
>
> **Endgültige Laborkosten:** 3440,00 € (Fremdlabor)
>
> | Zähne | Bema-ZE-Planung | Befund, FZ |
> |---|---|---|
> | OK, UK | 89 | --- |
> | OK | 98a | --- |
> | OK, UK | 7b | --- |
> | 16 | 20c | 1.2 |
> | 12, 14 | 20b | 2 x 1.1, 2 x 1.3 |
> | 14 | 18a | 1.4 |
> | 11
22
21 | 91b
91b
92 | 2.1
3 x 2.7 |
> | 23
26
24, 25 | 91b
91c
92 | 2.2
3 x 2.7 |
> | OK Prov. | 10 x 19 | --- |
>
> | Zähne | Zusätzliche Behandlung | Nachträgliche Befunde FZ |
> |---|---|---|
> | 11 | 18b | 1.5 |
> | 11 | 21 | --- |
> | 23–26 | 4 x 19 | --- |
> | 23–26
11–22
16, 14, 12 | 2 x 95d
2 x 95d
6 x 24c | --- |

Zunächst erfolgt die Planung des Zahnersatzes. Im Abrechnungsprogramm muss der Stiftaufbau kenntlich gemacht werden (s. Abb. 1).
Es werden andere Kürzel als beim Ausdruck des HKPs verwendet.

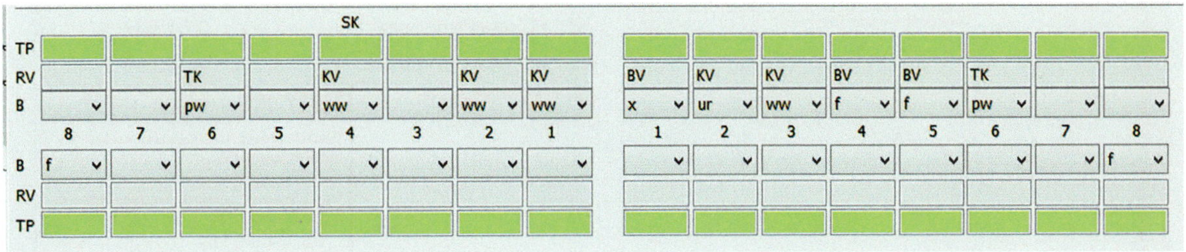

Abb. 1 Planung der Behandlung im Abrechnungsprogramm

LF 12

300 | Prothetische Leistungen begleiten

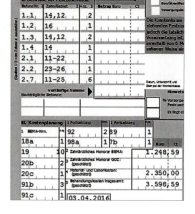

Abb. 1 Planung der Behandlung auf dem HKP durch das Abrechnungsprogramm

Abb. 2 Planung der Positionen auf dem HKP durch das Abrechnungsprogramm

Die beiden Teilkronen werden unterschiedlich behandelt, weil eine als Einzelkrone und eine im Brückenverband abgerechnet wird.

Anschließend erfolgt nach der Behandlung die Abrechnung des Zahnersatzes (s. Abb. 3 sowie Abb. 1, S. 301).

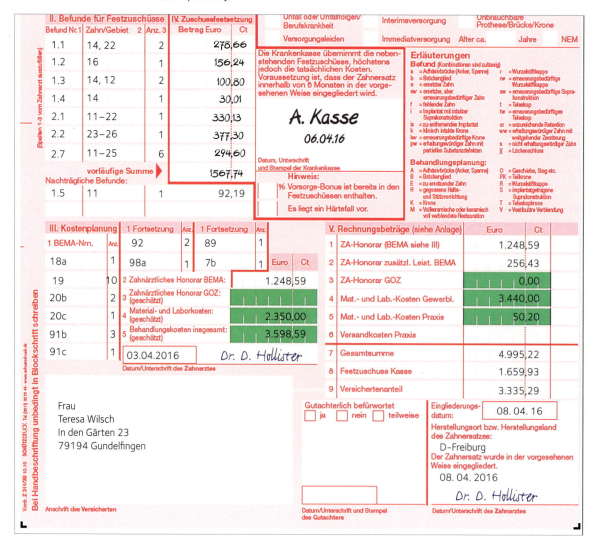

Abb. 3 Abrechnung des HKPs (Ausschnitt)

Dr. Dirk Hollister
Zahnarzt

Kirchstr. 4 - 79117 Freiburg
Tel. 0761 2017855 Fax 0761 2017850

Rechnung 08.04.2016
für: Frau Teresa Wilsch, geb. am: 29.12.1985 Seite 2

Datum	Gebiet	Anz.	Nr.	Leistungsbeschreibung/Auslagen	Faktor / Punkte	EUR
	16,14,12	6	24c	Abnahme und Wiederbefestigung von prov. Kronen	42,00	
	11-26	4	95d	Abnahme und Wiedereinsetzen einer provisorischen Brücke	72,00	
		1		Laborkosten des Fremdlabors		3.440,00

Zahnärztliches Honorar BEMA (1.451,00 + 298,00 Pkt. x 0,8605 EUR/Pkt.): 1.505,02
Material- und Laborkosten Fremdlabor: 3.440,00
Material- und Laborkosten Praxislabor: 50,20
Gesamtkosten: 4.995,22
abzgl. Festzuschuss Kasse: -1.659,33
Zu zahlender Betrag: 3.335,29

Bitte zahlen Sie den Rechnungsbetrag unter Angabe des Rechnungsdatums und der Rechnungsnummer bis zum 22.04.2016.

Abb. 1 Rechnungsausschnitt Eigenanteil

5.2 Brücken bei Privatpatienten

5.2.1 Normale Brückenabrechnung

Das Kapitel Prothetik in der GOZ führt zu Beginn Positionsziffern zur Abrechnung von Brücken auf.
Man unterscheidet folgende Möglichkeiten, Ankerkronen abzurechnen:

5000 1016 P	**Versorgung eines Lückengebisses durch eine Brücke oder Prothese: je Pfeilerzahn oder Implantat als Brücken- oder Prothesenanker mit einer Vollkrone (Tangentialpräparation)**

5010 1483 P	**Versorgung eines Lückengebisses durch eine Brücke oder Prothese: je Pfeilerzahn als Brücken- oder Prothesenanker mit einer Vollkrone (Hohlkehl- oder Stufenpräparation) oder Einlagefüllung**

5020 1997 P	**Versorgung eines Lückengebisses durch eine Brücke oder Prothese: je Pfeilerzahn als Brücken- oder Prothesenanker mit einer Teilkrone mit Retentionsrillen oder -kasten oder Pinledges einschließlich Rekonstruktion der Kaufläche**

5030 1483 P	**Versorgung eines Lückengebisses durch eine Brücke oder Prothese: je Pfeilerzahn oder Implantat als Brücken- oder Prothesenanker mit einer Wurzelkappe mit Stift, ggf. zur Aufnahme einer Verbindungsvorrichtung oder anderer Verbindungselemente**

5040 2605 P	**Versorgung eines Lückengebisses durch eine Brücke oder Prothese: je Pfeilerzahn oder Implantat als Brücken- oder Prothesenanker mit einer Teleskopkrone, auch Konuskrone**

Bei jeder Brücke und Prothese ist außerdem zusätzlich abrechenbar:

5070 400P	Versorgung eines Lückengebisses durch eine Brücke oder Prothese: Verbindungen von Kronen- oder Einlagefüllungen durch Brückenglieder, Prothesenspannen oder Stege, je zu überbrückende Spanne oder Freiendsattel

Die ersten drei Positionen entsprechen den Bestimmungen zur Abrechnung von Einzelkronen bei Privatpatienten: Auch für die Ankerkronen gilt die Abrechnung nach der Präparationsart.

> **MERKE**
>
> Nur die Kronen, die direkt neben einem Brückenglied stehen, werden als Ankerkronen (Pos. 5000–5040) abgerechnet. Andere Kronen im Brückenverband gelten als Einzelkronen.
>
> Fast identisch ist die zusätzliche Abrechnung einer Spanne (Pos. 5070, entspricht 92), die jedoch im Privatbereich nicht auf zwei Spannen begrenzt ist.

Im Unterschied zur Kassenabrechnung fällt auf, dass bei der Privatabrechnung die Kombination mit der Abrechnung von Prothesen vorgesehen ist, was bei der Kassenabrechnung nicht in den Abrechnungsziffern enthalten und nur sehr eingeschränkt möglich ist.
Die Abrechnung der Wurzelstiftkappe und der Teleskop- oder Konuskrone ist wegen der Kombination mit der Prothesenabrechnung im Privatbereich schon hier aufgeführt.

 Mit den Positionen 5000 bis 5040 sind folgende zahnärztliche Leistungen abgegolten:
- Präparieren der Zähne oder Implantate
- Bestimmung der Kieferrelation
- Abformungen
- Einproben
- provisorisches Eingliedern
- festes Einfügen der Kronen oder Einlagefüllungen o. Ä.
- Nachkontrolle und Korrekturen

Da eine Spanne unabhängig von der Anzahl der dadurch ersetzten Zähne abgerechnet wird, wird der Schwierigkeit der Leistung bei der Position 5070 durch den Steigerungssatz Rechnung getragen.

 Wenn bei einer abnehmbaren Brücke ein Steg und eine Brückenspanne an derselben Stelle liegen, kann die Pos. 5070 zweimal berechnet werden.

Pos. 5080, S. 324 — Für ein Geschiebe oder einen Druckknopf usw. kann ❯Pos. 5080 berechnet werden. Neben der Pos. 5040 kann jedoch eine Pos. 5080 nicht berechnet werden.

Pos. 8010 ff, S. 341 — Sollte nicht die einfache, sondern die gnathologische Bestimmung der Kieferrelation erforderlich sein, können dafür ggf. die ❯Positionen 8010 ff. zusätzlich berechnet werden.
Eine Wurzelkappe ohne Stiftverankerung auf einem natürlichen Zahn ist in der GOZ nicht beschrieben und daher analog gemäß § 6 Abs.1 GOZ zu berechnen.

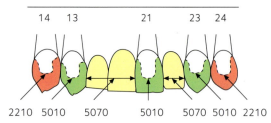

Für die Abrechnung einer Brücke werden folgende Positionen verwendet:
- Brückenanker (Pos. 5000–5040)
- Brückenspannen (Pos. 5070)
- ggf. Einzelkronen (Pos. 2200–2220, für alle angeblockten Kronen, die nicht direkt neben Brückengliedern stehen)

Abb. 1 Beispiel zur privaten Brückenabrechnung

Brückenzahnersatz | 303

▶ Provisorien und Abnehmen und Wiederbefestigen von Brückenprovisorien

Die Abrechnung von Brückenprovisorien wurde bereits auf Seite 279 erklärt. Es gibt keine Einschränkungen hinsichtlich der Häufigkeit ihrer Abrechnung.

Für das Abnehmen und Wiederbefestigen von provisorischen Brücken gibt es wie bei den Einzelkronen keine eigene Abrechnungsposition. Das Wiedereingliedern derselben provisorischen Brücke, ggf. auch mehrmals, einschließlich ihrer Entfernung, ist mit den Gebühren nach den Positionen 5120 bis 5140 bzw. 2270 und 2260 abgegolten (und kann ggf. mit erhöhtem Steigerungssatz berechnet werden). Müssen hingegen Provisorien erneuert werden, kann dies zusätzlich berechnet werden.

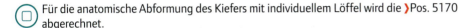

Für die anatomische Abformung des Kiefers mit individuellem Löffel wird die ▶Pos. 5170 abgerechnet.   Pos. 5170, S. 264

5.2.2 Sonderfälle der Brückenabrechnung

▶ Inlay- oder Onlaybrücken

Sie stellen in der GOZ keinen Sonderfall dar. Die Anker werden nach Pos. 5010 abgerechnet. Hinzu kommen die Spannen, die nach Pos. 5070 berechnet werden.

▶ Geteilte Brücken

Auch geteilte Brücken können nach GOZ abgerechnet werden. Es sind auch andere Verbindungen als Geschiebe möglich. Neben den Brückenpositionen nach den Positionen 5000 bis 5040 und 5070 werden diese Verbindungsvorrichtungen zusätzlich nach ▶Pos. 5080 berechnet.   Pos. 5080, S. 324

▶ Freiendbrücken

Freiendbrücken können ohne Einschränkungen abgerechnet werden: Der unmittelbar an das Brückenglied angrenzende Anker wird nach den Positionen 5000, 5010 oder 5020 abgerechnet. Bei Doppelverankerung wird die Nachbarkrone ohne unmittelbares Brückenglied als Einzelkrone nach Position 2010, 2020 oder 2030 abgerechnet.

▶ Klebe- oder Adhäsivbrücken

Für diese Brücken gibt es keine Einschränkungen für die Abrechnung. Wenn eine Adhäsivbrücke (auch Klebebrücke oder Marylandbrücke) angefertigt werden soll, so ergeben sich folgende Abrechnungspositionen:

5150 730 P	**Versorgung eines Lückengebisses mithilfe einer durch Adhäsivtechnik befestigten Brücke, für die erste zu überbrückende Spanne**
5160 360 P	**Versorgung eines Lückengebisses nach Nummer 5150, für jede weitere zu überbrückende Spanne**

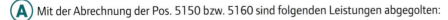 Mit der Abrechnung der Pos. 5150 bzw. 5160 sind folgenden Leistungen abgegolten:

- einfache Relationsbestimmung (Bissnahme)
- Vorbereitung der Pfeilerzähne mit Präparation
- Abformungen
- Einprobe(n)
- Eingliederung in Adhäsivtechnik
- Nachkontrolle, Korrekturen

Brücke bei Zahnwanderungen

Abrechnung von Brücken bei Zahnwanderungen bei Kassenpatienten, S. 298

In der ›Abrechnung von Brücken bei Zahnwanderungen wird genauso verfahren wie im Kassenbereich.

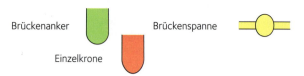

GOZ-Positionen für die Provisorien	GOZ-Positionen für die Brücke	Zeichnung der Brücken und Kronen – alle Kronen in Hohlkehlpräparation –
2 x 5120 5140	2 x 5010 5070	K–B–K (Brückenanker, Brückenglied)
2 x 5120 5140	2 x 5010 5070	K–B–B–K (Brückenspanne)
4 x 5120 2 x 5140	4 x 5010 2 x 5070	K–B–B–K + K–B–K
3 x 5120 2 x 5140	3 x 5010 2 x 5070	K–B–B–K–B–K
3 x 5120 2 x 5140 (i. d. R. wird kein prov. Freiendglied angefertigt, sonst: 3 x 5140)	3 x 5010 2 x 5070	K–B–K–B–K–B (Freiendglied)
2 x 5120 5140 2 x 2270	2 x 5010 5070 2 x 2210	K–K–B–B–B–B–K–K
2 x 5120 5140 2 x 2270	2 x 5010 5070 2 x 2210	K–K–B–K + K
2 x 5120 5140 2 x 2270	2 x 5010 5070 2 x 2210	K–B–B–K–K–K

Tab. 1 Beispiele für Brückenabrechnung bei Privatpatienten

BEISPIELFALL

Für den folgenden Privatpatienten soll zunächst eine Planung der aufwendigen Versorgung erstellt werden. Anschließend soll die ZE-Planung durchgeführt und abgerechnet werden. Die Versorgung erstreckt sich über mehrere Sitzungen.

In der Planung wird von einem Regelsatz von 2,3 ausgegangen.

Befund: fehlend: 18, 28, 38, 48; erkrankt, aber erhaltungswürdig: 16, 14, 13, 23, 25, 27; erneuerungsbedürftige Kronen: 21, 34, 34, 43, 44; erneuerungsbedürftige Brückenglieder: 12, 22, 32–42; nicht erhaltungswürdig: 11, 24

Behandlungsplan: Erstellung der Planung, Abformung von OK und UK für Planungsmodelle, Individuelle Löffel für OK und UK erforderlich, Einschleifmaßnahmen sind erforderlich

– Oberkiefer: Einzelkronen und Brücke:
27: metallische Teilkrone in Stufenpräparation
16: Stiftaufbau mit gegossenem Aufbau, adhäsiv befestigt; Vollgusskrone in Tangentialpräparation

– Dreispannige Brücke von 14–25 in Metallkeramik:
14, 13, 21, 23: Metallkeramische Verblendkronen in Hohlkehlpräparation; 25: Keramikteilkrone; 12, 11, 22, 24: Brückenglieder verblendet

Individuelle provisorische Brücke 14–25 und individuelles Provisorium auf 27, Zinnhülse 16

– Unterkiefer einspannige Brücke 44–43 auf 33–34 mit Doppelanker:
44, 43, 33, 34: Metallkeramikkronen in Hohlkehlpräparation
Brückenglieder: 42, 41, 31, 32
Individuelle provisorische Brücke

Laborschätzung: 7300,00 €

Tatsächliche Behandlung: Brückenprovisorium im OK einmal neu gefertigt,
eine Anprobe beider Brückengerüste
Die Präparation beim Zahn 27 stellte sich als besonders aufwendig dar, weshalb hier der Faktor von 2,7 gewählt werden soll.

Endgültige Laborkosten: 7344,45 € (Fremdlabor)

Praxismaterialien: 68,50 € (Abformmaterial und Hülse)

Die **KCH-Leistungen** (z. B. Röntgenbilder, Anästhesien) werden auf einer gesonderten Rechnung aufgeführt.

Zähne	Anzahl	GOZ-Planung
		0030
		0060
OK, UK	2	5170
		4040
27		2220
16		2190
16		2197
16		2200
13, 21, 23	3	5010
14,		2210
25		5020
12, 11, 22, 24	3	5070
14, 27	2	2270
16		2260
13, 21, 23, 25	4	5120
11, 12, 22, 24	3	5140
44, 34	2	2210
43, 33	2	5010
42–32		5070
44, 34	2	2270
43, 33	2	5120
42–32		5140

Zähne	Anzahl	Zusätzliche GOZ-Positionen
14		2270
13, 21, 23, 25	4	5120
12, 11, 22, 24	3	5140
27	Faktoränderung auf 2,8	2220

Prothetische Leistungen begleiten

Zunächst erfolgt die Planung des Zahnersatzes (s. Abb. 1).

Nach eingehender Untersuchung werden folgende Maßnahmen geplant:

Befund und Behandlungsplan

		K w		KM w	KM w	BM b	BM x	KM k	BM b	KM w	BM x	PKM w		PKM w		
f 18	17	16	15	14	13	12	11	21	22	23	24	25	26	27	28	f
48 f	47	46	45	44 k KM	43 b KM	42 b BM	41 b BM	31 b BM	32 b BM	33 k KM	34 k KM	35	36	37	38 f	

BEFUND:
a = Adhäsivbrücke
b = Brückenglied
e = ersetzter Zahn
f = fehlender Zahn
i = Implantat / Suprakonstr.
k = Krone
r = Wurzelstiftkappe
BEHANDLUNGSPLAN:
A = Adhäsivbrücke
B = Brückenglied
E = zu ersetzender Zahn
H = gegossenes Halteelement
I = Inlay
K = Krone
M = keramische Verblendung

pw = partiell erhaltungswürdig
sw = ern. Suprakonstruktion
t = Teleskop
ur = unzureichende Retention
w = erneuerungsbedürftig
x = zu extrahieren
)(= Lückenschluss
p/q = Planung Implantat(e)

O/IG = Geschiebe
PK = Teilkrone
R = Wurzelstiftkappe
S = Suprakonstruktion
T = Teleskopkrone
V = Vestibuläre Verblendung
-/= = Verblockung/Steg

Gebiet	Anz.	Nr.	Leistungsbeschreibung	Faktor	Betrag
	1	0030	Aufstellung schrift. Heil- u. Kostenplan nach Befundaufnahme	2,3000	25,87
16	1	2190	gegossener Aufbau mit Stiftverankerung	2,3000	58,21
16	1	2197	Adhäsive Befestigung	2,3000	16,82
16	1	2200	Vollkrone nach Tangentialpräparation, je Zahn/Implantat	2,3000	171,01
14,44,34	3	2210	Vollkrone, Hohlkehl- oder Stufenpräparation	2,3000	651,18
27	1	2197	Adhäsive Befestigung	2,3000	16,82
27	1	2220	Versorgung eines Zahnes durch eine Teilkrone oder Veneer	2,3000	267,38
14,27,44,34	4	2270	Provisorium im direkten Verfahren mit Abformung	2,3000	139,72
	1	4040	Beseitigung grober Vorkontakte der Okklusion	2,3000	5,82
13,21,23,43,33	5	5010	Ankerkrone, Hohlkehl- od. Stufenpräparation od. Einlagefllg.	2,3000	959,20
25	1	5020	Teilkrone als Brücken- oder Prothesenanker	2,3000	258,33
12,11,22,24,42-32	4	5070	Versorgung e. Lückengebisses durch eine Brücke oder Prothese	2,3000	206,96
13,21,23,25,43,33	6	5120	Provisorische Brücke im direkten Verfahren	2,3000	186,30
12,11,22,24,42-32	4	5140	Provisorische Brückenspanne im direkten Verfahren	2,3000	41,40
12,11,22,24,42-32	2	5170	Abformung des Kiefers mit individuellem Löffel	2,3000	64,68
	1	0060	Abformung beider Kiefer f. Situationsmodelle inkl. Auswertg.	2,3000	33,63

voraussichtliche Gesamtsumme der Honorarleistungen €: 3.103,33
voraussichtliche Gesamtsumme der Material- und Laborkosten €: 7.300,00
voraussichtlicher Endbetrag €: 10.403,33

Der vorliegende Heil- und Kostenplan ist aufgrund derzeitiger diagnostischer Unterlagen erstellt. Laborkosten können nur geschätzt werden. Der Umfang notwendiger konservierender und chirurgischer Maßnahmen ist nicht vorhersehbar, da er sich erst im Verlauf der Behandlung ergibt.
Bei Leistungen, die den 2,3fachen Satz (GOZ) überschreiten, werden entsprechende medizinische Begründungen in der Liquidation ausgewiesen.

Abb. 1 Privater Behandlungsplan

Nach erfolgter Behandlung wird der Zahnersatz abgerechnet (s. Abb. 1 und 2).

Abb. 1 Private ZE-Rechnung, Seite 1

Abb. 2 Private Rechnung, Seite 2

6 Totalprothesen, Teilprothesen und Kombinationszahnersatz

Die Abrechnung der oben aufgeführten Prothesen geht fließend ineinander über, weshalb sie in einem Kapitel zusammengefasst sind. Es handelt sich immer um (teilweise) herausnehmbaren Zahnersatz.

6.1 Totalprothesen, Teilprothesen und Kombinationszahnersatz bei Kassenpatienten

6.1.1 Totale Prothesen planen und abrechnen

Die Planung und Abrechnung reiner Totalprothesen (die Zahntechniker sprechen auch vom 28er) ist relativ einfach.
Zunächst werden die beiden Abformungen abgerechnet:

98	Funktionsabdruck mit individuellem Löffel	
b)	im Oberkiefer	57
c)	im Unterkiefer	76

A Diese beiden Abformungen nach den **Pos. 98b und 98c** sind auch bei einem stark reduzierten Restzahngebiss – in der Regel bis zu drei Zähnen – abrechnungsfähig.

Bei einer Kombinationsversorgung kann u. U. auch die Position 98a zusätzlich berechnet werden.

Für die Versorgung mit einer Prothese werden hauptsächlich die folgenden Positionen abgerechnet:

97	Totale Prothese/Cover-Denture-Prothese im	
a)	Oberkiefer	250
b)	Unterkiefer	290

A Mit einer Leistung nach den **Positionen 97a und 97b** sind folgende Leistungen abgegolten:
- anatomische Abformung (auch des Gegenkiefers)
- Bissnahme
- Farbbestimmung
- Einprobe
- Eingliedern
- Nachbehandlung

Die Positionen 97a und 97b sind bei der Versorgung eines zahnlosen Kiefers durch eine implantatgetragene Prothese in den vom Bundesausschuss der Zahnärzte und Krankenkassen festgelegten Ausnahmefällen gem. § 55 ff. SGB V abrechnungsfähig und bei der Abrechnung als Nr. 97a i und 97b i zu kennzeichnen.

Sogenannte **Cover-Denture-Prothesen** (Deckprothesen) werden wie Totalprothesen abgerechnet. Die Verankerung erfolgt in der Regel über ⟩Teleskopkronen oder auch über Wurzelstiftkappen mit Kugelknopfanker. Die Cover-Denture-Prothese ist nur bei stark reduziertem Restgebiss (bis zu drei Restzähnen je Kiefer) eine Kassenleistung. Auf den ersten Blick gleicht eine Cover-Denture-Prothese (Deckprothese) auch einer totalen Prothese. Nur bei Betrachtung der Prothesenbasis sind die Verbindungselemente erkennbar. Wenn die Teleskope als ⟩verblendete Teleskopkronen gearbeitet werden, handelt es sich daher in der Regel um eine Teilprothese mit Metallbasis und die Abrechnung erfolgt entsprechend.

Teleskopkronen, S. 321

verblendete Teleskopkronen, S. 319

Totalprothesen, Teilprothesen und Kombinationszahnersatz

> **HINWEIS**
>
> Nach den Richtlinien ZE gilt: Der Anspruch im Rahmen der Regelversorgung ist bei zahnbegrenzten Einzelzahnlücken nach Nummer 36 Buchstabe a bei gesunden Nachbarzähnen auf die Versorgung mit Einzelzahnkronen und bei atrophiertem zahnlosem Kiefer nach Nummer 36 Buchstabe b auf die Versorgung mit Totalprothesen als vertragszahnärztliche Leistungen begrenzt.

90	Versorgung eines Zahnes durch eine Wurzelstiftkappe mit Verankerung im Wurzelkanal mit Kugelknopfanker	154

A Mit einer Leistung nach der **Position 90** sind folgende Leistungen abgegolten:

- Präparation der Kavität
- Abformung
- Einprobe
- Einzementieren

Eine Leistung nach der Pos. 90 ist nur im Zusammenhang mit der Eingliederung einer Cover-Denture-Prothese bei einem Restzahnbestand von bis zu drei Zähnen je Kiefer abrechnungsfähig.

▶ Sonderfälle bei Prothesen

In besonderen Fällen können zusätzlich die folgenden Positionen bei der Abrechnung von Prothesen zur Abrechnung kommen: Die erste ist eine Art „Ersatzziffer" für die privaten funktionsanalytischen Ziffern (FAL-Ziffern) zur Ermittlung der (ehemaligen) Zentrallage.

98d	Intraorale Stützstiftregistrierung zur Festlegung der Zentrallage	23

A Eine Leistung nach der Nr. 98d ist nur neben der Leistung nach Pos. 97 (Totalprothese, Cover-Denture-Prothese) abrechnungsfähig, auch auf implantatgestützten Totalprothesen gem. §§ 55 ff. SGB V im Ober- und Unterkiefer, wenn die Lagebeziehung von Unterkiefer zu Oberkiefer mit einfacheren Methoden nicht reproduzierbar ermittelt werden kann.

M Material- und Laborkosten sind gesondert abrechnungsfähig.

B Bei der Versorgung eines zahnlosen Kiefers durch eine implantatgetragene totale Prothese in den vom Bundesausschuss der Zahnärzte und Krankenkassen festgelegten Ausnahmefällen gem. §§ 55 ff. SGB V ist die Nr. 98d abrechenbar und bei der Abrechnung als Nr. 98d i zu kennzeichnen.

Da dies ein relativ aufwendiges Verfahren mit einer geringen Bewertung darstellt, greifen viele Praxen eher auf die funktionsanalytischen GOZ-Positionen 8010, 8030, 8035, 8050, 8060 und 8065 zurück. Für Kassenpatienten ist hierfür natürlich eine Vereinbarung zu schließen.

Eine weitere Besonderheit stellt die Metallbasis bei einer totalen Prothese dar:

98e	Verwendung einer Metallbasis in besonderen Ausnahmefällen, zu den Bewertungszahlen nach den Nrn. 97a oder b zusätzlich	16

A Eine Leistung nach der Position 98e ist nur in begründeten Ausnahmefällen (z. B. bei ▶Torus palatinus und ▶Exostosen) abrechnungsfähig.

⊘ Die Position 98e ist nicht abrechnungsfähig für Verstärkungs- und Beschwerungseinlagen (z. B. aus Silber-Zinn).

Torus palatinus
Gaumenwulst, knöcherner Vorsprung im Gaumen

Exostose
Knochenauswuchs auf der Knochenoberfläche

Für die totale Prothese bei zahnlosem Kiefer bzw. für die Cover-Denture-Prothese bei reduziertem Restzahngebiss bis zu drei Zähnen werden die in der folgenden Tabelle genannten Festzuschüsse für die Patienten festgelegt. Es gilt die **Festzuschussklasse 4: Restzahnbestand bis zu drei Zähnen oder zahnloser Kiefer.**

Befund-eingabe	HKP-Be-zeichnung	BEMA-Pos.	Festzuschuss
ew, x, f, ix	E	97a, 98b, 98d (98e)	4.2 Zahnloser Oberkiefer 4.9 Schwierig zu bestimmende Lagebeziehung der Kiefer bei der Versorgung mit Totalprothesen und schleimhautgetragenen Deckprothesen (Notwendigkeit einer Stützstiftregistrierung), Zuschlag je Gesamtbefund 4.5 Notwendigkeit einer Metallbasis, Zuschlag je Kiefer
ew, x, f, ix	E	97b, 98c 98d (98e)	4.4 Zahnloser Unterkiefer 4.9 4.5
ew, x, f, ix, ww, kw, rw, sw, tw	E, R, T TV	97a, 98b 91d 90	4.1 Restzahnbestand bis zu 3 Zähnen im Oberkiefer 4.6 Restzahnbestand bis zu 3 Zähnen je Kiefer mit der Notwendigkeit einer dentalen Verankerung, wenn die Regelversorgung eine Kombinationsversorgung vorsieht, je Ankerzahn 4.7 Verblendung einer Teleskopkrone im Verblendbereich (15–25 und 34–44), Zuschlag je Ankerzahn 4.8 Restzahnbestand bis zu 3 Zähnen je Kiefer bei Notwendigkeit einer dentalen Verankerung durch Wurzelstiftkappen, je Ankerzahn
ew, x, f, ix, ww, kw, rw, sw, tw	E, R, T	97b, 98c 91d 90	4.3 Restzahnbestand bis zu 3 Zähnen im Unterkiefer 4.6 + 4.7 (nur im Verblendbereich) 4.8

Tab. 1 Zusammenhang zwischen HKP-Eintrag, BEMA-Position und Festzuschüssen

> **BEISPIEL**
>
> **1:** Einfache Totalprothese OK
> **Abrechnung:** BEMA: 97a + 98b
>   FZ: 4.2
>
> **2:** Totale Prothese UK mit Metallbasis
> **Abrechnung:** BEMA: 97b + 98c + 98e
>   FZ: 4.4 + 4.5
>
> **3:** Cover-Denture-Prothese auf zwei Teleskopen UK 43 und 33 mit intraoraler Stützstiftregistrierung
> **Abrechnung:** BEMA: 97b + 98c + 98d + 2 x 91d
>   FZ: 4.3 + 4.9 + 2 x 4.6 + 2 x 4.7

6.1.2 Teilprothesen planen und abrechnen

Von einer Versorgung mit Teilprothesen spricht man immer dann, wenn noch Restzähne im Mund des Patienten vorhanden sind. Auch bei einem Restzahnbestand von bis zu drei Zähnen kann eine Teilprothese angefertigt werden. Dient eine Teilprothese nur als Provisorium, bezeichnet man sie als **Interimsprothese** (Übergangsprothese), stellt sie die endgültige Versorgung dar, spricht man von einer **definitiven Prothese**. Prothesen, die direkt nach einer Extraktion/Operation eingegliedert werden, heißen **Immediatprothesen**. Zahnmedizinisch betrachtet können Immediatprothesen sowohl Interims- als auch definitive Prothesen sein.

	Die Prothese wird im ausgeheilten Kiefer eingegliedert. Der Kiefer wird sich voraussichtlich in absehbarer Zeit nicht wesentlich verändern.	Die Prothese wird kurz nach einer Extraktion oder einer Operation eingegliedert. Man geht davon aus, dass sich der Kiefer demnächst durch die Heilung verändert.
Die Prothese ist definitiv – es handelt sich um die endgültige Versorgung.	Es handelt sich um eine endgültige Versorgung: – In den nächsten sechs Monaten sind Unterfütterungen nicht vorgesehen. – In den nächsten zwei Jahren sind Neuanfertigungen nicht vorgesehen.	Es handelt sich um eine Immediatprothese. Das Feld **Immediatversorgung** muss angekreuzt werden. Dadurch ist es möglich, die Prothese auch schon in den sechs Monaten nach der Eingliederung zu unterfüttern.
Die Prothese ist provisorisch. Die endgültige prothetische Versorgung kann erst in einiger Zeit durchgeführt werden.	Abrechnungstechnisch spricht man von einer Interimsprothese. Das Feld **Interimsversorgung** muss angekreuzt werden. Dadurch ist es möglich, die endgültige prothetische Versorgung innerhalb der nächsten zwei Jahre ohne Probleme genehmigen zu lassen.	
	Auch unter rein zahnmedizinischen Gesichtspunkten handelt es sich hier um eine reine Interimsversorgung (weil sie provisorisch ist).	*Unter rein zahnmedizinischen Gesichtspunkten handelt es sich gleichzeitig um eine Interimsversorgung (weil sie provisorisch ist) und um einen Immediatersatz (weil er nach einer Operation/Extraktion eingesetzt wird).*

Tab. 1 Verwendung der Begriffe Immediat- und Interimsprothesen in der Abrechnung

Für die Krankenkasse ist es immer wichtig zu wissen, ob es sich um eine provisorische oder Interimsprothese handelt, ob eine Immediatprothese oder die endgültige Prothese geplant wird, weshalb dies auf dem HKP vermerkt wird (s. Abb. 1). Die Interimsprothese hat keine Metallbasis (Modellguss) und wird rein aus Kunststoff hergestellt.
Bei einer Interimsprothese fallen später noch einmal (teilweise) die gleichen Gebührenziffern an. Bei einer Immediatprothese fallen zusätzliche Unterfütterungspositionen an. Aus diesem Grund muss das entsprechende Kästchen auf dem HKP unter Bemerkungen angekreuzt werden.

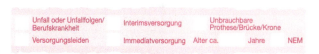

Abb. 1 Feld Bemerkungen auf dem HKP

Für alle Teilprothesen gilt die folgende Basisposition:

96	Versorgung eines Lückengebisses durch eine partielle Prothese einschließlich einfacher Haltevorrichtungen	
a)	zum Ersatz von 1 bis 4 fehlenden Zähnen	57
b)	zum Ersatz von 5 bis 8 fehlenden Zähnen	83
c)	zum Ersatz von mehr als 8 fehlenden Zähnen	115

A Mit einer Leistung nach Position 96 sind folgende Leistungen abgegolten: anatomische Abformung (auch des Gegenkiefers), Bissnahme, Farbbestimmung, Einprobe, Eingliedern und Nachbehandlung.

B Ein fehlender Weisheitszahn ist als zu ersetzender, fehlender Zahn nur dann mitzuzählen, wenn sein Gebiet in die prothetische Versorgung einbezogen wird. Ist der Zahn 7 vorhanden, dann ist der Weisheitszahn nicht mitzuzählen.

Die definitive Versorgung mit einer rein schleimhautgetragenen Prothese bedarf einer besonderen Begründung.

Für jede Teilprothesen wird zunächst die Position 96 in Ansatz gebracht. Bei Teilprothesen als **Interimsersatz** ist dies die einzige abrechenbare Position, da die einfachen gebogenen Klammern hier bereits enthalten sind. In seltenen Sonderfällen können auch aufwendigere gebogene Klammern nach ›Pos. 98f berechnet werden.

Pos. 98f, S. 316

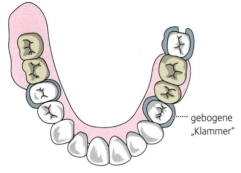

gebogene „Klammer"

Abb. 1 Interimsprothese im Unterkiefer

Für die Berechnung der Positionen 96a bis c sind die Zähne maßgebend, die im Kiefer des Patienten fehlen. Es ist dagegen gleichgültig, wie viele Kunstzähne später auf der Prothese stehen. Grundsätzlich geht man davon aus, dass das Gebiet des (ehemaligen) Achters in die prothetische Versorgung einbezogen ist (z. B. mit Kunststoff). Der Achter zählt damit auf dem HKP als E immer mit.

Bei den Teilprothesen weicht die Zahl der vom Zahntechniker wirklich ersetzten Zähne häufig von der Zahl der fehlenden Zähne ab. Dies ist aber zulässig. Der Achter wird nur in seltenen Fälle auf einer Teilprothese durch einen Kunststoffzahn ersetzt.

Handelt es sich um eine endgültige Prothese oder um eine Immediatprothese, ist neben der Basisposition eine weitere Position abrechenbar:

| 98g | Verwendung einer Metallbasis in Verbindung mit Halte- und Stützvorrichtungen – nicht bei Interimsprothesen | 44 |

Die Verwendung von einarmigen Klammern ist in der Regel nicht indiziert. Die Verwendung von Halte- und Stützvorrichtungen nach Nr. 98f ist mit der Gebühr nach Nr. 98g abgegolten. Hieraus folgt, dass viele Halte- und Stützvorrichtungen bereits durch die Position 98g erfasst sind und nicht zusätzlich abgerechnet werden können.

> **HINWEIS**
>
> Bei der Planung von Teilprothesen sollten immer folgende Fragen gestellt werden:
> – Wie viele Zähne fehlen im betroffenen Kiefer?
> – Wie viele dieser Zähne zählen als zu ersetzende Zähne?
> – Welche der Positionen 96a bis c ist für die entsprechende Teilprothese im HKP zu beantragen?
> – Welche Art einer Teilprothese wird geplant? (98g: ja oder nein?)

> **BEISPIEL**
>
> Die folgenden Zähne fehlen: 18, 17, 15, 14, 23–26, 28 (= 9 Zähne)
> → Ersetzt werden die Zähne: 18, 17, 15, 14, 23–26
> → 8 Zähne zählen: Position 96b kann berechnet werden.
> → Endgültige Prothese + 98g

Die Abformpositionen nach den Positionen 98a, 98b und 98c können auch zusätzlich abgerechnet werden, wenn die entsprechenden Bedingungen vorliegen. Wichtig ist noch die Einschränkung in der Leistungsbeschreibung der Position 98a in Verbindung mit 98b und 98c:

> *Eine Leistung nach Nr. 98a kann neben den Nrn. 98b oder 98c für denselben Kiefer nur in den Fällen abgerechnet werden, in denen für die prothetische Versorgung eines zahnarmen Kiefers neben dem Funktionsabdruck für die Versorgung der noch stehenden Zähne durch Kronen eine Abformung mit individuellem Löffel vorgenommen werden muss.*

Bei den Festzuschüssen muss zwischen Interimsprothesen und endgültigen Prothesen unterschieden werden.

Für Interimszahnersatz gilt die **Festzuschussklasse 5: Lückengebiss nach Zahnverlust in Fällen, in denen eine endgültige Versorgung nicht sofort möglich ist**.

Befundeingabe	HKP-Bezeichnung	BEMA-Pos.	Festzuschuss
ew, x, f, ix	E	96a	5.1 Lückengebiss nach Verlust von bis zu 4 Zähnen je Kiefer in Fällen, in denen eine endgültige Versorgung nicht sofort möglich ist, je Kiefer
ew, x, f, ix	E	96b	5.2 Lückengebiss nach Zahnverlust von 5 bis 8 Zähnen je Kiefer in Fällen, in denen eine endgültige Versorgung nicht sofort möglich ist, je Kiefer
ew, x, f, ix	E	96c	5.3 Lückengebiss nach Verlust von über 8 Zähnen je Kiefer in Fällen, in denen eine endgültige Versorgung nicht sofort möglich ist, je Kiefer
ew, x, f, ix	E	97a oder b	5.4 Zahnloser Ober- oder Unterkiefer in Fällen, in denen eine endgültige Versorgung nicht sofort möglich ist, je Kiefer

Tab. 1 Zusammenhang zwischen HKP-Eintrag, BEMA-Position und Festzuschüssen

> **BEISPIEL**
>
> Interimsprothese mit über acht zu ersetzenden Zähnen
> **Abrechnung:** BEMA: 96c
> FZ: 5.3

Für die endgültige Teilprothese oder für die Immediatprothese gilt die **Festzuschussklasse 3: Zahnbegrenzte Lücken, die nicht den Befunden nach den Nrn. 2.1 bis 2.5 und 4 entsprechen.**

Befundeingabe	HKP-Bezeichnung	BEMA-Pos.	Festzuschuss
ew, x, f, ix	E	96a bis c 98g	3.1. Alle zahnbegrenzten Lücken, die nicht den Befunden nach den Nrn. 2.1 bis 2.5 und 4 entsprechen, oder Freiendsituationen (Lückensituation II), je Kiefer. Bei gleichzeitigem Vorliegen eines Befundes im Oberkiefer für eine Brückenversorgung zum Ersatz von bis zu zwei nebeneinander fehlenden Schneidezähnen und für herausnehmbaren Zahnersatz ist bei beidseitigen Freiendsituationen neben dem Festzuschuss nach dem Befund Nr. 3.1 zusätzlich ein Festzuschuss nach den Befunden der Nrn. 2.1 oder 2.2 ansetzbar.
			›3.2 bei Kombinationsversorgung

Festzuschuss 3.2 bei Kombinationsversorgung, S. 317

Tab. 2 Zusammenhang zwischen HKP-Eintrag, BEMA-Position und Festzuschüssen

Unabhängig von der Zahl der ersetzten Zähne kann hier nur der Festzuschuss 3.1 verwendet werden. Der zweite Satz bei der Beschreibung des Festzuschusses 3.1 (s. Tab. 2, S. 313) zeigt nur auf, dass zusätzlich bei einem bestimmten Befund auch noch die 2.1 und die 2.2 (Brückenfestzuschüsse für einen oder zwei ersetzte Schneidezähne) vorkommen können.

> **BEISPIEL**
> Endgültige OK-Teilprothese mit einfachen Haltevorrichtungen bei sieben zu ersetzenden Zähnen; UK-Teilprothese mit vier zu ersetzenden Zähnen
> **Abrechnung:** BEMA: OK: 96b + 98g;
> UK: 96a + 98g
> FZ: 2 x 3.1

▶ Zusätzliche Positionen für die Abrechnung von Klammern bei Teilprothesen

| 98f | Verwendung doppelarmiger Halte- oder einfacher Stützvorrichtungen oder mehrarmiger gebogener Halte- und Stützvorrichtungen zu den Bewertungszahlen nach Nr. 96 zusätzlich je Prothese, nur abrechnungsfähig bei Interimsversorgung; die Verwendung von einarmigen Klammern ist in der Regel nicht indiziert. Die Verwendung von Halte- und Stützvorrichtungen nach Nr. 98f ist mit der Gebühr nach Nr. 98g abgegolten. | 22 |

(A) Aus dem Leistungstext geht hervor, dass diese Position nur selten zur Abrechnung kommt, weil sie bei der endgültigen Prothese in der Position 98g enthalten ist. Bei einer Interimsversorgung kann sie mit Begründung abgerechnet werden. Oftmals kommt sie im Rahmen von Wiederherstellungsmaßnahmen zum Einsatz.

98h	Verwendung von gegossenen Halte- und Stützvorrichtungen, zu den Bewertungszahlen nach Nr. 96 oder Nr. 98g zusätzlich – nicht bei Interimsprothesen	
h/1	bei Verwendung von einer Halte- und Stützvorrichtung	29
h/2	bei Verwendung von mindestens zwei Halte- und Stützvorrichtungen	50

Auf dem Heil- und Kostenplan wird hierfür das Symbol H eingetragen.

(A) Eine Leistung nach der Position 98h ist eine ergänzende Position zur Leistung nach Position 96 und deshalb nur im Zusammenhang mit dieser Nummer abrechnungsfähig (Ausnahme: Erweiterungen).
Eine Leistung nach der Pos. 98h kann je Kiefer nur einmal abgerechnet werden.

Bei der Planung einer Modellgussprothese ergeben sich damit zwei weitere ergänzende Abrechnungsmöglichkeiten:

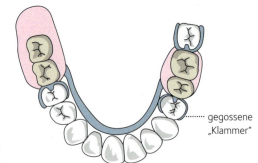

Abb. 1 Modellgussprothese im Unterkiefer

- Welche zusätzlichen Klammern werden benötigt, die abgerechnet werden können?
- Welche Abformungen können zusätzlich abgerechnet werden?

Die Festzuschüsse werden dadurch nicht berührt.

Totalprothesen, Teilprothesen und Kombinationszahnersatz | 315

BEISPIELFÄLLE

Es wird jeweils eine Modellgussprothese angefertigt, eine individuelle Abformung ist dabei erforderlich.

1: OK: Zwölf Zähne fehlen, zwölf Zähne sind zu ersetzen; es werden drei kompliziert gegossene Haltevorrichtungen geplant (s. Abb. 1); Restzahnbestand: vier Zähne.

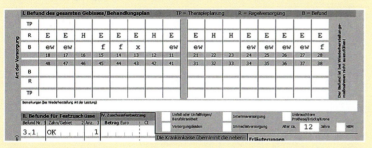

Abb. 1 Planung Beispiel 1

Abrechnung: BEMA: 96c + 98g + 98h/2 + 98a
FZ: 1 x 3.1 (s. Abb. 2)

Abb. 2 Abrechnung Beispiel 1

2: OK: Neun Zähne fehlen und werden durch eine Modellgussprothese ersetzt (s. Abb. 3). Hierfür wird eine komplizierte gegossene Halte- und Stützvorrichtung geplant. Gleichzeitig wird die defekte Brücke von Zahn 11 auf Zahn 13 erneuert.

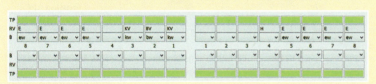

Abb. 3 Planung Beispiel 2

Abrechnung (s. Abb. 4):
a) Brückenneuanfertigung: BEMA: 2 x 91b + 1 x 92 + 3 x 19
FZ: 1 x 2.1 + 3 x 2.7
b) Teilprothese: BEMA: 1 x 96b + 1 x 98g + 1 x 98h/1 + 1 x 98a
FZ: 1 x 3.1

Abb. 4 Abrechnung Beispiel 2

3: UK: Es wird eine Immediatmodellgussprothese angefertigt. Von zehn fehlenden Zähnen werden acht ersetzt. Es werden zwei kompliziert gegossene Halte- und Stützvorrichtungen geplant (s. Abb. 5).

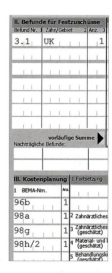

Abb. 5 Planung Beispiel 3

Abrechnung: BEMA: 1 x 96b + 1 x 98g + 1x 98h/2 + 1 x 98a
FZ: 1 x 3.1 (s. Abb. 6)

Abb. 6 Abrechnung Beispiel 3

Klammern werden auf der Zahntechnik-Rechnung nach BEL ausgewiesen. Sie müssen mit den BEMA-Positionen „zueinanderpassen". Aus diesem Grund sind in der folgenden Übersicht die wichtigsten Klammern nach BEL- und BEMA-Abrechnung gegenübergestellt. In der Abbildung sind die gebogenen Klammern grau schraffiert und die gegossenen Klammern grau dargestellt.

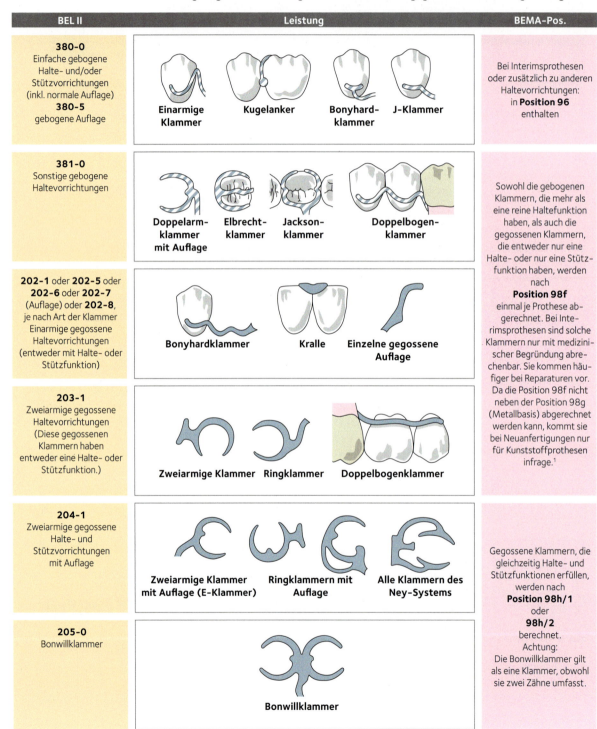

Abb. 1 Zuordnung von BEL-Positionen zu BEMA-Positionen bei Klammern: Beispiele für Klammern mit Zahntechnik-Positionen

1 Ausnahme: Besteht eine alte Modellgussprothese, an der eine Reparatur oder eine Erweiterung durchgeführt wird, ist auch hier ggf. die Position 98f ansetzbar (vgl. Reparaturen und Erweiterungen, S. 333).

6.1.3 Kombinierten Zahnersatz planen und abrechnen

Von kombiniertem Zahnersatz spricht man immer dann, wenn fest sitzende Zahnersatzteile (z. B. Kronen oder Brücken) über Verbindungsvorrichtungen mit dem herausnehmbaren Zahnersatz verbunden werden. Häufig ist das über ❯Teleskopkronen oder ❯Wurzelstiftkappen der Fall.
Bei Verbindungen von Klammern an Einzelkronen, müssen die Einzelkronen nach ❯Position 20 abgerechnet werden.

Teleskopkronen, S. 321
Wurzelstiftkappen, S. 309
Pos. 20, S. 265

Nach dem SGB V, den Beschlüssen des G-BA und den Festzuschussrichtlinien ist die Versorgung von Kassenpatienten mit kombiniertem Zahnersatz sehr eingeschränkt:

> *Im Rahmen der vertragszahnärztlichen Versorgung gehören nur Teleskop-/Konuskronen zu den Verbindungselementen. (Eine Ausnahme ist die Brücke bei disparallelen Pfeilern: Hier ist ein Geschiebe möglich.)*
> *Bei Kombinationsversorgungen ist die Versorgung auf bis zu zwei Verbindungselemente je Kiefer, bei Versicherten mit einem Restzahnbestand von höchstens drei Zähnen je Kiefer auf drei Verbindungselemente begrenzt.*

Die Einschränkungen der Festzuschüsse ergeben sich insbesondere in der Formulierung des Festzuschusses 3.2 (siehe unten).

Kosmetische Gründe, z. B. das Vermeiden von Klammern im sichtbaren Bereich, gehören in keinem Fall zur Indikation für eine Kombinationsversorgung.

Zum Abrechnen einer Kombinationsversorgung gehören in der Regel folgende Positionen:
- Abformungen mit individuellem Löffel (98a, 98b, 98c)
- Überkronung der Zähne, die Verbindungsvorrichtungen tragen (91d, 90)
- Prothesenpositionen (96a–c, 98g)
- Klammerpositionen (98h/1–2)
- Provisorien
- eingeschränkt: Brückenpositionen

Für Kombinationsversorgungen gilt ebenfalls die **Festzuschussklasse 3** mit dem Zusatzfestzuschuss **3.2: Zahnbegrenzte Lücken, die nicht den Befunden nach den Nrn. 2.1 bis 2.5 und 4 entsprechen**.

> **MERKE**
>
> Geschiebe, Anker, Stege und Schrauben gehören nicht zu den Leistungen der gesetzlichen Krankenkasse. Sie gelten als gleichartige Versorgung. Wenn ein Befund für eine Teleskopversorgung vorliegt, kann hierfür u. U. ein Festzuschuss nach 3.2 und 4.7 gewährt werden.

Befundeingabe	HKP-Bezeichnung	BEMA-Pos.	Festzuschuss
ew, x, f, ix			❯3.1
ew, x, f, ix, kw, tw	E, T, TV	96a–c, 98g, 91d, 98h/1–2	3.2 a) Beidseitig bis zu den Eckzähnen oder bis zu den ersten Prämolaren verkürzte Zahnreihe b) Einseitig bis zum Eckzahn oder bis zum ersten Prämolar verkürzte Zahnreihe und kontralateral im Seitenzahngebiet bis zum Eckzahn oder bis zum ersten Prämolar unterbrochene Zahnreihe mit mindestens zwei nebeneinander fehlenden Zähnen c) Beidseitig im Seitenzahngebiet bis zum Eckzahn oder bis zum ersten Prämolar unterbrochene Zahnreihe mit jeweils mindestens zwei nebeneinander fehlenden Zähnen mit der Notwendigkeit einer dentalen Verankerung, wenn die Regelversorgung eine Kombinationsversorgung vorsieht, auch für frontal unterbrochene Zahnreihe, je Eckzahn oder erstem Prämolar; der Befund ist zweimal je Kiefer ansetzbar

Festzuschuss 3.1, S. 313

Die Festzuschüsse nach 3.2 sind in drei Kategorien eingeteilt:

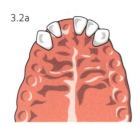
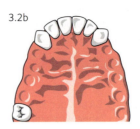
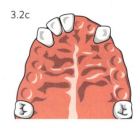

Abb. 1 Befundnummer 3.2a: beidseitig bis zu den Eckzähnen oder bis zu den ersten Prämolaren verkürzte Zahnreihe

Abb. 2 Befundnummer 3.2b: einseitig bis zum Eckzahn oder bis zum ersten Prämolaren verkürzte Zahnreihe und kontralateral im Seitenzahngebiet bis zum Eckzahn oder bis zum ersten Prämolaren unterbrochene Zahnreihe

Abb. 3 Befundnummer 3.2c: beidseitig im Seitenzahngebiet bis zum Eckzahn oder bis zum ersten Prämolaren unterbrochene Zahnreihe mit jeweils mindestens zwei nebeneinander fehlenden Zähnen

Bei der Abrechnung wird nicht nach den Befundnummern a bis c unterschieden.

Der Festzuschuss 3.2 ist immer mit einem Festzuschuss nach 3.1 kombiniert.

Der Festzuschuss 3.1 kann pro Kiefer einmal, der Festzuschuss 3.2 maximal zweimal pro Kiefer berechnet werden.

Der Verblendzuschuss für die Teleskope wird immer im Verblendbereich (unabhängig von der Versorgung) aus der Festzuschussklasse 4 (4.7) „adoptiert".

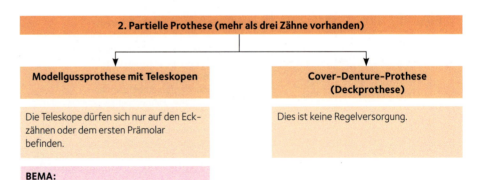

Abb. 4 Übersicht über Prothesenabrechnung bei Kassenpatienten

BEISPIELFALL 1

Für einen gesetzlich versicherten Patienten soll ein Heil- und Kostenplan aufgestellt und abgerechnet werden. Anschließend wird die zahnärztliche ZE-Eigenanteilsrechnung angefertigt. Der Patient hat einen Bonus von 30 %.

Befund: Zähne 45, 46, 48, 36, 37, 38, 22, 23, 24, 25, 26, 27, 28, 13, 14, 15, 16, 17, 18 sind ersetzt durch 18 Jahre alte unbrauchbare Prothesen; erkrankt, aber erhaltungswürdig: 11, 12, 21, 34, 44, 35, 47.

Behandlungsplan (s. Abb. 1):

– OK: Teleskopprothese (Metallbasis), 12, 11, 21: Teleskopkronen in Kunststoffverblendung; Funktionsabdruck mit individuellem Löffel und individuelle Abdrucklöffel erforderlich, individuelle Provisorien

– UK: Modellgussprothese (Metallbasis) mit kompliziert gegossenen Halte- und Stützelementen an 35, 44, 47

34, 44: VMK-Kronen (Hohlkehlpräparation); 35, 47: Vollgusskronen (Tangentialpräparation); individueller Abdrucklöffel erforderlich, individuelle Provisorien

Geschätzte Laborkosten: 2400,00 € mit Palladium Basislegierung

Tatsächliche Behandlung (zusätzliche Leistungen): Provisorien im Oberkiefer werden zweimal abgenommen und wieder befestigt, 12 erhält einen gegossenen Stiftaufbau mit einem Stiftprovisorium (s. Abb. 2).

Endgültige Laborkosten: 2398,50 € (Fremdlabor)

Eigenlaborabrechnung: Abformmaterial, Material für Provisorien 23,50 €

Zähne	BEMA-ZE-Planung	Befund, FZ
12, 11, 21	3 x 91d	3 x 4.6 3 x 4.7
OK	96c	4.1
	98g	---
11, 12, 21	3 x 19	---
	98a, 98b	---
34, 44	2 x 20b	2 x 1.1 2 x 1.3
35, 47	2 x 20a	2 x 1.1
34, 44, 35, 47	4 x 19	---
UK	96b	3.1
	98g	---
35, 44, 47	98h/2	---
	98a	---

Zähne	Zusätzliche Behandlung	Nachträgliche Befunde FZ
12, 11, 21	6 x 24c	---
12	18b	1.5
12	21	---

HINWEIS

Die Leistungen aus dem KCH-Bereich, die in die KCH-Upload-Datei eingehen, z. B. die F2ZE oder die Anästhesien, werden hier nicht aufgeführt.

I. Befund des gesamten Gebisses/Behandlungsplan TP = Therapieplanung R = Regelversorgung B = Befund

TP																
R	E	E	E	E	E	E	TV	TV	TV	E	E	E	E	E	E	E
B	ew	ew	ew	ew	ew	ew	ww	ww	ww	ew	ew	ew	ew	ew	ew	ew
	18	17	16	15	14	13	12	11	21	22	23	24	25	26	27	28
	48	47	46	45	44	43	42	41	31	32	33	34	35	36	37	38
B	f	ww	ew	ew	ww							ww	ww	ew	ew	ew
R		KH	E	E	KVH							KV	KH	E	E	E
TP																

II. Befunde für Festzuschüsse — Unfall oder Unfallfolgen/Berufskrankheit — Versorgungsleiden — Interimsversorgung — Immediatversorgung — X Unbrauchbare Prothese/Brücke/Krone — Alter ca. 18 Jahre — NEM

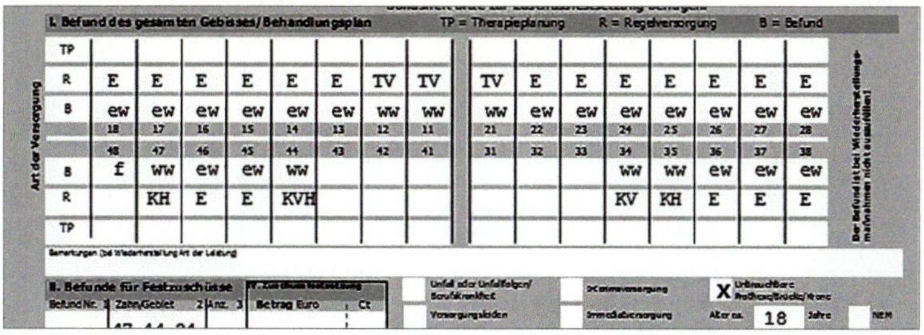

Abb. 1 HKP-Planung zum Beispielfall 1, ausgedruckt über das Abrechnungsprogramm

II. Befunde für Festzuschüsse

Befund Nr.	Zahn/Gebiet	Anz.
	47,44,34,	
1.1	35	4
1.3	44,34	2
3.1	UK	1
4.1	OK	1
4.6	12-21	3
4.7	12-21	3

vorläufige Summe
Nachträgliche Befunde:

III. Kostenplanung

BEMA-Nrn.	Anz.	Fortsetzung	Anz.	Fortsetzung	Anz.
19	7	98a	2	98h/2	1
20a	2	98g	2	98b	1
20b	2				
91d	3				
96b	1				
96c	1				

	Euro
2 Zahnärztliches Honorar BEMA:	1.519,64
3 Zahnärztliches Honorar GOZ: (geschätzt)	
4 Material- und Laborkosten: (geschätzt)	2.400,00
5 Behandlungskosten insgesamt: (geschätzt)	3.919,64

04.01.2016

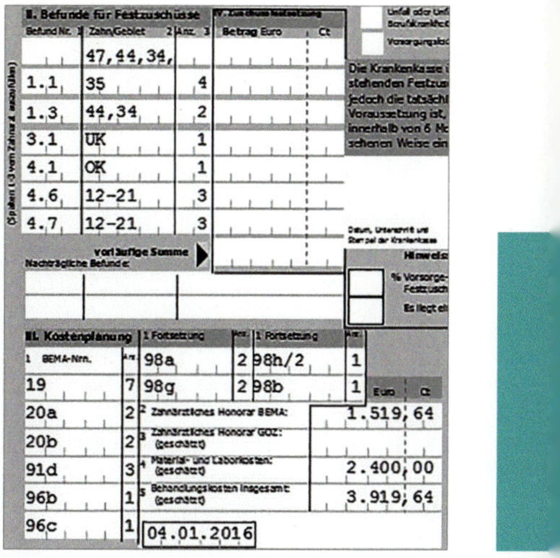

Abb. 2 HKP-Eintrag, ausgedruckt über das Abrechnungsprogramm: BEMA und FZ zum Beispielfall 1

	Unfall oder Unfallfolgen/ Berufskrankheit		Interimsversorgung	X Unbrauchbare Prothese/Brücke/Krone
	Versorgungsleiden		Immediatversorgung	Alter ca. 18 Jahre NEM

II. Befunde für Festzuschüsse / **IV. Zuschussfestsetzung**

Befund Nr. 1	Zahn/Gebiet 2	Anz. 3	Betrag Euro, Ct
	47, 44, 34,		
1.1	35	4	724,52
1.3	44, 34	2	131,04
3.1	UK	1	434,37
4.1	OK	1	428,19
4.6	12–21	3	1005,54
4.7	12–21	3	134,71
	vorläufige Summe		2848,37
Nachträgliche Befunde:			
1.5	12	1	119,85

(Spalten 1-3 vom Zahnarzt auszufüllen)

Die Krankenkasse übernimmt die nebenstehenden Festzuschüsse, höchstens jedoch die tatsächlichen Kosten. Voraussetzung ist, dass der Zahnersatz innerhalb von 6 Monaten in der vorgesehenen Weise eingegliedert wird.

A. Kasse
06.04.16

Datum, Unterschrift und Stempel der Krankenkasse

Hinweis:
30 % Vorsorge-Bonus ist bereits in den Festzuschüssen enthalten.
Es liegt ein Härtefall vor.

Erläuterungen

Befund (Kombinationen sind zulässig)
a = Adhäsivbrücke (Anker, Spanne)
b = Brückenglied
e = ersetzter Zahn
ew = ersetzter, aber erneuerungsbedürftiger Zahn
f = fehlender Zahn
i = Implantat mit intakter Suprakonstruktion
ix = zu entfernendes Implantat
k = klinisch intakte Krone
kw = erneuerungsbedürftige Krone
pw = erhaltungswürdiger Zahn mit partiellen Substanzdefekten
r = Wurzelstiftkappe
rw = erneuerungsbedürftige Wurzelstiftkappe
sw = erneuerungsbedürftige Suprakonstruktion
t = Teleskop
tw = erneuerungsbedürftiges Teleskop
ur = unzureichende Retention
ww = erhaltungswürdiger Zahn mit weitgehender Zerstörung
x = nicht erhaltungswürdiger Zahn
)(= Lückenschluss

Behandlungsplanung:
A = Adhäsivbrücke (Anker, Spanne)
B = Brückenglied
E = zu ersetzender Zahn
H = gegossene Halte- und Stützvorrichtung
K = Krone
M = Vollkeramische oder keramisch voll verblendete Restauration
O = Geschiebe, Steg etc.
PK = Teilkrone
R = Wurzelstiftkappe
S = implantatgetragene Suprakonstruktion
T = Teleskopkrone
V = Vestibuläre Verblendung

III. Kostenplanung

1 BEMA-Nrn.	Anz.	1 Fortsetzung	Anz.	1 Fortsetzung	Anz.
19	7	98a	2	98h/2	1
20a	2	98g	1	98b	1
20b	2				
91d	3				
96b	1				
96c	1				

	Euro, Ct
2 Zahnärztliches Honorar BEMA:	1.519,64
3 Zahnärztliches Honorar GOZ: (geschätzt)	
4 Material- und Laborkosten: (geschätzt)	2.400,00
5 Behandlungskosten insgesamt: (geschätzt)	3.919,64

04.04.2016 Dr. D. Hollister
Datum/Unterschrift des Zahnarztes

V. Rechnungsbeträge (siehe Anlage)

		Euro, Ct
1	ZA-Honorar (BEMA siehe III)	1.519,64
2	ZA-Honorar zusätzl. Leist. BEMA	129,08
3	ZA-Honorar GOZ	0,00
4	Mat.- und Lab.-Kosten Gewerbl.	2.398,50
5	Mat.- und Lab.-Kosten Praxis	23,50
6	Versandkosten Praxis	
7	Gesamtsumme	4.070,72
8	Festzuschuss Kasse	2.968,22
9	Versichertenanteil	1102,50

Herr
Otto von Kiesewetter
Blumenstr. 30
79312 Emmendingen

Anschrift des Versicherten

Gutachterlich befürwortet ☐ ja ☐ nein ☐ teilweise

Datum/Unterschrift und Stempel des Gutachters

Eingliederungsdatum: 09. 04. 16

Herstellungsort bzw. Herstellungsland des Zahnersatzes:
D-Köln

Der Zahnersatz wurde in der vorgesehenen Weise eingegliedert.
09. 04. 2016
Dr. D. Hollister
Datum/Unterschrift des Zahnarztes

Bei Handbeschriftung unbedingt in Blockschrift schreiben

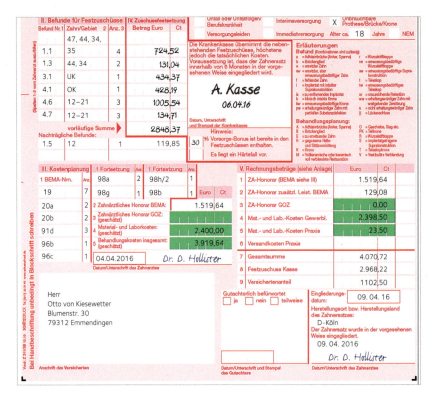

Abb. 1 Abrechnungsteil HKP bei Kombinationsversorgung im Beispielfall 1

Rechnung 09.04.2016
für: Herrn Otto von Kiesewetter, geb. am: 18.01.1960

Sehr geehrter Herr von Kiesewetter,

für die prothetische Behandlung erlaube ich mir, nach den zurzeit geltenden Bestimmungen zu berechnen:

Befund und Behandlungsplan

E	E	E	E	E	E	TV	TV	TV	E	E	E	E	E	E	E
ew	ew	ew	ew	ew	ew	ww	ww	ww	ew	ew	ew	ew	ew	ew	ew
18	17	16	15	14	13	12	11	21	22	23	24	25	26	27	28
48	47	46	45	44	43	42	41	31	32	33	34	35	36	37	38
f	ww	ew	ew	ww							ww	ww	ew	ew	ew
	K	E	E	KV							KV	K	E	E	E
	H			H								H			

BEFUND:
a = Adhäsivbrücke
b = Brückenglied
e = ersetzter Zahn
f = fehlender Zahn
i = Implantat
k = Krone
r = Wurzelstiftkappe
pw = partiell erhaltungswürdig
sw = ern. Suprakonstruktion
t = Teleskop
ur = unzureichende Retention
w = erneuerungsbedürftig
ww = erhaltungswürdig
x = zu extrahieren
)(= Lückenschluss

BEHANDLUNGSPLAN:
A = Adhäsivbrücke
B = Brückenglied
E = zu ersetzender Zahn
H = gegossenes Halteelement
I = Inlay
K = Krone
M = keramische Verblendung
O/IG = Geschiebe
PK = Teilkrone
R = Wurzelstiftkappe
S = Suprakonstruktion
T = Teleskopkrone
V = Vestibuläre Verblendung
-/= = Verblockung/Steg

Datum	Gebiet	Anz.	Nr.	Leistungsbeschreibung/Auslagen	Faktor/ Punkte	EUR
09.04.16	12-21,47, 44,34,35	7	19	Provisorische Krone/Brückenglied	133,00	
	47,35	2	20a	Metallische Vollkrone	296,00	
	44,34	2	20b	Vestibulär verblendete Verblendkrone	316,00	
	12-21	3	91d	Teleskop- oder Konuskrone	570,00	
	46,45,36-38	1	96b	Partielle Prothese für 5-8 fehlende Zähne	83,00	
	18-13,22-28	1	96c	Partielle Prothese für mehr als 8 fehlende Zähne	115,00	
	OK,UK	2	98a	Abdruck mit individuellem oder individualisiertem Löffel	58,00	
		2	98g	Metallbasis mit Halte- u. Stützvorrichtungen	88,00	
	47,44,35	1	98h/2	Mindestens 2 Halte- und Stützvorrichtungen	50,00	
		1	98b	Funktionsabdruck mit indiv. Löffel, Oberkiefer	57,00	
		1		Laborkosten des Fremdlabors		2.398,50
	12	1	18b	Gegossener Stiftaufbau zweizeitig	80,00	
	12	1	21	Provisorische Krone mit Stiftverankerung	28,00	
	12-21	6	24c	Abnahme und Wiederbefestigung von prov. Kronen	42,00	

Zahnärztliches Honorar BEMA (1.766,00 + 150,00 Pkt. x 0,8605 EUR/Pkt.):	1.648,72
Material- und Laborkosten Fremdlabor:	2.398,50
Material- und Laborkosten Praxislabor:	23,50
Gesamtkosten:	4.070,72
abzgl. Festzuschuss Kasse:	-2.968,22
Zu zahlender Betrag:	**1.102,50**

Bitte zahlen Sie den Rechnungsbetrag unter Angabe des Rechnungsdatums und der Rechnungsnummer bis zum 20.04.2016.

Abb. 2 Eigenanteilsrechnung zum Beispielfall 1

Totalprothesen, Teilprothesen und Kombinationszahnersatz | 321

BEISPIELFALL 2

Befund: f: 18, 17, 27, 28; ew: 15, 14, 13, 22, 24, 25, 35–38, 44–48; x: 21; ww: 11, 23, 43, 34; pw: 16, 26; Teilprothesen 13 Jahre alt, unbrauchbar

Behandlungsplan: Einschleifmaßnahmen sind erforderlich, im OK und UK sind individuelle Abdrucklöffel nötig.

– OK: zwei Einzelkronen, eine Brücke, Modellgussprothese

26, 16: Dreiviertelkronen in Stufenpräparation, Metallkeramikbrücke von 11 auf 23;
11, 23: Verblendkronen (Hohlkehlpräparation);
21, 22: Brückenglieder

16, 26: individuelle provisorische Brücke, individuelle Provisorien;
restliche Zähne durch Modellgussprothese ersetzt, kompliziert gegossene Halte- und Stützelemente an 16 und 26, 11 und 23

– UK: Teleskopprothese mit Metallbasis;
43, 34: Teleskopkronen (kunststoffverblendet);
restliche Zähne ersetzt, individuelle Provisorien auf 43, 34

Laborschätzung: 2500,00 €

Tatsächliche Behandlung (zusätzliche Leistungen): OK: Provisorien müssen einmal abgenommen und wieder befestigt werden;
UK: 34 erhält einen Schraubenaufbau mit Verankerung im Wurzelkanal, Provisorien müssen zweimal abgenommen und wieder befestigt werden

Endgültige Laborkosten: 2501,34 €

Eigenlabor: 35,40 €

Es liegt kein Bonusheft vor.

Zähne	BEMA-ZE-Planung	Befund, FZ
UK, OK	89	--
UK, OK	2 x 98a	--
26, 16	2 x 20c	2 x 1.2
11–23	2 x 91b 1 x 92	2.2 4 x 2.7
26, 16, 11–23	6 x 19	--
OK	96c	3.1
	98g	--
	98h/2	--
43, 34	2 x 91d	2 x 3.2
43, 34		2 x 4.7
UK	96c	3.1
	98g	--
43, 34	2 x 19	--

Zähne	Zusätzliche Behandlung	Nachträgliche Befunde FZ
16, 26	2 x 24c	--
11–23	95d	--
34	18a	1.4
43, 34	4 x 24c	--

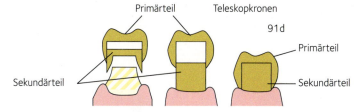

Abb. 1 Abrechnung von Teleskopkronen

LF 12

322 | Prothetische Leistungen begleiten

Heil- und Kostenplan

Name der Krankenkasse: Kaufmännische Krankenkasse

Name, Vorname des Versicherten: Wurscht, Aloisia
Sonnhalte 150
79194 Gundelfingen

geb. am: 29.03.55

Kassen-Nr.: 6769990
Versicherten-Nr.: 673992039
Status: 1000 1

Vertragszahnarzt-Nr.: 336331

Erklärung des Versicherten:
Ich bin von der genannten Krankenkasse versichert. Ich bin über Art, Umfang und Kosten der Regel-, der gleich- und andersartigen Versorgung sowie über den voraussichtlichen Herstellungsort bzw. das voraussichtliche Herstellungsland des Zahnersatzes D-Köln aufgeklärt worden und wünsche die Behandlung entsprechend dieses Kostenplanes.

Datum/Unterschrift des Versicherten: 09.04.16 Aloisia Wurscht

Stempel des Zahnarztes:
336331
Dr. Dirk Hollister
Zahnarzt
Kirchstr. 4
79117 Freiburg

Hinweis an den Versicherten: Bonusheft bitte zur Zuschussfestsetzung beifügen.

I. Befund des gesamten Gebisses/Behandlungsplan
TP = Therapieplanung R = Regelversorgung B = Befund

TP														
R	E	E	PKH	E	E	E		KVH	BV	BV	KVH	E	E	PKH	E	E
B	f	f	pw	ew	ew	ew		ww	x	ew	ww	ew	ew	pw	f	f
	18	17	16	15	14	13	12	11	21	22	23	24	25	26	27	28
	48	47	46	45	44	43	42	41	31	32	33	34	35	36	37	38
B	ew	ew	ew	ew	ew	ww						ww	ew	ew	ew	ew
R	E	E	E	E	E	TV						TV	E	E	E	E
TP																

Bemerkungen (bei Wiederherstellung Art der Leistung):

II. Befunde für Festzuschüsse / IV. Zuschussfestsetzung

Befund Nr. 1	Zahn/Gebiet 2	Anz. 3	Betrag Euro	Ct
1.2	16, 26	2	312	48
2.2	11–23	1	377	30
2.7	11–23	4	196	40
3.1	OK, UK	2	668	26
3.2	43, 34	2	487	66
4.7	43, 34	2	63	96
vorläufige Summe			**2106**	**06**

Nachträgliche Befunde:
| 1.4 | 34 | 1 | 30 | 01 |

Unfall oder Unfallfolgen/Berufskrankheit: —
Versorgungsleiden: —
Interimsversorgung: —
Immediatversorgung: —
Unbrauchbare Prothese/Brücke/Krone: X Alter ca. 13 Jahre NEM: —

A. Kasse
12.04.16

Die Krankenkasse übernimmt die nebenstehenden Festzuschüsse, höchstens jedoch die tatsächlichen Kosten. Voraussetzung ist, dass der Zahnersatz innerhalb von 6 Monaten in der vorgesehenen Weise eingegliedert wird.

Datum, Unterschrift und Stempel der Krankenkasse

Hinweis: 0 % Vorsorge-Bonus ist bereits in den Festzuschüssen enthalten.
Es liegt ein Härtefall vor.

Erläuterungen
Befund (Kombinationen sind zulässig):
a = Achsaufbrücke (Anker, Spanne)
b = Brückenglied
e = ersetzter Zahn
ew = ersetzter, aber erneuerungsbedürftiger Zahn
f = fehlender Zahn
i = Implantat mit intakter Suprakonstruktion
ix = zu entfernendes Implantat
k = klinisch intakte Krone
kw = erneuerungsbedürftige Krone
pw = erhaltungswürdiger Zahn mit partiellen Substanzdefekten
r = Wurzelstiftkappe
rw = erneuerungsbedürftige Wurzelstiftkappe
sw = erneuerungsbedürftige Suprakonstruktion
t = Teleskop
tw = erneuerungsbedürftiges Teleskop
ur = unzureichende Retention
ww = erhaltungswürdiger Zahn mit weitgehender Zerstörung
x = nicht erhaltungswürdiger Zahn
)(= Lückenschluss

Behandlungsplanung:
A = Achsaufbrücke (Anker, Spanne)
B = Brückenglied
E = zu ersetzender Zahn
H = gegossene Halte- und Stützvorrichtung
K = Krone
M = Vollkeramische oder keramisch voll verblendete Restauration
O = Geschiebe, Steg etc.
PK = Teilkrone
R = Wurzelstiftkappe
S = implantatgetragene Suprakonstruktion
T = Teleskopkrone
V = Vestibuläre Verblendung

III. Kostenplanung

1 BEMA-Nrn.	Anz.	1 Fortsetzung	Anz.	1 Fortsetzung	Anz.
19	8	96c	2	98g	2
20c	2	98a	2	98h/2	1
89	1				
91b	2				
91d	2				
92	1				

	Euro	Ct
2 Zahnärztliches Honorar BEMA:	1.433	59
3 Zahnärztliches Honorar GOZ: (geschätzt)		
4 Material- und Laborkosten: (geschätzt)	2.500	00
5 Behandlungskosten insgesamt: (geschätzt)	3.933	59

09.04.2016 Dr. D. Hollister
Datum/Unterschrift des Zahnarztes

V. Rechnungsbeträge (siehe Anlage)

		Euro	Ct
1	ZA-Honorar (BEMA siehe III)	1.433	59
2	ZA-Honorar zusätzl. Leist. BEMA	94	66
3	ZA-Honorar GOZ	0	00
4	Mat.- und Lab.-Kosten Gewerbl.	2.501	34
5	Mat.- und Lab.-Kosten Praxis	35	40
6	Versandkosten Praxis		
7	Gesamtsumme	4.064	99
8	Festzuschuss Kasse	2.136	07
9	Versichertenanteil	1.928	92

Gutachterlich befürwortet: ja ☐ nein ☐ teilweise ☐

Eingliederungsdatum: 15.04.16
Herstellungsort bzw. Herstellungsland des Zahnersatzes: D-Köln
Der Zahnersatz wurde in der vorgesehenen Weise eingegliedert.
15.04.2016
Dr. D. Hollister

Anschrift des Versicherten:
Frau
Aloisia Wurscht
Sonnhalte 150
79194 Gundelfingen

MUSTER

Abb. 1 Beispielfall 2: HKP abgerechnet

```
Dr. Dirk Hollister
Zahnarzt
Kirchstr. 4 - 79117 Freiburg
Tel. 0761 2017855 Fax 0761 2017850

Rechnung                                                              15.04.2016
für: Frau Aloisia Wurscht, geb. am: 29.03.1955                          Seite 2

| Datum | Gebiet | Anz. | Nr. | Leistungsbeschreibung/Auslagen | Faktor / Punkte | EUR |
|-------|--------|------|-----|-------------------------------|-----------------|-----|
|       | 34     | 1    | 18a | Konfektionierter Stift- oder Schraubenaufbau einzeitig | 50,00 | |
|       | 16,26,43,34 | 6 | 24c | Abnahme und Wiederbefestigung von prov. Kronen | 42,00 | |
|       | 11-23  | 1    | 95d | Abnahme und Wiedereinsetzen einer provisorischen Brücke | 18,00 | |
|       |        | 1    |     | Laborkosten des Fremdlabors   |                 | 2.501,34 |

                    Zahnärztliches Honorar BEMA (1.666,00 + 110,00 Pkt. x 0,8605 EUR/Pkt.):    1.528,25
                                                  Material- und Laborkosten Fremdlabor:       2.501,34
                                                  Material- und Laborkosten Praxislabor:         35,40
                                                                          Gesamtkosten:      4.064,99
                                                                   abzgl. Festzuschuss Kasse: -2.136,07
                                                                       Zu zahlender Betrag:  1.928,92

Bitte zahlen Sie den Rechnungsbetrag unter Angabe des Rechnungsdatums und der Rechnungsnummer
bis zum 25.04.2016.
```

Abb. 1 Beispielfall 2: Ausschnitt Eigenanteil

6.2 Totalprothesen, Teilprothesen und Kombinationszahnersatz bei Privatpatienten

6.2.1 Totale Prothesen planen und abrechnen

Die Abrechnung der Versorgung mit totalen Prothesen ist im Privatbereich der Abrechnung bei Kassenpatienten ähnlich. Es stehen folgende Abrechnungspositionen zur Verfügung:

5180 450 P	Funktionelle Abformung des Oberkiefers mit individuellem Löffel

5190 540 P	Funktionelle Abformung des Unterkiefers mit individuellem Löffel

Die **Positionen 5180 und 5190** entsprechen den BEMA-Pos. 98b bzw. 98c im Kassenbereich, ohne jedoch die genaue Bestimmung, wie viele Zähne ein reduziertes Restgebiss noch haben muss, anzugeben.

5220 1850 P	Versorgung eines zahnlosen Kiefers durch eine totale Prothese oder Deckprothese bei Verwendung einer Kunststoff- oder Metallbasis, im Oberkiefer

Diese Position entspricht im Kassenbereich der Leistung nach BEMA-Pos. 97a, die in der GOZ nicht zwischen Kunststoff- oder Metallbasis unterscheidet.

5230 2200 P	Versorgung eines zahnlosen Kiefers durch eine totale Prothese oder Deckprothese bei Verwendung einer Kunststoff- oder Metallbasis, im Unterkiefer

Diese Position entspricht im Kassenbereich der 97b, die in der GOZ nicht zwischen Kunststoff- oder Metallbasis unterscheidet.

> Durch die **Positionen 5220 und 5230** sind die notwendigen anatomischen Abformungen (auch des Gegenkiefers) bereits abgegolten. Die zusätzliche Abrechnung der Positionen 0050 oder 0060 kann nur erfolgen, wenn Planungsmodelle benötigt werden. Auch die normale Bestimmung der Kieferrelation ist abgegolten. Sollten hingegen funktionsanalytische Leistungen erforderlich werden, so sind diese gesondert abrechenbar.

Pos. 5040, S. 301

Pos. 5070, S. 302

Weiterhin sind alle Einproben, das Einpassen bzw. Einfügen sowie Nachkontrolle und Korrekturen im Leistungsumfang der Positionen 5220 und 5230 enthalten. Die Positionen 5220 und 5230 sind auch für totale Immediatprothesen sowie für totale Interimsprothesen abrechnungsfähig. Bei Deckprothesen sind bei einer Abstützung auf vorhandenen Zähnen auch die Positionen ›5040 oder 5030 abrechenbar.

Neben einer Totalprothese können die Spannen nach ›Position 5070 nicht abgerechnet werden.

Bei subtotalen, Deckprothesen oder Cover-Denture-Prothesen handelt es sich nicht um Prothesen für einen zahnlosen Kiefer (Ausnahme: implantatgetragene Deckprothese). Damit muss eine Deckprothese, die auf einem Restzahnbestand geplant wird, analog nach § 6 Abs. 1 GOZ abgerechnet werden. Die Anzahl der Zähne beim Restzahngebiss ist auch bei Deckprothesen nicht vorgeschrieben.

HINWEIS

Die Berechnung von Deckprothesen nach 5220 und 5230 auf Zähnen muss analog abgerechnet werden. Dann kann die 5070 nicht berechnet werden. Dafür kann ein höherer Satz bei 5220a und 5230a angewandt werden. Bei Deckprothesen auf Implantaten kann die Pos. 5070 berechnet werden.

| 8010 | Registrieren der gelenkbezüglichen Zentrallage des Unterkiefers, auch |
| 180 P | Stützstiftregistrierung, je Registrat |

Diese Position entspricht in der Kassenabrechnung der Position 98d, ist aber von der Methode unabhängig.

Position 8010 ist höchstens zweimal pro Analysengang (Sitzung) abrechnungsfähig, mehrere Analysengänge im Laufe der Behandlung sind aber möglich.

Die Abrechnung von weiter gehenden funktionsanalytischen und funktionstherapeutischen Maßnahmen nach den Nummern ›8000, 8020 und 8100 ist aber möglich.

Pos. 8000, 8020 und 8100, S. 341

| 5080 | Versorgung eines Lückengebisses durch eine zusammengesetzte Brücke |
| 230 P | oder Prothese, je Verbindungselement |

Diese Position kommt für jede Verbindungsvorrichtung (Geschiebe, Riegel, Anker, Druckknopf) zur Anwendung. Bei der Position 5040 ist ihre zusätzliche Abrechnung ausgeschlossen (Ausnahme: nachträgliches Anbringen einer Verbindungsvorrichtung an einem Teleskop, z. B. das Anbringen eines Druckknopfs). Verbindungselemente bestehen häufig aus zwei Teilen. Bei einem Geschiebe gelten Patrize und Matrize als ein Verbindungselement.

Geschiebepatrize

Abb. 1 Zwei verblockte Kronen tragen eine Geschiebepatrize, auf die der zweite Teile des Zahnersatzes durch eine Matrize aufgeschoben wird.

BEISPIELE

1: Einfache Totalprothese im OK
Abrechnung: GOZ 5220 + 5180

2: Totalprothese im UK mit Metallbasis
Abrechnung: GOZ 5230 + 5190

3: Cover-Denture-Prothese auf vier Teleskopen im UK 43, 45 und 33, 36 mit intraoraler Stützstiftregistrierung
Abrechnung: GOZ analog 5230 + 5190 + 4 x 5040 (Teleskope) + 3 x 5070 (Spannen; strittig) + 8010

4: Cover-Denture-Prothese auf fünf Wurzelstiftkappen mit Kugelknopfankern auf 15, 13, 12, 24, 26 mit intraoraler Stützstiftregistrierung
Abrechnung: GOZ 5180, analog 5220 mit höherem Steigerungssatz + 5 x 5030 + 5 x 5080 (+ 5 x 5070) + 8010

6.2.2 Teilprothesen planen und abrechnen

Bei der Abrechnung der Versorgung mit Teilprothesen werden in der GOZ zwei Positionen unterschieden:

5200 700 P	Versorgung eines teilbezahnten Kiefers durch eine Teilprothese mit einfachen, gebogenen Halteelementen einschließlich Einschleifen der Auflagen
5210 1400 P	Versorgung eines teilbezahnten Kiefers durch eine Modellgussprothese mit gegossenen Halte- und Stützelementen einschließlich Einschleifen der Auflagen

A In der GOZ wird dabei in der Abrechnung unterschieden, ob es sich um eine

- Kunststoffprothese oder eine
- Modellgussprothese handelt.

Pos. 5070, S. 302

Die Anzahl der ersetzten Zähne spielt dabei in der Abrechnung der Positionen 5200 und 5210 (wie in der Kassenabrechnung bei der Berechnung der Pos. 96a bis c) keine Rolle. Stattdessen wird zusätzlich die Anzahl der Prothesensättel als ❯Position 5070 je Sattel oder Prothesenspanne berechnet.

In den Positionen 5200 und 5210 ist das Einschleifen der Mulden für die Klammerauflagen enthalten. Es kann nicht gesondert berechnet werden

B Neben den vorgestellten Positionen gibt es keine weiteren Abrechnungsmöglichkeiten, wie z. B. im Kassenbereich für die Klammern an Modellgussprothesen.

Zusätzlich sind die Abformungen mit individuellem Löffel (❯5170) sowie die funktionellen Abformungen (❯5180 und 5190) abrechenbar. Kronen zum Schutz der Pfeilerzähne werden nach den ❯Positionen 2200 bis 2220 abgerechnet.

> **MERKE**
> Das stark reduzierte Restgebiss ist im Privatbereich nicht genau definiert, während funktionelle Abformungen im Kassenbereich nur bis drei Zähne möglich sind.

Pos. 5170, S. 264
Pos. 5180 und 5190, S. 323
Pos. 2200 bis 2220, S. 277

BEISPIELE

1: 16: Vollgusskrone (Stufenpräparation); 13: VMK-Krone; 23, 24: verblockte VMK-Kronen
Kompliziert gegossene Halte- und Stützvorrichtungen an 16 und 24; Zähne durch Modellgussprothese ersetzt; Funktionslöffel und Einschleifmaßnahmen sind erforderlich (s. Abb. 1)
Abrechnung: Planung: 0030; Abformung: 5180; Einschleifen: 4040; Kronen: 4 x 2210 mit Provisorien 4 x 2270; Prothese: 5210 und 4 x 5070 (vier Spannen: 18–17, 15–14, 13–23, 25–28)

2: Individueller Abdrucklöffel erforderlich; Einschleifmaßnahmen erforderlich; 13, 23: VMK-Kronen; kompliziert gegossene Halte- und Stützelemente an 17, 14, 16, Modellgussprothese (s. Abb. 2)
Abrechnung: 0030, 5170, 4040, 2 x 2210, 2 x 2270, 5210, 6 x 5070 (ohne 18 nur 5-mal)

3: Drei VMK-Kronen (Hohlkehlpräparation) mit kompliziert gegossenen Halte und Stützvorrichtungen an/auf 46, 32 und 36; Modellgussprothese mit funktionellem Abdrucklöffel; Einschleifmaßnahmen erforderlich (s. Abb. 3)
Abrechnung: 0030, 5190, 4040, 3 x 2210, 3 x 2270, 5210, 4 x 5070

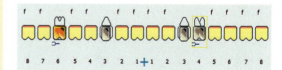

Abb. 1 Beispiel 1: Teilprothese

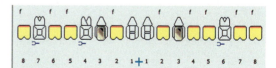

Abb. 2 Beispiel 2: Teilprothese

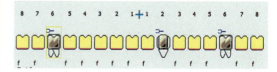

Abb. 3 Beispiel 3: Teilprothese

6.2.3 Kombinierten Zahnersatz planen und abrechnen

Für die Abrechnung von kombiniertem Zahnersatz bei Privatpatienten gibt es keine so einschränkenden Vorschriften wie bei Kassenpatienten. Es gelten die folgenden Grundregeln:
- Die Kronen, die Verbindungselemente tragen, werden nach den Pos. 5000–5030 abgerechnet (siehe S. 301).
- Andere Kronen sind Einzelkronen und werden nach den Pos. 2200–2220 abgerechnet (siehe S. 277). Werden im Rahmen der Abrechnung des kombinierten Zahnersatzes auch Brücken verwendet, sind zusätzlich die Regeln zur Abrechnung von Brücken und Brückenprovisorien anzuwenden.
- Im Rahmen der provisorischen Versorgung werden Zähne, die später Verbindungselemente aufnehmen werden, mit provisorischen Einzelkronen versorgt. (Da an den Provisorien keine Verbindungsvorrichtungen hängen, werden sie wie Einzelkronen mit den Positionen 2270 bzw. 2260 abgerechnet.)
- Für alle Verbindungselemente (nicht für reine Stabilisierungsstege) wird die Position 5080 berechnet. Wenn eine Krone mehrere Verbindungselemente trägt, wird die Pos. 5080 je Verbindungselement ggf. mehrfach je Zahn berechnet.
- Ein reiner Verbindungssteg (Stabilisierungssteg) wird nach Pos. 5070 abgerechnet. Erfüllt der Steg gleichzeitig eine Verbindungsfunktion (Stegreiter), so wird zusätzlich Pos. 5080 angesetzt. Wenn eine Stegspanne von einer Prothesen- oder einer Brückenspanne überdeckt wird, wird für diesen Bereich zweimal die Position 5070 abgerechnet. Zusätzlich zum Steg wird für jedes Stegverbindungselement einmal die Position 5080 berechnet. Falls mehrere Anker auf einem Steg als Verbindungselemente dienen, wird die Position 5080 je Anker abgerechnet.
- Eine Teleskop- oder Konuskrone verbindet den betreffenden Zahn automatisch mit der Prothese (oder einer herausnehmbaren Brücke). Deshalb darf die Pos. 5080 nicht neben der Pos. 5040 abgerechnet werden.
- Die Prothesen werden als Position 5210 berechnet. Zusätzlich wird die Anzahl der Prothesenspannen nach Pos. 5070 abgerechnet. (Ausnahme: Eine Cover-Denture-Prothese kann auch als Position 5220 bzw. 5230 berechnet werden.)

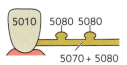
Retentionssteg mit 2 zusätzlichen Ankern
5010 5080 5080
5070 + 5080

+ provisorische Einzelkrone
2270

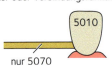
Stabilisierungssteg ohne Anker oder Verbindungsfunktion
5010
nur 5070

+ provisorische Einzelkrone
2270

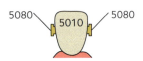
Geschiebe und Geschiebe
5080   5010   5080

+ provisorische Einzelkrone
2270

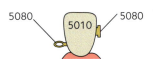
Anker + Geschiebe
5080   5010   5080

+ provisorische Einzelkrone
2270

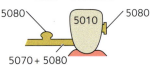
Retentionssteg mit Anker + Geschiebe
5080   5010   5080
5070 + 5080

+ provisorische Einzelkrone
2270

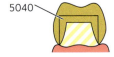
Teleskopanker als Prothesenanker
5040

+ provisorische Einzelkrone
2270

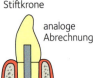
5080
5030
+ provisorische Stiftkrone
analoge Abrechnung

Abb. 1 Abrechnungsbeispiele für kombinierten Zahnersatz

BEISPIELFALL

Bei einem Privatpatienten soll der folgende Zahnersatz geplant werden:

Befund: OK: unbrauchbare Teilprothese, abgestützt mit Klammer an 15, 12, 23, 24 und 26; 24 muss extrahiert werden

UK: unbrauchbare Versorgung, Brücke von 43–44 (verblockt) auf 33–34 (verblockt); Brückenglieder 42–32; Einzelkrone auf 37; f: 38; restliche Zähne durch Prothese ersetzt; 44 muss extrahiert werden (s. Abb. 1).

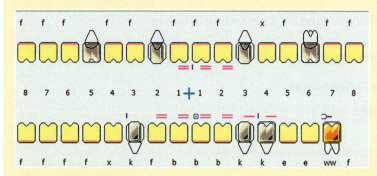

Abb. 1 Große Privatplanung

Planung: Planungsmodelle UK und OK angefertigt, Einschleifmaßnahmen notwendig

– OK: Cover-Denture-Prothese auf vier Teleskopkronen 15, 12, 23, 26; Doldersteg 12–23 (Geschiebefunktion in Deckprothese eingearbeitet); Funktionsabformung mit individuellem Löffel und zusätzlich Abformung mit individuellem Löffel erforderlich; individuelle provisorische Brücke von 15 auf 12 auf 23 gefertigt

– UK: Funktionsabformung mit individuellem Löffel und individueller Löffel erforderlich

33, 34, 43: Stufenpräparationen für Metallkeramikkronen; 37: Tangentialpräparation für Vollgusskrone; 33, 34: verblockt, mit 43 über Steg mit zusätzlicher Verbindungsvorrichtung auf dem Steg verbunden, 34 und 43 tragen je distal ein individuelles Geschiebe, kompl. gegossenes Halte- und Stützelement an 37; alte Brücke als Provisorium; 33, 34 auf 43 umgearbeitet und eingegliedert; 37 Zinnhülse als Provisorium

Laborkostenschätzung: 5800,00 €

Eigenlabor: 44,50 € (Abdruckmaterial)

Fremdlabor: 5804,50 € (nach BEB)

Abrechnung der Leistungen:

Plan:	0030
Abformungen:	2 x 5170 (individuelle Löffel OK und UK), 5180 und 5190 (Funktionsabformungen)
Einschleifen:	4040
Planungsmodelle:	0060

OK: Teleskope: 4 x 5040, 5220a (Cover-Denture-Prothese mit höherem Steigerungssatz), 5 x 5070 (Spannen), 5070 (Steg), 5080 (Geschiebe im Steg)

Provisorium: 4 x 5120, 3 x 5140

UK: 43, 34, 33: 3 x 5010 (wegen Verbindungsvorrichtungen), 37: 2200; 5210 (Teilprothese), 3 x 5070 (Spannen); Verbindungsvorrichtung 43 und 34 sowie zusätzlich Steg mit Verbindungsvorrichtung: 3 x 5080; 43–33 Steg: 5070

Provisorium: 2 x 5120; 5140; 34, 37: 2 x 2270

7 Teilleistungen, Wiederherstellungen und Reparaturen bei Kronen, Brücken und Prothesen

7.1 Teilleistungen, Wiederherstellungen und Reparaturen bei Kassenpatienten

7.1.1 Teilleistungen bei Kronen und Brücken

Wird eine prothetische Behandlung mit Kronen und Brücken nicht planmäßig beendet, können nur die wirklich durchgeführten Teile der Behandlung abgerechnet werden.

▶ **Mögliche Teilleistungen**

> **BEISPIEL**
>
> – Ein Patient lässt sich einen HKP im Sinne eines Kostenvoranschlages anfertigen, der nicht zur Ausführung kommt, weil der Patient den Vorschlag eines anderen Zahnarztes wählt. Beim Zahnersatz sind Vergütungen für die Aufstellung eines Heil- und Kostenplans (§ 85 SGB V) nicht zulässig. Eine privatrechtliche Vergütungsvereinbarung für die Erstellung eines Heil- und Kostenplans bei der Versorgung mit Zahnersatz und Zahnkronen nach der GOZ-Pos. 0030 ist nur bei einer Versorgung gänzlich außerhalb des vertragszahnärztlichen Versorgungssystems, z. B. bei Wahl der Kostenerstattung nach § 13 Abs. 2 SGB V (freie Vereinbarung), erlaubt. Die Abrechnung der Positionen Ä 1 oder 01 im Rahmen der Planung kann jedoch möglich sein.
>
> – Bricht der Patient während einer Kronenversorgung die Behandlung ab, kann die **Position 22** berechnet werden.
>
> – Der Patient bricht während einer Brückenversorgung die Behandlung ab. Es kann die **Position 94a** berechnet werden.
>
> – Der Patient bricht während einer Klebebrückenversorgung die Behandlung ab. Es kann die **Position 94b** berechnet werden.

22	Teilleistungen bei nicht vollendeten Leistungen nach den Nrn. 18 und 20:
	Präparation eines Zahnes:
	    Halbe Bew.-Zahl nach Nr. 20 oder Nr. 18
	weitere Maßnahmen:
	    Drei Viertel der Bew.-Zahl nach Nr. 20
	    gegebenenfalls Bew.-Zahl nach Nr. 18

94a	Teilleistungen nach den Nrn. 90 bis 92 bei nicht vollendeten Leistungen:
	Präparation eines Ankerzahnes (Brückenpfeilers) nach den Nrn. 90 und 91:
	    Halbe Bew.-Zahl Nrn. 90 und 91
	Präparation eines Ankerzahnes (Brückenpfeilers) mit darüber hinausgehenden Maßnahmen:
	    Drei Viertel der Bew.-Zahl nach den Nrn. 90 und 91
	Sind nach der Funktionsprüfung der Brückenanker weitere Maßnahmen erfolgt:
	    Drei Viertel der Bew.-Zahl nach Nr. 92

94b	Teilleistungen bei nicht vollendeten Leistungen nach der Nr. 93: Präparation der Brückenpfeiler: Halbe Bew.-Zahl nach der Nr. 93 Präparation der Brückenpfeiler mit darüber hinausgehenden Maßnahmen: Drei Viertel der Bew.-Zahl nach der Nr. 93

A Genehmigte Heil- und Kostenpläne, auf denen Teilleistungen (Pos. 22, 94a, 94b, 99) und Leistungen nach der Position 7b ohne das Hinzutreten weiterer Leistungen abgerechnet werden, werden auf dem HKP besonders kenntlich gemacht und erklärt. Die KZV rechnet diese Heil- und Kostenpläne gesondert ab.

Alle vollständig erbrachten Leistungen werden wie üblich abgerechnet – z. B. Provisorien (Pos. 19 oder 21). Alle bis zum Behandlungsabbruch entstandenen Material- und Laborkosten können ebenfalls berechnet werden. Allerdings sind die zahntechnischen Arbeiten sofort abzubrechen, wenn der Abbruch der Behandlung feststeht.

 Soweit möglich, soll der Abbruch der Behandlung auf dem HKP begründet werden.

Festzuschüsse

Teilleistungen lösen verschiedene Festzuschüsse der Klasse 8 mit unterschiedlichen Prozentsätzen nach 8.1 bis 8.6 aus:

> **8. Nicht vollendete Behandlung (Teilleistungen)**
> *8.1* Befund nach Präparation eines erhaltungswürdigen Zahnes, einer Teleskopkrone oder einer Wurzelstiftkappe
> *8.2* Befund nach Präparation eines erhaltungswürdigen Zahnes, einer Teleskopkrone oder einer Wurzelstiftkappe, wenn auch vorhergehende Maßnahmen durchgeführt worden sind
> *8.3* Befund nach Präparation der Ankerzähne einer Brücke
> *8.4* Befund nach Präparation der Ankerzähne einer Brücke, wenn auch weiter gehende Maßnahmen durchgeführt worden sind
> *8.5* Befund nach Abformung und Ermittlung der Bissverhältnisse zur Eingliederung einer Teilprothese, einer Cover-Denture-Prothese oder einer Totalprothese
> *8.6* Befund nach Abformung und Ermittlung der Bissverhältnisse zur Eingliederung einer Teilprothese, einer Cover-Denture-Prothese oder einer Totalprothese, wenn auch weiter gehende Maßnahmen durchgeführt worden sind

7.1.2 Reparaturen an Kronen und Brücken

Bei Reparaturen an Kronen und Brücken gibt es zwei verschiedene Situationen:
- Die Reparatur erfolgt im Mund.
- Die Reparatur kann nicht im Mund erfolgen. Die Krone oder Brücke wird entfernt und im Labor repariert und anschließend wieder eingesetzt.

Die Bewilligung von HKP im Zusammenhang mit Reparaturen ist unterschiedlich geregelt. Die Bedingungen der einzelnen Kassen werden in den Rundschreiben der KZV veröffentlicht. Häufige Regelungen sind entweder an eine bestimmte Euro-Grenze (z. B. 200,00 € Reparaturkosten) gekoppelt oder an Befunden orientiert, wie z. B. im folgenden Fall: Die zuständige Krankenkasse verzichtet auf die vorherige Genehmigung, wenn es sich nur die Befunde 6.0 bis 6.9 sowie 6.8 in Verbindung mit 1.4. und 1.5, 7.3, 7.4 oder 7.7 handelt. Die KZV empfehlen häufig, möglichst immer eine vorherige Genehmigung einzuholen.

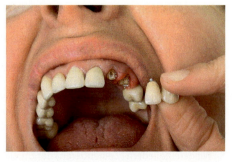

Abb. 1 Die Reparaturmaßnahmen an Kronen und Brücken können sehr unterschiedlich umfangreich sein und werden daher verschieden abgerechnet.

Falls eine Bewilligung durch die Krankenkasse nicht erforderlich ist, muss der Patient auf dem HKP die „Erklärung des Versicherten" unterschreiben (s. Abb. 1). Unter „Bemerkungen" wird die geplante Versorgung eingetragen und es werden Ursache und Status der Versorgung angekreuzt (s. Abb. 2).

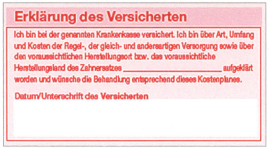

Abb. 1 Erklärung des Versicherten (HKP-Ausschnitt)

Abb. 2 Bemerkungen (HKP-Ausschnitte)

Die Reparatur für Kronen wird nach der folgenden Position abgerechnet:

24	Maßnahmen zur Wiederherstellung der Funktion von Kronen	
a)	Wiedereinsetzen einer Krone oder dergleichen	25
b)	Erneuerung oder Wiedereinsetzen einer Facette, einer Verblendschale oder dergleichen	43
c)	Abnahme und Wiederbefestigung einer provisorischen Krone nach der Nr. 19 oder 21	7

A Eine Leistung nach **Position 24c** kann höchstens dreimal je Krone abgerechnet werden. Im Heil- und Kostenplan kann sie in der Kostenplanung nicht angesetzt werden.

Maßnahmen zur Wiederherstellung der Funktion von Einzelkronen auf Implantaten sind in den vom Bundesausschuss der Zahnärzte und Krankenkassen festgelegten Ausnahmefällen gem. § 30 Abs. 1 Satz 5 SGB V nach den Nrn. 24a, 24b und 24c abrechnungsfähig und bei der Abrechnung als Nr. 24a i, 24b i und Nr. 24c i zu kennzeichnen.

Brückenreparaturen werden nach der folgenden Position abgerechnet:

95	Maßnahmen zum Wiederherstellen der Funktion von Brücken und provisorischen Brücken	
a)	Wiedereinsetzen einer Brücke mit 2 Ankern	34
b)	Wiedereinsetzen einer Brücke mit mehr als 2 Ankern	50
c)	Erneuerung oder Wiedereinsetzen einer Facette, einer Verblendschale oder dergleichen	36

A Die **Position 95** ist auch abrechnungsfähig für die Wiederherstellung der Funktion von Adhäsivbrücken (BEMA-Position 93). Das Erneuern (auch Teilerneuern), das Wiedereinsetzen einer Facette oder einer Verblendschale an einer Brücke (Vertragsleistung nur im Bereich der Zähne 15 bis 25, 34 bis 44) wird nach 95a bis c abgerechnet.
Die **Position 95a** kann auch abgerechnet werden, wenn nur ein Brückenanker außerhalb des Mundes repariert wird.
Folgende Leistungen sind unabhängig von der gewählten Methode und den angeführten Maßnahmen mit den Positionen 95a bis c abgegolten:
- Säuberung der Zähne von Zementresten nach Abformungen
- Einproben
- Wiedereingliedern (Zementieren) der Brücke
- Kontrolle und Adjustierung der Okklusion
- Nachkontrolle

Teilleistungen, Wiederherstellungen und Reparaturen bei Kronen, Brücken und Prothesen | **331**

▶ Methoden der Reparatur

- **Verblendungen innerhalb des Mundes erneuern:** Materialkosten für Verblendungen im Mund (Kunststoff und Hülse zur Formung) werden über den Praxismaterialkostennachweis berechnet.
- **Verblendungen außerhalb des Mundes erneuern:** Ist eine Krone oder Brücke so beschädigt, dass die Wiederherstellung im zahntechnischen Labor erfolgen muss, so kann für die Abnahme die ▶Position 23 (EKr) je Pfeilerzahn berechnet werden.   Pos. 23 (EKr), S. 172

Die ▶Positionen 19 oder 21 sind zusätzlich zu den Positionen 24a und b bzw. 95a und b berechenbar.   Pos. 19, S. 268
   Pos. 21, S. 268
Reparaturen von Verblendungen außerhalb der Verblendgrenzen sind auch dann nicht nach BEMA berechenbar, wenn diese Verblendungen ehemals als Kassenleistungen hergestellt wurden. Kosten für Verblendungen im Labor werden über die BEL berechnet.

▶ Festzuschüsse

Durch die oben genannten BEMA-Positionen werden die ▶Festzuschüsse nach 6.8 und 6.9 ausgelöst (siehe unten stehende Beispiele).   Festzuschüsse, S. 247

> *6. Wiederherstellungs- und erweiterungsbedürftiger konventioneller Zahnersatz*
> *6.8 Wiederherstellungsbedürftiger fest sitzender rezementierbarer Zahnersatz, je Zahn*
> *6.9 Wiederherstellungsbedürftige Facette/Verblendung (auch wiedereinsetzbar oder erneuerungsbedürftig) im Verblendbereich an einer Krone, einem Sekundärteleskop, einem Brückenanker oder einem Brückenglied, je Verblendung*
> *6.10 Erneuerungsbedürftiges Primär- oder Sekundärteleskop, je Zahn*

BEISPIELE

1: Brücke von 14 über 15 auf 16, Keramik an Zahn 15 abgesprungen; Erneuerung im Mund möglich (s. Abb. 1)
Abrechnung: BEMA: 95c
   FZ: 6.9

Abb. 1 Beispiel 1

2: Brücke von 14 über 15 auf 16, Keramik an Zahn 14 abgesprungen; Erneuerung im Labor erforderlich (s. Abb. 2)
Abrechnung: BEMA: 2 x EKr, 1 x 95c, 1 x 95a (für das Wiedereinsetzen von 16), 3 x 19
   FZ: 2 x 6.8, 1 x 6.9

Abb. 2 Beispiel 2

3: Brücke von 13 und 14 über 15 auf 16, Keramik an Zahn 13 abgesprungen; Erneuerung im Labor erforderlich (s. Abb. 3)
Abrechnung: BEMA: 3 x EKr, 1 x 95c, 1 x 95b, 4 x 19
   FZ: 3 x 6.8, 1 x 6.9

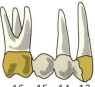

Abb. 3 Beispiel 3

4: An einer Prothese wird ein neues Sekundärteleskop eingearbeitet.
Abrechnung: BEMA: ½ x 91d
   FZ: 1 x 6.10 (gilt nur für Teleskope als Regelversorgung)

7.1.3 Teilleistungen bei Prothesen

Bei der Anfertigung von Prothesen sind mehrere Sitzungen erforderlich. Es kann vorkommen, dass ein Patient die Behandlung unerwartet abbricht. Der Zahnarzt rechnet die bis dahin erbrachten Teilleistungen ab.

Teilleistungen zur Anfertigung von Prothesen werden nach der folgenden Position abgerechnet:

99	Teilleistungen nach den Nrn. 96, 97 und 98 bei nicht vollendeten Leistungen:	
a) b)	Anatomischer Abdruck zur prothetischen Versorgung eines Kiefers, Maßnahmen einschließlich der Ermittlung der Bissverhältnisse Halbe Bew.-Zahl nach Nr. 96 oder 97	19
c)	Weiter gehende Maßnahmen Drei Viertel der Bew.-Zahlen für die gesamte Behandlung	

A Leistungen nach den Positionen 98a, b und c sind voll abrechnungsfähig, wenn die Abformung in ein Modell übertragen worden ist.

In den Fällen der **Position 99c** sind die Leistungen nach den Pos. 98e, f, g und h vor der funktionsgerechten Eingliederung des Zahnersatzes zu drei Vierteln ihrer Bewertungszahl abrechnungsfähig.

Ist bei Leistungen nach den Positionen 98e, g und h noch keine Einprobe der Metallbasis erfolgt, ist die halbe Bewertungszahl dieser Nummern berechenbar. Nach Einprobe der Metallbasis sind auch vor einer eventuellen Bissnahme drei Viertel der Bewertungszahl abrechnungsfähig.

Genehmigte Heil- und Kostenpläne, auf denen Teilleistungen (Positionen 22, 94a, 94b, 99) und Leistungen nach der Position 7b ohne das Hinzutreten weiterer Leistungen abgerechnet werden, macht der Zahnarzt bei seiner Abrechnung besonders kenntlich. Soweit der Zahnarzt erklären kann, warum es nicht zur Vollendung der vorgesehenen Leistungen gekommen ist, vermerkt er dies auf dem Heil- und Kostenplan. Die KZV rechnet diese Heil- und Kostenpläne gesondert ab.

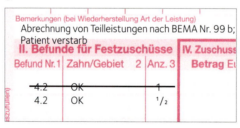

Abb. 1 Eintrag von Bemerkungen auf dem HKP

Abb. 2 Eintragungen von Teilleistungen auf dem HKP

Bei Abrechnung von Teilleistungen nach Position 99 wird dies im HKP im Feld Bemerkungen eingetragen: z. B. Pos. 99 Abrechnung von Teilleistungen, Patient verstorben (s. Abb. 1).

Ist bereits nach dem anatomischen Abdruck keine weitere Behandlung erfolgt, werden alle geplanten Ziffern auf Menge 0 gesetzt und die Position 99b eingefügt. Da es dafür keinen Festzuschuss gibt, kann direkt mit dem Patienten abgerechnet werden.

Sind bereits weitere Leistungen erfolgt, werden im Feld Kostenplanung die Positionen 96 oder 97 und 98 mit der halben Bewertungszahl oder mit drei Viertel der Bewertungszahl eingetragen (s. Abb. 2).

Falls der Zahnarzt den Grund des Behandlungsabbruches kennt, gibt er ihn ebenfalls unter „Bemerkungen" an. Heil- und Kostenpläne, auf denen nur Teilleistungen und Planungsmodelle berechnet werden, sind gesondert abzurechnen.

M Die bis zum Abbruch der Behandlung entstandenen Material- und Laborkosten sind in der angefallenen Höhe ansatzfähig.

Bis zum Behandlungsabbruch erbrachte vollständige Leistungen werden auch vollständig abgerechnet.

▶ Festzuschüsse bei Teilleistungen

Die Festzuschüsse bei Teilleistungen richten sich nach ▶8.1 bis 8.6 in Prozent der Festzuschüsse nach 1.1, 1.2, 1.3, 2.1 bis 2.5, 2.7, 3.2, 4.1 bis 4.5, 4.6, 4.7, 4.8 und 4.9.

Festzuschüsse 8.1 bis 8.6, S. 329

7.1.4 Reparaturen und Wiederherstellung von Prothesen

Man unterscheidet hierbei **Erweiterungen** und **Reparaturen**, die mit oder ohne Modell möglich sind.

> **BEISPIELE**
>
> **Reparaturen ohne Modelle und Abdrücke:** einfache Sprungreparatur, Wiedereinsetzen oder Ersatz von Zähnen, Reparieren eines glatten Bruchs, Wiederbefestigen oder Aktivieren von Verbindungsvorrichtungen, Austausch von ausschraubbaren Verbindungsvorrichtungen oder das Aktivieren von Klammern
>
> **Reparaturen, für die i. d. R. ein Modell erforderlich ist:** Bruchreparatur mit Stückverlust oder mit mehreren Einzelteilen, Ersatz von Halte- und Stützelementen, Ersatz von Verbindungselementen oder das Zurechtbiegen verformter gegossener Klammern

Bei **Unterfütterungen** unterscheidet man,
- ob nur ein Teil der Prothese zu unterfüttern ist (z. B. nach Extraktionen und nachfolgendem Knochenabbau in einem kleineren Gebiet) oder, was häufiger auftritt,
- ob die vollständige Unterfütterung einer Prothese nötig ist.

Man differenziert hierbei in das indirekte und das direkte Verfahren, was für die Abrechnung Bedeutung hat.

Wenn Wiederherstellungen geplant werden, wird im HKP kein Befund eingetragen. Dafür muss die Wiederherstellung bzw. Reparatur dort unter Bemerkungen kurz beschrieben werden, z. B. „UK Bruchreparatur mit Abdruck wiederhergestellt".

Alle Erweiterungen und Reparaturen von Prothesen werden über die folgenden Positionen abgerechnet:

100	Maßnahmen zum Wiederherstellen der Funktion oder zur Erweiterung einer abnehmbaren Prothese	
a)	kleinen Umfangs (ohne Abformung)	30
b)	größeren Umfangs (mit Abformung)	50
c)	Teilunterfütterung einer Prothese	44
d)	vollständige Unterfütterung einer Prothese im indirekten Verfahren	55
e)	vollständige Unterfütterung einer Prothese im indirekten Verfahren einschließlich funktioneller Randgestaltung im Oberkiefer	81
f)	vollständige Unterfütterung einer Prothese im indirekten Verfahren einschließlich funktioneller Randgestaltung im Unterkiefer	81

 Für das Reinigen, Säubern und Polieren von Prothesen können den Krankenkassen keine Kosten berechnet werden.

Leistungen nach den **Positionen 100e und f** sind bei zahnlosem Kiefer und bei stark reduziertem Restgebiss – in der Regel bis zu drei Zähnen – abrechnungsfähig.
Das Auffüllen eines Sekundärteleskops mit Kunststoffmassen bei einer Prothesenerweiterung ohne weiter gehende Maßnahme ist nach **Pos. 100a** berechnungsfähig.
Maßnahmen zur Wiederherstellung der Funktion oder zur Erweiterung einer implantatgetragenen totalen Prothese sind in den vom Bundesausschuss der Zahnärzte und Krankenkassen festgelegten Ausnahmefällen nach den Positionen 100a bis f abrechnungsfähig und bei der Abrechnung als Positionen 100a i bis 100f i zu kennzeichnen.

> **MERKE**
>
> Die **Positionen 100a und 100b** werden als **Reparaturpositionen** und die **Nummern 100c bis f** als **Unterfütterungspositionen** bezeichnet.

Reparaturen

Reparaturen sowie Erweiterungen, die ohne die Herstellung von Modellen ausgeführt werden können, werden nach Position 100a abgerechnet. Reparaturen sowie Erweiterungen, die nur mit Herstellung von Modellen ausgeführt werden können, werden nach Position 100b abgerechnet. Falls eine gegossene Klammer so stark verbogen ist, dass sie im Labor auf einem Modell repariert wird, darf auch für ein derartiges Aktivieren die Position 100b berechnet werden.

Pos. 98a, b und c, S. 261, 308

🚫 Neben Leistungen nach Nr. 100 sind Leistungen für Abformungen nach den ▸ Pos. 98a, b oder c nicht abrechnungsfähig.

☐ Leistungen nach den Positionen 98f oder h sind neben Leistungen nach der Pos. 100 abrechnungsfähig, wenn eine Prothese um eine entsprechende Halte- oder Stützvorrichtung erweitert wird oder beim Ersatz einer Halte- oder Stützvorrichtung eine Neuplanung erforderlich ist.

🚫 Das Wiederbefestigen einer Halte- oder Stützvorrichtung kann nicht nach Nr. 98f oder h abgerechnet werden.

Durch Leistungen nach Pos. 100 sind Nachbehandlungen abgegolten.

Maßnahmen zur Wiederherstellung von Wurzelstiftkappen sind nach Position 100b abrechnungsfähig. Leistungen nach den Positionen 100a und b können mehrfach oder nebeneinander nur abgerechnet werden, wenn die Wiederherstellung der Funktion oder die Erweiterung von abnehmbaren Prothesen nicht in einer Sitzung durchführbar ist. Das Gleiche gilt, wenn Leistungen nach den Positionen 100a oder b neben Leistungen nach den Positionen 100c bis f erbracht werden.

Bei der Wiederherstellung von Geschieben, Ankern, Stegen, die nicht der Regelversorgung nach den Befunden 3.2, 4.6 oder 4.8 entsprechen, handelt es sich um eine gleichartige Versorgung. Der Festzuschuss bleibt dem Patienten erhalten.

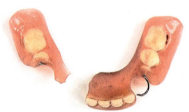

Abb. 1 Zerbrochene Prothese

> **BEISPIEL**
>
> Die Funktion einer zerbrochenen Prothese kann nicht beurteilt werden und eine entsprechende Planung ist erst nach der ersten Wiederherstellung möglich. Daraus folgt, dass neben der Position 100b eine weitere 100er-Position abgerechnet werden kann.

Pos. 89, S. 261

☐ Neben den Positionen 100a bis f ist, falls erforderlich, die ▸Position 89 abrechenbar.

Unterfütterungen

Bei Unterfütterungen werden verschiedene klinische Situationen und Abrechnungsweisen unterschieden:

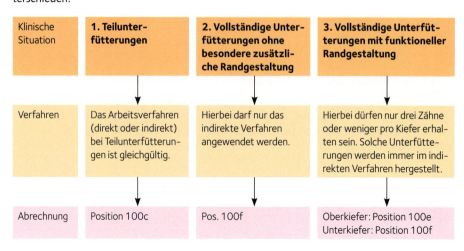

Klinische Situation	1. Teilunterfütterungen	2. Vollständige Unterfütterungen ohne besondere zusätzliche Randgestaltung	3. Vollständige Unterfütterungen mit funktioneller Randgestaltung
Verfahren	Das Arbeitsverfahren (direkt oder indirekt) bei Teilunterfütterungen ist gleichgültig.	Hierbei darf nur das indirekte Verfahren angewendet werden.	Hierbei dürfen nur drei Zähne oder weniger pro Kiefer erhalten sein. Solche Unterfütterungen werden immer im indirekten Verfahren hergestellt.
Abrechnung	Position 100c	Pos. 100f	Oberkiefer: Position 100e Unterkiefer: Position 100f

Abb. 2 Abrechnungsweisen von unterschiedlichen Unterfütterungen bei Kassenpatienten

Wird beim indirekten Verfahren der gesamte Kunststoff abgeschliffen und ersetzt, spricht man auch von einer Rebasierung (Erneuerung der Prothesenbasis). Wenn gleichzeitig eine Reparatur oder eine Erweiterung und eine Unterfütterung geplant werden, kann nur eine Position nach den Nrn. 100a bis f abgerechnet werden. In solchen Fällen ist immer die höherwertige Position abzurechnen. In Ausnahmefällen kann eine Unterfütterung neben einer Reparatur auf einem HKP abgerechnet werden, z. B. wenn zum Zeitpunkt der Reparatur die Notwendigkeit der Unterfütterung noch nicht erkennbar war.

BEISPIELE

1: Klammer an 14 aktiviert
Abrechnung: BEMA: 1 x 100a
FZ: 1 x 6.0

2: Extraktion von 14 mit Primärteleskop; Sekundärteleskop wird mit Kunststoff aufgefüllt
Abrechnung: BEMA: 1 x 100a
FZ: 1 x 6.0

3: Ein abgebrochener Zahn wird ohne Abdruck an der Prothese befestigt.
Abrechnung: BEMA: 1 x 100a
FZ: 1 x 6.1

4: An einer Modellgussprothese werden die Sekundärteleskope 33 und 43 wieder befestigt.
Abrechnung: BEMA: 1 x 100b
FZ: 1 x 6.3

5: Die Zähne 44, 45 und 46 werden extrahiert. Die vorhandene Prothese wird um diese Zähne erweitert (Kunststoffbereich) mit einer einfachen Halte- und Stützvorrichtung an 47.
Abrechnung: BEMA: 1 x 100b, 1 x 98f
FZ: 1 x 6.4, 2 x 6.4.1

Zusätzliche BEMA-Pos.	Hinweis	abrechenbar
89	bei Bedarf neben Pos. 100 möglich	Pos. 100 und 89
91d	Für die Erneuerung eines Primär- oder Sekundärteils ist die halbe Gebühr nach 91d abrechenbar.	Pos. 100 und ½ 91d
98a, b, c	nicht neben Pos. 100 abrechenbar	nur Pos. 100
98e und g	Wird eine Metallbasis vollständig ersetzt, können die Positionen 98e (bei Totalprothese in Ausnahmefällen) und 98g (bei Teilprothesen) abgerechnet werden. Es folgt eine vollständige Unterfütterung.	100e bis g und 98e oder g
	Erweiterung einer Metallbasis	nur Pos.100b
98f	nur berechenbar, wenn diese Klammer zusätzlich an der Prothese befestigt wird oder bei Neuplanung einer alten Klammer	Pos. 100 und 98f
98h/1 und /2	nur berechenbar, wenn diese Klammer zusätzlich an der Prothese befestigt wird oder bei Neuplanung einer alten Klammer	Pos. 100 und 98h/1 oder h/2

Tab. 1 Übersicht über bei Reparaturen zusätzlich abrechenbare BEMA-Positionen

Festzuschüsse bei Reparaturen

Für Reparaturen gilt die Festzuschussklasse 6.

6. Wiederherstellungs- und erweiterungsbedürftiger konventioneller Zahnersatz

6.0 Prothetisch versorgtes Gebiss ohne Befundveränderung mit wiederherstellungsbedürftiger herausnehmbarer / Kombinationsversorgung ohne Notwendigkeit der Abformung und ohne Notwendigkeit zahntechnischer Leistungen, auch Auffüllen von Sekundärteleskopen im direkten Verfahren, je Prothese

6.1 Prothetisch versorgtes Gebiss ohne Befundveränderung mit wiederherstellungsbedürftiger herausnehmbarer / Kombinationsversorgung ohne Notwendigkeit der Abformung, je Prothese

6.2 Prothetisch versorgtes Gebiss ohne Befundveränderung mit wiederherstellungsbedürftiger herausnehmbarer / Kombinationsversorgung mit Notwendigkeit der Abformung (Maßnahmen im Kunststoffbereich), auch Wiederbefestigung von Sekundärteleskopen oder anderer Verbindungselemente an dieser Versorgung, je Prothese

6.3 Prothetisch versorgtes Gebiss ohne Befundveränderung mit wiederherstellungsbedürftiger herausnehmbarer / Kombinationsversorgung mit Maßnahmen im gegossenen Metallbereich, auch Wiederbefestigung von Sekundärteleskopen oder anderer Verbindungselemente an dieser Versorgung, je Prothese

6.4 Prothetisch versorgtes Gebiss mit Befundveränderung mit erweiterungsbedürftiger herausnehmbarer / Kombinationsversorgung mit Maßnahmen im Kunststoffbereich, je Prothese bei Erweiterung um einen Zahn

6.4.1 Prothetisch versorgtes Gebiss mit Befundveränderung mit erweiterungsbedürftiger herausnehmbarer / Kombinationsversorgung mit Maßnahmen im Kunststoffbereich, je Prothese bei Erweiterung um jeden weiteren Zahn

6.5 Prothetisch versorgtes Gebiss mit Befundveränderung mit erweiterungsbedürftiger herausnehmbarer / Kombinationsversorgung mit Maßnahmen im gegossenen Metallbereich, je Prothese bei Erweiterung um einen Zahn

6.5.1 Prothetisch versorgtes Gebiss mit Befundveränderung mit erweiterungsbedürftiger herausnehmbarer / Kombinationsversorgung mit Maßnahmen im gegossenen Metallbereich, je Prothese bei Erweiterung um jeden weiteren Zahn

6.6 Verändertes Prothesenlager bei erhaltungswürdigem Teilzahnersatz, je Prothese

6.7 Verändertes Prothesenlager bei erhaltungswürdigem totalem Zahnersatz oder schleimhautgetragener Deckprothese, je Kiefer

BEISPIELE

1: Der Zahn 37 muss extrahiert werden. Die Teleskopprothese wird im Labor um einen Zahn erweitert. Nach dem Ausheilen der Extraktionswunde (2. Sitzung) muss die Prothese vollständig unterfüttert werden.
Abrechnung: BEMA: 1 x 100b und 1 x 100d
FZ: 1 x 6.5 und 1 x 6.6

2: Die Zähne 33, 34 und 35 müssen extrahiert werden. An 36 wird eine neue, kompliziert gegossenen Halte- und Stützvorrichtung an der Modellgussprothese angebracht.
Abrechnung: BEMA: 1 x 100b, 1 x 98h/1
FZ: 1 x 6.5, 2 x 6.5.1

3: Vollständige Unterfütterung (ohne funktionelle Randgestaltung) der totalen Prothese
Abrechnung: BEMA: 1 x 100d
FZ: 1 1 x 6.7

Teilleistungen, Wiederherstellungen und Reparaturen bei Kronen, Brücken und Prothesen | **337**

▶ Defektprothetik

Bei krankhaften Verschiebungen der Bisslage oder bei starkem Absinken des Bisses nach prothetisch nicht versorgtem Zahnverlust, kann die Durchführung einer prothetischen Versorgung unmöglich sein. In solchen Fällen muss vor der prothetischen Versorgung die Kieferhaltung verändert werden. Bei manchen Patienten sind infolge von Abbauerscheinungen oder Operationen die Weichteile des Gesichtes so stark eingefallen, dass eine Unterstützung dieser Weichteile erforderlich wird. Bei anderen Patienten kann es durch Entzündungen, Verletzungen, Lippen-Kiefer-Gaumen-Spalten oder Tumoren und dadurch notwendige Operationen zu Gewebeverlusten im Mund- oder Gesichtsbereich kommen. Der Bereich der Prothetik, der sich mit der Versorgung dieser Gewebeverluste beschäftigt, wird als **Defektprothetik** bezeichnet.

Die Maßnahmen der Defektprothetik werden über die Positionen 101 bis 104 berechnet. Bei Prothesen, die intraorale Gewebeverluste ersetzen, spricht man von **Defektprothesen**. Prothesen, die Teile des äußeren Gesichts ersetzen, werden **Epithesen** genannt.

Die Veränderung der Bisslage wird über die Position ▶K1c berechnet.

Pos. K1c, S. 232

104	**Eingliedern einer Prothese oder Epithese zum Verschluss extraoraler Weichteildefekte oder zum Ersatz fehlender Gesichtsteile**	
a)	kleineren Umfanges	300
b)	größeren Umfanges	500

Ⓐ Stütz-, Halte- oder Hilfsvorrichtungen sind nach der Gebührenordnung für Ärzte nach Maßgabe der allgemeinen Bestimmungen abrechnungsfähig.

103	**Resektionsprothesen**	
a)	Eingliedern einer temporären Verschlussprothese nach Resektion oder bei großen Defekten des Oberkiefers, zu den Bewertungszahlen nach Nr. 96, gegebenenfalls in Verbindung mit Nr. 98 oder nach Nr. 97, zusätzlich	160
b)	Ergänzungsmaßnahmen im Anschluss an Leistungen nach Buchstabe a)	80
c)	Eingliedern einer Dauerprothese zu den Bewertungszahlen nach Nr. 96, gegebenenfalls in Verbindung mit Nr. 98 oder nach Nr. 97, zusätzlich	300

102	**Eingliedern eines Obturators zum Verschluss von Defekten des weichen Gaumens, zu den Bewertungszahlen nach Nr. 96, gegebenenfalls in Verbindung mit Nr. 98 oder nach Nr. 97, zusätzlich**	240

101	**Maßnahmen zur Weichteilstützung zum Ausgleich oder zum Verschluss von Defekten im Bereich des Kiefers**	
a)	bei vorhandenem Restgebiss, zu den Bewertungszahlen nach Nr. 96, gegebenenfalls in Verbindung mit Nr. 98, zusätzlich	80
b)	bei zahnlosem Kiefer zu den Bewertungszahlen nach Nr. 97, zusätzlich	120

Ⓐ Die **Positionen 101 bis 104** werden zusätzlich zu den Prothesen-Positionen 96, 97 und 98 abgerechnet. Die Positionen 101 bis 104 sind auch nebeneinander berechenbar. In bestimmten Fällen, die andere Versorgungsarten nicht zulassen, können auch Epithesen an Implantaten befestigt werden. Die Epithesen dienen dann zum Verschluss von Gesichtsdefekten. Bei der Planung aller implantatgetragenen Versorgungen im Rahmen der kassenärztlichen Behandlung muss die Krankenkasse den Fall begutachten lassen. Die Positionen 101 bis 104 sind von BEMA-Teil 5 nach BEMA-Teil 2 verschoben. Es gilt der KFO-Punktwert.

▶ **Festzuschüsse bei Defektprothetik**

Festzuschussklassen 3 und 4, S. 248

Die Festzuschüsse können bei Defektprothetik nur in Verbindung mit den ⟩Befundklassen 3 und 4 abgerechnet werden.

7.2 Teilleistungen, Wiederherstellungen und Reparaturen bei Privatpatienten

7.2.1 Teilleistungen bei Kronen und Brücken

Bei Privatpatienten finden sich ähnliche Abrechnungsmöglichkeiten wie bei Kassenpatienten.
- Für Teilleistungen bei **Kronen**:

2230	Enden die Leistungen mit der Präparation eines Zahnes oder der Abdrucknahme beim Implantat, so ist die Hälfte der jeweiligen Gebühr berechnungsfähig.
2240	Sind darüber hinaus weitere Maßnahmen erfolgt, so sind drei Viertel der jeweiligen Gebühr berechnungsfähig.

- Für Teilleistungen bei **Brücken**:

5050	Enden die Leistungen mit der Präparation der Brückenpfeiler oder Prothesenanker mit Verbindungselementen oder der Abdrucknahme beim Implantat, so ist die Hälfte der jeweiligen Gebühr berechnungsfähig.
5060	Sind darüber hinaus weitere Maßnahmen erfolgt, so sind drei Viertel der jeweiligen Gebühr berechnungsfähig

7.2.2 Reparaturen bei Kronen und Brücken

Für Reparaturen an Kronen und Brücken stehen in der GOZ drei Positionen zur Auswahl:

2310 145 P	Wiedereingliederung einer Einlagefüllung, einer Teilkrone, eines Veneers oder Krone oder Wiederherstellung einer Verblendschale an herausnehmbarem Zahnersatz
2320 350 P	Wiederherstellung einer Krone, einer Teilkrone, eines Veneers, eines Brückenankers, einer Verblendschale oder einer Verblendung an fest sitzendem Zahnersatz, gegebenenfalls einschließlich Wiedereingliederung und Abformung
5110 360 P	Wiedereingliederung einer endgültigen Brücke nach Wiederherstellung der Funktion

Ⓐ Falls eine Krone oder ein Inlay herausgefallen ist bzw. eine Verblendschale an herausnehmbarem Zahnersatz wiederhergestellt oder wieder eingesetzt werden muss, ist dafür die **Position 2310** berechenbar. Für die Wiederherstellung von Kronen, Brückenankern oder Verblendungen an fest sitzendem Zahnersatz wird **Pos. 2320** verwendet.
Sollte die Reparatur einer Brücke außerhalb des Mundes erfolgen, so ist ggf. zusätzlich die **Pos. 5110** berechenbar.

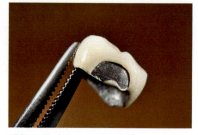

Abb. 1 Abplatzung an Keramikkrone

Reparatur der folgenden Brücke:	Reparatur im Mund	Reparatur außerhalb des Mundes, die Brücke muss wieder eingesetzt werden
Brückenanker K–B–K Brückenglied	GOZ-Pos.	GOZ-Pos.
Nur an einem Brückenanker ist eine Wiederherstellung erfolgt.	1 x 2320	1 x 2320 und 1 x 5110
Nur an einem Brückenzwischenglied ist eine Wiederherstellung erfolgt.	1 x 2320	1 x 2320 und 1 x 5110
An einem Brückenanker und einem Brückenzwischenglied ist eine Wiederherstellung erfolgt.	2 x 2320	2 x 2320 und 1 x 5110 Die Pos. 5110 ist abrechenbar, da ein Anker intakt war und wieder eingegliedert wird.
An allen drei Zähnen ist eine Wiederherstellung erfolgt.	3 x 2320	3 x 2320 Die Pos. 5110 ist nicht abrechenbar, da die Eingliederung für alle Zähne in 2320 enthalten ist.
Die Wiedereingliederung einer gelösten Brücke wird (unabhängig von der Zahl der Anker) nach Pos. 5110 abgerechnet.		

Tab. 1 Übersicht über Reparaturpositionen bei Privatpatienten

7.2.3 Teilleistungen bei Prothesen

Wenn eine Prothese nicht eingegliedert werden kann, rechnet die Praxis die bis dahin erbrachten Leistungen als Teilleistungen nach Pos. 5240 ab.

5240	Teilleistungen nach den Nummern 5200 bis 5230: Für Maßnahmen bis einschließlich Bestimmung der Kieferrelation ist die Hälfte der jeweiligen Gebühr berechnungsfähig; bei weitergehenden Maßnahmen sind drei Viertel der jeweiligen Gebühr berechnungsfähig.

Bereits vollständig erbrachte Leistungen werden vollständig abgerechnet (z. B. Abformungen nach den Pos. 5170 bis 5190, Planungsmodelle o. Ä.).

7.2.4 Reparaturen und Wiederherstellungen bei Prothesen

Für die Wiederherstellung von Prothesen und Verbindungselementen stehen folgende Positionen zur Verfügung:

5090 110 P	Wiederherstellung der Funktion eines Verbindungselements nach Nummer 5080

5100 450 P	Erneuern des Sekundärteils einer Teleskopkrone einschließlich Abformung

5250 140 P	Maßnahmen zur Wiederherstellung der Funktion oder zur Erweiterung einer abnehmbaren Prothese (ohne Abformung)

5260 270 P	Maßnahmen zur Wiederherstellung der Funktion oder zur Erweiterung einer abnehmbaren Prothese (mit Abformung) einschließlich Halte- und Stützvorrichtungen
5270 180 P	Teilunterfütterung einer Prothese
5280 280 P	Vollständige Unterfütterung einer Prothese
5290 450 P	Vollständige Unterfütterung mit funktioneller Randgestaltung, im OK
5300 540 P	Vollständige Unterfütterung mit funktioneller Randgestaltung, im UK

Es ist zu erkennen, dass einige Reparaturziffern den Kassenpositionen ganz ähnlich sind.

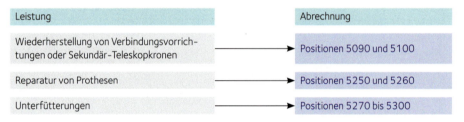

Leistung	Abrechnung
Wiederherstellung von Verbindungsvorrichtungen oder Sekundär-Teleskopkronen	Positionen 5090 und 5100
Reparatur von Prothesen	Positionen 5250 und 5260
Unterfütterungen	Positionen 5270 bis 5300

Abb. 1 Abrechnung von Reparaturen und Wiederherstellungen bei Privatpatienten

▶ Schienung, Defektprothesen und seltenere prothetische Arbeiten

Die folgenden Leistungen kommen sehr selten in einer Zahnarztpraxis vor. Einzige Ausnahme bildet die 7010. Die Veränderung der Bisslage wird über die Pos. 7010 aus dem Bereich H der GOZ berechnet. Sie kommt auch relativ häufig zur Abrechnung.

7010 800 P	Eingliederung eines Aufbissbehelfs mit adjustierter Oberfläche
5310 730 P	Vollständige Unterfütterung bei einer Deckprothese, einschl. funktioneller Randgestaltung
5320 2200 P	Eingliederung eines Obturators zum Verschluss von Defekten des Gaumens
5330 2800 P	Eingliederung einer Resektionsprothese zum Verschluss und zum Ausgleich von Defekten der Kiefer
5340 7300 P	Eingliederung einer Prothese/Epithese zum Verschluss bei extraoralen Weichteildefekten oder zum Ersatz fehlender Gesichtsteile

7.2.5 Funktionsanalytische und funktionstherapeutische Leistungen (FAL)

Diese Leistungen können in verschiedenen Behandlungen (Zahnersatz, Parodontose) eingesetzt werden. Sie können ausschließlich nach Teil J der GOZ berechnet werden.

Nr.	Leistung
8000 500 P	Klinische Funktionsanalyse einschließlich Dokumentation
8010 180 P	Registrieren der gelenkbezüglichen Zentrallage des UK, auch Stützstiftregistrierung, je Registrat
8020 300 P	Arbiträre Scharnierachsenbestimmung (eingeschlossen sind die arbiträre Scharnierachsenbestimmung, das Anlegen eines Übertragungsbogens, das Koordinieren eines Übertragungsbogens mit einem Artikulator)
8030 550 P	Kinematische Scharnierachsenbestimmung (eingeschlossen sind die kinematische Scharnierachsenbestimmung, das definitive Markieren der Referenzpunkte, das Anlegen eines Übertragungsbogens, das Koordinieren eines Übertragungsbogens mit einem Artikulator)
8035 550 P	Kinematische Scharnierachsenbestimmung mittels elektronischer Aufzeichnung (eingeschlossen sind die kinematische Scharnierachsenbestimmung, das definitive Markieren der Referenzpunkte, ggf. das Anlegen eines Übertragungsbogens, ggf. das Koordinieren eines Übertragungsbogens mit einem Artikulator)
8050 500 P	Registrieren von Unterkieferbewegungen zur Einstellung halb individueller Artikulatoren und Einstellung nach den gemessenen Werten, je Sitzung
8060 750 P	Registrieren von Unterkieferbewegungen zur Einstellung voll adjustierbarer Artikulatoren und Einstellung nach den gemessenen Werten, je Sitzung
8065 850 P	Registrieren von Unterkieferbewegungen mittels elektronischer Aufzeichnung zur Einstellung voll adjustierbarer Artikulatoren und Einstellung nach den gemessenen Werten, je Sitzung
8080 250 P	Diagnostische Maßnahmen an Modellen im Artikulator einschließlich subtraktiver oder additiver Korrekturen, Befundauswertung und Behandlungsplanung, je Sitzung
8090 250 P	Diagnostischer Aufbau von Funktionsflächen am natürlichen Gebiss, am fest sitzenden und/oder herausnehmbaren Zahnersatz, je Sitzung
8100 20 P	Systematische subtraktive Maßnahmen am natürlichen Gebiss, am fest sitzenden und/oder herausnehmbaren Zahnersatz, je Zahnpaar

8 Privatleistungen zur Prothetik bei Kassenpatienten

> **HINWEIS**
> Abrechnungsformalitäten für Privatleistungen bei Kassenpatienten wurden bereits bei der Vorstellung des ❯Teil 2 des HKPs erläutert.
>
> HKP (Teil 2), S. 259

Im Rahmen der Prothetik werden sehr häufig private Zusatzleistungen erbracht.
Da es sich um sehr unterschiedliche Privatleistungen handeln kann, sind hier nur einige wichtige im Überblick dargestellt. Prinzipiell gibt es folgende Gründe, die die Abrechnung privater prothetischer Leistungen bei Kassenpatienten erforderlich machen:
- Es handelt sich um eine mehr als ausreichende und zweckmäßige Behandlung bzw. um eine Behandlung außerhalb der Richtlinien. Das können auch zahntechnische Leistungen sein (z. B. laborgefertigte Langzeitprovisorien).
- Die Leistungen sind im BEMA nicht aufgeführt (z. B. Funktionsanalysen); man findet sie jedoch in der GOZ oder der gültigen GOÄ.
- Es handelt sich um neue Behandlungsmethoden oder die Behandlung mit neuen Materialien.
- Der Patient möchte eine Wunschbehandlung durchführen lassen.

8.1 Aufwendigerer Zahnersatz (Mehrkostenvereinbarung)

Wünscht der Patient einen aufwendigeren Zahnersatz als notwendig, ist eine Mehrkostenvereinbarung mit Teil 2 des HKPs nach § 55 Abs. 4 SGB V erforderlich.
Die Voraussetzung hierfür ist, dass der Zahnersatz medizinisch notwendig ist und daher angefertigt werden muss. Der HKP für die Vertragsleistungen und eine Vereinbarung nach § 55 (4) SGB V wurden erstellt und unterschrieben, der HKP wurde genehmigt (Teil 2 des HKPs lag dabei der Krankenkasse vor).

Typische Beispiele sind:
- zusätzliche Verblendungen außerhalb der Verblendgrenzen
- Verblendungen über die vestibuläre Fläche hinausgehend (Vollverblendung)
- Vollkeramikkronen
- verblendete Teilkronen in der Front
- zusätzliche Verbindungselemente
- mehr als zweispannige Brücken
- Adhäsivbrücke bei einem über 20-jährigen Patienten
- laborgefertigtes Langzeitprovisorium

Dem Patienten bleiben bei gleichartigen Versorgungen die Festzuschüsse erhalten. Die zusätzlichen Leistungen werden nach der GOZ berechnet.

8.2 Echte außervertragliche Leistungen

außervertragliche Leistungen, S. 24

Handelt es sich um Leistungen, die völlig außerhalb des BMV-Z (BEMA) stehen, spricht man von ❯außervertraglichen Leistungen, z. B. Inlaybrücken, funktionsanalytische Leistungen (FAL), nicht zwingend erforderliche Kronen, neuer Zahnersatz, wenn der vorhandene Zahnersatz noch reparabel ist oder eine Zweitprothese.

Hier empfiehlt es sich, eine schriftliche Vereinbarung vor Behandlungsbeginn gemäß § 4 Abs. 5 BMV-Z bzw. § 7 Abs. 7 EKV-Z zu schließen. Dadurch wird der Patient für diese Leistung zum Privatpatienten.
Gegebenenfalls muss eine schriftliche Zusatzvereinbarung vor Behandlungsbeginn gemäß § 2 Abs. 1 und 2 GOZ geschlossen werden, falls der 3,5fache Steigerungssatz überschritten werden soll.

Verlangensleistung, S. 109

Handelt es sich um eine ❯Verlangensleistung nach § 2 Abs. 3 GOZ, muss dies ebenfalls schriftlich vereinbart werden.

Privatleistungen zur Prothetik bei Kassenpatienten | 343

AUFGABEN

Ablauf der Abrechnung prothetischer Behandlungen

1. Nennen Sie mindestens vier Regelungen (Verordnung, Gesetz), die bei der Zahnersatzbehandlung von Kassenpatienten zu beachten sind.

2. Bekommt ein Kassenpatient ohne Bonus dennoch von der Kasse einen Teil seiner Zahnersatzkosten erstattet?

3. Wonach richten sich die Festzuschüsse beim Kassenpatienten?

4. Ein Kassenpatient beschwert sich bei Ihnen über folgenden Sachverhalt: Er hat einen Bonus von 30 %. Die gesamten Zahnersatzkosten liegen in seinem Fall bei 2300,00 €. Aufgrund der Berechnung des Eigenanteils muss der Patient 820,00 € bezahlen. Er meint, dass dies ja wohl nicht sein könne, denn 50 % zzgl. seines Bonus von 30 % ergebe 80 %. Daraus folge, dass er nur 20 % von 2300,00 € zahlen müsse. Das wären dann 460,00 €. Klären Sie ihn auf.

5. Nennen Sie die einzelnen Stationen des HKPs im Kassenbereich von der Antragstellung bis zur Abrechnung.

6. Was versteht man unter zusätzlichen Leistungen im HKP für Kassenpatienten?

7. Wer setzt die Zuschüsse im Kassenbereich für den Patienten fest? Gibt es davon eine Ausnahme?

8. Welche Bedeutungen haben die unterschiedlichen Datumsangaben auf dem Kassen-HKP?

9. Nach welcher Gebührenordnung müssen die zahntechnischen Leistungen für Kassenpatienten abgerechnet werden?

10. Ein Kassenpatient möchte auch die Zähne 26 und 16 verblendet bekommen. Welche Möglichkeit können Sie ihm anbieten?

11. Mit welchen Patienten kann die Planung von Zahnersatz abgerechnet werden? Geben Sie auch an, nach welcher Ziffer dies abgerechnet wird.

12. Welche Vorschriften gelten für Privatpatienten bei der Anfertigung von Zahnersatz?

Abrechnung der prothetischen Behandlung (Einzelkronen und Brücken)

1. Welche Abformungen können bei einer Einzelkronenanfertigung (Privat und Kasse) zusätzlich abgerechnet werden?

2. Wie oft können die folgenden BEMA-Positionen in der Kostenplanung des HKPs aufgeführt werden: 19, 21, 24c, 95d, 89?

3. Bei der Brücke von 21 auf 24–25 (Brückenglieder 22 und 23, 24 und 25 sind verblockt) wird ein Provisorium eingegliedert und es werden zwei Anproben durchgeführt. Bei einer Anprobe geht das Brückenprovisorium kaputt und muss neu gefertigt werden. Welche BEMA-Leistungen können Sie abrechnen?

4. Bei einem Privatpatienten muss ein Brückenprovisorium mehrmals abgenommen und wieder befestigt werden. Welche Abrechnungsmöglichkeit sehen Sie?

5. Wodurch unterscheidet sich die Einzelkronenabrechnung bei Privatpatienten von der bei Kassenpatienten grundsätzlich?

6. Unterscheiden Sie zwischen Kassen- und Privatpatienten. Wie werden die folgenden Leistungen abgerechnet? Nennen Sie im Kassenbereich auch die jeweiligen Festzuschüsse.
   a Vollgusskrone in Tangentialpräparation an 16
   b Vollgusskrone in Stufenpräparation an 26

- c Vollkeramikkrone in Stufenpräparation an 21
- d vestibulär verblendete Teleskopkronen an 14 und 23 (bei Modellgussprothese bei Restzahnbestand mehr als drei Zähne)
- e Einlagefüllung an 24 als Brückenanker
- f Wurzelstiftkappe auf 33 und 45 (bei Cover-Denture-Arbeit bei Restzahnbestand von zwei Zähnen)
- g voll verblendete Keramikkrone auf 22
- h vestibulär verblendete Teilkrone auf 42 in Stufenpräparation
- i metallische Teilkrone auf 36 in Stufenpräparation

7 Bei einem Kassenpatienten liegt folgender Befund vor: x: 21, 22; f: 24. Rechnen Sie als Regelversorgung die Brücke mit dem Provisorium ab und nennen Sie die Festzuschüsse.

8 Bei einem Kassenpatienten fehlen die Zähne 43, 41, 32 und 24. Können Sie Brücken im OK und/oder UK zu Lasten der Krankenkasse abrechnen? Wie ist das Verfahren?

9 Ein Kassenpatient wird an Zahn 25 mit einem gegossenen Stiftaufbau versorgt, der im Labor hergestellt wird. Anschließend erhält der Zahn eine Krone mit Regelverblendung. Welche Provisorien fallen in der Regel an und welche BEMA-Positionen werden abgerechnet? Nennen Sie auch die Festzuschüsse.

10 Wie wird der gegossene Stiftaufbau bei Privatpatienten abgerechnet?

11 Wie wird bei Privatpatienten und bei Kassenpatienten abgerechnet?
  a Glasfaserstift wird als Aufbau im Wurzelkanal eingeklebt
  b Schraubenaufbau mit Aufbaufüllung zur Aufnahme einer Krone
  c Aufbaufüllung mit parapulpären Stiften

12 Bei einem Kassenpatienten liegen folgende Befunde vor: ww: 11, 23, 26, 33 und 46. Es sollen Einzelkronen nach Regelversorgung geplant werden. 23 erhält einen gegossenen Stiftaufbau und zusätzlich ein Stiftprovisorium. 46 erhält eine metallische Teilkrone. Alle Kronen bekommen individuelle Provisorien. Ermitteln Sie die BEMA-Leistungen in der Kostenplanung und die Festzuschüsse.

13 Bei einem Privatpatienten zeigen sich die gleichen Befunde wie in Aufgabe 12. Er möchte alle Kronen verblendet bekommen, auch die an Zahn 46. Alle Kronen werden in Hohlkehlpräparation ausgeführt, nur bei 46 ist es eine Stufenpräparation. Der Stiftaufbau wird adhäsiv befestigt. Ermitteln Sie die GOZ-Planungsziffern.

14 Folgender Befund liegt vor: x: 42, 41, 33; ww: 31, 32, 43. Zahn 43 erhält einen Schraubenaufbau mit Verankerung im Wurzelkanal. Es ist ein individueller Abdrucklöffel erforderlich. Es soll fest sitzender Zahnersatz geplant werden. Planen Sie individuelle Provisorien.
  a Der Kassenpatient wünscht eine Regelversorgung mit vestibulärer Verblendung. Nennen Sie die BEMA-Positionen und die Festzuschüsse.
  b Der Privatpatient wünscht Vollverblendung (Hohlkehlpräparation). Nennen Sie die GOZ-Positionen.

15 Es ergibt sich folgender Befund: kw: 44, 43, 33, 34; bw: 42–32. Es soll eine doppelt verankerte Brücke auf 43, 44 und 33, 34 (alle in Hohlkehlpräparation) mit den Brückengliedern 42–32 geplant werden. Die Brücke soll vestibulär verblendet werden. Zahn 33 benötigt einen gegossenen Stiftaufbau.
Bei der tatsächlichen Behandlung stellt sich heraus, dass auch der Zahn 44 einen gegossenen Stiftaufbau benötigt. Es werden individuelle Provisorien geplant, bei 44 und 33 zusätzlich Stiftprovisorien. Es sind vier Anproben der Brücke notwendig. Das Brückenprovisorium geht einmal kaputt.
  a Führen Sie die Planung und Abrechnung für einen Kassenpatienten mit allen Festzuschüssen durch.
  b Führen Sie die Planung und Abrechnung aller Zahnersatzleistungen für einen Privatpatienten durch.

16 Wann kann im Kassenbereich eine Adhäsivbrücke als Regelversorgung abgerechnet werden? Was gilt für Privatpatienten?

17 Es ergibt sich folgender Befund: Zahn 24 ist bei einem Unfall ausgeschlagen worden, 23 und 22 sind mit Einzelkronen versorgt, die schon älter sind.
  a Wie kann bei einem Kassenpatienten hier eine Freiendbrücke geplant werden? Nennen Sie die BEMA-Ziffern und Festzuschüsse (ohne Provisorien).
  b Wie sieht die Abrechnung bei einem Privatpatienten (Hohlkehlpräparation) nach GOZ-Ziffern aus (ohne Provisorien)?

Abrechnung der prothetischen Behandlung (Total- und Cover-Denture-Prothese)

1 Vergleichen Sie die Abrechnungsziffern bei Totalprothesen von Kassen- und Privatpatienten. Wo sehen Sie Unterschiede, wo Gemeinsamkeiten?

2 Vergleichen Sie die Abrechnung der Funktionsabdrücke bei Kassen- und bei Privatpatienten. Wo liegt ein Unterschied?

3 Planen Sie die Abrechnung jeweils bei Kassen- bzw. Privatpatienten, wenn folgende Prothesen angefertigt werden sollen. Welche Festzuschüsse ergeben sich für den Kassenpatienten?
  a Modellgussprothese (mit drei kompliziert gegossenen Klammern an 15, 23 und 25); es fehlen folgende Zähne: 18–16, 12–22, 26–28; Funktionsabformung mit individuellem Löffel und Planungsmodell
  b Modellgussprothese (mit zwei komplizierten gegossenen Klammern an 13 und 23); es fehlen folgende Zähne: 18–14, 12–22 und 24–28; Funktionsabformung und Planungsmodell
  c Modellgussprothese (mit zwei komplizierten gegossenen Klammern); es fehlen folgende Zähne: 18, 16–15, 25–26 und 28; individueller Löffel erforderlich

4 Beim gleichen Befund wie in Aufgabe 3b wird eine Teleskopprothese (auf 13 und 23) in Modellguss geplant. Planen Sie wiederum:
  a für einen Kassenpatienten,
  b für einen Privatpatienten.

5 Welche Positionen werden für folgende Verbindungs- bzw. Verankerungselemente bei Privatpatienten abgerechnet?
  a Doldersteg
  b Schraube in einer Brücke
  c Steg einer Stegverbindungsvorrichtung
  d Riegel

6 Wann kann bei einem Kassenpatienten ein Geschiebe abgerechnet werden? Welche BEMA-Position(en) wird/werden zusätzlich abgerechnet und welche Festzuschüsse erhält der Kassenpatient zusätzlich?

7 Welche Positionen können Sie bei Privatpatienten ansetzen, wenn an einer Krone in Hohlkehlpräparation folgende Befestigungselemente geplant werden:
  a zwei Geschiebe
  b ein Geschiebe und eine komplizierte gegossene Klammer
  c ein Steg und eine Stegverbindungsvorrichtung?

Reparaturen

1 Welche Positionen werden für folgende Behandlungsabläufe bei Kassen- bzw. Privatpatienten abgerechnet?
  a Einem Patienten wird eine herausgefallene Brücke mit zwei Ankerkronen wieder eingesetzt.
  b Einem eigenen Patienten wird im Notdienst eine herausgefallene provisorische Brücke mit zwei Ankerkronen wieder eingesetzt.

- c Einem fremden Patienten wird im Notdienst eine herausgefallene provisorische Brücke mit zwei Ankern wieder eingesetzt.
- d Im Mund wird eine Facette wieder eingesetzt.
- e Eine Brücke mit drei Pfeilern und drei Brückengliedern wird abgenommen, eine Facette an einem Zwischenglied wird im Labor ersetzt, eine provisorische Brücke ist erforderlich, dann wird die endgültige Brücke wieder zementiert.
- f Eine Krone wird abgenommen, Verblendung wird im Labor erneuert, Krone wird wieder eingesetzt, provisorische Versorgung mittels individuellem Provisorium.
- g An einer Brücke werden im Mund zwei Verblendungen erneuert.

2 Bestimmen Sie jeweils die Abrechnungspositionen für Kassen- bzw. Privatpatienten. Folgende Reparaturleistungen werden durchgeführt:
- a An einer Oberkiefertotalprothese wird eine Sprungreparatur durchgeführt. Ein Abdruck ist nicht erforderlich. Welche Positionen rechnen Sie ab?
- b An einer Modellgussprothese wird ein Zahn ersetzt. Ein Abdruck ist erforderlich. Welche Positionen rechnen Sie ab?
- c An einer Unterkiefertotalprothese wird ein Sprung repariert, gleichzeitig wird ein Zahn wieder eingesetzt. Ein Abdruck ist nicht erforderlich. Welche Positionen rechnen Sie ab?

3 Eine Oberkiefermodellgussprothese wird im indirekten Verfahren vollständig unterfüttert mit funktionaler Randgestaltung. Welche Positionen rechnen Sie für Privat- und Kassenpatienten (mit Festzuschüssen) ab?

4 Eine Unterkiefermodellgussprothese wurde mit Abdruck um die Zähne 43, 44 und 55 erweitert sowie um eine einfache Halte- und Stützvorrichtung an 46 erweitert. Welche Positionen rechnen Sie für Kassen- (mit Festzuschüssen) und Privatpatienten ab?

5 Eine Sprungreparatur einer Unterkiefertotalprothese wird durchgeführt. Ein Abdruck ist erforderlich. Beim Wiedereingliedern zeigt sich, dass eine vollständige Unterfütterung mit individueller Randgestaltung erforderlich ist. Welche Positionen rechnen Sie für Kassen- (mit Festzuschüssen) und Privatpatienten ab?

6 Das Sekundärteil einer Teleskopkrone wird erneuert. Welche Positionen rechnen Sie für Kassen- (mit Festzuschüssen) und Privatpatienten ab?

7 Welche Befundklasse gilt für Festzuschüsse bei Reparaturen an Prothesen?

8 Zwei gegossene Klammern einer Modellgussprothese werden aktiviert. Welche Positionen rechnen Sie für Kassen- (mit Festzuschüssen) und Privatpatienten ab?

9 Eine Oberkiefertotalprothese wird im Bereich des rechten Kieferkammes nach einer Zystektomie direkt teilunterfüttert. Anschließend erscheint der Patient dreimal zum Entfernen von Druckstellen. Welche Positionen rechnen Sie für Kassen- (mit Festzuschüssen) und Privatpatienten ab?

Anhang

1 **Abkürzungen**
2 **Erläuterungen von Fachwörtern**
3 **Regelversorgung: Zahnärztliche Leistungen und befundorientierte Festzuschüsse**
4 **Stichwortverzeichnis**
5 **Bildquellenverzeichnis**

1 Abkürzungen

API	Approximalraum-Plaque-Index	KBR-Behandlung	Kieferbruchbehandlung
AU	Arbeitsunfähigkeitsbescheinigung	KCH-Leistungen	konservierend-chirurgische Leistungen
BEB	Bundeseinheitliche Benennungsliste für zahntechnische Leistungen, Privatgebührenverzeichnis für Zahntechniker	KFO-Leistungen	kieferorthopädische Leistungen
		KIG	kieferorthopädische Indikationsgruppen
		KZBV	Kassenzahnärztliche Bundesvereinigung
BEL II	Bundeseinheitliches Verzeichnis der abrechnungsfähigen zahntechnischen Leistungen	KZV	Kassenzahnärztliche Vereinigung
		MKV	Mehrkostenvereinbarung
BEMA	Einheitlicher Bewertungsmaßstab für zahnärztliche Leistungen	NEM-Legierung	Nicht-Edelmetall-Legierung
		OK	Oberkiefer
BKV	Bundeseinheitliches Kassenverzeichnis	OPG	Orthopantomogramm
BMV-Z	Bundesmantelvertrag Zahnärzte	PA oder PAR	Parodontalbehandlung/Parodontalstatus
DVT	digitale Volumentomografie		
eGK	elektronische Gesundheitskarte	PBI	Papillen-Blutungs-Index
EKV-Z	Ersatzkassenvertrag Zahnärzte	PKV	private Krankenversicherung
FAL	Funktionsanalytische Leistungen	PSI	parodontaler Screening-Index
FRS	Fernröntgenseitenbild	PZR	professionelle Zahnreinigung
FZ	Festzuschuss	SGB V	Sozialgesetzbuch – Fünftes Buch
GKV	gesetzliche Krankenversicherung	UK	Unterkiefer
GOÄ	Gebührenordnung für Ärzte	VdEK	Verband der Ersatzkassen
GOZ	Gebührenordnung für Zahnärzte	ZE	Zahnersatz
HKP	Heil- und Kostenplan	ZFA	Zahnmedizinische Fachangestellte
HVM	Honorarverteilungsmaßstab	ZMF	Zahnmedizinische Fachassistentin
IP	Individualprophylaxe	ZMV	Zahnmedizinische Verwaltungsassistentin

2 Erläuterungen von Fachwörtern

A
Abrasion	Abrieb, Abnutzung der Zähne
Abszess	abgeschlossene Eiteransammlung
Alveole	Zahnfach
Alveolotomie	Operation des Alveolarkammes zur Lagerverbesserung vor der Versorgung mit Prothesen
Amputation	operatives Abtrennen eines Körperteiles
Analgesie	Schmerzlosigkeit
Anamnese	Vorgeschichte einer Krankheit
Anästhesie	Betäubung, Schmerzausschaltung
Anomalie	Abweichung von der Norm
Antagonist	Gegenspieler, Gegenbeißer
antibakteriell	gegen Bakterien wirksam
Antrum	Höhle
Apex	Wurzelspitze
Aphthe	schmerzhafte, weiße Schleimhautveränderung
apikal	im Wurzelspitzenbereich
approximal	zum Nachbarzahn
Approximalraum	Raum zwischen zwei benachbarten Zähnen
Artikulation	Ineinandergreifen der Zahnreihen während der Kaufunktion
Artikulator	Gerät, mit dem man anhand von Modellen die Kaubewegungen des Patienten nachahmen kann
atraumatisch	ohne Verletzung einhergehend

B
bukkal	zur Wange, wangenwärts

C
Caries profunda	tiefe Zahnfäule
chronisch	langsam verlaufend, länger verlaufend

D
Dekubitus	Druckstelle
dental	den Zahn betreffend
Dentin	Zahnbein
Dentitio	Zahnung
Dentitio difficilis	erschwerter Zahndurchbruch (meist beim Weisheitszahn)
devital	abgetötet, leblos
Devitalisation	Abtötung
Diagnose	Erkennen, Benennen einer Krankheit
distal	von der Zahnbogenmitte abgewandt
Dysgnathie	anomale Kieferstellung

E
Endodontie	Behandlung des Zahninnern
enossal	im Knochen
Epulis	gutartige Geschwulst (Tumor), die vom Zahnfleisch ausgeht
Exostose	Überbein, Knochenauswuchs
Explantation	Entfernen, z. B. von Implantaten
Exstirpation	Herausreißen, Entfernung der Pulpa
extrahieren	herausziehen, Zähne entfernen
Extraktion	Entfernen eines Zahnes
extraoral	außerhalb des Mundes
Exzision	Ausschneiden, Ausschneidung

F
fazial	zum Gesicht gehörend
Fibrom	gutartige Geschwulst des Bindegewebes
finieren	abschließendes Glätten, z. B. einen Füllungs- oder Kronenrand glätten
Fissur	Einschnitt, Spalte im Zahn
Fraktur	Knochenbruch
Frenektomie	Entfernung eines störenden Bändchens

G
Gangrän	(meist faulige) Zersetzung von abgestorbenem Gewebe
Germektomie	Zahnkeimentfernung
Gingiva	Zahnfleisch
gingival	im Zahnfleischbereich
Gingivektomie	Abtragen des Zahnfleischrandes
Gingivitis	Entzündung des Zahnfleisches

H
Habits	Gewohnheiten, z. B. Nagelbeißen, Lutschen
habituell	gewohnheitsmäßig

I
Immediatprothese	Sofortprothese
impaktiert	eingeschlossen, von Knochen umgeben
Implantat	eingepflanzter Fremdkörper
Indikation	Anzeige
indiziert	angezeigt
Infiltration	Eindringung, Durchdringung
Infrarot	elektromagnetische Strahlung unterhalb der Wellenlänge des sichtbaren Lichtes (Wärmestrahlung)
Injektion	Einspritzung
Inlay	Einlagefüllung
interdental	zwischen den Zähnen
Interdentalraum	Zahnzwischenraum
Interimsprothese	zeitweiliger Zahnersatz zum Überbrücken der Heilungsperiode
interradikulär	zwischen den Wurzeln
intraligamentär	zwischen den Ligamenten
intrakanalär	im (Wurzel-)Kanal gelegen
intraoperativ	während der Operation
intraoral	in der Mundhöhle
inzisal	zur Schneidekante gehörend
Inzision	Einschnitt
Ionophorese	(auch Iontophorese) Methode zur Erzeugung von Ionen durch Anlegen eines elektrischen Feldes (z. B. im Wurzelkanal)
irreversibel	nicht umkehrbar

K
Karies	Zahnfäule
Kavität	Hohlraum (im Zahn)
kinetisch	die Bewegung betreffend
Kofferdam	dünne Gummifolie, die gelocht und dann so über die Zähne gezogen wird, dass diese vor der Feuchtigkeit der Mundhöhle geschützt werden
konfektioniert	vorgefertigt
Kontraindikation	Gegenanzeige, z. B. einer Behandlung
Kürettage	Ausschabung

L
labial	lippenwärts, an der Lippe
lateral	zur Seite
lege artis	gemäß der (zahn)ärztlichen Kunst (wissenschaftlich anerkannte Behandlungsverfahren)
Ligatur	Anbindung
lingual	zur Zunge, zungenwärts
Liquidation	Kostenrechnung, Abrechnung freier Berufe
lokal	örtlich
Lokalanästhesie	örtliche Betäubung
luxieren	lockern, ausrenken

M

manuell	mit der Hand
marginal	zum Zahnfleischrand
Matrize	Band zum Legen einer Füllung
medial	zur Mitte
mesial	zur Zahnbogen-/Kiefermitte
mikroinvasiv	nur in geringem Maße eindringend
Minidam	kleines ovales Kofferdamstück (konfektioniert)
Molar	Mahlzahn, großer Backenzahn
Mortalamputation	Entfernung der toten Kronenpulpa
Mukogingival-chirurgie	chirurgische Maßnahmen zur Verbreiterung der angewachsenen Gingiva
Mukoperiost-(lappen)	Schleimhaut-Knochenhaut(-Lappen)
Mukosa	Schleimhaut

N

Nekrose	Gewebstod

O

Obturator	Apparat zum Verschluss von Hohlräumen, z. B. Zystenhöhlen, Gaumenspalten
okklusal	auf der Kaufläche
Okklusion	Zahnreihenschlussbiss
Onlay	Einlagefüllung, die die Höcker des Zahnes einbezieht
oral	zur Mundhöhle
Orthodontie	Beseitigung von Zahnfehlstellungen
Orthopantomogramm	Röntgen-Panoramaschichtaufnahme zur Darstellung des Kauorgans
Osteomyelitis	Knochenmarkentzündung
Osteotomie	operative Abtragung von Knochensubstanz
Ostitis	Knochenentzündung

P

palatinal	den Gaumen betreffend
Palpation	Abtasten
Parafunktion	unphysiologische, gewohnheitsmäßige Bewegungen des Kauorgans
parapulpär	neben der Pulpa
parodontal	das Zahnbett betreffend
Parodontitis	Zahnbettentzündung
Parodontium	Zahnbett, Zahnhalteapparat
Parodontologie	Lehre vom Zahnhalteapparat und der Behandlung seiner Krankheiten
Parodontopathie	Zahnbetterkrankung
Parodontose	chronische Erkrankung des Zahnhalteapparats
pathogen	krank machend
periapikal	in der Umgebung der Wurzelspitze
Periost	Knochenhaut
Phlegmone	flächenhaft fortschreitende, nicht abgegrenzte eitrige Entzündung des Zellgewebes
Plaque	bakterieller Zahnbelag
postoperativ	nach einer Operation
Prädilektionsstellen	bevorzugte Stellen
Prävention	Vorbeugung, vorbeugende Gesundheitspflege
präventiv	vorbeugend
profundus	tief liegend
Progenie	Vorstehen des Unterkiefers
Prognose	Vorhersage (des Krankheitsverlaufes)
Prophylaxe	krankheitsvorbeugende Maßnahme
Pulpa	Zahnmark
Pulpektomie	vollständige Entfernung der Pulpa (Vitalexstirpation)
Pulpitis	Entzündung des Zahnmarkes
Pulpotomie	Entfernung der vitalen Kronenpulpa (Vitalamputation)

Q

Quadrant	Viertel eines Kreises (Kieferhälfte)
Quartal	Vierteljahr
Quickdam	Kofferdam mit „eingebautem" Einmalspannrahmen

R

radikulär	die Wurzel betreffend, an der Wurzel
Radix	Wurzel
Reimplantation	Wiedereinpflanzung
Resektion	operative Entfernung kranker Organteile
Residualzyste	zurückgebliebene Zyste, z. B. nach Extraktion
Retention	Zurückhaltung
retiniert	zurückgehalten
Retraktion	Zurückziehen, Zusammenziehen
retrograd	rückläufig
reversibel	umkehrbar
Rezidiv	Rückfall
rezidivierend	wiederkehrend

S

sagittal	von vorn nach hinten verlaufend
Sanierung	Heilung
separieren	trennen
Septum	Scheidewand
Sequester	abgestorbener Knochenteil
Sequestrotomie	Entfernung eines abgestorbenen Knochenteiles
Status	Zustand
Stomatitis	Entzündung der Mundschleimhaut
subgingival	unter dem Zahnfleischsaum
sublingual	unter der Zunge
submukös	unter der Schleimhaut
subperiostal	unter der Knochenhaut
subtotal	unvollständig
subtraktiv	entfernend
supragingival	oberhalb des Zahnfleischsaumes
Suprakonstruktion	Zahnersatz auf Implantaten

T

temporär	vorübergehend
Therapie	Krankheitsbehandlung
Transplantation	Überpflanzung von Gewebe, Verpflanzung
transversal	quer verlaufend
Trauma	Verletzung, Gewalteinwirkung
Trepanation	Durchbohrung, Eröffnung einer Mark- oder Schädelhöhle
Trifurkation	Dreigabelung der Zahnwurzel
Tuber	Höcker, Vorsprung

V

Veneers	dünne Keramikscheiben, die auf die Labialflächen von Frontzähnen „aufgeklebt" werden
vestibulär	zum Mundvorhof
Vitalexstirpation	Entfernung der gesamten lebenden Kronen- und Wurzelpulpa

Z

zentral	in der Mitte
zervikal	im Zahnhalsbereich
Zyste	Hohlgeschwulst, flüssigkeitsgefüllt
Zystektomie	Entfernung der gesamten Zyste (= Operation nach Partsch II)
Zystostomie	Fensterung einer Zyste, Weiterbehandlung mit Obturator (= Operation nach Partsch I)

3 Regelversorgung: Zahnärztliche Leistungen und befundorientierte Festzuschüsse

Zahnärztliche Leistungen			Befundnummer
BEMA	Kurztext	Bewertungszahl	
1. Einzelkronen/Erhaltungswürdiger Zahn			
20a	Metallische Vollkrone (auch 20b)	48	**1.1** Erhaltungswürdiger Zahn mit weitgehender Zerstörung der klinischen Krone oder unzureichender Retentionsmöglichkeit, je Zahn
19	Provisorische Krone	19	
24c	Abnahme und Wiedereingliederung eines Provisoriums	7	
98a	Individuelle Abformung	29	
7b	Planungsmodelle	19	
20c	Metallische Teilkrone	187	**1.2** Erhaltungswürdiger Zahn mit großen Substanzdefekten, aber erhaltener vestibulärer und/oder oraler Zahnsubstanz, je Zahn
19	Provisorische Krone	19	
24c	Abnahme und Wiedereingliederung eines Provisoriums	7	
98a	Individuelle Abformung	29	
7b	Planungsmodelle	19	
20b	Vestibulär verblendete Verblendkrone	158	**1.3** Erhaltungswürdiger Zahn mit weitgehender Zerstörung der klinischen Krone oder unzureichende Retentionsmöglichkeit im Verblendbereich (15–25 und 34–44), je Verblendung für Kronen (auch implantatgestützte)
24c	Abnahme und Wiedereingliederung eines Provisoriums	7	
18a	Konfektionierter Stiftaufbau	50	**1.4** Endodontisch behandelter Zahn mit Erfordernis eines konfektionierten metallischen Stiftaufbaus mit herkömmlichen Zementierungsverfahren, je Zahn
18b	Gegossener Stiftaufbau, zweizeitig	80	**1.5** Endodontisch behandelter Zahn mit Erfordernis eines gegossenen metallischen Stiftaufbaus mit herkömmlichen Zementierungsverfahren, je Zahn
21	Prov. Krone mit Stiftverankerung	7	
2. Brücken/Zahnbegrenzte Lücken von höchstens vier fehlenden Zähnen je Kiefer bei ansonsten geschlossener Zahnreihe unter der Voraussetzung, dass keine Freiendsituation vorliegt (Lückensituation I); ein fehlender Weisheitszahn ist nicht mitzuzählen. Für lückenangrenzende Zähne nach den Befunden von Nr. 2 sind Befunde nach den Nrn. 1.1 bis 1.3 nicht ansetzbar. Das Gleiche gilt bei einer Versorgung mit Freiendbrücken für den Pfeilerzahn, der an den lückenangrenzenden Pfeilerzahn angrenzt.			
7b	Planungsmodelle	19	**2.1** Zahnbegrenzte Lücke mit einem fehlenden Zahn, je Lücke
91a	Brückenanker (Metallische Vollkrone)	118	
91c	Brückenanker (Metallische Teilkrone)	136	Bei gleichzeitigem Vorliegen eines Befundes im Oberkiefer für eine Brückenversorgung zum Ersatz von bis zu zwei nebeneinander fehlenden Schneidezähnen und für herausnehmbaren Zahnersatz ist bei beidseitigen Freiendsituationen neben dem Festzuschuss nach dem Befund Nr. 2.1 zusätzlich ein Festzuschuss nach dem Befund Nr. 3.1 ansetzbar.
92	Brückenspanne	62	
19	Provisorische Brücke, Brückenanker bzw. Brückenglied/-er	19	

Zahnärztliche Leistungen			Befundnummer
BEMA	Kurztext	Bewertungszahl	
95d	Abnahme und Wiederbefestigung einer provisorischen Brücke	18	**2.1** Zahnbegrenzte Lücke mit einem fehlenden Zahn, je Lücke
98a	Individuelle Abformung	29	...
89	Beseitigung grober Artikulationsstörungen	16	
93	Adhäsivbrücke	335	
7b	Planungsmodelle	19	**2.2** Zahnbegrenzte Lücke mit zwei nebeneinander fehlenden Zähnen, je Lücke Bei gleichzeitigem Vorliegen eines Befundes im Oberkiefer für eine Brückenversorgung zum Ersatz von bis zu zwei nebeneinander fehlenden Schneidezähnen und für herausnehmbaren Zahnersatz ist bei beidseitigen Freiendsituationen neben dem Festzuschuss nach dem Befund Nr. 2.2 zusätzlich ein Festzuschuss nach dem Befund Nr. 3.1 ansetzbar.
91a	Brückenanker (Metallische Vollkrone)	118	
91c	Brückenanker (Metallische Teilkrone)	136	
92	Brückenspanne	62	
19	Provisorische Brücke, Brückenanker bzw. Brückenglied/-er	19	
95d	Abnahme und Wiederbefestigung einer provisorischen Brücke	18	
98a	Individuelle Abformung	29	
89	Beseitigung grober Artikulationsstörungen	16	
7b	Planungsmodelle	19	**2.3** Zahnbegrenzte Lücke mit drei nebeneinander fehlenden Zähnen, je Kiefer
91a	Brückenanker (Metallische Vollkrone)	118	
91c	Brückenanker (Metallische Teilkrone)	136	
92	Brückenspanne	62	
19	Provisorische Brücke, Brückenanker bzw. Brückenglied/-er	19	
95d	Abnahme und Wiederbefestigung einer provisorischen Brücke	18	
98a	Individuelle Abformung	29	
89	Beseitigung grober Artikulationsstörungen	16	
7b	Planungsmodelle	19	**2.4** Frontzahnlücke mit vier nebeneinander fehlenden Zähnen, je Kiefer
91a	Brückenanker (Metallische Vollkrone)	118	
91c	Brückenanker (Metallische Teilkrone)	136	
92	Brückenspanne	62	
19	Provisorische Brücke, Brückenanker bzw. Brückenglied/-er	19	
95d	Abnahme und Wiederbefestigung einer provisorischen Brücke	18	
98a	Individuelle Abformung	29	
89	Beseitigung grober Artikulationsstörungen	16	

Zahnärztliche Leistungen			Befundnummer
BEMA	Kurztext	Bewertungszahl	
7b	Planungsmodelle	19	**2.5** An eine Lücke unmittelbar angrenzende weitere zahnbegrenzte Lücke mit einem fehlenden Zahn
91a	Brückenanker (Metallische Vollkrone)	118	
91c	Brückenanker (Metallische Teilkrone)	136	
92	Brückenspanne	62	
19	Provisorische Brücke, Brückenanker bzw. Brückenglied/-er	19	
95d	Abnahme und Wiederbefestigung einer provisorischen Brücke	18	
98a	Individuelle Abformung	29	
7b	Planungsmodelle	19	**2.6** Disparallele Pfeilerzähne zur fest sitzenden Zahnersatzversorgung, Zuschlag je Lücke
19	Provisorische Brücke, Brückenanker	19	
91e	Geschiebe bei geteilten Brücken	43	
95d	Abnahme und Wiederbefestigung der provisorischen Brücke	18	
98a	Individuelle Abformung	29	
91b	Brückenanker (Vestibulär verblendete Verblendkrone)	128	**2.7** Fehlender Zahn einer zahnbegrenzten Lücke im Verblendbereich (15–25 und 34–44), je Verblendung für einen ersetzten Zahn, auch für einen der Lücke angrenzenden Brückenanker im Verblendbereich
95d	Abnahme und Wiederbefestigung der provisorischen Brücke	18	
3. Partielle Prothesen/Zahnbegrenzte Lücken, die nicht den Befunden nach den Nrn. 2.1 bis 2.5 und 4 entsprechen			
7b	Planungsmodelle	19	**3.1** Alle zahnbegrenzten Lücken, die nicht den Befunden nach den Nrn. 2.1 bis 2.5 und 4 entsprechen, oder Freiendsituationen (Lückensituation II), je Kiefer Bei gleichzeitigem Vorliegen eines Befundes im Oberkiefer für eine Brückenversorgung zum Ersatz von bis zu zwei nebeneinander fehlenden Schneidezähnen und für herausnehmbaren Zahnersatz ist bei beidseitigen Freiendsituationen neben dem Festzuschuss nach dem Befund Nr. 3.1 zusätzlich ein Festzuschuss nach den Befunden der Nrn. 2.1 oder 2.2 ansetzbar.
96a	Partielle Prothese	57	
96b	Partielle Prothese	83	
96c	Partielle Prothese	115	
98a	Individuelle Abformung	29	
98b	Funktionsabdruck OK	57	
98c	Funktionsabdruck UK	76	
98g	Metallbasis	44	
98h/1	Gegossene Halte- und Stützvorrichtung	29	
98h/2	Gegossene Halte- und Stützvorrichtungen	50	
89	Beseitigung grober Artikulationsstörungen	16	

Zahnärztliche Leistungen			Befundnummer
BEMA	Kurztext	Bewertungszahl	
19	Provisorische Krone	19	**3.2** a) Beidseitig bis zu den Eckzähnen oder bis zum ersten Prämolaren verkürzte Zahnreihe, b) einseitig bis zum Eckzahn oder bis zum ersten Prämolaren verkürzte Zahnreihe und kontralateral im Seitenzahngebiet bis zum Eckzahn oder bis zum ersten Prämolaren unterbrochene Zahnreihe, c) beidseitig im Seitenzahngebiet bis zum Eckzahn oder bis zum ersten Prämolaren unterbrochene Zahnreihe mit der Notwendigkeit einer dentalen Verankerung durch eine Teleskopkrone, auch für frontal unterbrochene Zahnreihe, je Eckzahn
91d	Teleskopkrone	190	
24c	Abnahme und Wiedereingliederung eines Provisoriums	7	
98a	Individuelle Abformung	29	
4. Totale Prothesen (auch: Cover-Denture-Prothese)/Restzahnbestand bis zu 3 Zähnen oder zahnloser Kiefer			
7b	Planungsmodelle	19	**4.1** Restzahnbestand bis zu 3 Zähnen im Oberkiefer
97a	Totalprothese OK	250	
98a	Individuelle Abformung	29	
98b	Funktionsabdruck OK	57	
89	Beseitigung grober Artikulationsstörungen	16	
7b	Planungsmodelle	19	**4.2** Zahnloser Oberkiefer
97a	Totalprothese OK	250	
98a	Individuelle Abformung	29	
98b	Funktionsabdruck OK	57	
89	Beseitigung grober Artikulationsstörungen	16	
7b	Planungsmodelle	19	**4.3** Restzahnbestand bis zu 3 Zähnen im Unterkiefer
97b	Totalprothese UK	290	
98a	Individuelle Abformung	29	
98c	Funktionsabdruck UK	76	
89	Beseitigung grober Artikulationsstörungen	16	
7b	Planungsmodelle	19	**4.4** Zahnloser Unterkiefer
97b	Totalprothese UK	290	
98a	Individuelle Abformung	29	
98c	Funktionsabdruck UK	76	
89	Beseitigung grober Artikulationsstörungen	16	
98e	Metallbasis	16	**4.5** Erfordernis einer Metallbasis, Zuschlag je Kiefer Protokollnotiz zu Nr. 4.5: Gemäß Nr. 30 der Zahnersatzrichtlinien geht bei totalen Prothesen in der Regel eine Metallbasis über das Gebot der Wirtschaftlichkeit hinaus und unterliegt der Leistungspflicht der Krankenkassen nur in begründeten Ausnahmefällen (z. B. Torus palatinus und Exostosen).

Zahnärztliche Leistungen			Befundnummer
BEMA	Kurztext	Bewertungszahl	
19	Provisorische Krone	19	**4.6** Restzahnbestand bis zu 3 Zähnen je Kiefer bei Erfordernis einer dentalen Verankerung durch Teleskopkrone, je Ankerzahn
91d	Teleskopkrone	190	
24c	Abnahme und Wiedereingliederung eines Provisoriums	7	
98a	Individuelle Abformung	29	
91d	Verblendete Teleskopkrone	190	**4.7** Erfordernis der Verblendung einer Teleskopkrone im Verblendbereich (15–25 und 34–44), Zuschlag je Ankerzahn
19	Provisorische Krone	19	**4.8** Restzahnbestand bis zu 3 Zähnen je Kiefer bei Erfordernis einer dentalen Verankerung durch Wurzelstiftkappen, je Ankerzahn
21	Provisorische Krone mit Stift	28	
90	Wurzelstiftkappe	154	
24c	Abnahme und Wiedereingliederung eines Provisoriums	7	
98a	Individuelle Abformung	29	
98d	Intraorale Stützstiftregistrierung	23	**4.9** Schwierig zu bestimmende Lagebeziehung der Kiefer bei der Versorgung mit Totalprothesen und schleimhautgetragenen Deckprothesen (Erfordernis einer Stützstiftregistrierung), Zuschlag je Gesamtbefund
5. Interimsprothesen/Lückengebiss nach Zahnverlust in Fällen, in denen eine endgültige Versorgung nicht sofort möglich ist			
7b	Planungsmodelle	19	**5.1** Lückengebiss nach Verlust von bis zu 4 Zähnen je Kiefer in Fällen, in denen eine endgültige Versorgung nicht sofort möglich ist, je Kiefer
96a	Partielle Prothese	57	
98a	Individuelle Abformung	29	
98f	Einfache Halte- und Stützvorrichtungen	22	
89	Beseitigung grober Artikulationsstörungen	16	
7b	Planungsmodelle	19	**5.2** Lückengebiss nach Zahnverlust von 5 bis 8 Zähnen je Kiefer in Fällen, in denen eine endgültige Versorgung nicht sofort möglich ist, je Kiefer
96b	Partielle Prothese	57	
98a	Individuelle Abformung	29	
98f	Einfache Halte- und Stützvorrichtungen	22	
89	Beseitigung grober Artikulationsstörungen	16	
7b	Planungsmodelle	19	**5.3** Lückengebiss nach Verlust von über 8 Zähnen je Kiefer in Fällen, in denen eine endgültige Versorgung nicht sofort möglich ist, je Kiefer
96c	Partielle Prothese	115	
98a	Individuelle Abformung	29	
98b	Funktionsabdruck OK	57	
98c	Funktionsabdruck UK	76	
98f	Einfache Halte- und Stützvorrichtungen	22	
89	Beseitigung grober Artikulationsstörungen	16	

Zahnärztliche Leistungen			Befundnummer
BEMA	Kurztext	Bewertungszahl	
97a	Totalprothese OK	250	**5.4** Zahnloser Ober- oder Unterkiefer in Fällen, in denen eine endgültige Versorgung nicht sofort möglich ist, je Kiefer
97b	Totalprothese UK	290	
98a	Individuelle Abformung	29	
89	Beseitigung grober Artikulationsstörungen	16	
6. Wiederherstellungsmaßnahmen/Wiederherstellungs- und erweiterungsbedürftiger konventioneller Zahnersatz			
100a	Wiederherstellung ohne Abformung	30	**6.0** Prothetisch versorgtes Gebiss ohne Befundveränderung mit wiederherstellungsbedürftiger herausnehmbarer/Kombinationsversorgung ohne Erfordernis der Abformung und ohne Erfordernis zahntechnischer Leistungen, auch Auffüllen von Sekundärteleskopen im direkten Verfahren, je Prothese
100a	Wiederherstellung ohne Abformung	30	**6.1** Prothetisch versorgtes Gebiss ohne Befundveränderung mit wiederherstellungsbedürftiger herausnehmbarer/Kombinationsversorgung ohne Erfordernis der Abformung, je Prothese
100b	Wiederherstellung mit Abformung	50	**6.2** Prothetisch versorgtes Gebiss ohne Befundveränderung mit wiederherstellungsbedürftiger herausnehmbarer/Kombinationsversorgung mit Erfordernis der Abformung (Maßnahmen im Kunststoffbereich), auch Wiederbefestigung von Sekundärteleskopen oder anderer Verbindungselemente an dieser Versorgung, je Prothese
100b	Wiederherstellung mit Abformung	50	**6.3** Prothetisch versorgtes Gebiss ohne Befundveränderung mit wiederherstellungsbedürftiger herausnehmbarer/Kombinationsversorgung mit Erfordernis der Abformung mit Maßnahmen im gegossenen Metallbereich, auch Wiederbefestigung von Sekundärteleskopen oder anderer Verbindungselemente an dieser Versorgung, je Prothese
100b	Wiederherstellung mit Abformung	50	**6.4** Prothetisch versorgtes Gebiss mit Befundveränderung mit erweiterungsbedürftiger herausnehmbarer/Kombinationsversorgung mit Maßnahmen im Kunststoffbereich, je Prothese bei Erweiterung um einen Zahn
98f	Einfache Halte- und Stützvorrichtung	22	
89	Beseitigen grober Artikulationsstörungen	16	
100b	Wiederherstellung mit Abformung	50	**6.4.1** Prothetisch versorgtes Gebiss mit Befundveränderung mit erweiterungsbedürftiger herausnehmbarer/Kombinationsversorgung mit Maßnahmen im Kunststoffbereich, je Prothese bei Erweiterung um jeden weiteren Zahn
98f	Einfache Halte- und Stützvorrichtung	22	
89	Beseitigen grober Artikulationsstörungen	16	
100b	Wiederherstellung mit Abformung	50	**6.5** Prothetisch versorgtes Gebiss mit Befundveränderung mit erweiterungsbedürftiger herausnehmbarer/Kombinationsversorgung im gegossenen Metallbereich, je Prothese bei Erweiterung um einen Zahn
98h/1–2	Kompliziert gegossene Halte- und Stützvorrichtung	29/50	
98f	Einfache Halte- und Stützvorrichtung	22	
89	Beseitigen grober Artikulationsstörungen	16	

Zahnärztliche Leistungen			Befundnummer
BEMA	Kurztext	Bewertungszahl	
100b	Wiederherstellung mit Abformung	50	**6.5.1** Prothetisch versorgtes Gebiss mit Befundveränderung mit erweiterungsbedürftiger herausnehmbarer/Kombinationsversorgung im gegossenen Metallbereich, je Prothese bei Erweiterung um jeden weiteren Zahn
98h/ 1–2	Kompliziert gegossene Halte- und Stützvorrichtung	29/50	
98f	Einfache Halte- und Stützvorrichtung	22	
89	Beseitigen grober Artikulationsstörungen	16	
100c	Teilunterfütterung	44	**6.6** Verändertes Prothesenlager bei erhaltungswürdigem Teilzahnersatz, je Prothese
100d	Vollständige Unterfütterung	55	
100e	Vollständige Unterfütterung mit funktioneller Randgestaltung OK	81	
100f	Vollständige Unterfütterung mit funktioneller Randgestaltung UK	81	
100c	Teilunterfütterung	44	**6.7** Verändertes Prothesenlager bei erhaltungswürdigem totalem Zahnersatz oder schleimhautgetragener Deckprothese, je Kiefer
100d	Vollständige Unterfütterung	55	
100e	Vollständige Unterfütterung mit funktioneller Randgestaltung OK	81	
100f	Vollständige Unterfütterung mit funktioneller Randgestaltung UK	81	
24a	Wiedereinsetzen einer Krone, eines Brückenankers	25	**6.8** Wiederherstellungsbedürftiger fest sitzender rezementierbarer Zahnersatz, je Zahn
95a	Wiedereinsetzen einer Brücke mit zwei Ankern	34	
95b	Wiedereinsetzen einer Brücke mit mehr als zwei Ankern	50	
19	Provisorische Krone	19	
24b	Wiedereinsetzen/Erneuerung einer Facette (Krone)	43	**6.9** Wiederherstellungsbedürftige Facette/Verblendung (auch wieder einsetzbar oder erneuerungsbedürftig) im Verblendbereich an einer Krone, einem Sekundärteleskop, einem Brückenanker oder einem Brückenglied, je Verblendung
95c	Wiedereinsetzen/Erneuerung einer Facette (Brücke)	36	
19	Provisorische Krone	19	
91d	Teleskopkrone (halbe Gebühr)	80	**6.10** Erneuerungsbedürftiges Primär- oder Sekundärteleskop, je Zahn
24c	Abnahme und Wiederbefestigung	16	
19	Provisorische Krone	19	

Zahnärztliche Leistungen			Befundnummer
BEMA	Kurztext	Bewertungszahl	
7. Wiederherstellungsmaßnahmen/Erneuerung und Wiederherstellung von Suprakonstruktionen			
20a	Metallische Vollkrone	148	**7.1** Erneuerungsbedürftige Suprakonstruktion (vorhandenes Implantat bei zahnbegrenzter Einzelzahnlücke), je implantatgetragene Krone
19	Provisorische Krone	19	
24c	Abnahme und Wiedereingliederung eines Provisoriums	7	
7b	Planungsmodelle	19	
98a	Individuelle Abformung	29	
7b	Planungsmodelle	19	**7.2** Erneuerungsbedürftige Suprakonstruktion, die über den Befund nach 7.1 hinausgeht, je implantatgetragene Krone, Brückenanker oder Brückenglied, höchstens viermal je Kiefer
92	Brückenspanne	62	
19	Provisorische Krone Brückenanker bzw. Brückenglied	19	
95d	Abnahme und Wiederbefestigung einer provisorischen Brücke	18	
98a	Individuelle Abformung	29	
89	Beseitigung grober Artikulationsstörungen	16	
24b	Wiedereinsetzen/Erneuerung einer Facette bei Einzelkronen	43	**7.3** Erneuerungsbedürftige Suprakonstruktion (Facette), je Facette
95c	Wiedereinsetzen/Erneuerung einer Facette bei Brücken	36	
19	Provisorische Krone	19	
24a	Wiedereinsetzen einer Krone, eines Brückenankers	25	**7.4** Wiederherstellungsbedürftiger fest sitzender rezementierbarer oder zu verschraubender Zahnersatz, je implantatgetragene Krone oder Brückenanker
95a	Wiedereinsetzen einer Brücke mit 2 Ankern	34	
95b	Wiedereinsetzen einer Brücke mit mehr als 2 Ankern	50	
19	Provisorische Krone	19	
7b	Planungsmodelle	19	**7.5** Erneuerungsbedürftige implantatgetragene Prothesenkonstruktion, je Prothesenkonstruktion
97a	Totalprothese OK	250	
97b	Totalprothese UK	290	
98a	Individuelle Abformung	29	
98b	Funktionsabdruck OK	57	
98c	Funktionsabdruck UK	76	
89	Beseitigung grober Artikulationsstörungen	16	

Zahnärztliche Leistungen			Befundnummer
BEMA	Kurztext	Bewertungszahl	
24a	Wiedereinsetzen einer Krone, eines Brückenankers	25	**7.6** Erneuerungsbedürftige Prothesenkonstruktion bei atrophiertem zahnlosem Kiefer, je implantatgetragenem Konnektor als Zuschlag zum Befund nach Nr. 7.5, höchstens viermal je Kiefer
95a	Wiedereinsetzen einer Brücke mit 2 Ankern	34	
95b	Wiedereinsetzen einer Brücke mit mehr als 2 Ankern	50	
19	Provisorische Krone	19	
100b	Wiederherstellung mit Abformung	50	**7.7** Wiederherstellungsbedürftige implantatgetragene Prothesenkonstruktion, Umgestaltung einer vorhandenen Totalprothese zur Suprakonstruktion bei Vorliegen eines zahnlosen atrophierten Kiefers, je Prothesenkonstruktion

Befundnummer	Festzuschüsse in Euro
8. Nicht vollendete Behandlung (Teilleistungen) Die Befunde zu 8. Nicht vollendete Behandlung setzen den Ansatz der zugehörigen Teilbefunde voraus. Da diese variieren können, wird auf einen betragsmäßigen Ausweis verzichtet.	
8.1 Befund nach Präparation eines erhaltungswürdigen Zahnes, einer Teleskopkrone oder einer Wurzelstiftkappe	50 v. H. des Festzuschusses für den Befund nach den Nrn. 1.1, 1.2, 1.5, 3.2, 4.6 oder 4.8 sind ansetzbar.
8.2 Befund nach Präparation eines erhaltungswürdigen Zahnes, einer Teleskopkrone oder einer Wurzelstiftkappe, wenn auch weiter gehende Maßnahmen durchgeführt worden sind	75 v. H. des Festzuschusses für den Befund nach den Nrn. 1.1, 1.2, 1.5, 3.2, 4.6 oder 4.8 sind ansetzbar. Ggf. sind die Festzuschüsse für den Befund nach den Nrn. 1.3 oder 4.7 ansetzbar.
8.3 Befund nach Präparation der Ankerzähne einer Brücke	50 v. H. der Festzuschüsse für die Befunde nach den Nrn. 2.1 bis 2.5 sind ansetzbar.
8.4 Befund nach Präparation der Ankerzähne einer Brücke, wenn auch weiter gehende Maßnahmen durchgeführt worden sind	75 v. H. der Festzuschüsse für die Befunde nach den Nrn. 2.1 bis 2.5 sind ansetzbar. Ggf. sind die Festzuschüsse für den Befund nach Nr. 2.7 für die Ankerzähne oder für die Brückenzwischenglieder ansetzbar.
8.5 Befund nach Abformung und Ermittlung der Bissverhältnisse zur Eingliederung einer Teilprothese, einer Cover-Denture-Prothese oder einer Totalprothese	50 v. H. der Festzuschüsse für die Befunde nach den Nrn. 3.1 oder 4.1 bis 4.4 oder 5.1 bis 5.4 sind ansetzbar.
8.6 Befund nach Abformung und Ermittlung der Bissverhältnisse zur Eingliederung einer Teilprothese, einer Cover-Denture-Prothese oder einer Totalprothese, wenn auch weiter gehende Maßnahmen durchgeführt worden sind	75 v. H. der Festzuschüsse für die Befunde nach den Nrn. 3.1 oder 4.1 bis 4.4 oder 5.1 bis 5.4 sind ansetzbar. Ggf. sind die Festzuschüsse für die Befunde nach den Nrn. 4.5 oder 4.9 ansetzbar.

4 Stichwortverzeichnis

A

Abdingung 41
Abformung, funktionelle 323, 325
Abszesse 189, 191
abweichende Vereinbarung 37, 41, 42, 44
Adhäsivbrücken 298, 303
Ä 1 58, 76
Ä 2 76
Ä 3 76
Ä 4 77
Ä 5 76
Ä 6 75
Ä 48 81
Ä 50 81
Ä 51 81
Ä 56 67
Ä 60 83
Ä 70 73, 83
Ä 75 74, 83
Ä 76 83
Ä 80 83
Ä 85 83
Ä 161 189
Ä 298 81, 242
Ä 440 186
Ä 441 186
Ä 442 186
Ä 443 186
Ä 444 186
Ä 445 186
Ä 450 137
Ä 538 120
Ä 548 121
Ä 925a 122
Ä 925b 122
Ä 925c 122
Ä 925d 122
Ä 928 124
Ä 934a 124
Ä 934b 124
Ä 934c 124
Ä 935a 124
Ä 935b 124
Ä 935c 124
Ä 935d 124
Ä 1508 189, 191
Ä 1509 189, 191
Ä 1511 189, 191
Ä 2007 179
Ä 2008 191
Ä 2009 189, 191
Ä 2010 189, 191
Ä 2401 193
Ä 2402 193
Ä 2404 193
Ä 2428 191
Ä 2430 189, 191
Ä 2432 189, 191
Ä 2651 191
Ä 2655 187
Ä 2656 187
Ä 2657 187
Ä 2658 187
Ä 2660 179
Ä 2670 198
Ä 2671 198
Ä 2675 198, 199
Ä 2676 199
Ä 2702 218
Ä 4506 243
Ä 4508 243
Ä 5000 126
Ä 5002 126
Ä 5004 126
Ä 5020 127
Ä 5090 127
Ä 5095 127
Ä-Ziffern 28
Ä A 79
Ä B 79
Ä C 79
Ä D 79
Ä E 81
Ä F 81
Ä G 81
Ä H 81
Ä K1 79
Ä K2 81
alphanumerische Ziffern 28
Alv 194
Alveolotomie 194
Amalgamallergie 85, 88, 105
Amalgam 84, 85, 88
Amalgamentfernung 108
ambulantes Operieren, Zuschläge 166 ff.
ambulantes Operieren (nach GOÄ), Zuschläge 186
Amputationen 139, 140, 142
Analogabrechnung 43
Analogleistung 33, 38
Anamnese 56
Anästhesie, intraligamentäre 132, 135
Anästhesien 132, 136
andersartiger Zahnersatz 258
Ankerkrone 292, 301
Approximalraum-Plaque-Index (API) 237
Arbeitsunfähigkeitsbescheinigung 47, 48, 74, 83
Arzneimittelverordnungsblatt 46, 47
AU 47
Aufbaufüllungen 84, 88, 101
Aufbereiten des Wurzelkanalsystems 145
Aufbewahrungsfrist 74, 211, 263
Aufbisshilfen 232, 234
Aufnahme des Schädels 124
Auslagen 33, 34, 39, 40

B

Basisversicherte 37
Befundbericht 74, 83
Behandlung, endodontische 102, 122, 152, 271
Behandlung, kieferorthopädische 22, 24, 223, 230
Beihilfestellen 30
BEL 251, 256, 267, 316
BEMA 18, 23
BEMA 01 56
BEMA 01k 62
BEMA 02 115
BEMA 03 64
BEMA 04 66
BEMA 05 66
BEMA 2 232
BEMA 4 211
BEMA 5 224
BEMA 7a 225, 232
BEMA 7b 232, 260
BEMA 8 112
BEMA 10 113
BEMA 11 89
BEMA 12 93
BEMA 13a 85
BEMA 13b 85
BEMA 13c 85
BEMA 13d 85
BEMA 13e 85
BEMA 13f 85
BEMA 13g 85
BEMA 14 90
BEMA 16 90
BEMA 18a 271
BEMA 18b 271
BEMA 19 268
BEMA 20a 265
BEMA 20b 265
BEMA 20c 265
BEMA 21 268
BEMA 22 328
BEMA 23 172
BEMA 24a 330
BEMA 24b 330
BEMA 24c 268, 330
BEMA 25 139
BEMA 26 139
BEMA 27 140
BEMA 28 145
BEMA 29 147
BEMA 31 148
BEMA 32 145
BEMA 35 145
BEMA 34 146
BEMA 36 176
BEMA 37 176
BEMA 38 174
BEMA 40 132
BEMA 41a 133
BEMA 41b 133
BEMA 43 161
BEMA 44 161
BEMA 45 161
BEMA 46 174
BEMA 47a 163
BEMA 47b 164
BEMA 48 163
BEMA 49 192
BEMA 50 193
BEMA 51a 165
BEMA 51b 165
BEMA 52 183
BEMA 53 164

BEMA 54a 181
BEMA 54b 181
BEMA 54c 181
BEMA 55 204
BEMA 56a 184
BEMA 56b 184
BEMA 56c 184
BEMA 56d 184
BEMA 57 193
BEMA 58 194
BEMA 59 196
BEMA 60 197
BEMA 61 204
BEMA 62 194
BEMA 63 204
BEMA 89 261
BEMA 90 309
BEMA 91a 291
BEMA 91b 291
BEMA 91c 291
BEMA 91d 291
BEMA 91e 291
BEMA 92 292
BEMA 93 298
BEMA 94a 328
BEMA 94b 329
BEMA 95a 330
BEMA 95b 330
BEMA 95c 330
BEMA 95d 269
BEMA 96a 311
BEMA 96b 311
BEMA 96c 311
BEMA 97a 308
BEMA 97b 308
BEMA 98a 261
BEMA 98b 308
BEMA 98c 308
BEMA 98d 269, 309
BEMA 98e 309
BEMA 98f 314
BEMA 98g 312
BEMA 98h/1 314
BEMA 98h/2 314
BEMA 99a 332
BEMA 99b 332
BEMA 99c 332
BEMA 100a 333
BEMA 100b 333
BEMA 100c 333
BEMA 100d 333
BEMA 100e 333
BEMA 100f 333
BEMA 101a 337
BEMA 101b 337
BEMA 102 337
BEMA 103a 337
BEMA 103b 337
BEMA 103c 337
BEMA 104a 337
BEMA 104b 337
BEMA 105 115
BEMA 106 114
BEMA 107 113
BEMA 108 217
BEMA 111 216

BEMA 116 225
BEMA 117 225
BEMA 118 226
BEMA 119a 226
BEMA 119b 226
BEMA 119c 226
BEMA 119d 226
BEMA 120a 227
BEMA 120b 227
BEMA 120c 227
BEMA 120d 227
BEMA 121 228
BEMA 122a 228
BEMA 122b 228
BEMA 122c 228
BEMA 123a 228
BEMA 123b 228
BEMA 124 229
BEMA 125 229
BEMA 126a 229
BEMA 126b 229
BEMA 126c 229
BEMA 126d 229
BEMA 151 66
BEMA 152 66
BEMA 153 67
BEMA 154 67
BEMA 155 67
BEMA 161a 68
BEMA 161b 68
BEMA 161c 68
BEMA 161d 68
BEMA 161e 68
BEMA 161f 68
BEMA 162a 68
BEMA 162b 68
BEMA 162c 68
BEMA 162d 68
BEMA 162e 68
BEMA 162f 68
BEMA 165 70
BEMA 171a 69
BEMA 171b 69
BEMA 172a 69
BEMA 172b 69
BEMA 172c 69
BEMA 172d 69
BEMA 181 70
BEMA 182 70
BEMA 7810 71
BEMA 7811 71
BEMA 7820 71
BEMA 7821 71
BEMA 7830 71
BEMA 7831 71
BEMA 7840 71
BEMA 7841 71
BEMA 7928 71
BEMA 7929 71
BEMA 7930 71
BEMA FU 62
BEMA IP1 236
BEMA IP2 237
BEMA IP4 238
BEMA IP5 238
BEMA K1a 232

BEMA K1b 217, 232
BEMA K1c 232
BEMA K2 233
BEMA K3 233
BEMA K4 217, 233
BEMA K6 233
BEMA K7 233
BEMA K8 233
BEMA K9 233
BEMA P200 216
BEMA P201 216
BEMA P202 216
BEMA P203 216
BEMA-Prüfmodul 52, 61, 114
Ber 58
Beratungen 56, 76
Beratungen, Zuschläge 78 ff.
Beseitigung störenden Zahnfleischs 93, 103
besondere Maßnahmen bei Füllungen 93, 103
Bestimmung der Keimbelastung 242
Bestrahlungen 112, 120
Besuche 33, 66, 81
Besuche, Zuschläge 68 ff., 81 ff.
Bewertungsmaßstab für zahnärztliche Leistungen (BEMA) 18, 23
Bewertungszahl 25, 26, 28, 33
Bissflügelaufnahme 123, 126, 236, 240
BKV 51
bMF 93
BMV-Z 18, 20, 23
Bonusheft 237, 247
Bonwillklammer 317
Bonyhardklammer 316
Brücken 172, 173, 248, 249, 291, 301
Brücken bei Zahnwanderung und Diastema 298, 304
Brücken, Teilleistungen, Reparaturen 328, 329, 338
Brücken, Wiedereinsetzen 269, 279, 330
Brückenanker 279
Brückenglieder 279, 291
Brückenspanne 279, 292, 304
Brückenpfeiler 279, 291
Brückenprovisorien 279, 296, 303
Bs1 66
Bs2 66
Bs3 67
Bs4 67
Bs5 67
Bundeseinheitliches Kassenverzeichnis (BKV) 51
Bundesgebührenordnung Zahnärzte (Bugo-Z) 18
Bundesmantelvertrag Zahnärzte (BMV-Z) 18, 20, 23

C

chirurgische Wundrevision 175, 178
Cover-Denture-Prothese 308, 324, 329
Cp 139

D

Defektprothetik 337
Defektprothesen 340

definitive Füllungen 84, 97
definitive Prothese 311
Dev 147
Dia 204
Diastema 204, 205, 298
Diastema, Brücken 298, 304
Diätplan 83, 243, 244
direkte Überkappung 139, 141, 142, 143
Doppelarmklammer 314, 316
Doppelbogenklammer 316

E
eingehende Untersuchung 56, 75
Einschleifen 119, 260, 264
Einzelbilder 122, 126
Einzelkronen 249, 265, 277, 286, 292
Einzelkronenprovisorien 278, 326
EKr 172
EKV-Z 20, 23, 246
Elbrechtklammer 316
elektronische Gesundheitskarte 45
Endodontie 144, 151, 156
endodontische Behandlung 102, 122, 152, 271
Entfernung von Fremdkörpern 189, 191
Entfernung von Sequestern 189, 191
Entfernung von Wurzelstiften 172, 173
Entfernung von Zahnkeimen 163, 169
Epithesen 246, 337
Erfassungsschein 49, 105
erhöhter Steigerungssatz 38, 75
Ernährungslenkung 242, 243
Erörterung, konsiliarische 70, 83
Ersatzkassen 19, 21
Ersatzkassenvertrag Zahnärzte (EKV-Z) 20, 23, 246
Ersatzverfahren 45
Europäische Krankenversichertenkarte 45
Extraktionen 160, 167
Exz1 193
Exz2 193
Exzisionen 192, 198

F
F1 85
F2 85
F3 85
F4 85
Familienmitversicherte 18
Fernröntgenaufnahme 124, 226
Festzuschüsse 26, 247 ff.
Fl 204
Fluoridierung, lokale 117, 238, 241
Formulare 24, 46
Freiendglied 291, 304
Freilegen von Zähnen 204, 205
freiwillig Versicherte 18
Fremdkörper, Entfernung 189, 191
FU 62
Früherkennungsuntersuchung 62, 63
Füllungen 84 ff.
Füllungen, definitive 84, 97
Füllungen, provisorische 84, 89, 102
Füllungslagen 85
funktionelle Abformung 323, 325
funktionelle Randgestaltung 333, 340
Funktionsabformung 327

G
Gangränbehandlung 148, 154
Gebühren 31, 32, 36
Gebührenordnungen 20, 21 ff.
Gebührenordnung für Ärzte von 1996 (GOÄ 96) 20, 36
Gebührenordnung für Zahnärzte (GOZ) 20, 29
Gebührensatz 32, 34, 37
gegossener Stiftaufbau 102, 270, 280
gegossene Klammern 314, 316
Germektomie 160, 163, 169
gesetzliche Krankenkasse 18, 26, 251
Gesundheitsfonds 27 ff.
Gesundheitskarte, elektronische 45
geteilte Brücken 297, 303
Gewinnung von Zellmaterial 66, 80
gleichartiger Zahnersatz 257
GOÄ 96 20, 36
Gold 84, 99
Goldhämmerfüllung 85, 100, 106, 109
Goldinlay 20, 106
GOZ 20, 29
GOZ 0010 75
GOZ 0030 263
GOZ 0040 263
GOZ 0050 263
GOZ 0060 263
GOZ 0070 117
GOZ 0080 136
GOZ 0090 136
GOZ 0100 136
GOZ 0110 152
GOZ 0120 152
GOZ 0500 166
GOZ 0510 167
GOZ 0520 167
GOZ 0530 167
GOZ 1000 241
GOZ 1010 241
GOZ 1020 241
GOZ 1030 241
GOZ 1040 242
GOZ 0110 152
GOZ 0120 152
GOZ 2000 242
GOZ 2010 117
GOZ 2020 99
GOZ 2030 103
GOZ 2040 103
GOZ 2050 97
GOZ 2060 98
GOZ 2070 97
GOZ 2080 98
GOZ 2090 98
GOZ 2100 98
GOZ 2110 98
GOZ 2120 99
GOZ 2130 98
GOZ 2150 99
GOZ 2160 99
GOZ 2170 99
GOZ 2180 101
GOZ 2190 102, 280
GOZ 2195 102, 280
GOZ 2197 100
GOZ 2200 277
GOZ 2210 277
GOZ 2220 277
GOZ 2230 338
GOZ 2240 338
GOZ 2250 102
GOZ 2260 99, 278
GOZ 2270 100, 278
GOZ 2290 173
GOZ 2300 173
GOZ 2310 100, 338
GOZ 2320 338
GOZ 2330 142
GOZ 2340 142
GOZ 2350 142
GOZ 2360 151
GOZ 2380 142
GOZ 2390 151
GOZ 2400 151
GOZ 2410 151
GOZ 2420 151
GOZ 2430 152
GOZ 2440 152
GOZ 3000 168
GOZ 3010 168
GOZ 3020 168
GOZ 3030 169
GOZ 3040 169
GOZ 3045 169
GOZ 3050 179
GOZ 3060 179
GOZ 3070 198
GOZ 3080 198
GOZ 3090 171
GOZ 3100 171
GOZ 3110 186
GOZ 3120 186
GOZ 3130 170
GOZ 3140 205
GOZ 3160 205
GOZ 3190 187
GOZ 3200 187
GOZ 3210 198
GOZ 3230 198
GOZ 3240 199
GOZ 3250 199
GOZ 3260 205
GOZ 3270 169
GOZ 3280 205
GOZ 3290 178
GOZ 3300 179
GOZ 3310 179
GOZ 4000 220
GOZ 4005 80, 220
GOZ 4020 119, 220
GOZ 4025 120, 220
GOZ 4030 119, 220
GOZ 4040 119, 220
GOZ 4050 117, 220
GOZ 4055 117, 220
GOZ 4060 117, 220
GOZ 4070 221
GOZ 4075 221
GOZ 4080 221
GOZ 4090 221
GOZ 4100 221

GOZ 4110   221
GOZ 4120   221
GOZ 4130   221
GOZ 4133   222
GOZ 4136   222
GOZ 4138   222
GOZ 4150   222
GOZ 5000   301
GOZ 5010   301
GOZ 5020   301
GOZ 5030   301
GOZ 5040   301
GOZ 5050   338
GOZ 5060   338
GOZ 5070   302
GOZ 5080   324
GOZ 5090   339
GOZ 5100   339
GOZ 5110   338
GOZ 5120   279
GOZ 5140   279
GOZ 5150   303
GOZ 5160   303
GOZ 5170   264
GOZ 5180   323
GOZ 5190   323
GOZ 5200   324
GOZ 5210   324
GOZ 5220   323
GOZ 5230   323
GOZ 5240   339
GOZ 5250   339
GOZ 5260   340
GOZ 5270   340
GOZ 5280   340
GOZ 5290   340
GOZ 5300   340
GOZ 5310   340
GOZ 5320   340
GOZ 5330   340
GOZ 5340   340
GOZ 6000   230
GOZ 6010   230
GOZ 6020   230
GOZ 6030   230
GOZ 6040   230
GOZ 6050   230
GOZ 6060   230
GOZ 6070   230
GOZ 6080   230
GOZ 6090   230
GOZ 6100   230
GOZ 6110   230
GOZ 6120   230
GOZ 6130   230
GOZ 6140   231
GOZ 6150   231
GOZ 6160   231
GOZ 6170   231
GOZ 6180   231
GOZ 6190   77, 231
GOZ 6200   231
GOZ 6210   231
GOZ 6220   231
GOZ 6230   231
GOZ 6240   231

GOZ 6250   231
GOZ 6260   231
GOZ 7000   234
GOZ 7010   234, 340
GOZ 7020   234
GOZ 7030   234
GOZ 7040   234
GOZ 7050   234
GOZ 7060   234
GOZ 7070   234
GOZ 7080   234
GOZ 7090   234
GOZ 7100   234
GOZ 8000   341
GOZ 8010   324, 341
GOZ 8020   341
GOZ 8030   341
GOZ 8035   341
GOZ 8050   341
GOZ 8060   341
GOZ 8065   341
GOZ 8080   341
GOZ 8090   341
GOZ 8100   264, 341
GOZ 9000   200
GOZ 9003   201
GOZ 9005   201
GOZ 9010   201
GOZ 9020   201
GOZ 9040   202
GOZ 9050   202
GOZ 9060   202
GOZ 9090   202
GOZ 9100   202
GOZ 9110   202
GOZ 9120   202
GOZ 9130   203
GOZ 9140   203
GOZ 9150   203
GOZ 9160   203
GOZ 9170   203
Gutachter   211, 250
gutachterliche Äußerung   83
Gutachterverfahren   24, 211

H
Hand, Röntgenaufnahme   124, 127
Heil- und Kostenplan   109, 232, 247, 249 ff.
Hem   164
Hemisektion   160, 164, 170
Hohlkehlpräparation   267, 272, 280, 304
Honorar   30, 253, 254, 270
Honorarberechnung   25

I
I   132
Implantate   40, 192, 197, 200
Implantatversorgung   201
Implantat, Wiedereinsetzen   202
Quigley-Hein-Index   237
indirekte Überkappung   139, 141, 142, 143
individualisierter Löffel   261
Individualprophylaxe   22, 25, 237 ff.
individueller Löffel   256, 278
Infiltrationsanästhesie   32, 132, 136

Infrarotbehandlung   120
Inhalationsanalgesie   134, 137
Inlays   84, 88, 97 ff., 173
Inlaybrücken   297, 303
Inserts   84, 96 ff.
Interimsprothesen   311 ff.
Inz1   189
Immediatprothesen   311
intrakanalärer gegossener Stiftaufbau   270
intrakanalärer Schraubenaufbau   270
intraligamentäre Anästhesie   132, 135
intraorale Stützstiftregistrierung   309, 324
Inzisionen   189, 191
IP-Zyklus   239

J
Jacksonklammer   316
J-Klammer   316

K
Kassenpatienten   17 ff.
Kassenrezept   46
Kassenzahnärztliche Bundesvereinigung (KZBV)   18, 23
Kassenzahnärztliche Vereinigung (KZV)   23, 29, 223, 250
Keimbelastung, Bestimmung   242
kephalometrische Auswertung   226
Keramik   84, 99, 106
Kieferbruch   53, 215, 232, 234
Kieferbruchbehandlung   25
kieferorthopädische Behandlung   22, 24, 223, 230
kieferorthopädische Untersuchung   62
Kinderkrone   140, 143
Klammern, gegossene   314, 316
KnR   194
Kofferdam   93, 103
kombinierter Zahnersatz   249, 257
Kompositfüllungen   85, 98
Komposite   84
konfektionierte Kinderkrone   84, 90, 102
konsiliarische Erörterung   70, 84
Konsilium   83
Konuskronen   291, 301, 317, 326
kosmetische Leistungen   41, 43
Kostenerstattung   22
Kostenerstattungsleistungen   26
Kostenträger, sonstige   19 ff., 45 ff., 250
Krankenkassen   17, 19, 21 ff.
Krankenkasse, Gesetzliche   18, 26, 251
Krankenversichertenkarte   26
Krankenversichertenkarte, Europäische   45
Kronen   172, 173, 268, 277
Kronen, Reparaturen   329, 338
Kronen, Teilleistungen   328, 338
Kronen, Wiedereinsetzen   330
KsI   70
KsIK   70
Kugel(knopf)anker   309, 316
Kunststoffe   84, 85
Kunststoffverblendkrone   266 f., 272 f., 281
Kurzwellen-, Mikrowellenbehandlung   121
KZBV   18, 23
KZV   23, 29, 223, 250

L

L1 133
L2 133
Laborkostenabrechnung 255
Laborleistungen 33, 37
Lachgas 137
Laser 152, 186
Laser-Endo-Verfahren 153
Legierungen 84
Leistungen, zahnärztliche 23, 37, 99, 277, 302
Leistungsabkürzungen 50
Leistungsarten 21
Leistungsnummern 50
Leistungsnummern, alphanumerische 51
Leistungssystem, numerisches 51
Leitungsanästhesie 133 ff., 136 ff.
Lippenbändchen, Verlegen 204, 205
Liquidation 34
lokale Fluoridierung 117, 238, 241

M

Marylandbrücken 298, 303
Maßnahmen, präprothetische 192, 193, 198, 199
Maßnahmen, besondere bei Füllungen 93, 103
Maßnahmen, vorbereitende 228, 231 f., 260, 263
Materialkosten 27, 40
Med 146
medikamentöse Einlage 144 ff., 152 ff.
Mehrkosten 41, 108, 249, 257
Mehrkostenformular 42, 106
Mehrkostenregelung 41, 42, 105 ff.
Metallfolie 84, 85
metallische Teilkrone 265, 277, 286, 291
metallische Vollkrone 265 ff., 286, 291
Metallkeramikkrone 246, 266, 272
Modelle 260, 263, 333
Modellgussprothese 246, 249, 314, 325
Mortalamputation 140, 143, 156
Mortalexstirpation 147 ff., 153
Mu 115
Mundbodenplastik 196, 199
Mundhygienestatus 236, 241
Mundkrankheiten 115, 119

N

N 174
Nachbehandlung 174, 178 ff., 210, 216
Nachblutungen 176, 179
Nachsorge 218
Nbl1 176
Nbl2 176
normale Ziffern 27
0-Ziffern 27
numerisches Leistungssystem 51

O

Oberflächenanästhesie 132, 136
Ohn 115
Ohnmacht 112, 115, 120
Okklusionsstörungen 119, 261, 265
Onlays 84, 88, 99
Onlaybrücken 297, 303

Orthopantomogramm (OPG) 124, 126, 229
Ost1 163
Ost2 163
Ost3 164
Osteomyelitis 164, 190, 191
Osteotomien 163 ff., 169 ff.

P

P 139
Panoramaschichtaufnahme 126, 211
parapulpäre Stifte 84, 90
parapulpäre Stiftverankerung 91, 102
Parodontalbehandlung 26, 210, 215, 220
Parodontaler Screening-Index (PSI) 65, 80, 220
Parodontalstatus 211, 220
Parodontitistherapie 210
Patientenaufklärung 41
Papillenblutung, Stillung 93, 103
Papillen-Blutungs-Index (PBI) 237
PBA1a 69
PBA1b 69
Pfeilerzähne 39, 173, 291, 297 f.
Pflichtversicherte 18
Pla0 165
Pla1 165
Pla2 196
Pla3 197
Plaque 112
Plaqueretentionsstellen 237
Plastiken 196, 199
plastischer Verschluss 165, 171
Prämolarisierung 164, 170
präprothetische Maßnahmen 192, 193, 198, 199
Praxiskosten 27, 39
Primärkassen 19, 21, 23, 250
Privatleistungen 43, 105, 108, 156, 206, 222, 286, 342
Privatpatienten 18 ff., 29 ff., 36
Privatrechnung 43, 106, 258
Privatvereinbarung 41, 43, 258
Probeexzisionen 193, 198
professionelle Zahnreinigung 43, 117, 221, 242
Prophylaxemaßnahmen 236 ff.
Prothese, definitive 311
Prothesen, Reparaturen 333, 339
Prothesen, Teilleistungen 332, 339
Prothesen, Wiederherstellung 333, 339
Prothetik 245 ff.
Provisorien 268 ff., 278 ff.
provisorische Füllungen 84, 89, 102
PSI-Code 65, 215
Pulp 140
Pulpa 139 ff.
Pulpotomie 140, 142
Punktzahl 27, 32
Punktwert 32, 212
Punktwertregelung, degressive 23
Punktwerttabelle 25
pV 89

R

Radixanker 272, 280

Randgestaltung, funktionelle 333, 340
Rauschnarkose 137
Rechnungsstellung 34
Reimplantation 204, 205
Regelsatz 33
Reiseentschädigung 33, 71, 82
Reizstrombehandlung 120
Reparaturen, Brücken 329, 338
Reparaturen, Kronen 329, 338
Reparaturen, Prothesen 333, 339
Resektionsprothesen 337
retinierte und verlagerte Zähne 163, 169, 187, 204
RI 204
Rö2 124
Rö5 124
Rö8 124
Röntgenaufnahmen 122, 211
Röntgenleistungen 122, 126
Röntgenaufnahme, Hand 124, 127

S

Sachleistungen 26
scharfe Zahnkanten 114, 119
Schienen 232, 234
Schienung 217, 340
Schlotterkamm, Exzision 192, 198
Schraubenaufbau, intrakanalärer 270
Schwellenwert 33, 35
Sensibilitätsprüfung 112, 117
Sequester 164, 174, 184
Sequester, Entfernung 189, 191
Sequestrotomie 164, 191
SGB V 17, 21 ff.
sK 114
SMS 193
Solidargemeinschaft 21
sonstige Kostenträger 19 ff., 45 ff., 250
Sozialgesetzbuch 17, 21
SP1a 69
SP1b 69
SP1c 69
SP1d 69
Spanngummi 93, 103
Speicheltest 243
St 90
Stat 124
Stationen des Heil- und Kostenplanes 250
Steigerungsfaktor 32, 36
Steigerungssatz 32, 37
Steigerungssatz, erhöhter 38, 75
Stiftaufbau, gegossener 102, 270, 280
Stiftaufbau, gegossener intrakanalärer 270
Stiftaufbauten 270 ff., 280 ff.
Stifte, parapulpäre 84, 90
Stiftkosten 91
Stiftverankerung, parapulpäre 91, 102
Stillen einer übermäßigen Papillenblutung 93, 103
störende Schleimhautbänder, Exzision 192, 198
Stützstiftregistrierung 248, 309, 324, 341,
Stufenpräparation 267, 277, 301
symptombezogene Untersuchung 56, 57, 76, 81

T

Tangentialpräparation 277, 301
Teilextraktion 164, 170
Teilkrone, metallisch 265, 277, 286, 291
Teilleistungen, Brücken und Kronen 328, 338
Teilleistungen, Prothesen 332, 339
Teilprothesen 249, 311 ff., 325 ff.
Teleskopkronen 291, 321
Therapieergänzung 218
Trepanation 140, 148, 151, 183
Trep1 148
Trep2 183
Tuberplastik 197, 199

U

U 56
überempfindliche Zahnflächen 112, 113, 117
Überkappungen 139, 142, 143
Überweisungen 74, 76
üZ 113
Unterfütterungen 233 f., 333 f., 340
Untersuchung, eingehende 56, 75
Untersuchung, kieferorthopädische 62
Untersuchung, symptombezogene 56 f., 76, 81
Untersuchungen 56 ff., 64, 75 ff.
Untersuchungen, Zuschläge 78 ff.
Upload 51 ff.
Upload-Datei 52 ff., 86, 95

V

Verband der Ersatzkassen (VdEK) 19, 20, 25
Verblendkronen, vestibuläre verblendete 265, 291
Verblendungen 257, 266, 331, 342
Vereinbarungen, abweichende 37, 41, 42, 47
Verlangensleistung 42, 43, 109
Verlegen des Lippenbändchens 204 f.
Verordnungen 74
Verschluss, plastischer 165, 171
vestibulär verblendete Verblendkrone 265, 291
Vestibulumplastik 196, 199

ViPr 112
Vitalamputation 142 ff.
Vitalexstirpation 145 ff., 151 ff.
Vitalitätsprüfung 112, 117
VitE 145
Vollgusskrone 246, 272, 277
Vollkrone, metallische 265 ff., 286, 291
vorbereitende Maßnahmen 228, 231 f., 260 ff.

W

Wegegeld 33, 66, 71, 82
WF 145
Wiedereinsetzen, Brücken 269, 279, 330
Wiedereinsetzen, Kronen 330
Wiedereinsetzen, Implantate 202
Wiederherstellungen, Prothesen 333, 339
Wiederholungsrezept 76, 83
Wirtschaftlichkeitsgebot 21, 42
WK 145
WR1 181
WR2 181
WR3 181
Wundkontrolle 58, 175, 178
Wundrevision, chirurgische 175, 178
Wundversorgung 160 f., 178, 190, 200
Wurzelkanalbehandlungen 144, 151
Wurzelkanalfüllungen 144, 145, 152
Wurzelkanalsystem, Aufbereiten 145
Wurzelspitzenresektion 165, 171, 181 ff., 186 ff.
Wurzelstift, Entfernung 172, 173
Wurzelstiftkappe 309, 334

X

X1 161
X2 161
X3 161
XN 175

Z

Zahnärztekammer 30, 37, 143, 151
zahnärztliche Leistungen 23, 37, 99, 277, 302
Zähne, Freilegen 204, 205
Zähne, retinierte und verlagerte 163, 169, 187, 204

Zahnersatz, kombinierter 249, 257
Zahnfilme 122, 126
Zahnflächen, überempfindliche 112, 113, 117
Zahnfleischplastik 165
Zahnfleisch, Beseitigung 93, 103
Zahnkanten, scharfe 114, 119
Zahnkeime, Entfernung 163, 169
Zahnreinigung, professionelle 43, 117, 221, 242
Zahnstein 112
Zahnsteinentfernung 113, 117
zahntechnische Leistungen 33, 40, 247, 256
Zahnwanderung, Brücken 298, 304
ZBs1a 68
ZBs1b 68
ZBs1c 68
ZBs1d 68
ZBs1e 68
ZBs1f 68
ZBs2a 68
ZBs2b 68
ZBs2c 68
ZBs2d 68
ZBs2e 68
ZBs2f 68
Zellmaterial, Gewinnung 66, 80
Zemente 39, 84
Ziffern, alphanumerische 28
Ziffern, normale 27
ZKi 70
Zst 113
Zu 64
Zuschläge 64
Zuschläge, ambulantes Operieren 166 ff.
Zuschläge, ambulantes Operieren (nach GOÄ) 186
Zuschläge, Beratungen und Untersuchungen 78 ff.
Zuschläge, Besuche 68 ff., 81 ff.
Zy1 184
Zy2 184
Zy3 184
Zy4 184
Zystenentfernung 184, 187
Zystenoperation 181, 187

5 Bildquellenverzeichnis

Coverfoto: imago; **S. 16/1:** Glow images/Heritage Images RM; **S. 16/2:** Mauritius images/Alamy; **S. 17/1:** Interfoto/Sammlung Rauch; **S. 19/1:** ddp images; **S. 22/1:** Fotolia/Christoph Hähnel; **S. 26/1:** Mair, J., München; **S. 26/2:** Mair, J., München; **S. 28/1:** Setareh; **S. 30/1:** Mair, J., München; **S. 30/2:** Mair, J., München; **S. 34/1:** Mergelsberg, A. Freiburg; **S. 35/1:** Mergelsberg, A. Freiburg; **S. 35/2:** Mergelsberg, A. Freiburg; **S. 37/1:** Mergelsberg, A. Freiburg; **S. 44/1:** Mergelsberg, A. Freiburg; **S. 44/2:** Mergelsberg, A. Freiburg; **S. 45/1:** Imago; **S. 45/2:** picture-alliance/ORGA; **S. 46/1:** Fotolia/Jürgen Fälchle; **S. 47/1:** Kassenärztliche Bundesvereinigung (KBV); **S. 48/1:** Kassenärztliche Bundesvereinigung (KBV); **S. 49/1:** KZBV und GKV-Spitzenverband; **S. 50/1:** KZBV und GKV-Spitzenverband; **S. 51/1:** KZBV und GKV-Spitzenverband; **S. 51/2:** KZBV und GKV-Spitzenverband; **S. 51/3:** CGM Dentalsysteme GmbH/Mergelsberg, A., Freiburg; **S. 52/1:** Kassenzahnärztliche Vereinigung Baden-Württemberg (KZV BW); **S. 52/2:** CGM Dentalsysteme GmbH/Mergelsberg, A., Freiburg; **S. 53/1:** CGM Dentalsysteme GmbH/Mergelsberg, A., Freiburg; **S. 53/2:** CGM Dentalsysteme GmbH/Mergelsberg, A., Freiburg; **S. 56/1:** CGM Dentalsysteme GmbH/Mergelsberg, A., Freiburg; **S. 56/2:** CGM Dentalsysteme GmbH/Mergelsberg, A., Freiburg; **S. 57/1:** CGM Dentalsysteme GmbH/Mergelsberg, A., Freiburg; **S. 61/1:** CGM Dentalsysteme GmbH/Mergelsberg, A., Freiburg; **S. 62/1:** CGM Dentalsysteme GmbH/Mergelsberg, A., Freiburg; **S. 63/1:** Fotolia/Alextype; **S. 64/1:** Fotolia/M.Jenkins; **S. 64/2:** CGM Dentalsysteme GmbH/Mergelsberg, A., Freiburg; **S. 65/1:** CGM Dentalsysteme GmbH/Mergelsberg, A., Freiburg; **S. 66/1:** BPR Swiss GmbH (www.bpr-swiss.com); **S. 74/1:** CGM Dentalsysteme GmbH/Mergelsberg, A., Freiburg; **S. 75/1:** Shutterstock/Sydas Productions; **S. 80/1:** Mergelsberg, A. Freiburg; **S. 82/1:** Shutterstock/Gordana Simic; **S. 84/1:** Shutterstock/Szasz-Fabian Jozsef; **S. 86/1:** CGM Dentalsysteme GmbH/Mergelsberg, A., Freiburg; **S. 87/1:** CGM Dentalsysteme GmbH/Mergelsberg, A., Freiburg; **S. 87/2:** CGM Dentalsysteme GmbH/Mergelsberg, A., Freiburg; **S. 87/3:** CGM Dentalsysteme GmbH/Mergelsberg, A., Freiburg; **S. 87/4:** CGM Dentalsysteme GmbH/Mergelsberg, A., Freiburg; **S. 90/1:** Mair, J., München; **S. 91/1:** CGM Dentalsysteme GmbH/Mergelsberg, A., Freiburg; **S. 95/1:** CGM Dentalsysteme GmbH/Mergelsberg, A., Freiburg; **S. 95/2:** Eble, Dr. J., Mittelbiberach; **S. 96/1:** CGM Dentalsysteme GmbH/Mergelsberg, A., Freiburg; **S. 99/1:** Schünemann, J., Berlin; **S. 100/1:** Mergelsberg, A. Freiburg; **S. 101/1:** Shutterstock/RCB Shooter; **S. 103/1:** Eble, Dr. J., Mittelbiberach; **S. 104/1:** CGM Dentalsysteme GmbH/Mergelsberg, A., Freiburg; **S. 107/1:** Mergelsberg, A. Freiburg; **S. 107/2:** Mergelsberg, A. Freiburg; **S. 113/1:** CGM Dentalsysteme GmbH/Mergelsberg, A., Freiburg; **S. 115/1:** Fotolia/Zsolt Bota Finna; **S. 118/1:** CGM Dentalsysteme GmbH/Mergelsberg, A., Freiburg; **S. 118/2:** CGM Dentalsysteme GmbH/Mergelsberg, A., Freiburg; **S. 118/3:** CGM Dentalsysteme GmbH/Mergelsberg, A., Freiburg; **S. 118/4:** CGM Dentalsysteme GmbH/Mergelsberg, A., Freiburg; **S. 124/1:** CGM Dentalsysteme GmbH/Mergelsberg, A., Freiburg; **S. 124/2:** CGM Dentalsysteme GmbH/Mergelsberg, A., Freiburg; **S. 126/1:** Davis Acosta Allely; **S. 133/1:** Eble, Dr. J., Mittelbiberach; **S. 135/1:** CGM Dentalsysteme GmbH/Mergelsberg, A., Freiburg; **S. 141/1:** Mair, J., München; **S. 141/2:** Mair, J., München; **S. 141/3:** Mair, J., München; **S. 141/4:** Mair, J., München; **S. 141/5:** Mair, J., München; **S. 141/6:** Mair, J., München; **S. 143/1:** Mair, J., München; **S. 143/2:** Mair, J., München; **S. 143/3:** Mair, J., München; **S. 143/4:** Mair, J., München; **S. 143/5:** Mair, J., München; **S. 143/6:** Mair, J., München; **S. 143/7:** Mair, J., München; **S. 143/8:** Mair, J., München; **S. 144/1:** Fotolia/Zsolt Bota Finna; **S. 148/1:** Mair, J., München; **S. 150/1:** Mair, J., München; **S. 150/2:** Mair, J., München; **S. 150/3:** Mair, J., München; **S. 150/4:** Mair, J., München; **S. 150/5:** Mair, J., München; **S. 150/6:** Mair, J., München; **S. 152/1:** Eble, Dr. J., Mittelbiberach; **S. 155/1:** Mair, J., München; **S. 155/2:** Mair, J., München; **S. 155/3:** Mair, J., München; **S. 155/4:** Mair, J., München; **S. 155/5:** Mair, J., München; **S. 155/6:** Mair, J., München; **S. 161/1:** CGM Dentalsysteme GmbH/Mergelsberg, A., Freiburg; **S. 161/2:** CGM Dentalsysteme GmbH/Mergelsberg, A., Freiburg; **S. 162/1:** CGM Dentalsysteme GmbH/Mergelsberg, A., Freiburg; **S. 162/2:** CGM Dentalsysteme GmbH/Mergelsberg, A., Freiburg; **S. 163/1:** Shutterstock/StockPhotosArt; **S. 165/1:** Mair, J., München; **S. 165/2:** Mair, J., München; **S. 165/3:** Mair, J., München; **S. 181/1:** Mair, J., München; **S. 182/1:** Mair, J., München; **S. 182/2:** Mair, J., München; **S. 182/3:** Mair, J., München; **S. 182/4:** Mair, J., München; **S. 184/1:** Mair, J., München; **S. 184/2:** Mair, J., München; **S. 185/1:** Nestle-Oechslin, Dr. Dr. B., Nürtingen; **S. 196/1:** Mair, J., München; **S. 201/1:** Raichle, G., Ulm; **S. 201/2:** Raichle, G., Ulm; **S. 210/1:** Mair, J., München; **S. 212/1:** KZBV und GKV-Spitzenverband; **S. 213/2:** KZBV und GKV-Spitzenverband; **S. 214/1:** KZBV und GKV-Spitzenverband; **S. 215/1:** CGM Dentalsysteme GmbH/Mergelsberg, A., Freiburg; **S. 219/1:** CGM Dentalsysteme GmbH/Mergelsberg, A., Freiburg; **S. 219/2:** CGM Dentalsysteme GmbH/Mergelsberg, A., Freiburg; **S. 220/1:** Mair, J., München; **S. 221/1:** Krüper, W., Bielefeld; **S. 223/1:** Shutterstock/Gelpi JM; **S. 224/1:** Fotolia/th-photo; **S. 225/1:** KZBV und GKV-Spitzenverband/Mergelsberg, A., Freiburg; **S. 228/1:** Heinisch, G., Berlin; **S. 232/1:** Nestle-Oechslin, Dr. Dr. B., Nürtingen; **S. 232/2:** Hollstein, W., Freiburg; **S. 237/1:** Fotolia/euthymia; **S. 237/2:** Shutterstock/Martin-Lang; **S. 239/1:** CGM Dentalsysteme GmbH/Mergelsberg, A., Freiburg; **S. 240/1:** CGM Dentalsysteme GmbH/Mergelsberg, A., Freiburg; **S. 243/1:** Shutterstock/Bogdan Wankowicz; **S. 246/1:** Mair, J., München; **S. 246/2:** Mair, J., München; **S. 246/3:** Mair, J., München; **S. 246/4:** Mair, J., München; **S. 251/1:** Mair, J., München; **S. 252/1:** KZBV und GKV-Spitzenverband; **S. 254/1:** KZBV und GKV-Spitzenverband; **S. 255/1:** KZBV und GKV-Spitzenverband; **S. 255/2:** KZBV und GKV-Spitzenverband; **S. 256/1:** KZBV und GKV-Spitzenverband; **S. 256/2:** KZBV und GKV-Spitzenverband; **S. 259/1:** KZBV und GKV-Spitzenverband; **S. 260/1:** Fotolia/contadora1999; **S. 261/1:** Fotolia/Michael Tieck;

Bildquellenverzeichnis | 367

S. 262/1: Mergelsberg, A., Freiburg; **S. 263/1:** Fotolia/Yantra; **S. 266/1:** CGM Dentalsysteme GmbH/Mergelsberg, A., Freiburg; **S. 266/2:** Mair, J., München; **S. 266/3:** Mair, J., München; **S. 266/4:** Mair, J., München; **S. 266/5:** Mair, J., München; **S. 267/1:** CGM Dentalsysteme GmbH/Mergelsberg, A., Freiburg; **S. 267/2:** CGM Dentalsysteme GmbH/Mergelsberg, A., Freiburg; **S. 267/3:** CGM Dentalsysteme GmbH/Mergelsberg, A., Freiburg; **S. 268/1:** Mair, J., München; **S. 269/1:** KZBV und GKV-Spitzenverband; **S. 272/1:** Mair, J., München; **S. 272/2:** Mair, J., München; **S. 272/3:** Mair, J., München; **S. 272/4:** Mair, J., München; **S. 272/5:** Mair, J., München; **S. 272/6:** Mair, J., München; **S. 272/7:** Mair, J., München; **S. 272/8:** Mair, J., München; **S. 272/9:** Mair, J., München; **S. 272/10:** Mair, J., München; **S. 272/11:** Mair, J., München; **S. 272/12:** Mair, J., München; **S. 273/1:** Mair, J., München; **S. 273/2:** Mair, J., München; **S. 273/3:** Mair, J., München; **S. 273/4:** Mair, J., München; **S. 273/5:** Mair, J., München; **S. 273/6:** Mair, J., München; **S. 274/1:** CGM Dentalsysteme GmbH/Mergelsberg, A., Freiburg; **S. 274/2:** CGM Dentalsysteme GmbH/Mergelsberg, A., Freiburg; **S. 274/3:** CGM Dentalsysteme GmbH/Mergelsberg, A., Freiburg; **S. 274/4:** CGM Dentalsysteme GmbH/Mergelsberg, A., Freiburg; **S. 275/1:** KZBV und GKV-Spitzenverband/Mergelsberg, A., Freiburg; **S. 276/1:** Mergelsberg, A., Freiburg; **S. 276/2:** Mergelsberg, A., Freiburg; **S. 277/1:** Mair, J., München; **S. 277/2:** Mair, J., München; **S. 277/3:** Mair, J., München; **S. 277/4:** Mair, J., München; **S. 277/5:** Mair, J., München; **S. 277/6:** Mair, J., München; **S. 277/7:** Mair, J., München; **S. 279/1:** Mair, J., München; **S. 280/1:** Mair, J., München; **S. 280/2:** Mair, J., München; **S. 280/3:** Mair, J., München; **S. 280/4:** Mair, J., München; **S. 280/5:** Mair, J., München; **S. 280/6:** Mair, J., München; **S. 281/1:** Mair, J., München; **S. 281/2:** Mair, J., München; **S. 281/3:** Mair, J., München; **S. 281/4:** Mair, J., München; **S. 281/5:** Mair, J., München; **S. 281/6:** Mair, J., München; **S. 281/7:** Mair, J., München; **S. 281/8:** Mair, J., München; **S. 281/9:** Mair, J., München; **S. 281/10:** Mair, J., München; **S. 281/11:** Mair, J., München; **S. 281/12:** Mair, J., München; **S. 282/1:** Mergelsberg, A., Freiburg; **S. 283/1:** Mergelsberg, A., Freiburg; **S. 283/2:** Mergelsberg, A., Freiburg; **S. 284/1:** Mergelsberg, A., Freiburg; **S. 284/2:** Mergelsberg, A., Freiburg; **S. 285/1:** Mergelsberg, A., Freiburg; **S. 286/1:** Mair, J., München; **S. 286/2:** Mair, J., München; **S. 286/3:** Mair, J., München; **S. 286/4:** Mair, J., München; **S. 286/5:** Mair, J., München; **S. 286/6:** Mair, J., München; **S. 286/7:** Mair, J., München; **S. 286/8:** Mair, J., München; **S. 286/9:** Mair, J., München; **S. 286/10:** Mair, J., München; **S. 287/1:** CGM Dentalsysteme GmbH/Mergelsberg, A., Freiburg; **S. 287/2:** CGM Dentalsysteme GmbH/Mergelsberg, A., Freiburg; **S. 288/1:** CGM Dentalsysteme GmbH/Mergelsberg, A., Freiburg; **S. 288/2:** Mergelsberg, A., Freiburg; **S. 289/1:** KZBV und GKV-Spitzenverband/Mergelsberg, A., Freiburg; **S. 290/1:** Mergelsberg, A., Freiburg; **S. 290/2:** Mergelsberg, A., Freiburg; **S. 291/1:** Mair, J., München; **S. 291/2:** Mair, J., München; **S. 292/1:** Mair, J., München; **S. 293/1:** KZBV und GKV-Spitzenverband/Mergelsberg, A., Freiburg; **S. 295/1:** Mergelsberg, A., Freiburg; **S. 295/2:** Mergelsberg, A., Freiburg; **S. 295/3:** Mergelsberg, A., Freiburg; **S. 296/2:** Mair, J., München; **S. 296/3:** Mair, J., München; **S. 297/1:** Mair, J., München; **S. 297/2:** KZBV und GKV-Spitzenverband/Mergelsberg, A., Freiburg; **S. 297/3:** KZBV und GKV-Spitzenverband/Mergelsberg, A., Freiburg; **S. 298/1:** Mair, J., München; **S. 298/2:** Mair, J., München; **S. 298/3:** Mair, J., München; **S. 299/1:** CGM Dentalsysteme GmbH/Mergelsberg, A., Freiburg; **S. 300/1:** CGM Dentalsysteme GmbH/Mergelsberg, A., Freiburg; **S. 300/2:** CGM Dentalsysteme GmbH/Mergelsberg, A., Freiburg; **S. 300/3:** KZBV und GKV-Spitzenverband/Mergelsberg, A., Freiburg; **S. 301/1:** KZBV und GKV-Spitzenverband/Mergelsberg, A., Freiburg; **S. 302/1:** Mair, J., München; **S. 306/1:** Mergelsberg, A., Freiburg; **S. 306/2:** Mergelsberg, A., Freiburg; **S. 307/1:** Mergelsberg, A., Freiburg; **S. 307/2:** Mergelsberg, A., Freiburg; **S. 311/1:** KZBV und GKV-Spitzenverband; **S. 312/1:** Mair, J., München; **S. 314/1:** Mair, J., München; **S. 315/1:** CGM Dentalsysteme GmbH/Mergelsberg, A., Freiburg; **S. 315/2:** CGM Dentalsysteme GmbH/Mergelsberg, A., Freiburg; **S. 315/3:** CGM Dentalsysteme GmbH/Mergelsberg, A., Freiburg; **S. 315/4:** CGM Dentalsysteme GmbH/Mergelsberg, A., Freiburg; **S. 315/5:** CGM Dentalsysteme GmbH/Mergelsberg, A., Freiburg; **S. 315/6:** CGM Dentalsysteme GmbH/Mergelsberg, A., Freiburg; **S. 316/1:** Mair, J., München; **S. 316/2:** Mair, J., München; **S. 316/3:** Mair, J., München; **S. 316/4:** Mair, J., München; **S. 316/5:** Mair, J., München; **S. 316/6:** Mair, J., München; **S. 318/1:** Mair, J., München; **S. 318/2:** Mair, J., München; **S. 318/3:** Mair, J., München; **S. 319/1:** CGM Dentalsysteme GmbH/Mergelsberg, A., Freiburg; **S. 319/2:** CGM Dentalsysteme GmbH/Mergelsberg, A., Freiburg; **S. 320/1:** KZBV und GKV-Spitzenverband/Mergelsberg, A., Freiburg; **S. 320/2:** Mergelsberg, A., Freiburg; **S. 321/1:** Mair, J., München; **S. 322/ :** KZBV und GKV-Spitzenverband/Mergelsberg, A., Freiburg; **S. 323:** Mergelsberg, A., Freiburg; **S. 324/ :** Eble, Dr. J., Mittelbiberach; **S. 325/1:** CGM Dentalsysteme GmbH/Mergelsberg, A., Freiburg; **S. 325/2:** CGM Dentalsysteme GmbH/Mergelsberg, A., Freiburg; **S. 325/3:** CGM Dentalsysteme GmbH/Mergelsberg, A., Freiburg; **S. 326/1:** Mair, J., München; **S. 326/2:** Mair, J., München; **S. 326/3:** Mair, J., München; **S. 326/4:** Mair, J., München; **S. 326/5:** Mair, J., München; **S. 326/6:** Mair, J., München; **S. 326/7:** Mair, J., München; **S. 327/1:** CGM Dentalsysteme GmbH/Mergelsberg, A., Freiburg; **S. 329/1:** Shutterstock/Sima; **S. 330/1:** KZBV und GKV-Spitzenverband; **S. 330/2:** KZBV und GKV-Spitzenverband; **S. 330/3:** KZBV und GKV-Spitzenverband; **S. 331/1:** Mair, J., München; **S. 331/2:** Mair, J., München; **S. 331/3:** Mair, J., München; **S. 332/1:** KZBV und GKV-Spitzenverband; **S. 332/2:** KZBV und GKV-Spitzenverband; **S. 334/1:** Shutterstock/PHOTO FUN; **S. 338/1:** Fotolia/Michael Tieck; **S. 339/1:** Mair, J., München